供临床医学、预防医学、口腔医学、基础医学、护理学、医学检验技术、医学影像技术等专业用

医用化学

Medical Chemistry

主　编　姜慧君　周　萍

副主编　张振琴　蔡　政

编　委　（按姓氏笔画排序）

史丽英　朱　荔　杨　静　杨旭曙

吴　凡　何广武　张振琴　周　萍

居一春　姜慧君　蔡　政

凤凰医学

江苏凤凰科学技术出版社·南京

图书在版编目(CIP)数据

医用化学 / 姜慧君,周萍主编. -- 南京 :江苏凤
凰科学技术出版社,2024. 8. -- ISBN 978-7-5713-4446-7

Ⅰ. R313

中国国家版本馆 CIP 数据核字第 2024LD2057 号

医用化学

主　　　　编	姜慧君　周　萍	
策　　　　划	傅永红	
责 任 编 辑	易莉炜　徐祝平	
责 任 校 对	仲　敏	
责 任 监 制	刘文洋	
责任设计编辑	孙达铭	

出 版 发 行	江苏凤凰科学技术出版社
出版社地址	南京市湖南路 1 号 A 楼,邮编:210009
出版社网址	http://www.pspress.cn
照　　　排	南京新洲印刷有限公司
印　　　刷	南京紫隆印务有限公司

开　　　本	787 mm×1 092 mm　1/16
印　　　张	23.25
插　　　页	1
字　　　数	550 000
版　　　次	2024 年 8 月第 1 版
印　　　次	2024 年 8 月第 1 次印刷

标 准 书 号	ISBN 978-7-5713-4446-7
定　　　价	75.00 元

图书如有印装质量问题,可随时向我社印务部调换。

前　言

党的二十大报告对推进健康中国建设做出重要部署,强调"把保障人民健康放在优先发展的战略位置"。医学教育是卫生健康事业发展的重要基石。医用化学是高等医学院校各专业学生必修的一门公共基础课。为适应高等医学院校对医学人才知识结构建立和创新能力培养的要求,本书在编写过程中注重基础理论知识的覆盖,以促使学生系统地掌握化学的基本理论、基础知识和基本技能,培养学生严谨的科学态度,提高学生分析问题、综合解决问题的能力,为后续课程的学习及将来的工作奠定基础。

全书共 24 章,涵盖基础化学和有机化学两大部分。为了帮助学生更好地学习,每章明确了学习要求,以阐明本章的学习重点和掌握程度,并配有一定量的习题,方便学生复习巩固之用。

全书内容适量、简明扼要、重点突出,在每章之后增加了与生物、医药、卫生、健康等相关的阅读材料。这些阅读材料紧扣当前科学研究的热点,突出医用化学与医学、分子生物学、药学、营养学、环境科学等的密切联系,有利于学生开阔眼界,扩大知识面,同时提高学习兴趣。针对现代临床实践对分析检测技术应用需求的增多,本书还特别增加了现代仪器分析技术简介一章,介绍常用分析仪器的原理、构造、相关谱图及其应用,各院校可根据实际教学情况选用。

本书可作为高等医学院校临床医学、预防医学、口腔医学、基础医学、护理学、医学检验技术、医学影像技术等专业医用化学教学用书,理论课参考学时为 60～70 学时。

书中难免有一些疏漏之处,希望使用本书的老师、同学能多提宝贵意见。

编　者
2024 年 6 月

目　录

第一章　溶液 ……………………………………………………………………… 1

第一节　溶液的组成标度 ……………………………………………………… 1

第二节　电解质溶液 …………………………………………………………… 3

第三节　溶液的渗透压 ………………………………………………………… 5

第二章　化学反应热力学基础 ……………………………………………………… 13

第一节　热力学基本概念 ……………………………………………………… 13

第二节　化学反应的热效应 …………………………………………………… 16

第三节　化学反应的方向和限度 ……………………………………………… 19

第四节　化学平衡 ……………………………………………………………… 21

第三章　化学反应动力学基础 ……………………………………………………… 27

第一节　化学反应速率及其表示方法 ………………………………………… 27

第二节　化学反应速率理论简介 ……………………………………………… 29

第三节　化学反应速率方程 …………………………………………………… 32

第四节　影响反应速率的因素 ………………………………………………… 33

第四章　酸碱与质子传递平衡 ……………………………………………………… 41

第一节　酸碱质子理论 ………………………………………………………… 41

第二节　水溶液中的质子传递平衡 …………………………………………… 43

第三节　酸碱溶液 pH 的计算 ………………………………………………… 48

第四节　缓冲溶液 ……………………………………………………………… 51

第五章　难溶强电解质的沉淀溶解平衡 …………………………………………… 63

第一节　溶度积 ………………………………………………………………… 63

第二节　沉淀溶解平衡的移动 ………………………………………………… 65

第三节　沉淀的生成和溶解 …………………………………………………… 67

第六章　原子结构和分子结构 ……………………………………………………… 74

第一节　原子结构 ……………………………………………………………… 74

第二节　分子结构 ……………………………………………………………… 85

第三节　分子间作用力 ………………………………………………………… 93

第七章　氧化还原与电极电势 ……………………………………………………… 101

第一节　氧化还原的基本概念 ………………………………………………… 101

第二节　原电池和电极电势 …………………………………………………… 103

第三节　电极电势的应用 ……………………………………………………… 111

第八章　配位化合物 ………………………………………………………………… 118

第一节　配位化合物的基本概念 ……………………………………………… 118

第二节 配位化合物的价键理论 ······ 122
第三节 配位平衡 ······ 124
第四节 螯合物 ······ 129
第五节 配合物在医药中的应用 ······ 131

第九章 胶体分散系 ······ 136
第一节 表面现象 ······ 137
第二节 溶胶 ······ 140
第三节 高分子化合物溶液 ······ 145

第十章 现代仪器分析技术简介 ······ 150
第一节 紫外-可见分光光度法 ······ 151
第二节 荧光分析法 ······ 159
第三节 红外吸收光谱法 ······ 163
第四节 核磁共振波谱法 ······ 166
第五节 高效液相色谱法 ······ 169

第十一章 有机化学概述 ······ 173

第十二章 立体化学 ······ 186
第一节 构象异构 ······ 186
第二节 顺反异构 ······ 189
第三节 旋光异构 ······ 191

第十三章 脂肪烃 ······ 201
第一节 烷烃、环烷烃、烯烃和炔烃的结构 ······ 201
第二节 烷烃、环烷烃、烯烃和炔烃的命名 ······ 203
第三节 烷烃、环烷烃、烯烃和炔烃的物理性质 ······ 207
第四节 烷烃、环烷烃、烯烃和炔烃的化学性质 ······ 207

第十四章 芳香烃 ······ 221
第一节 苯及其同系物 ······ 221
第二节 稠环芳香烃 ······ 228

第十五章 卤代烃 ······ 234
第一节 卤代烃的分类和命名 ······ 234
第二节 卤代烃的性质 ······ 235

第十六章 醇、酚、醚 ······ 241
第一节 醇 ······ 241
第二节 酚 ······ 247
第三节 醚 ······ 251
第四节 硫醇和硫醚 ······ 253

第十七章 醛和酮 ······ 258
第一节 醛、酮的分类和命名 ······ 258
第二节 羰基的结构 ······ 259
第三节 醛、酮的性质 ······ 259

第十八章 羧酸、取代羧酸、羧酸衍生物 ······ 267
　第一节 羧酸 ······ 267
　第二节 取代羧酸 ······ 272
　第三节 羧酸衍生物 ······ 277

第十九章 含氮有机化合物 ······ 284
　第一节 胺 ······ 284
　第二节 酰胺 ······ 290

第二十章 杂环化合物和生物碱 ······ 297
　第一节 杂环化合物 ······ 297
　第二节 生物碱 ······ 301

第二十一章 糖类 ······ 306
　第一节 单糖 ······ 307
　第二节 二糖 ······ 314
　第三节 多糖 ······ 316

第二十二章 脂类 ······ 320
　第一节 油脂 ······ 320
　第二节 类脂 ······ 322

第二十三章 氨基酸、多肽、蛋白质 ······ 329
　第一节 氨基酸 ······ 329
　第二节 多肽 ······ 334
　第三节 蛋白质 ······ 337

第二十四章 核酸 ······ 342
　第一节 核酸的分类 ······ 342
　第二节 核酸的水解和组成 ······ 342
　第三节 核酸的结构 ······ 344
　第四节 核酸的一般性质和功能 ······ 347

附录 ······ 350
　附录Ⅰ 一些物理和化学的基本常数和单位换算 ······ 350
　附录Ⅱ 弱电解质在水中的解离常数 ······ 351
　附录Ⅲ 一些难溶化合物的溶度积常数(298.15 K) ······ 353
　附录Ⅳ 标准电极电势表(298.15 K) ······ 355
　附录Ⅴ 金属配合物的稳定常数 ······ 357
　附录Ⅵ 常见特性基团优先顺序 ······ 359

主要参考文献 ······ 361

第一章

溶　液

掌握：溶液的组成标度及其相关计算，渗透压和渗透浓度的概念及相关计算，等渗、低渗、高渗溶液的判断及其在医学上的意义。

熟悉：渗透现象、渗透方向和渗透平衡的概念。

了解：强电解质溶液理论，离子强度、活度和活度因子的概念，晶体渗透压与胶体渗透压及其在医学上的意义。

溶液(solution)不仅在日常生活中随处可见，还与生命过程密切相关。溶液是指两种或两种以上的物质彼此以分子或离子的形式形成的均相混合物。除了我们熟悉的液态溶液，溶液还存在其他形态，不同气体混合形成气态溶液(如纯净的空气)，不同固体互熔形成固态溶液(如镍-铜合金)。通常将溶液中含量高且能溶解其他物质的组分称为溶剂(solvent)，含量低的组分称为溶质(solute)。对于液态溶液，若配制时只有一种组分为液体，则将该液体作为溶剂；若溶液中含有水，则通常默认水为溶剂。例如，98%的浓硫酸溶液，尽管水的含量相对较少，人们仍然习惯上将水看作溶剂。

第一节　溶液的组成标度

溶液的组成标度表示在一定量溶液或溶剂中所含溶质的量，是影响溶液性质的重要因素之一。临床上在给患者用药或输液时，必须严格遵守药液组成标度及用量的有关规定，药液过稀或过浓，可能会造成用药不足或用药过量而影响疗效，严重时甚至危及患者生命。

一、物质的量浓度

物质的量(amount of substance)是表示微观物质数量的基本物理量。物质 B 的物质的量用符号 n_B 表示。基本单位是摩尔，符号为 mol。摩尔的定义是"摩尔是一系统的物质的量，该系统中所包含的基本单元数与 0.012 kg ^{12}C 的原子数目相等"。0.012 kg ^{12}C 的原子数目与阿伏加德罗常数数值一样多，阿伏加德罗常数 N_A 一般取近似值 6.022×10^{23} mol^{-1}。若系统中基本单元 B 的数目为 6.022×10^{23}，则 B 的物质的量就是 1 mol。

注意，摩尔是物质的量的单位，不是质量的单位。质量的单位是千克，单位符号 kg。"物质的量"是一个整体的专用名词，文字上不能分开。

在使用物质的量时，必须要指明基本单元，可以用粒子符号、物质的化学式或它们的特定组合来指明基本单元——原子、分子、离子、电子及其他粒子，或这些粒子的特定组合。例如，H、H_2、$2H_2O$、$\frac{1}{2}SO_4^{2-}$、$(2H_2+O_2)$ 等都是可以的。

物质 B 的物质的量 n_B 可以通过 B 的质量及其摩尔质量（molar mass）求算，即

$$n_B = \frac{m_B}{M_B} \qquad (1-1)$$

式中，m_B 为物质 B 的质量，单位是 g；M_B 为 B 的摩尔质量，单位是 g/mol。原子的摩尔质量数值上等于其相对原子质量 A_r，分子的摩尔质量数值上等于其相对分子质量 M_r。相对原子质量和相对分子质量的单位均为 1。

物质的量浓度（amount-of-substance concentration）定义为溶质的物质的量除以溶液的体积，即

$$c_B = \frac{n_B}{V} \qquad (1-2)$$

式中，c_B 为 B 的物质的量浓度，n_B 是物质 B 的物质的量，V 是溶液的体积。

物质的量浓度的国际单位制（SI）单位是 mol/m^3。由于立方米单位太大，实际应用中，物质的量浓度的常用单位为 mol/L。医学上常用 mol/L、mmol/L 及 μmol/L 这样一些单位。

物质的量浓度可简称浓度（concentration）。使用时必须指明物质的基本单元。如 $c(H_2SO_4)=1\ mol/L$，$c\left(\frac{1}{2}Ca^{2+}\right)=4\ mmol/L$ 等，括号中的化学式符号表示物质的基本单元。

【例 1-1】 市售浓硫酸密度为 1.84 g/mL，H_2SO_4 的质量分数为 96%，计算 $c(H_2SO_4)$ 和 $c\left(\frac{1}{2}H_2SO_4\right)$，单位用 mol/L。

【解】 H_2SO_4 的摩尔质量为 98 g/mol，$\frac{1}{2}H_2SO_4$ 的摩尔质量为 49 g/mol。

$$c(H_2SO_4) = \frac{1.84\ g/mL \times 1\,000\ mL \times 96\%}{98\ g/mol \times 1\ L} = 18\ mol/L$$

$$c\left(\frac{1}{2}H_2SO_4\right) = \frac{1.84\ g/mL \times 1\,000\ mL \times 96\%}{49\ g/mol \times 1\ L} = 36\ mol/L$$

世界卫生组织提议凡是已知相对分子质量的物质在体液内的含量均应用物质的量浓度表示。例如，人体血液葡萄糖含量的正常值，过去习惯表示为 70～100 mg/100 mL，意为每 100 mL 血液含葡萄糖 70～100 mg，按法定计量单位应表示为 $c(C_6H_{12}O_6)=3.9\sim5.6\ mmol/L$。对于相对分子质量未知的物质 B 的组成标度则用质量浓度表示。

二、质量浓度

物质 B 的质量浓度（mass concentration）ρ_B 定义为溶质的质量除以溶液的体积，即

$$\rho_B = \frac{m_B}{V} \qquad (1-3)$$

式中,m_B 为 B 的质量、V 是溶液的体积。质量浓度的 SI 单位为 kg/m^3,医学上常用的单位为 g/L、mg/L、$\mu g/L$ 等,质量单位可变,但体积单位不变。质量浓度多用于溶质为固体的溶液。物质的量浓度与质量浓度有如下换算关系

$$c_B \cdot M_B = \rho_B \tag{1-4}$$

【例 1-2】　输液用葡萄糖 $C_6H_{12}O_6$ 的浓度为 $c(C_6H_{12}O_6) = 0.278 \ mol/L$,其质量浓度为多少?

【解】　$\rho_B = c_B \cdot M_B = 0.278 \ mol/L \times 180 \ g/mol = 50.0 \ g/L$

三、质量分数

质量分数(mass fraction)的符号为 ω_B,定义为

$$\omega_B = \frac{m_B}{m} \tag{1-5}$$

式中,m_B 为溶质 B 的质量,m 为溶液的质量。质量分数的单位为 1,也可用百分数表示。例如将 10 g NaCl 溶于水配制成 100 g 溶液,该 NaCl 溶液的质量分数 ω 即为0.1或10%。

四、体积分数

体积分数(volume fraction)的符号为 φ_B,定义为

$$\varphi_B = \frac{V_B}{V} \tag{1-6}$$

式中,V_B 是纯物质 B 在某温度和压力下的体积,V 是混合物中各组分的纯物质在该温度和压力下的体积之和。体积分数的单位为 1,也可用百分数表示。

体积分数常用于溶质为液体的溶液,近似计算时可忽略混合过程中产生的体积变化,用溶质的体积除以溶液的体积即可。例如,向 75 mL 无水乙醇中加水至溶液体积为 100 mL,即可配制成 75% 的消毒酒精。

第二节　电解质溶液

电解质(electrolyte)是指溶于水或熔融状态下能导电的化合物,其水溶液称为电解质溶液。电解质在水中能解离生成带电荷的离子,因而电解质溶液具有导电性能。人体体液中含有多种电解质离子,这些电解质离子参与体内各种生理和生化过程,并对体内渗透平衡及体液酸碱度产生重要影响。

一、电解质和解离度

不同电解质在溶液中的解离程度是不一样的,电解质解离程度的大小可用解离度(degree of dissociation)α 来表示。解离度是指电解质达到解离平衡时,已解离的分子数与原有的分子总数之比。

$$\alpha = \frac{已解离的分子数}{原有分子总数} \times 100\% \tag{1-7}$$

解离度单位为 1，习惯上常用百分数表示。解离度的大小可通过测定电解质溶液的依数性或电导率等而求得。解离度的大小与电解质本性、溶液浓度、溶剂性质及温度有关。

在水溶液中能完全解离的电解质称为强电解质（strong electrolyte），如 NaCl、HCl 等。强电解质在水溶液中完全解离成离子，不存在解离平衡。例如，NaCl 在水溶液中的解离

$$NaCl(s) \longrightarrow Na^+(aq) + Cl^-(aq)$$

在水溶液中只能部分解离成离子的电解质称为弱电解质（weak electrolyte），如 HAc（醋酸）、$NH_3 \cdot H_2O$ 等，它们在水溶液的解离度都很小，一般在 5% 以下。现代测试手段证明，HAc 在水中只有很少部分解离成离子，溶液中既有 Ac^- 和 H^+ 存在，又有 HAc 分子存在。在 HAc 溶液中，HAc 分子可部分解离生成 Ac^- 和 H^+，同时溶液中的 Ac^- 和 H^+ 又可重新结合生成 HAc 分子，因此弱电解质的解离过程是可逆的，在溶液中存在动态的解离平衡。例如，HAc 在水溶液中的解离

$$HAc + H_2O \rightleftharpoons H_3O^+ + Ac^-$$

二、强电解质溶液理论

现代结构理论表明，像 NaCl、KNO_3 等这样的强电解质，在水溶液中是完全解离的，其解离度应为 100%，但根据溶液的依数性和电导实验测得的强电解质解离度都小于 100%（表 1-1），该解离度称为表观解离度（apparent dissociation degree）。

表 1-1　几种强电解质的表观解离度（298 K，0.10 mol/L）

电解质	HCl	HNO_3	H_2SO_4	NaOH	$Ba(OH)_2$	KCl	$ZnSO_4$
表观解离度/%	92	92	61	91	81	86	40

1923 年，德拜（Debye）和休克尔（Hückel）提出了强电解质理论，初步解释了强电解质的表观解离度小于 100% 的原因。

（一）离子氛

德拜和休克尔认为强电解质在溶液中全部解离，但由于阴、阳离子间的静电作用，每个离子均被异性离子所包围，形成了"离子氛"（ion atmosphere）。如图 1-1 所示，阳离子周围吸引了较多的阴离子，阴离子周围吸引了较多的阳离子，使得强电解质溶液中的离子不能完全自由运动。当给溶液通电时，阳离子向阴极移动，但其离子氛却向阳极移动，使得离子的移动速率要比自由离子慢一些，导致表观上强电解质溶液的导电性低于理论上完全解离的情况，从而呈现没有完全解离的假象。

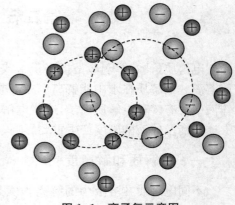

图 1-1　离子氛示意图

（二）离子强度

溶液中离子浓度越大，离子所带电荷数越多，离子之间的作用就越强。溶液中离子之间相互作用的强弱可用离子强度（ionic strength）来衡量。稀水溶液中离子强度可定义为

$$I = \frac{1}{2} \sum_i c_i z_i^2 \qquad (1-8)$$

式中，I 是离子强度，单位为 mol/L；c_i 为溶液中各离子的物质的量浓度，单位为 mol/L；z_i 为溶液中各离子的电荷数，单位为 1。离子强度的大小仅与溶液中各离子的浓度和电荷数有关，而与离子的本性无关。

（三）离子的活度和活度因子

在电解质溶液中，由于离子氛的存在，溶液中真正发挥作用的离子浓度比理论上以自由离子存在时要小。电解质溶液中实际发挥作用的离子浓度称为有效浓度或活度（activity），用 a 表示。活度 a_B 与溶液浓度 c_B 的关系为

$$a_B = \gamma_B \cdot \frac{c_B}{c^\ominus} \qquad (1-9)$$

式中，a_B 为溶液中 B 的活度，c_B 为溶液中 B 的浓度，γ_B 为溶液中 B 的活度因子（activity factor），$c^\ominus$ 为 1 mol/L。a_B 和 γ_B 的单位均为 1。离子的活度因子是溶液中离子间作用力大小的反映，与溶液中所有离子的浓度和所带电荷有关。溶液的离子强度 I 值愈大，离子间相互作用愈强，其活度因子愈小；反之，I 值愈小，离子间相互作用愈弱，其活度因子愈大。当溶液的浓度较高、离子强度较大时，若不用活度进行计算，则所得结果与实际情况偏离较大。例如，人体血液中含有多种电解质离子，其离子强度约为 0.16 mol/L，离子强度对人体中各种酶、激素和维生素功能的影响不可忽视。但是在我们经常接触的计算中，溶液的浓度和离子强度一般都较小，后续章节中将要讨论的弱电解质溶液和难溶强电解质溶液，溶液中离子浓度都很小，一般认为其活度因子 $\gamma_B = 1.0$，因此可用浓度替代活度进行相关计算。

第三节　溶液的渗透压

我们在淡水中游泳，会觉得眼球胀痛；淡水鱼和海鱼由于鳃的渗透性不同，不能互换生存环境；因失水而发蔫的花草，浇水后又可重新复原，这些现象都和渗透现象有关。

一、渗透现象和渗透压

许多天然或人造的薄膜对于物质的透过有选择性，它们只允许某种或某些物质透过，而不允许另外一些物质透过，这类薄膜称为半透膜（semi-permeable membrane）。生物体内的细胞膜、肠衣、毛细血管壁，人工制备的羊皮纸、火棉胶膜等都具有半透膜的性质。理想的半透膜只允许溶剂分子透过而不允许溶质分子透过。若用理想的半透膜将

蔗糖溶液和纯溶剂水隔开[图 1-2(a)]，由于膜两侧单位体积内溶剂分子数不等，因此在单位时间内由纯溶剂进入溶液中的溶剂分子数要比由溶液进入纯溶剂的多，其结果是纯溶剂一侧的液面下降，溶液一侧的液面升高。这种溶剂分子透过半透膜进入溶液的现象称为渗透现象。溶液液面升高后，静液压增大，驱使溶液中的溶剂分子加速透过半透膜进入纯溶剂一侧。当静液压增大至一定程度后，单位时间内从膜两侧透过的溶剂分子数相等，此时两侧液柱高度不再改变，即达到动态渗透平衡[图 1-2(b)]。

半透膜的存在和膜两侧单位体积内溶剂分子数不相等是渗透现象产生的两个必要条件。净渗透的方向总是溶剂分子从纯溶剂一方往溶液一方。若半透膜隔开的是浓度不等的两个非电解质溶液，净渗透的方向则是溶剂分子从稀溶液一方往浓溶液一方，从而缩小膜两边溶液的浓度差。

如图 1-2(c)所示，为使渗透现象不发生，必须在溶液液面上施加一超额的压力。为维持只允许溶剂通过的膜所隔开的溶液与溶剂之间的渗透平衡而需要的超额压力等于溶液的渗透压(osmotic pressure)。渗透压的符号为 Π，单位为 Pa 或 kPa。若半透膜隔开的是浓度不等的两个非电解质溶液，为阻止渗透现象的发生，在浓溶液液面上施加的超额压力，并不等于任一溶液的渗透压，而是两溶液渗透压之差。

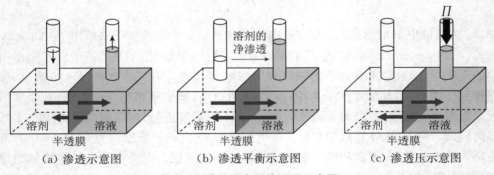

| (a) 渗透示意图 | (b) 渗透平衡示意图 | (c) 渗透压示意图 |

图 1-2　渗透现象和渗透压示意图

若选用一种高强度且耐高压的半透膜把纯溶剂和溶液隔开，此时若在溶液上施加的外压大于其渗透压，则溶液中将有更多的溶剂分子透过半透膜进入溶剂一侧。这种使渗透作用逆向进行的过程称为反渗透(reverse osmosis)。反渗透常用于从海水中快速提取淡水，还可用于环境保护，除去废水中的有毒有害物质。

二、溶液的渗透压与浓度及温度的关系

1866 年，荷兰化学家范特霍夫(van't Hoff)通过大量的实验指出，稀溶液的渗透压与溶液的浓度及温度成正比，表达式为

$$\Pi = c_B RT \tag{1-10}$$

也可表示为

$$\Pi V = n_B RT \tag{1-11}$$

式中，Π 为溶液的渗透压(kPa)，n_B 为溶液中非电解质的物质的量(mol)，V 为溶液的体积(L)，c_B 为物质的量浓度(mol/L)，T 为热力学温度(K)。式(1-10)称为范特霍夫(van't

Hoff)定律。它表明一定温度下,稀溶液渗透压的大小仅与单位体积溶液中溶质质点数的多少有关,而与溶质的本性无关。式(1-11)与理想气体状态方程相似,常数 R 在数值上也与气体常数值一样,为 8.314 J/(K·mol)或 8.314 kPa·L/(K·mol)。

由式(1-10)可见,一定温度下,对于 c_B 相同的任何两种非电解质溶液,如 0.30 mol/L 的葡萄糖溶液($C_6H_{12}O_6$)和 0.30 mol/L 蔗糖溶液($C_{12}H_{22}O_{11}$),它们的渗透压相等。

对于电解质溶液来说,情况会有所不同。如相同浓度的 NaCl 溶液和葡萄糖溶液,由于 NaCl 在水中完全解离而葡萄糖在水中不解离,因此单位体积 NaCl 溶液中溶质粒子(离子)数是葡萄糖溶液中溶质粒子(分子)数的 2 倍,其渗透压也几乎是葡萄糖溶液的 2 倍。因此,在计算电解质溶液的渗透压时,应引入校正系数 i,即

$$\Pi = i c_B R T \tag{1-12}$$

对于强电解质稀溶液,i 值近似为 1 mol 强电解质解离产生的离子的物质的量。如 KCl、$NaHCO_3$ 的 i 值近似为 2,$MgCl_2$、$CaCl_2$ 的 i 值近似为 3。

【例 1-3】　求下列溶液在 37 ℃时的渗透压:

(1) 2.00 g 蔗糖($C_{12}H_{22}O_{11}$)溶于水,配成 50.0 mL 溶液。

(2) 0.15 mol/L KCl 溶液。

【解】　(1) 蔗糖属于非电解质,$C_{12}H_{22}O_{11}$ 的摩尔质量为 342 g/mol,则

$$c(C_{12}H_{22}O_{11}) = \frac{n(C_{12}H_{22}O_{11})}{V} = \frac{2.00 \text{ g}}{342 \text{ g/mol} \times 0.0500 \text{ L}} = 0.117 \text{ mol/L}$$

$$\Pi = c_B R T = 0.117 \text{ mol/L} \times 8.314 \text{ kPa·L/(K·mol)} \times (273+37) \text{K} = 302 \text{ kPa}$$

(2) KCl 是强电解质,故应使用公式(1-12),$i = 2$

$$\Pi = i c_B R T = 2 \times 0.15 \text{ mol/L} \times 8.314 \text{ kPa·L/(K·mol)} \times (273+37) \text{K} = 773 \text{ kPa}$$

【例 1-4】　将 1.00 g 牛血红蛋白溶于适量纯水配成 100 mL 溶液,20 ℃时测得该溶液的渗透压为 366 Pa,试求牛血红蛋白的摩尔质量。

【解】　根据式(1-11)以及 $n_B = \frac{m_B}{M_B}$,可得下式

$$M_B = \frac{m_B R T}{\Pi V} \tag{1-13}$$

则牛血红蛋白的摩尔质量为

$$M_B = \frac{m_B R T}{\Pi V} = \frac{1.00 \text{ g} \times 8.314 \text{ kPa·L/(K·mol)} \times (273+20) \text{K}}{0.366 \text{ kPa} \times 0.100 \text{ L}} = 6.66 \times 10^4 \text{ g/mol}$$

由例 1-4 可见,通过测定溶液的渗透压可以求出溶质的摩尔质量。尽管测定溶液渗透压的实验技术较为复杂,但却是测定高分子化合物摩尔质量的经典方法之一。

三、渗透浓度

溶液中能产生渗透作用的溶质粒子(分子、离子)统称为渗透活性物质。将溶液中渗透活性物质的总的物质的量除以溶液的体积即得溶液的渗透浓度(osmolarity),符号为

c_{os},单位常用 mmol/L。渗透浓度是一个总浓度的概念,是所有能产生渗透作用的微粒(分子、离子)浓度的总和。根据范特霍夫(van't Hoff)定律,温度一定时,溶液的渗透压与其渗透浓度成正比,因此医学上常用渗透浓度来比较溶液渗透压的大小。表 1-2 列出了正常人血浆、组织间液和细胞内液中各种渗透活性物质的渗透浓度。

表 1-2　正常人血浆、组织间液和细胞内液中各种渗透活性物质的渗透浓度　　单位:mmol/L

渗透活性物质	血浆	组织间液	细胞内液
Na^+	144.0	137.0	10.0
K^+	5.0	4.7	141.0
Ca^{2+}	2.5	2.4	—
Mg^{2+}	1.5	1.4	31.0
Cl^-	107.0	112.7	4.0
HCO_3^-	27.0	28.3	10.0
HPO_4^{2-}、$H_2PO_4^-$	2.0	2.0	11.0
SO_4^{2-}	0.5	0.5	1.0
磷酸肌酸	—	—	45.0
肌肽			14.0
氨基酸	2.0	2.0	8.0
肌酸	0.2	0.2	9.0
乳酸盐	1.2	1.2	1.5
三磷酸腺苷	—	—	5.0
一磷酸己糖	—	—	3.7
葡萄糖	5.6	5.6	—
蛋白质	1.2	0.2	4.0
尿素	4.0	4.0	4.0
总计 c_{os}	303.7	302.2	302.2

非电解质溶液中,渗透活性物质是分子,渗透浓度就等于其物质的量浓度;而强电解质溶液中,渗透活性物质是其解离生成的离子,渗透浓度则等于溶液中离子的总浓度,因此根据物质的量浓度来计算强电解质溶液的渗透浓度时必须考虑校正系数 i。

【例 1-5】　分别计算医院补液用的 50.0 g/L 葡萄糖溶液($C_6H_{12}O_6$)和 9 g/L 生理盐水(NaCl)的渗透浓度。

【解】　$C_6H_{12}O_6$ 是非电解质,葡萄糖的摩尔质量为 180 g/mol,50.0 g/L $C_6H_{12}O_6$ 溶液的渗透浓度为

$$c_{os} = \frac{50.0 \text{ g/L} \times 1\,000 \text{ mmol}}{180 \text{ g/mol} \times 1 \text{ mol}} = 278 \text{ mmol/L}$$

NaCl 是强电解质,在水溶液中完全解离,渗透活性物质为 Na^+ 和 Cl^-,所以 $i=2$,NaCl 的摩尔质量为 58.5 g/mol,因此 9 g/L NaCl 溶液的渗透浓度为

$$c_{os}=\frac{9.0\ g/L\times 1\ 000\ mmol}{58.5\ g/mol\times 1\ mol}\times 2=308\ mmol/L$$

四、等渗、高渗和低渗溶液

溶液渗透压的高低是相对的。半透膜两侧溶液渗透压相对较高的称为高渗溶液(hypertonic solution),相对较低的称为低渗溶液(hypotonic solution),而膜两侧渗透压相等的溶液则互称为等渗溶液(isotonic solution)。医学上的等渗、高渗和低渗溶液是以正常人血浆的渗透压为标准确定的。由表 1-2 可知,正常人血浆的渗透浓度为 303.7 mmol/L,临床上规定渗透浓度为 280～320 mmol/L 的溶液为等渗溶液,渗透浓度 $c_{os}>320$ mmol/L 的称为高渗溶液,$c_{os}<280$ mmol/L 的称为低渗溶液。例 1-5 的计算结果说明生理盐水为等渗溶液,此外,12.5 g/L 的 $NaHCO_3$ 也是临床上常用的等渗溶液。实际应用中,略低于(或略超过)此范围的溶液,在临床上也看作等渗溶液,如 50.0 g/L 的葡萄糖溶液($c_{os}=278$ mmol/L)。

给伤病员大量补液时,应用等渗溶液是一个基本原则。原因是在正常情况下,血浆的渗透压与人体红细胞内液的渗透压是等渗的,这对维持红细胞的形态至关重要。将红细胞置于 9.0 g/L NaCl(生理盐水)中,在显微镜下观察,看到红细胞的形态没有什么改变[图 1-3(a)]。这是因为生理盐水与红细胞内液的渗透浓度相等,细胞内外液处于渗透平衡状态。若静脉补液大量输入高渗溶液(如 15 g/L NaCl 溶液),则使血浆渗透浓度大于红细胞内液的渗透浓度,红细胞内的水分子透过细胞膜进入血浆,细胞皱缩[图 1-3(b)],这种现象称为胞浆分离,这会导致红细胞失去带氧能力,甚至聚结成团从而栓塞血管。若大量输入低渗溶液(如 3 g/L NaCl 溶液),则使血浆渗透浓度下降,水分子透过细胞膜进入红细胞内部,使得红细胞逐渐胀大,进而破裂[图 1-3(c)],这在医学上称为溶血。在医疗实践中,除了大量补液时要注意溶液的渗透压,小剂量注射时也要考虑注射液的渗透压。对于剂量较小浓度较稀的溶液,可添加 NaCl、葡萄糖等调制成等渗溶液,或将药物溶于生理盐水或 50 g/L 的葡萄糖溶液中使用,以免引起红细胞破裂。对于急需增加血液中葡萄糖的患者,用高渗溶液作静脉注射时,用量不能太大,注射速度不可太快,这样当高渗溶液缓缓注入人体时,可被大量体液稀释成等渗溶液,因而不会造成血液局

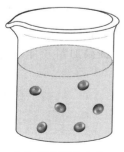 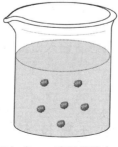 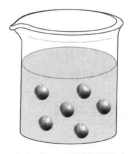

(a) 在生理盐水中　　　　　(b) 在NaCl高渗溶液中　　　　　(c) 在NaCl低渗溶液中

图 1-3　红细胞形态示意图

部高渗而引起红细胞皱缩。

五、晶体渗透压与胶体渗透压

血浆等生物体液是电解质(如 NaCl、KCl、NaHCO₃ 等)、小分子物质(如葡萄糖、尿素、氨基酸等)和高分子物质(蛋白质、糖类、脂质等)溶解于水而形成的复杂混合物。在医学上,习惯把电解质、小分子物质统称为晶体物质,由它们产生的渗透压称为晶体渗透压(crystalloid osmotic pressure);而把高分子物质称为胶体物质,由它们产生的渗透压称为胶体渗透压(colloid osmotic pressure)。血浆中高分子物质的质量浓度约为70 g/L,小分子晶体物质约为 7.5 g/L。高分子胶体物质虽然含量高,但由于其摩尔质量很大,单位体积血浆中的质点数少,因此产生的渗透压小,37 ℃时仅为 2.9～4.0 kPa;而小分子晶体物质含量虽低,但由于其摩尔质量较小,电解质还可解离成离子,单位体积血浆中的质点数多,因此产生的渗透压远远高于胶体渗透压。人体血浆的渗透压主要来源于晶体渗透压(约占 99.5%),胶体渗透压只占极少一部分。由于人体内半透膜(如毛细血管壁和细胞膜)的通透性不同,晶体渗透压和胶体渗透压在维持体液的正常分布方面发挥着不同的功能。

细胞膜是一种生物半透膜,功能极其复杂,它将细胞内液和外液隔开。细胞膜不仅不允许蛋白质等高分子物质自由通过,也不允许 Na⁺、K⁺ 等晶体物质自由通过,因此晶体渗透压是决定细胞间液和细胞内液水分转移的主要因素。如果人体由于某种原因而缺水,则细胞外液中晶体物质浓度相对升高,晶体渗透压增大,细胞内液的水分子通过细胞膜向细胞外液渗透,造成细胞失水。反之,如果细胞外液水含量增加,则细胞外液中晶体物质浓度降低,晶体渗透压减少,细胞外液的水分子向细胞内液渗透,导致细胞胀大,严重时可发生水中毒。

分隔血液与组织间液的毛细血管壁的通透性与细胞膜不同,毛细血管壁不允许蛋白质等高分子胶体物质自由通过,但小分子和离子等晶体物质均能自由通过。因此,晶体物质在血浆和组织间液中的渗透浓度基本相同,毛细血管内外的晶体渗透压是相等的。血浆晶体渗透压虽大,但它对维持毛细血管内外的水分平衡不起作用。血浆胶体渗透压虽小,但在调节毛细血管内外水分的正常分布和维持血容量(人体血液总量)方面起着重要的作用。正常情况下,组织液与血浆之间水的交换保持着动态平衡,这种平衡维持了血浆与组织液量的恒定性。一旦平衡破坏,若进入组织液的水多于回渗入血浆的水,则会引起组织间液体增多,形成水肿。如重症肝炎患者,因肝细胞受损,合成蛋白质的能力下降,血浆中的蛋白质浓度减小,致胶体渗透压下降,组织液回渗入血的量减少,从而引起浮肿、腹水等症状。临床多给这样的患者输入白蛋白或血浆,以提高血浆胶体渗透压,使水肿等症状缓解或消失。

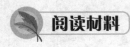 阅读材料

膜分离技术

膜分离技术(membrane separation technology, MST)是天然或人工合成的高分子薄膜以压力差、浓度差、电位差和温度差等外界能量位差为推动力,对双组分或多组分的

溶质和溶剂进行分离、分级、提纯和富集的方法[1]，具有过程简单、可在常温下连续操作、一般无相变、分离系数大、节能高效、无二次污染、膜性能可调等优点。在目前世界能源短缺、水资源匮乏和环境污染严重的情况下，膜分离技术已成为解决这些问题的重要高新技术和可持续发展技术的基础[2]。

不同的膜分离技术具有不同的机制，也适用于不同的对象和要求，目前已工业化的膜分离技术主要有：微滤、超滤、纳滤、反渗透、电渗析、气体分离和渗透汽化等。其中，微滤、超滤、纳滤、反渗透、气体分离等都属于以压力为驱动力的膜分离技术[2]。

微滤的操作静液压差为 0.01～0.2 MPa，在静液压差的作用下，小于膜孔径的粒子可通过滤膜，而大于膜孔径的粒子则被截留，利用膜的筛分作用实现粒径大小不同的组分的分离。微滤被分离粒子的直径范围一般为 0.08～10 μm，可从气相或液相物质中截留微米及亚微米级的细小悬浮物、微生物、微粒、细菌、酵母、红细胞、污染物等，进而达到净化、分离和浓缩的目的。例如，微滤技术可用于去除葡萄糖输液及注射剂中微生物污染物，还可用于大肠埃希菌的分离、组织液的培养，以及抗生素、血清、血浆蛋白等的灭菌[2]。

超滤的操作静液压差一般为 0.1～0.5 MPa，膜孔径为 5～40 nm，在静液压差作用下，原料液中溶剂和溶质中小粒子物质可从高压侧透过膜流入低压侧，而蛋白质、酶、病毒、胶体和染料等大分子物质则被膜截留，采用不同截留相对分子质量的超滤膜还可以实现有机化合物的分离或分级。血液透析是肾脏替代治疗的主要手段，而超滤系统就是血液透析机的主要部件。此外，对于血清蛋白、胰岛素、丙种球蛋白等热敏性蛋白，超滤技术可在常温下对其同时实现灭菌、除热原、澄清并保护药物的功能[2]。

反渗透（reverse osmosis）是在外加压力的推动下，利用反渗透膜的选择性，迫使溶液中溶质与溶剂得以分离的过程[3]。反渗透的操作压差一般为 1.5～10.5 MPa，可以截留混合液体中大小为 0.1～1 nm 的小分子溶质，以及其他所有悬浮物、溶解物和胶体。例如，可从水溶液中将水分离出来。目前反渗透技术已经广泛应用于海水及苦咸水淡化、纯水和超纯水生产、溶液脱水浓缩、工业废水处理等领域。目前，反渗透技术正通过开发高通量和高选择性、抗污染、抗氧化反渗透膜，引入太阳能、风能、生物能等清洁能源，不断发展与其他技术的耦合工艺，向着更低能耗方向发展。

膜分离技术还有纳滤、正渗透、电渗析、渗透汽化等，目前仍然在不断发展和完善之中。

参考文献

[1] 杨方威,冯叙桥,曹雪慧,等. 膜分离技术在食品工业中的应用及研究进展[J]. 食品科学,2014,35(11):330-338.

[2] 王湛,王志,高学理. 膜分离技术基础[M]. 3 版. 北京:化学工业出版社,2018.

[3] 孙健,刘海燕,陈才高. 反渗透技术在我国饮用水行业中的应用[J]. 净水技术,2020,39(S2):1-6.

———————— 习　　题 ————————

1. "1 mol 硫酸的质量是 98.0 g"，对吗？

2. 计算下列常用试剂的物质的量浓度：

(1) 浓硝酸,含 HNO_3 的质量分数为 0.700,密度为 1.42 g/mL。

(2) 浓氨水,含 NH_3 的质量分数为 0.280,密度为 0.900 g/mL。

3. 20 ℃时,蔗糖($C_{12}H_{22}O_{11}$,$M_r=342.3$)溶液的质量为 15.0 g,密度 d 为 1.018 g/mL。将该溶液蒸干后可得固体 0.75 g。试求该溶液的质量浓度和物质的量浓度。

4. 某患者需补充 Na^+ $5.0×10^{-2}$ mol,应补充 NaCl 的质量是多少? 若用生理盐水补充[$\rho(NaCl)=9.0$ g/L],应需生理盐水的体积是多少?

5. 某患者需用 100 g/L 的葡萄糖($C_6H_{12}O_6$,$M_r=180$)溶液,应在 500 mL 50 g/L 的葡萄糖溶液中加入多少毫升 500 g/L 的葡萄糖溶液(忽略混合时溶液体积变化)?

6. 欲使半透膜隔开的同温度的 A、B 两种稀溶液间不发生渗透,应使两溶液(A、B 中的基本单元均以溶质的分子化学式表示): ( )

    A. 质量分数相同   B. 物质的量浓度相同

    C. 质量浓度相同   D. 渗透浓度相同

7. 相同温度下,按照渗透压由大到小的顺序排列下述溶液: ( )

    A. $c(C_6H_{12}O_6)=0.1$ mol/L   B. $c(Na_2CO_3)=0.1$ mol/L

    C. $c(Na_3PO_4)=0.05$ mol/L   D. $c(NaCl)=0.1$ mol/L

8. 25 ℃时,试求质量浓度为 10.2 g/L 的 $NaHCO_3$($M_r=84$)溶液的渗透压。

9. 经测定某 NaCl 溶液在 20 ℃时的渗透压为 730.8 kPa,该溶液物质的量浓度为多少?

10. 右旋糖苷是蔗糖经肠膜状明串珠菌-1226 发酵后生成的一种葡萄糖聚合物,能阻止红细胞及血小板聚集,降低血液黏滞性。现将 0.582 g 右旋糖苷溶于水配制成体积为 106 mL 的溶液,21 ℃时测得该溶液的渗透压为 196 Pa,求上述右旋糖苷的摩尔质量。

11. 用于治疗脱水、电解质失调和中毒的静脉滴注的林格(Ringer)液的处方:在 1 L 注射用水中溶有 8.5 g NaCl($M_r=58.5$)、0.3 g KCl($M_r=74.55$)、0.33 g $CaCl_2 \cdot 2H_2O$($M_r=147.0$)。林格液的渗透浓度是多少? 它与人体血浆是等渗溶液吗?

(周 萍)

第二章

化学反应热力学基础

学习要求

掌握：热力学基本概念，如系统与环境、状态函数；利用赫斯定律计算化学反应的热效应。

熟悉：自发过程的特征，自发过程的吉布斯自由能判据，标准平衡常数的表达式，浓度、压力、温度对化学平衡的影响。

了解：焓、熵、吉布斯自由能等状态函数的定义，化学平衡的特点。

生命体最基本的特征之一是物质代谢并伴随有能量代谢。不论是单个细胞还是较为复杂的人体都不可能凭空创造出其所需要的能量，只能将所摄取的营养物质蕴藏的化学能释放出来，成为机体各种生命活动的能源。在物质代谢过程中，物质变化与能量代谢是紧密联系的。因此，我们需要学习热力学的一些基础知识，以更好地理解生命的各个过程。

本章将初步介绍化学反应热力学的基本相关概念，帮助大家对反应中的一些热效应，以及化学反应方向的判断有所了解。

第一节　热力学基本概念

化学反应常伴随能量的变化，能量变化的形式又常以热的形式表现出来。热力学（thermodynamics）是研究宏观系统在能量转换过程中所遵循规律的科学。它研究在各种物理变化和化学变化过程中所发生的能量效应；研究在一定条件下某一过程能否自发进行，进行到什么程度，即变化的方向和限度。

将热力学的基本原理应用于研究化学现象及其相关的物理现象，就形成了化学热力学（chemical thermodynamics）。化学热力学的基础是两大定律：热力学第一定律，用来研究和解决化学变化中的热效应问题，即热化学；热力学第二定律，用来解决化学和物理变化的方向和限度问题。

一、系统与环境

将一部分物质从其他部分划分出来作为研究对象，被研究的这部分物质称为系统（system），与之密切相关的部分称为环境（surroundings）。系统与环境之间的界面可以实际存在，也可以是假想的，取决于研究的需要。热力学研究的对象是由大量的微观粒子组成的宏观系统。根据系统与环境之间能量传递与物质交换的具体情况，可将系统分为三类：

1. 敞开系统(open system)　系统与环境之间既有物质交换,又有能量传递。
2. 封闭系统(closed system)　系统与环境之间没有物质交换,只有能量传递。
3. 孤立系统(isolated system)　又称隔离系统,系统与环境之间既无物质交换,也无能量传递。

世界上的一切事物总是互相联系、互相依赖和制约的,因此自然界中绝对的孤立系统是不存在的。有时为了研究问题的方便,在适当的条件下,可把一个系统近似地看作孤立系统,或者将研究的系统与相关的环境整合在一起,作为孤立系统。

生命系统可以认为是复杂的敞开系统,与外界既有物质交换,又有能量传递,结构整齐有序。在实验室发生的化学反应,当选中所有反应物和生成物为系统时,通常认为其是封闭系统。

二、系统的性质

描述系统状态的物理量如温度、压力、体积、黏度、表面张力等称为系统的性质,或称为热力学变量。根据它们与系统中物质数量的关系,可将系统的性质分为两类:

1. 广度性质(extensive properties)　其数值大小与系统中所含物质的量成正比,如质量、体积、热力学能、焓、熵等。广度性质具有加和性,即系统的某种广度性质的数量等于系统各部分该性质数值的总和。

2. 强度性质(intensive properties)　其数值取决于系统的特性,与系统所含物质的量无关,如温度、压力、密度、黏度等。强度性质不具有加和性,即整个系统强度性质的数值与系统各部分强度性质的数值相同。例如,将两杯相同温度的水混合,混合后的温度不会因为量的增加而变化。

若系统中所含物质的量是单位量,单位量广度性质就成为强度性质。例如,体积(V)是广度性质,而摩尔体积(V_m)就是强度性质。

三、状态函数

系统的状态是系统一切性质的综合表现。当系统处于一定状态时,系统的性质都具有确定的数值。反之,当系统所有性质如温度、压力、体积、密度等都确定时,系统的状态也就确定。由系统状态确定的各种热力学性质,称为系统的状态函数(state function)。状态函数具有下述特性:

(1) 状态函数是状态的单值函数。系统的状态确定后,状态函数就有确定的数值。

(2) 状态函数的改变量只与系统的始态、终态有关,与变化途径无关。因此,若系统经历某一循环后又重回到初始状态,则状态函数必定恢复原值,其变化值为零。

四、热和功

系统发生状态变化时,在系统与环境之间会有能量的传递或交换。能量传递或交换的方式有两种,即功和热。

由系统与环境的温度差引起的能量传递称为热(heat),用符号 Q 表示。除热以外,系统与环境之间其他一切被传递的能量称为功(work),用符号 W 表示。功有多种形式,广义地看,各种形式的功都可表示为某强度性质与特定的广度性质变化量的乘积(表 2-

1)。热力学里把功分为体积功和非体积功两大类。

表 2-1　功的各种形式

功的形式	表达式
δW（机械功）	F（力）$\times \mathrm{d}l$（位移）
δW（体积功）	$-p_e$（外压）$\times \mathrm{d}V$（体积的改变）
δW（电功）	E（电动势）$\times \mathrm{d}q$（电量的改变）
δW（表面功）	σ（表面张力）$\times \mathrm{d}A$（表面积的改变）

注：p_e、E、σ 为广义力，$\mathrm{d}V$、$\mathrm{d}q$、$\mathrm{d}A$ 为广义位移。

　　1970 年，国际纯粹与应用化学联合会（IUPAC）规定：系统吸热为正，即 $Q>0$；放热为负，即 $Q<0$；系统对环境做功为负，即 $W<0$；环境对系统做功为正，即 $W>0$。热与功的常用单位均为焦耳（J）。

　　从微观上看，热是大量质点以无序运动方式传递的能量，而功则是大量质点以有序运动方式传递的能量。热和功是系统与环境之间能量传递和交换的形式，它们与系统发生变化的具体过程有关，即热和功的大小与变化途径有关。热和功都不是系统的性质，也不是状态函数。

五、热力学第一定律

　　能量有多种形式，可以从一种形式转化为另一种形式，但在转化中总能量保持不变，这就是能量守恒原理。1840 年，焦耳（Joule）在大量实验的基础上，建立了热功转化的当量关系，即 1 cal（卡）＝4.184 J（焦耳），为能量守恒原理提供了科学依据。将能量守恒原理应用于热力学系统就形成热力学第一定律（first law of thermodynamics）。

　　热力学能（thermodynamic energy），又称内能，符号为 U，是系统内物质所有能量的总和，包括系统内分子的平动能、转动能、振动能、分子间势能、电子运动能及原子核能等。当系统处于确定的状态，热力学能就具有确定的数值，它的改变量只取决于系统的始态和终态，而与变化途径无关，因此热力学能是状态函数。

　　随着人们对物质结构认识的不断深入，热力学能还将包括其他形式能量，因此系统热力学能的绝对值现在还无法确定。对于热力学来说，重要的是研究在变化过程中热力学能的改变量，热力学通过状态函数的改变量来解决实际问题。

　　在封闭系统中，经历某个过程从状态 1 变为状态 2，热力学能的改变量等于系统与环境热和功的能量交换。热力学第一定律的数学表达式为

$$\Delta U=U_2-U_1=Q+W \tag{2-1}$$

　　【例 2-1】　若某系统从环境接受 160 kJ 的功，热力学能增加 200 kJ，则系统将吸收或放出多少热量？

　　【解】　根据热力学第一定律 $\Delta U=Q+W$

$$Q=\Delta U-W=200 \text{ kJ}-160 \text{ kJ}=40 \text{ kJ}$$

因为 $Q>0$，所以系统将吸收 40 kJ 热量。

六、焓

在非体积功为零的条件下,某封闭系统经历某一等容过程($\Delta V=0$),体积功为零,根据热力学第一定律

$$\Delta U=Q_V \qquad (2-2)$$

式中,Q_V 为等容过程的热效应。在非体积功为零的条件下,封闭系统经一等容过程,系统所吸收的热全部用于增加体系的内能。

在非体积功为零的条件下,某封闭系统经历某一等压过程($p_1=p_2=p_e$),热力学第一定律又可写成

$$\Delta U=U_2-U_1=Q_p-p_e(V_2-V_1) \qquad (2-3)$$

$$(U_2+p_2V_2)-(U_1+p_1V_1)=Q_p \qquad (2-4)$$

$$H \xlongequal{def} U+pV \qquad (2-5)$$

在热力学上将($U+pV$)定义为焓(enthalpy),由于 U、p、V 均为状态函数,因此 H 也是状态函数。式(2-4)又可写成

$$\Delta H=H_2-H_1=Q_p \qquad (2-6)$$

式(2-6)表明在非体积功为零的条件下,封闭系统经一等压过程,系统所吸收的热全部用于增加体系的焓。

焓是状态函数,广度性质,具有能量的量纲,单位为焦耳(J)。由于热力学能的绝对值无法确定,因而也不能确定焓的绝对值。在一定条件下,可以从系统和环境间的热传递来衡量系统热力学能和焓的变化值。

第二节　化学反应的热效应

一、热化学方程式

在非体积功为零的条件下,封闭系统发生化学反应后,当产物的温度回到反应开始时的温度时,系统吸收或放出的热量,称为该反应的热效应(heat effect of chemical reaction),亦称反应热。若反应在等容或等压条件下进行,则反应热称为等容反应热或等压反应热,用 Q_V 或 Q_p 表示。$\Delta U=Q_V$,$\Delta H=Q_p$,因此反应热也可分别用热力学能变或焓变表示。

化学反应过程中常伴随反应热,表示化学反应与反应热关系的方程式称为热化学方程式。例如:

$$2H_2(g)+O_2(g)\Longrightarrow 2H_2O(l) \quad \Delta_r H_m=-571.6 \text{ kJ/mol}$$

符号 $\Delta_r H_m$ 表示在等压条件下的反应热,此值为负值表示放热反应,为正值表示吸热反应;下标 r 表示化学反应,m 表示 1 摩尔反应。

书写热化学方程式时要注意以下几点：

（1）需注明反应的压力及温度。若未注明温度和压力，则是指温度为 298.15 K，压力为 100 kPa。当气体物质的压力为 100 kPa，溶液的浓度为 1 mol/L，称为热力学标准状态，用符号 ⊖ 表示。

（2）需注明反应物和生成物的存在状态。通常用 g、l 和 s 表示气态、液态和固态，aq 代表水溶液。如果固体的晶型不同，也要注明，如碳元素的两种同素异形体 C（石墨）和 C（金刚石）。

（3）化学反应通常在等温、等压条件下进行，因此常用 $\Delta_r H_m$ 代表反应热，并注明具体数值。反应热的正负与热力学第一定律的规定相同，即吸热为正，放热为负。

（4）化学分子式前的系数是化学计量数，它可以是整数或分数。注意，同一化学反应的化学计量数不同时，反应热的数值也不同。例如：

$$N_2(g) + 3H_2(g) \Longleftrightarrow 2NH_3(g) \quad \Delta_r H_m = -92.22 \text{ kJ/mol}$$

$$1/2N_2(g) + 3/2H_2(g) \Longleftrightarrow NH_3(g) \quad \Delta_r H_m = -46.11 \text{ kJ/mol}$$

（5）在相同温度和压力下，正逆反应的 $\Delta_r H_m^\ominus$ 数值相等，符号相反。例如：

$$2H_2(g) + O_2(g) \Longleftrightarrow 2H_2O(g) \quad \Delta_r H_m^\ominus = -483.6 \text{ kJ/mol}$$

$$2H_2O(g) \Longleftrightarrow 2H_2(g) + O_2(g) \quad \Delta_r H_m^\ominus = 483.6 \text{ kJ/mol}$$

（6）化学反应的 $\Delta_r U$ 和 $\Delta_r H$ 之间的关系：如果反应中没有气体物质参与，等容反应热与等压反应热的数值近似相等。如果反应中有气体物质参与，$\Delta_r H_m$ 和 $\Delta_r U_m$ 有如下关系：

$$\Delta_r H_m = \Delta_r U_m + \Delta n RT \tag{2-7}$$

式中，Δn 表示反应前后气体分子数的变化值，通常是产物气体分子数减去反应物气体分子数。

【例 2-2】　将 Zn 与稀 H_2SO_4 作用，分别在敞口瓶和闭口瓶中进行，何者放热较多？

【解】　敞口瓶中进行的反应为等压反应，其反应热记为 $\Delta_r H_m$。在闭口瓶中进行的反应为等容反应，其反应热记为 $\Delta_r U_m$。反应是放热过程，所以 $\Delta_r H_m < 0$，$\Delta_r U_m < 0$。

$$Zn(s) + H_2SO_4(aq) \Longrightarrow H_2(g) + ZnSO_4(aq)$$

$$\Delta_r H_m = \Delta_r U_m + \Delta n RT$$

该反应的 $\Delta n = 1 > 0$，$\Delta_r H_m > \Delta_r U_m$，$|\Delta_r H_m| < |\Delta_r U_m|$，闭口瓶中进行的反应放热较多。

二、赫斯定律和化学反应热的计算

1840 年，俄国科学家赫斯（Hess）在总结大量实验结果的基础上提出了赫斯定律（Hess's law）：一个化学反应不论是一步完成或是分几步完成，其反应热总是相同的。实验表明，赫斯定律只有在非体积功为零的等容或等压反应下才严格成立。

赫斯定律是热化学的基本定律。根据赫斯定律，可以使热化学方程式像普通代数方程式那样进行运算，从已知的一些反应热间接求得那些难以测准或无法测量的反应热。

（一）由已知的热化学方程式计算反应热

例如，碳和氧气化合生成一氧化碳的反应热不能直接用实验测定，这是因为反应过程中不可避免会生成二氧化碳。利用 Hess 定律,我们可以很容易地从已知的热化学方程式求算出它的反应热。

【例 2-3】 已知反应(1) $C(s)+O_2(g)\!=\!=\!CO_2(g)$ $\Delta_r H_{m,1}^{\ominus}=-393.3\ kJ/mol$
反应(2) $CO(g)+1/2O_2(g)\!=\!=\!CO_2(g)$ $\Delta_r H_{m,2}^{\ominus}=-282.8\ kJ/mol$
求反应(3) $C(s)+1/2O_2(g)\!=\!=\!CO(g)$ 的反应热 $\Delta_r H_{m,3}^{\ominus}$。

【解】 反应(3)可以由反应(1)减去反应(2)得到,因此

$$\Delta_r H_{m,3}^{\ominus}=\Delta_r H_{m,1}^{\ominus}-\Delta_r H_{m,2}^{\ominus}$$
$$=-393.3\ kJ/mol-(-282.8\ kJ/mol)=-110.5\ kJ/mol$$

(二)由标准摩尔生成焓计算反应热

在等温、等压、非体积功为零时,化学反应反应热 $\Delta_r H$ 等于产物焓的总和减去反应物焓的总和,即

$$\Delta_r H=\left(\sum H\right)_{产物}-\left(\sum H\right)_{反应物}$$

然而,物质的焓的绝对值无法求得。为此,人们采用了一个相对标准,热力学中规定:在指定温度 T、标准压力 $p^{\ominus}$ 下,由最稳定的单质生成标准状态下 1 mol 化合物的焓变称为该化合物在此温度下的标准摩尔生成焓(molar enthalpy of formation),用符号 $\Delta_f H_m^{\ominus}$ 表示,单位为 kJ/mol。根据上述定义,规定最稳定单质在指定温度 T 时,其标准摩尔生成焓为零,即 $\Delta_f H_m^{\ominus}$(最稳定单质,$p^{\ominus}$)$=0$。

例如,在 298.15 K 时下列反应

$$H_2(g)+1/2O_2(g)\!=\!=\!H_2O(g)   \Delta_r H_m^{\ominus}=-241.8\ kJ/mol$$

由定义可知,$H_2O(g)$ 的标准摩尔生成焓 $\Delta_f H_m^{\ominus}(H_2O)=\Delta_r H_m^{\ominus}=-241.8\ kJ/mol$。可见,一个化合物的标准摩尔生成焓不是这个化合物的焓的绝对值,而是相对于合成它的稳定单质的相对焓。

值得注意的是,定义中的最稳定单质是指在指定温度 T、标准压力 $p^{\ominus}$ 下最稳定形态的物质。例如,碳有石墨、金刚石、活性炭等不同的同素异形体,其中最稳定形态是石墨,因此只有石墨的标准摩尔生成焓为零。

任何一个化学反应可以看成:先由单质分别生成反应物和产物,再经过化学反应由反应物生成产物(图 2-1)。

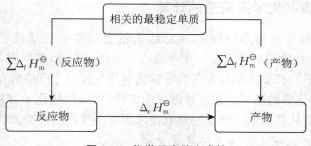

图 2-1 化学反应的生成焓

根据赫斯定律

$$\Delta_r H_m^{\ominus} = \sum \nu \Delta_f H_m^{\ominus}(产物) - \sum \nu \Delta_f H_m^{\ominus}(反应物) \tag{2-8}$$

式中，ν 是化学反应方程式中各物质的系数。在指定温度和标准条件下，反应热等于同温度下参加反应的各物质标准摩尔生成焓与其系数乘积的总和。

第三节　化学反应的方向和限度

热力学第一定律解决了反应中能量的变化，即反应热。但热力学第一定律不能预测反应是否能发生，以及反应达到平衡的条件，即反应的方向和限度问题，这需要热力学第二定律来解决。

一、自发过程及其特征

在一定条件下，没有任何外力推动就能自动进行的过程称为自发过程（spontaneous process）。例如，水会自动地由高处流向低处，直至两处水位相等；热会自动地由高温物体向低温物体传递，直至两物体的温度相等；锌和硫酸铜溶液可以反应直至完全。若要使上述过程逆向进行，必须分别借助于抽水机、制冷机和电解等外力对其做非体积功。

上述例子表明自发过程都具有如下共同的特征：

（1）单向性：自发过程只向一个方向进行，欲使其逆向进行，环境必须对系统做功。

（2）具有做功的能力：在一定条件下进行自发过程的系统具有做功的能力。例如，从高处流下的水可以推动水轮机做机械功。

（3）有一定限度：任何自发过程做功的能力都是有限的，当做功能力完全丧失时，自发过程就停止进行。例如，水流到最低处就不再流动，热传导到两物体温度相等时就停止。

综上所述，自发过程总是单方向地向平衡状态进行，在进行过程中可以做功，平衡状态就是该条件下自发过程的极限。

判断一个化学反应是否能自发发生，对于化学研究及化工生产具有重要的意义。早期有科学家提出用反应热作为判断依据，认为放热反应才能自发进行。理由是系统处于高能态时是不稳定的，经过反应，将一部分能量释放给环境，变成低能态的产物，系统就可以变得更稳定。事实上，许多放热反应都是自发反应，但是有一些吸热反应也是可以自发进行的，如硝酸钾（KNO_3）溶于水的过程。由此可见，能量是推动化学反应自发进行的因素，但不是唯一的因素。经过科学家的研究发现，反应系统的混乱度也是自发过程重要的推动力。

二、系统的熵

热力学中用熵（entropy）来衡量系统的混乱程度。熵是状态函数，广度性质，记作 S，单位为 J/K。与其他状态函数一样，ΔS 只取决于系统的始态和终态，与变化过程无关。

在标准状态下，1 mol 物质的规定熵称为标准摩尔熵（standard molar entropy），记作

$S_m^\ominus$，单位为 J/(K·mol)。

影响物质熵值大小的主要因素有：

（1）同一物质的不同状态，S_m（气态）＞S_m（液态）＞S_m（固态）。

（2）同一物质在不同温度下，S_m（高温）＞S_m（低温）。

（3）气态物质在不同压力下，S_m（低压）＞S_m（高压），压力对固态和液态物质的影响不大。

（4）不同物质的混合过程，总有 $\Delta S_{混合}＞0$。

化学反应的标准摩尔熵变 $\Delta_r S_m^\ominus$ 可由反应物和产物的标准摩尔熵 $S_m^\ominus$ 计算：

$$\Delta_r S_m^\ominus = \sum \nu S_m^\ominus(产物) - \sum \nu S_m^\ominus(反应物) \tag{2-9}$$

式中，ν 是化学反应方程式中各物质的系数。

三、吉布斯自由能

通常化学反应是在等温、等压的封闭系统中进行，为了判断在这样的条件下反应的自发性，1876 年，美国科学家吉布斯（Gibbs）综合考虑了焓和熵两个因素，提出一个新状态函数——吉布斯函数（Gibbs），记作 G，又称吉布斯自由能（Gibbs free energy）。

$$G \stackrel{\text{def}}{=} H - TS \tag{2-10}$$

根据吉布斯函数的定义式，在等温、等压时，过程的吉布斯自由能变

$$\Delta G = \Delta H - T\Delta S \tag{2-11}$$

由上式可知，影响物理过程自发性的因素有能量（这里表现为 ΔH）、熵（ΔS）和温度。

在封闭系统，等温、等压、非体积功为零时发生的过程，若 $\Delta G＜0$，则该过程正向能自发进行；若 $\Delta G＞0$，则该过程正向不能自发进行，反应逆向；若 $\Delta G＝0$，则该过程已处于平衡状态。

同样，对于化学反应，在等温、等压、非体积功为零的条件下，ΔG 也可以作为是否反应的判据。计算化学反应的 ΔG 的公式为

$$\Delta_r G = \sum \nu G(产物) - \sum \nu G(反应物) \tag{2-12}$$

由于无法确定吉布斯自由能的绝对值，若要计算反应 $\Delta_r G$ 的绝对值，可采用类似标准摩尔生成焓的定义方法，即规定：标准状态下，由最稳定单质生成 1 mol 化合物的吉布斯自由能称为该物质的标准摩尔生成吉布斯自由能（standard molar Gibbs free energy of formation），记作 $\Delta_f G_m^\ominus$，单位为 kJ/mol。按照这个定义，热力学上规定稳定单质的 $\Delta_f G_m^\ominus = 0$。

四、吉布斯自由能变的计算

298.15 K 时，标准状态下，吉布斯自由能变的计算可利用《物理化学手册》查到反应物与产物的 $\Delta_f G_m^\ominus$，此温度下化学反应的吉布斯自由能变 $\Delta_r G_m^\ominus$ 的计算公式为

$$\Delta_r G_m^\ominus = \sum \nu \Delta_f G_m^\ominus(产物) - \sum \nu \Delta_f G_m^\ominus(反应物) \tag{2-13}$$

式中，ν 是化学反应方程式中各物质的系数。

其他温度时,若温度范围不太大,$\Delta_r H_m^\ominus$ 和 $\Delta_r S_m^\ominus$ 可看作不随温度变化的常数。温度 T 时,化学反应的 $\Delta_r G_{m,T}^\ominus$ 可近似用公式

$$\Delta_r G_{m,T}^\ominus = \Delta_r H_{m,298.15\,K}^\ominus - T\Delta_r S_{m,298.15\,K}^\ominus \tag{2-14}$$

与化学反应热一样,也可以用赫斯定律,利用已知反应的 $\Delta_r G_m$,通过简单的加减运算求算未知反应的 $\Delta_r G_m$。

在非标准态下,吉布斯自由能变的计算遵循化学反应等温方程式

$$\Delta_r G = \Delta_r G_m^\ominus + RT\ln Q \tag{2-15}$$

式中,$\Delta_r G$ 为非标准态下的吉布斯自由能变,Q 称为反应商。式(2-15)可以判断等温、等压、非体积功为零的条件下化学反应的自发方向和限度。

对任意一液相反应 $a\mathrm{A} + b\mathrm{B} \rightleftharpoons d\mathrm{D} + e\mathrm{E}$

$$Q_c = \frac{\left(\dfrac{c_D}{c^\ominus}\right)^d \left(\dfrac{c_E}{c^\ominus}\right)^e}{\left(\dfrac{c_A}{c^\ominus}\right)^a \left(\dfrac{c_B}{c^\ominus}\right)^b} \tag{2-16}$$

式中,c_A、c_B、c_D、c_E 分别为反应物和产物在某一时刻的浓度,单位为 mol/L,$c^\ominus = 1$ mol/L。

如果是气相反应,

$$Q_p = \frac{\left(\dfrac{p_D}{p^\ominus}\right)^d \left(\dfrac{p_E}{p^\ominus}\right)^e}{\left(\dfrac{p_A}{p^\ominus}\right)^a \left(\dfrac{p_B}{p^\ominus}\right)^b} \tag{2-17}$$

式中,p_A、p_B、p_D、p_E 分别为反应物和产物在某一时刻的分压,单位为 kPa,$p^\ominus = 100$ kPa。

纯液体或纯固体因为浓度不随反应进行而改变,所以不写入表达式中。

第四节　化学平衡

在同一条件下,既能向正反应方向进行,又能向逆反应方向进行的反应,称为可逆反应(reversible reaction)。绝大部分反应都存在可逆性,只不过有些反应可逆程度小而被忽略了。一些反应在一般条件下并非可逆反应,而改变条件(如将反应物置于密闭环境中、高温反应等)会变成可逆反应。在封闭系统里进行的化学反应随着时间延长,反应物的量逐渐减少,产物的量不断增多,到一定时刻反应物和产物的量都不变,宏观上反应系统的状态不再随时间改变,称为化学反应的平衡状态,这也是化学反应进行的最大限度。

一、标准平衡常数的表达式

在等温、等压、不做非体积功的条件下,当反应达到平衡时,反应系统吉布斯自由能变 $\Delta_r G = 0$。根据等温方程式(2-15)可得

$$0 = \Delta_r G_m^\ominus + RT\ln Q$$

$$\Delta_r G_m^{\ominus} = -RT\ln Q = -RT\ln K^{\ominus} \qquad (2\text{-}18)$$

式中，$K^{\ominus}$ 为标准平衡常数（standard equilibrium constant），单位为 1。

对于任一液相化学平衡

$$a\text{A(aq)} + b\text{B(aq)} \rightleftharpoons d\text{D(aq)} + e\text{E(aq)}$$

$$K^{\ominus} = \frac{\left(\frac{[\text{D}]}{c^{\ominus}}\right)^d \left(\frac{[\text{E}]}{c^{\ominus}}\right)^e}{\left(\frac{[\text{A}]}{c^{\ominus}}\right)^a \left(\frac{[\text{B}]}{c^{\ominus}}\right)^b} \qquad (2\text{-}19)$$

式中，[A]、[B]、[D]、[E]为平衡时的浓度。

对于任一气相化学平衡

$$a\text{A(g)} + b\text{B(g)} \rightleftharpoons d\text{D(g)} + e\text{E(g)}$$

$$K^{\ominus} = \frac{\left(\frac{p_{eq,D}}{p^{\ominus}}\right)^d \left(\frac{p_{eq,E}}{p^{\ominus}}\right)^e}{\left(\frac{p_{eq,A}}{p^{\ominus}}\right)^a \left(\frac{p_{eq,B}}{p^{\ominus}}\right)^b} \qquad (2\text{-}20)$$

式中，$p_{eq,A}$、$p_{eq,B}$、$p_{eq,D}$、$p_{eq,E}$为平衡时的分压。

标准平衡常数的表达式与反应商一样，只是其中的浓度、压力均为平衡时数值。

标准平衡常数 $K^{\ominus}$ 与温度有关，与浓度或压力无关。$K^{\ominus}$ 值越大，化学反应从左向右正向自发的趋势越大。

在书写标准平衡常数的表达式时要注意以下几点：

（1）纯溶剂 H_2O 的浓度不写进标准平衡常数的表达式。

（2）固体物质的浓度不写进标准平衡常数的表达式。

（3）在一定温度下，某一反应 $K^{\ominus}$ 的数值不因其他物质的浓度或分压不同而发生改变。$K^{\ominus}$ 数值标志着在特定条件下该反应所能达到的最大限度。$K^{\ominus}$ 数值越大，正反应进行的趋势越强，生成物在平衡体系中所占比例越大，反应的平衡点倾向于生成物一边。一般情况下，$K^{\ominus} > 10^7$ 时可认为该反应正向不可逆。

（4）标准平衡常数与化学反应计量方程要一一对应。即使是同一化学反应，计量方程的系数不同，则对应的标准平衡常数也不同。例如，合成氨反应可写出以下三种不同的写法，标准平衡常数的表达式也各不相同：

$$\frac{3}{2}H_2(g) + \frac{1}{2}N_2(g) \rightleftharpoons NH_3(g) \quad K_1^{\ominus} = \frac{(p_{eq,NH_3}/p^{\ominus})}{(p_{eq,H_2}/p^{\ominus})^{\frac{3}{2}}(p_{eq,N_2}/p^{\ominus})^{\frac{1}{2}}}$$

$$3H_2(g) + N_2(g) \rightleftharpoons 2NH_3(g) \quad K_2^{\ominus} = \frac{(p_{eq,NH_3}/p^{\ominus})^2}{(p_{eq,H_2}/p^{\ominus})^3(p_{eq,N_2}/p^{\ominus})}$$

$$NH_3(g) \rightleftharpoons \frac{3}{2}H_2(g) + \frac{1}{2}N_2(g) \quad K_3^{\ominus} = \frac{(p_{eq,H_2}/p^{\ominus})^{\frac{3}{2}}(p_{eq,N_2}/p^{\ominus})^{\frac{1}{2}}}{(p_{eq,NH_3}/p^{\ominus})}$$

在温度相同时，三个标准平衡常数的数值不等，但是存在如下关系：

$$K_1^{\ominus} = 1/K_3^{\ominus}$$

$$(K_1^{\ominus})^2 = K_2^{\ominus}$$

利用标准平衡常数与平衡浓度的关系，可以求出系统中各组分的平衡浓度、某一反应的平衡转化率等。

【例 2-4】 在密闭容器中进行下列反应：

$$CO(g) + H_2O(g) \Longleftrightarrow CO_2(g) + H_2(g)$$

850 ℃时该反应的标准平衡常数 $K^{\ominus} = 1.00$，设 CO_2 起始浓度为 0.20 mol/L，H_2 起始浓度为 0.80 mol/L，求各物质的平衡浓度。

【解】 写出方程式，并写出起始浓度和平衡浓度关系如下：

	CO(g)	$+$	$H_2O(g)$	$\Longleftrightarrow$	$CO_2(g)$	$+$	$H_2(g)$
起始浓度(mol/L)	0.00		0.00		0.20		0.80
平衡浓度(mol/L)	x		x		$0.20-x$		$0.80-x$

则

$$K^{\ominus} = \frac{\{[CO_2]/c^{\ominus}\}\{[H_2]/c^{\ominus}\}}{\{[CO]/c^{\ominus}\}\{[H_2O]/c^{\ominus}\}} = \frac{(0.20-x)(0.80-x)}{x \cdot x} = 1.00$$

$$\therefore x = 0.16 \text{ mol/L}$$

各物质的平衡浓度分别为：

$[CO] = [H_2O] = 0.16$ mol/L，$[CO_2] = 0.04$ mol/L，$[H_2] = 0.64$ mol/L

二、化学平衡的移动

从宏观上看，化学反应到达平衡时，各个物质的浓度不再变化，反应似乎已经停止。然而，从微观上看，化学反应并没有停止，只是正反应速率与逆反应速率相等，净反应速率为零。这样的平衡是动态、暂时、有条件的，如果外界条件发生变化，原来的平衡将被破坏，反应将在新的条件下建立新的平衡状态。这种由反应条件的变化使反应从一个平衡态移向另一个平衡态的过程称为化学平衡的移动(shift of chemical equilibrium)。

将标准平衡常数代入等温方程式，则

$$\Delta_r G = \Delta_r G_m^{\ominus} + RT\ln Q = -RT\ln K^{\ominus} + RT\ln Q = RT\ln\frac{Q}{K^{\ominus}} \tag{2-21}$$

如果 $Q < K^{\ominus}$，则 $\Delta_r G < 0$，正反应自发；如果 $Q > K^{\ominus}$，则 $\Delta_r G > 0$，逆反应自发；如果 $Q = K^{\ominus}$，则 $\Delta_r G = 0$，化学反应达到平衡。因此，标准平衡常数 $K^{\ominus}$ 也是化学反应自发进行方向的判据标准。如果反应商与标准平衡常数不相等，就表明反应系统处于非平衡态，此系统有自动向正向或逆向平衡态移动的趋势。

影响反应平衡的外部因素通常有浓度、压力、温度等。

1. 浓度(分压)对化学平衡的影响 根据化学反应的等温方程式

$$\Delta_r G = RT\ln\frac{Q}{K^{\ominus}}$$

平衡条件下，$Q=K^{\ominus}$。当温度不变时，标准平衡常数 $K^{\ominus}$ 不变，如果增加反应物浓度（分压），或减小生成物浓度（分压），Q 的数值将会减小，$Q<K^{\ominus}$，平衡向右移动；反之，如果减小反应物浓度（分压），或增大生成物浓度（分压），Q 的数值将会增大，$Q>K^{\ominus}$，平衡向左移动；直到再次达到 $Q=K^{\ominus}$，建立新的平衡。

2. 压力对化学平衡的影响　这里压力指的是系统的总压。化学反应若没有气态物质参与，则在压力变化不大的情况下，由于固态和液态物质的体积变化很小，因此平衡几乎不受压力影响。对于封闭系统内有气体参与的反应，当改变系统的总压力，平衡可能会发生移动。

以 $a\mathrm{A(g)}+b\mathrm{B(g)}\rightleftharpoons d\mathrm{D(g)}+e\mathrm{E(g)}$ 为例，如果 $a+b>d+e$，增加总压力，平衡向气体分子数减小的方向，即向右移动。如果反应物和产物的气体分子数相同，则改变总压力，平衡不移动。当系统总压一定时，向平衡系统中加入惰性气体（不参与化学反应的气体），相当于对原平衡系统起到了稀释作用，它和减少反应系统总压力的效果相同。

3. 温度对化学平衡的影响　温度改变时，原化学反应的标准平衡常数 $K^{\ominus}$ 发生变化，$Q\neq K^{\ominus}$，平衡发生移动。

若正反应为放热反应（$\Delta H<0$），升高温度，标准平衡常数 $K^{\ominus}$ 随之降低，$Q>K^{\ominus}$，平衡向逆反应方向进行；降低温度，标准平衡常数 $K^{\ominus}$ 随之增大，$Q<K^{\ominus}$，平衡向正反应方向进行。

同理，若正反应为吸热反应（$\Delta H>0$），升高温度，标准平衡常数 $K^{\ominus}$ 随之升高，$Q<K^{\ominus}$，平衡向正反应方向进行；降低温度，标准平衡常数 $K^{\ominus}$ 随之降低，$Q>K^{\ominus}$，平衡向逆反应方向进行。

温度对化学平衡的影响可归纳为：在其他条件一定的情况下，升高温度，化学平衡向吸热方向移动；降低温度，化学平衡向放热方向移动。

三、勒夏特列原理

法国化学家勒夏特列（Le Chatelier）于 1887 年归纳出平衡移动的普遍规律：任何已达平衡的系统，若改变系统的任一条件，则平衡向着消除这种改变的方向移动。这一原理既适用于化学平衡，也适用于物理平衡。对于没有达到平衡的系统，因为只能自发地向平衡方向移动，所以不能应用勒夏特列原理，否则会得出不符合实际的结论。

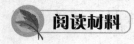 阅读材料

生 命 是 什 么

《生命是什么》是奥地利物理学家埃尔温·薛定谔（Erwin Schrödinger）创作的生物学著作，于 1944 年首次出版。青年时期的薛定谔就对生物学感兴趣，并常在业余时间关注着生物学领域的发展。20 世纪中期，以德尔布吕克（Delbrück）为代表的一批物理学家在生物学领域的研究成果深深影响了他，他开始形成对生命哲学的认识。1943 年，他在爱尔兰都柏林三一学院题为"生命是什么"系列讲座中，阐述了他对生命本质现象等问题的思考。1944 年，他将这些观点和论断整合出版成书。

薛定谔提出了三个观点[1]：

（1）生命是非平衡系统并以负熵为生。自然界中正在进行着的每一件事,都意味着它在其中进行的那部分世界熵的增加。因此,每个生命体在不断地增加它的熵,或者可以说是在增加正熵,并趋于接近最大值熵的危险状态,即死亡。为了维持生存,生命体必须从环境里不断地汲取负熵。薛定谔提出,食物里包含至关重要的负熵,生命体正是依赖负熵而生的,从而抵消了其体内自然生成的熵。

（2）第一次提出了"遗传密码"的概念,提出遗传的物质基础是有机分子,遗传是以密码的形式通过染色体来传递的,而这种密码是由复杂化学物质的空间排列体现的。薛定谔认为,基因大分子是一种由同分异构元素连续组成的非周期晶体,像稳固的晶体结构一样,它的稳定是由于原子间化学键的作用。他指出,染色体是以遗传密码的形式来决定生物体遗传性状及生物体未来发育模式的。这种同分异构的非周期晶体结构,提供了各种可能的异构排列,在很小的空间范围内,足以体现出一个复杂的决定系统。

（3）生命体系中存在量子跃迁现象。薛定谔第一次把量子力学中的"跃迁"概念用来解释基因突变的原因。量子跃迁是从一种相对稳定的分子构型转变为另一种构型,这就是基因突变的机制。

薛定谔对生物学研究的前瞻性思考,引导年轻的科学家们开始用物理学和化学的方法去研究生命的本质[2]。这对于促进一些物理学家注意生物学领域中提出的课题,推动生物学家运用物理学和化学的成果来探索生命活动的本质,加强学科间的相互渗透,起到了一定的作用[3]。

参考文献

[1] 薛定谔.生命是什么[M].张卜天,译.北京:商务印书馆,2017.
[2] 孙咏萍.生命之根遗传密码研究[M].北京:北京邮电大学出版社,2019.
[3] 任定成.科学名著赏析:生物卷[M].太原:山西科学技术出版社,2006.

习　题

1. 某封闭系统从环境吸收热量 80 J,对外做功 100 J,则该系统的热力学能改变了多少?

2. 熵是系统混乱度的标志,下列有关熵值大小的比较,正确的是:　　　　（　　　）
A. $S_{低压} < S_{高压}$　　　B. $S_{高温} < S_{低温}$　　　C. $\Delta S_{混合} < 0$　　　D. $S_{固} < S_{液} < S_{气}$

3. 已知乙烯水合制备乙醇的反应:$C_2H_4(g)+H_2O(g)\!=\!\!=\!C_2H_5OH(g)$。298 K 时,反应的 $\Delta_r H_m^\ominus = -45.54$ kJ/mol,$\Delta_r S_m^\ominus = -125.68$ J/(K·mol),则该反应的 $\Delta_r G_m^\ominus$ 为多少? 是否能自发?

4. 已知下列热化学方程式:
(1) $C(s)+O_2(g)\longrightarrow CO_2(g)$　　$\Delta_r H_m^\ominus = -393.5$ kJ/mol
(2) $2CO(g)+O_2(g)\longrightarrow 2CO_2(g)$　　$\Delta_r H_m^\ominus = -566.0$ kJ/mol
(3) $2H_2(g)+O_2(g)\longrightarrow 2H_2O(g)$　　$\Delta_r H_m^\ominus = -483.6$ kJ/mol
利用赫斯定律计算水煤气反应 $C(s)+H_2O(g)\longrightarrow CO(g)+H_2(g)$ 的 $\Delta_r H_m^\ominus$。

5. 当总压和温度不变时,若在下列已达平衡的反应系统中加入惰性气体,能使平衡向右移动的是哪几个?

(1) $NH_4HCO_3(s) \Longrightarrow NH_3(g) + H_2O(g) + CO_2(g)$

(2) $2H_2(g) + O_2(g) \Longrightarrow 2H_2O(g)$

(3) $CO(g) + H_2O(g) \Longrightarrow CO_2(g) + H_2(g)$

(4) $PCl_5(g) \Longrightarrow PCl_3(g) + Cl_2(g)$

6. 血红蛋白(Hb)与氧气或一氧化碳都可形成配合物,在体温时发生下列反应

$$HbO_2(aq) + CO(g) \Longrightarrow HbCO(aq) + O_2(g)$$

该反应的标准平衡常数为 $K^{\ominus} = \dfrac{[HbCO]}{[HbO_2]} \cdot \dfrac{p_{O_2}/p^{\ominus}}{(p_{CO}/p^{\ominus})} = 200$,若 $\dfrac{[HbCO]}{[HbO_2]}$ 的比值接近 1,则可能导致死亡。现若氧气分压 $p_{O_2} = 10 \ kPa$,问空气中一氧化碳分压 p_{CO} 达到多少就可能致命。

(蔡　政)

第三章

化学反应动力学基础

掌握：化学反应速率的表示方法；动力学基本概念，如基元反应、复杂反应、反应级数、反应速率常数。

熟悉：简单级数反应的动力学特征，浓度、温度、催化剂对反应速率的影响，活化能的意义。

了解：化学反应速率理论（碰撞理论和过渡态理论），利用方程计算实验活化能 E_a，生物催化剂的特点。

通过前一章学习，我们知道化学热力学是研究在指定条件下化学反应能否进行，即反应的方向和限度，它解决反应的可能性。然而，一个热力学可能的反应在现实中就一定能实现吗？例如，城市汽车尾气已经成为大气污染的首要污染源，涉及汽车尾气的化学反应：$NO(g) + CO(g) \rightleftharpoons \frac{1}{2} N_2(g) + CO_2(g)$，$\Delta_r G_m^{\ominus} = -344.8 \text{ kJ/mol}$。从热力学的角度考虑，此反应可以发生，即可解决汽车尾气污染环境的问题。遗憾的是，在常温、常压下，此反应进行得特别慢，没有实用价值。因此，在研究化学反应时，不仅要从热力学角度考虑反应的可能性，还要从动力学角度考虑反应的现实性，这对于化学工业生产尤其重要。反应进行的速率和反应机制，即反应的现实性，这是动力学的研究内容。

化学动力学（chemical kinetics）研究化学反应的速率、反应机制，以及外界条件（包括各反应物的浓度、反应温度、催化剂）对反应的影响。值得一提的是，如果环境不对反应体系做非体积功，对于由化学热力学判定的非自发反应，研究其动力学是毫无意义的。另外，反应速率的改变也无法改变由化学热力学所决定的限度。

第一节　化学反应速率及其表示方法

一、化学反应速率

化学反应速率（rate of chemical reaction）用来衡量化学反应进行的快慢程度，符号为 r，通常用单位时间、单位体积反应物数量的减少或产物数量的增加来表示。如果反应系统的体积不变，反应速率也可用单位时间内反应物或产物的浓度变化来表示，常用浓度单位有 mol/L，时间单位有 s（秒）、min（分）、h（小时）、d（天）、a（年）等。

二、化学反应速率的表示方法

化学反应速率有平均速率和瞬时速率两种表示方法。

平均速率（average rate）表示在一段时间间隔（Δt）内反应系统中某物质的浓度改变量。

$$\bar{r}=-\frac{\Delta c_{反应物}}{\Delta t} \quad 或 \quad \bar{r}=\frac{\Delta c_{产物}}{\Delta t} \tag{3-1}$$

式中，$\Delta c_{反应物}$是负值，为使反应速率为正值，所以用反应物浓度变化表示反应速率时，要加负号。

瞬时速率（instantaneous rate）是无限缩短时间间隔，令 Δt 趋近于零时，平均速率的极限值。在数学上，用微分的形式表示。

$$r=\lim_{\Delta t \to 0}\frac{-\Delta c_{反应物}}{\Delta t}=-\frac{\mathrm{d}c_{反应物}}{\mathrm{d}t} \quad 或 \quad r=\lim_{\Delta t \to 0}\frac{\Delta c_{产物}}{\Delta t}=\frac{\mathrm{d}c_{产物}}{\mathrm{d}t} \tag{3-2}$$

瞬时速率能更确切地反映出反应在每一时刻的反应快慢，因此在化学动力学里通常研究的是瞬时速率。

例如，H_2O_2 的分解反应反应式为

$$2H_2O_2(aq) = 2H_2O(l) + O_2(g)$$

测量不同时刻的 H_2O_2 的浓度，得到其分解速率（表 3-1）。

表 3-1 H_2O_2 的分解平均速率和瞬时速率

t/min	0	20	40	60	80
$c(H_2O_2)/(\mathrm{mol \cdot L^{-1}})$	0.80	0.40	0.20	0.10	0.050
$\bar{r}/(\mathrm{mol \cdot L^{-1} \cdot min^{-1}})$	—	0.020	0.010	0.005 0	0.002 5
$r/(\mathrm{mol \cdot L^{-1} \cdot min^{-1}})$	—	0.014	0.007 5	0.003 8	0.001 9

由表 3-1 数据可知，反应进行的前 20 分钟内，反应的平均速率为

$$\bar{r}=-\frac{\Delta c_{反应物}}{\Delta t}=-\frac{0.40-0.80}{20-0}=0.020 \, \mathrm{mol/(L \cdot min)}$$

以后的每个 20 分钟的平均速率可根据式（3-1）求得。从数据可知，在相同时间间隔（20 分钟）内，由于 H_2O_2 的浓度在逐渐降低，平均速率也在降低；开始降低较快，以后逐步减少。

实际应用时，瞬时速率可以通过作图法求出。如求 H_2O_2 分解反应在 20 分钟的瞬时速率，可以在浓度-时间曲线图上找到 20 分钟时对应的浓度 A 点，作 A 点的切线（图 3-1），切线的斜率去掉负号即是瞬时速率。

$$-\frac{\mathrm{d}c_{H_2O_2}}{\mathrm{d}t}=-\frac{(0.40-0.68)}{(20-0)}=0.014 \, \mathrm{mol/(L \cdot min)}$$

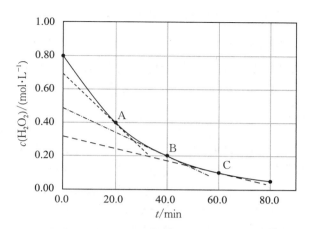

图 3-1　H₂O₂ 分解的浓度-时间曲线

同理,可求得反应 40 分钟、60 分钟时的瞬时速率。

一个化学反应的速率可以用反应式中的任何一个组分来表示。例如,对任意化学反应

$$a\mathrm{A}+b\mathrm{B}=\!=\!=e\mathrm{E}+f\mathrm{F}$$

以反应物 A 的浓度变化表示速率为 $r_\mathrm{A}=-\dfrac{\mathrm{d}c_\mathrm{A}}{\mathrm{d}t}$,以产物 E 的浓度变化表示速率为 $r_\mathrm{E}=\dfrac{\mathrm{d}c_\mathrm{E}}{\mathrm{d}t}$。当化学反应物质的计量系数不相同时,反应速率之间的关系为

$$\frac{\mathrm{d}c_\mathrm{E}}{e\mathrm{d}t}=\frac{\mathrm{d}c_\mathrm{F}}{f\mathrm{d}t}=-\frac{\mathrm{d}c_\mathrm{A}}{a\mathrm{d}t}=-\frac{\mathrm{d}c_\mathrm{B}}{b\mathrm{d}t} \tag{3-3}$$

【例 3-1】　反应 $3\mathrm{H}_2(\mathrm{g})+\mathrm{N}_2(\mathrm{g})\Longleftrightarrow 2\mathrm{NH}_3(\mathrm{g})$,若用每秒 NH_3 浓度的改变量来表示反应速率,其瞬时速率为 $r_{\mathrm{NH}_3}=\dfrac{\mathrm{d}c_{\mathrm{NH}_3}}{\mathrm{d}t}=2.0\times10^{-4}\ \mathrm{mol/(L\cdot s)}$。若用每秒 N_2、H_2 浓度的改变量来表示,反应速率各为多少?

【解】　从化学方程式的化学计量数看出,物质的量的关系有

$$-\Delta n_{\mathrm{N}_2}=\frac{1}{2}\Delta n_{\mathrm{NH}_3}\ ,\ -\Delta n_{\mathrm{H}_2}=\frac{3}{2}\Delta n_{\mathrm{NH}_3}$$

所以,$r_{\mathrm{N}_2}=-\dfrac{\mathrm{d}c_{\mathrm{N}_2}}{\mathrm{d}t}=\dfrac{\mathrm{d}c_{\mathrm{NH}_3}}{2\mathrm{d}t}=1.0\times10^{-4}\ \mathrm{mol/(L\cdot s)}$

同理,$r_{\mathrm{H}_2}=-\dfrac{\mathrm{d}c_{\mathrm{H}_2}}{\mathrm{d}t}=\dfrac{3\mathrm{d}c_{\mathrm{NH}_3}}{2\mathrm{d}t}=3.0\times10^{-4}\ \mathrm{mol/(L\cdot s)}$

第二节　化学反应速率理论简介

化学反应速率千差万别,有的瞬间完成,如酸碱中和反应、血红蛋白与一氧化碳结合

造成中毒的反应;有的慢到难以察觉,如葡萄糖生成反应

$$6C(s)+6H_2(g)+3O_2(g)\longrightarrow C_6H_{12}O_6(s)$$

因此,无法用此方法制备葡萄糖。化学反应速率理论提出活化能的概念,成功地解释了化学反应或快或慢的原因。

一、有效碰撞理论

1918 年,英国科学家路易斯(W. C. M. Lewis)提出有关反应速率的有效碰撞理论。化学反应发生的必要条件是反应物分子(或原子、离子)之间的相互碰撞。在反应物分子的无数次碰撞中,绝大多数的碰撞是无效的,称为弹性碰撞;只有少数分子的碰撞才能发生反应,这种能够发生化学反应的碰撞称为有效碰撞(effective collision)。显然,有效碰撞次数越多,反应速率越快。能发生有效碰撞的分子和普通分子的主要区别是它们所具有的能量不同。只有能量足够高的分子才有可能发生有效碰撞,从而发生反应,这种分子称为活化分子(activated molecule)。活化分子具有的最低能量与反应系统中所有分子的平均能量的差值称为反应的活化能(activation energy),用符号 E_a 表示,单位常用 kJ/mol。

活化能可以理解为反应物分子在反应时所必须克服的一个能垒。分子之间必须相互靠近才能进行反应,当分子靠得很近时,分子的价电子云之间存在着强烈的静电排斥力。因此,只有能量足够高的分子,才能在碰撞时以足够高的动能去克服它们价电子之间的排斥力,从而导致原有化学键的断裂和新化学键的形成,组成产物分子。

活化能是决定化学反应速率快慢的内在因素。在一定温度下,反应的活化能越大,能够达到活化能的活化分子的百分数就越小,反应就越慢;反应的活化能越小,则活化分子的百分数就越大,反应就越快。

分子通过碰撞发生化学反应,能量只是其中一个必要条件,但不充分。只有当活化分子采取适合的方向进行碰撞时,反应才能发生。例如

$$H_2O(g)+CO(g)\longrightarrow H_2(g)+CO_2(g)$$

反应物分子碰撞时可以有不同的方向,既可以沿着 C、O 原子的方向,也可以沿着 C、H 原子的方向(图 3-2)。实验证明,只有当高能量 CO 中的 C 原子与高能量 H_2O 中的 O 原子靠近,并且沿着 O—C···O—H 直线方向碰撞,才能发生反应。

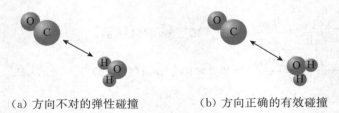

(a) 方向不对的弹性碰撞   (b) 方向正确的有效碰撞

图 3-2　不同碰撞方向示意图

因此,要想发生真正的有效碰撞,还要考虑碰撞的方向。当能量和方向的条件都满足时,有效碰撞才可能发生,反应物分子才能转化为产物分子。

二、过渡态理论

1935 年,美国科学家艾林(H. Eyring)根据量子力学和统计力学提出了过渡态理论(transition state theory)。这个理论考虑了反应分子的内部结构及运动状态,从反应的微观过程更为深入地解释了化学反应速率快慢的本质。对于反应 $A+BC \Longrightarrow AB+C$,其反应过程中能量变化如图 3-3 所示。

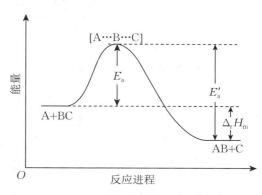

图 3-3　反应过程的能量变化

过渡理论认为,反应物分子在相互靠近时,分子的形状和结构发生变化,分子的动能逐渐转变为分子内的势能。分子 BC 中旧化学键削弱,A 和 B 之间的新化学键逐渐形成,生成活化络合物(activated complex),即[A⋯B⋯C]。该络合物能量较高,不稳定。活化络合物的能量与反应物分子平均能量的差值称为活化能。活化能是反应物与产物间的一个能垒,反应物分子必须具有足够的能量才能越过能垒形成产物分子。反应的活化能越大,能垒越高,能越过能垒的反应物分子比例越少,反应速率越慢。

在可逆反应中,正反应的活化能为 E_a,逆反应的活化能 E_a',其差值就是等压反应热 $\Delta_r H_m$。

$$\Delta_r H_m = E_a - E_a' \tag{3-4}$$

若正反应的活化能 E_a 低于逆反应的活化能 E_a',$\Delta_r H_m < 0$,正反应为放热反应,逆反应为吸热反应;若 E_a 高于 E_a',$\Delta_r H_m > 0$,正反应为吸热反应,逆反应为放热反应。

有效碰撞理论和过渡态理论从不同的角度提出了活化能的概念,都指出活化能越大,化学反应速率越慢这一规律。一般化学反应的活化能为 40~400 kJ/mol。活化能小于 40 kJ/mol 的反应,反应速率极快,瞬间完成;活化能大于 400 kJ/mol 的反应,反应速率则非常慢。表 3-2 列举了一些反应的活化能。相同温度下,活化能的大小主要取决于反应物的本性,即与反应的物种和反应的历程有关。

表 3-2　一些反应的活化能

反应	活化能$(E_a)/(kJ \cdot mol^{-1})$
$CH_3COOC_2H_5 + NaOH \Longrightarrow CH_3COONa + C_2H_5OH$	47.3
$C_2H_5ONa + CH_3I \Longrightarrow CH_3OC_2H_5 + NaI$	81.6
$C_{12}H_{22}O_{11} + H_2O \Longrightarrow C_6H_{12}O_6(果糖) + C_6H_{12}O_6(葡萄糖)$	107.1
$H_2 + I_2 \Longrightarrow 2HI$	165.3
$2H_2O \Longrightarrow 2H_2 + O_2$	244.8
$3H_2 + N_2 \Longrightarrow 2NH_3$	334.7

第三节　化学反应速率方程

一、基元反应与复杂反应

由反应物微粒（分子、原子、离子或自由基等）一步直接生成产物的反应称为基元反应（elementary reaction）。由多个基元反应组成的反应称为总反应（overall reaction）或复杂反应（complex reaction）。一个总反应要经过若干个基元反应才能完成，这些基元反应代表了反应所经过的途径，动力学上就称为反应机制（reaction mechanism）。

二、速率方程与反应级数

表示反应速率与浓度等参数之间的关系，或表示浓度等参数与时间关系的方程称为化学反应的速率方程（rate equation）。

基元反应是机制最简单的反应，是构成总反应的基本单元。基元反应的速率方程符合质量作用定律（mass action law），即在恒温下，基元反应的速率正比于各反应物浓度的幂的乘积，各浓度的幂指数等于基元反应方程式中各相应反应物的计量系数。

例如，已知 A＋2B──→P 是基元反应，则由质量作用定律可得其速率方程

$$r=kc_A c_B^2 \tag{3-5}$$

式中，k 称为速率常数（rate constant）。它的物理意义是，当反应物浓度为单位浓度时反应的速率。其数值与反应物本性、温度、催化剂有关，而与反应物浓度无关。在同样条件下，k 越大，表示反应的速率越快。

实际上，化学反应大多为复杂反应，复杂反应的每一步都是基元反应，其中最慢的一步称为速率控制步骤。对于复杂反应

$$a\mathrm{A}+b\mathrm{B}\Longrightarrow e\mathrm{E}+f\mathrm{F}$$

其速率方程可表示为

$$r=kc_A^{\alpha} c_B^{\beta} \tag{3-6}$$

在具有反应物浓度幂乘积形式的速率方程中，各反应物浓度的幂，称为该反应物的级数。所有反应物的级数之和，称为该反应的总级数或反应级数（reaction order）。式(3-6)中 α 为反应物 A 的级数，β 为反应物 B 的级数，整个反应的级数 $n=\alpha+\beta$。反应级数可以是零、简单的正数和负数，以及分数。这里 α 不一定等于 a，β 也不一定等于 b。α 与 β 的值可以通过实验来确定。

【例 3-2】　在 $-10\,^\circ\mathrm{C}$ 下研究反应 $2\mathrm{NO(g)}+\mathrm{Cl_2(g)}\Longrightarrow 2\mathrm{NOCl(g)}$，得到下列数据：

实验序号	初始浓度 c/(mol·L^{-1})		反应速率 r /(mol·L^{-1}·min^{-1})
	NO(g)	Cl$_2$(g)	
1	0.10	0.10	0.18
2	0.10	0.20	0.36
3	0.20	0.20	1.44

求:(1) NO(g)的反应级数,Cl$_2$(g)的反应级数。

(2) 写出该反应的速率方程。

(3) 用第 1 组数据求出速率常数 k(写出单位)。

【解】 (1) 比较第 1、2 两组数据,NO(g)的浓度不变,Cl$_2$(g)的浓度变为原来的 2 倍,$\dfrac{c_{\text{Cl}_2,2}}{c_{\text{Cl}_2,1}}=\dfrac{0.2\text{ mol/L}}{0.1\text{ mol/L}}=2$,反应速率增大为原来的 $\dfrac{r_2}{r_1}=\dfrac{0.36\text{ mol/(L·min)}}{0.18\text{ mol/(L·min)}}=2$ 倍,所以 Cl$_2$ 浓度与反应速率成正比关系,该反应 Cl$_2$(g)的反应级数是一级。

比较第 2、3 两组数据,Cl$_2$(g)的浓度不变,NO(g)的浓度变为原来的 2 倍,$\dfrac{c_{\text{N}_2,3}}{c_{\text{N}_2,2}}=$ $\dfrac{0.2\text{ mol/L}}{0.1\text{ mol/L}}=2$,反应速率增大为原来的 $\dfrac{r_3}{r_2}=\dfrac{1.44\text{ mol/(L·min)}}{0.36\text{ mol/(L·min)}}=4$ 倍,所以 N$_2$ 浓度与反应速率成平方关系,该反应 NO(g)的反应级数是二级。

(2) 该反应的速率方程为

$$r=kc_{\text{NO}}^2 c_{\text{Cl}_2}$$

该反应是三级反应。

(3) 将第 1 组数据代入反应的速率方程,即可得速率常数为

$$k_1=\frac{r}{c_{\text{NO}}^2 c_{\text{Cl}_2}}=\frac{0.18\text{ mol/(L·min)}}{(0.10\text{ mol/L})^2\times0.10\text{ mol/L}}=180\text{ L}^2/(\text{mol}^2\cdot\text{min})$$

由上述例题可见,速率常数 k 的单位与反应级数有关,为[浓度单位]$^{1-n}$·[时间单位]$^{-1}$。

第四节　影响反应速率的因素

反应速率除取决于反应本性即活化能外,还与反应物的浓度(或分压)、温度和催化剂有关,若为多相反应还与固体的分散情况有关。

一、浓度对反应速率的影响

(一)一级反应浓度与时间的关系

反应速率与反应物浓度一次方成正比的反应称为一级反应(reaction of the first order)。

$$r=kc_{\text{A}} \tag{3-7}$$

放射性同位素的蜕变反应,许多药物在体内的吸收、代谢和排泄反应,一些物质的水

解反应,分子内的重排反应等都是一级反应。任何一个一级反应,其浓度与时间的关系式为

$$\ln \frac{c_0}{c} = kt \qquad (3-8)$$

式中,c_0 为反应物的起始浓度,c 为反应时间为 t 时刻的反应物浓度。

式(3-8)也可写为

$$\ln c = -kt + \ln c_0 \qquad (3-9)$$

由式(3-9)可见,一级反应中反应物浓度的对数 $\ln c$ 与时间 t 成线性关系(图 3-4)。直线的斜率为 $-k$,一级反应 k 的单位为[时间单位]$^{-1}$。

当反应物的浓度降到起始浓度的一半时,反应经历的时间称为半衰期(half-life),记作 $t_{1/2}$。由式(3-8)可得

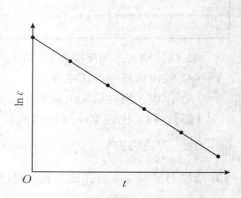

图 3-4　一级反应 $\ln c$ 与 t 的关系

$$t_{1/2} = \frac{1}{k} \ln \frac{c_0}{c} = \frac{\ln 2}{k} = \frac{0.693}{k} \qquad (3-10)$$

对于一个指定的一级反应,在一定温度下,半衰期 $t_{1/2}$ 是一个常数,它与反应物的起始浓度无关。

【例 3-3】　已知 25 ℃某药物的分解反应速率常数 k 为 6.93×10^{-3} d^{-1}。
试求:(1) 该药物的半衰期。
(2) 若药物分解 10% 即失效,该药物的有效期为多少?

【解】　从 k 的单位 d^{-1} 可知,该反应为一级反应。
(1) 药物分解 50% 的时间为半衰期 $t_{1/2}$,即

$$t_{1/2} = \frac{0.693}{k} = \frac{0.693}{6.93 \times 10^{-3} \ d^{-1}} = 100 \ d$$

(2) 该药物分解 10% 时,未分解的药物浓度 c 为

$$c = (100\% - 10\%)c_0 = 90\% c_0$$

药物分解 10% 时所需的时间为 t,则

$$\ln \frac{c_0}{90\% c_0} = kt$$

$$\ln \frac{10}{9} = 6.93 \times 10^{-3} \ d^{-1} \times t$$

$$\therefore t = 15.2 \ d$$

由结果可知,15 天后药物失效。

(二) 二级反应浓度与时间的关系

反应速率与反应物浓度二次方成正比的反应称为二级反应(reaction of the second

order)。二级反应通常有两种类型：

(1) $2A \longrightarrow P$ $\qquad$ $r = kc_A^2$ $\hfill$ (3-11)

(2) $A + B \longrightarrow P$ $\qquad$ $r = kc_A c_B$ $\hfill$ (3-12)

类型(2)中若 A 和 B 的起始浓度相等，且在反应过程中始终按等计量反应，则等同于类型(1)。

对于类型(1)反应，反应物浓度与时间的关系为

$$\frac{1}{c} - \frac{1}{c_0} = kt \hfill (3-13)$$

二级反应中，反应物浓度的倒数 $\frac{1}{c}$ 与时间成线性关系，直线的斜率为 k。k 的单位为 $[浓度单位]^{-1} \cdot [时间单位]^{-1}$。

反应的半衰期为

$$t_{1/2} = \frac{1}{kc_0} \hfill (3-14)$$

（三）零级反应浓度与时间的关系

反应速率与反应物浓度无关的反应称为零级反应(reaction of the zero order)。反应浓度与时间的关系为

$$c_0 - c = kt \hfill (3-15)$$

零级反应中，反应物浓度 c 与时间成线性关系，斜率为 $-k$。k 的单位为 $[浓度单位] \cdot [时间单位]^{-1}$。

反应的半衰期为

$$t_{1/2} = \frac{c_0}{2k} \hfill (3-16)$$

近年来，一些缓释长效药物逐渐发展起来。这类药物采用特殊的制剂手段，控制药物在体内的释放，以保证药物释放速率在相当长的时间范围内保持相对恒定，达到在体内长时间维持有效的药物浓度。这类药物的释放就属于零级反应。例如，用于缓解轻度至中度疼痛的非甾体抗炎药布洛芬现在已制成布洛芬缓释胶囊，可以避免频繁口服。

二、温度对反应速率的影响

温度能显著影响反应速率，对大多数反应来说，不管是放热反应还是吸热反应，其反应速率都随温度的升高而加快。1884 年，荷兰科学家范特霍夫(van't Hoff)提出，温度每升高10 ℃，化学反应速率增大为原来的 2～4 倍。

根据有效碰撞理论，温度升高，反应物分子运动速率增大，单位时间内分子间碰撞次数增加，但这不是引起反应速率加快的主要原因。主要原因是温度升高导致有更多的分子获得能量成为活化分子，即增加了活化分子百分数。图 3-5 中，横坐标为反应物分子

的动能,若在横坐标上取一定的能量间隔 ΔE,则 $\dfrac{\Delta N}{N\Delta E}$ 与 ΔE 之积为 $\dfrac{\Delta N}{N}$,即动能在 E 和 $E+\Delta E$ 区间内的分子数占分子总数的比率,曲线下包含的总面积是分子百分数的总和。当温度升高时,阴影区域面积增加,即达到活化能标准的分子百分数增加,因而反应速率大大加快。

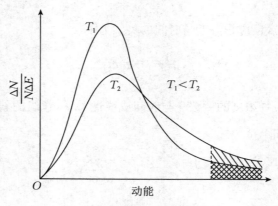

图 3-5　温度与活化分子分数间的关系

1889 年,瑞典化学家阿伦尼乌斯(Arrhenius)通过对许多反应实验数据的处理,提出了速率常数 k 与温度 T 成指数关系的阿伦尼乌斯方程式,即

$$k=Ae^{-\frac{E_a}{RT}} \tag{3-17}$$

式中,A 为指数前因子或频率因子,是由实验得到的经验常数;E_a 为反应活化能,单位为 J/mol;R 为摩尔气体常数[8.314 J/(K·mol)];T 为热力学温度,单位为 K;e 为自然对数的底数。

阿伦尼乌斯方程式还有一种对数形式的表达式

$$\ln k=-\frac{E_a}{RT}+\ln A \tag{3-18}$$

由阿伦尼乌斯方程式可知:

(1) 对反应温度相同、A 值相近的几个反应,速率常数 k 与活化能成负相关。

(2) 对某一反应,温度变化不大时,E_a 可视为常数,反应速率常数 k 与温度成正相关。

(3) 活化能较大的反应,其速率常数 k 受温度的影响也较大。例如,在一个可逆反应中,若正反应为吸热反应($\Delta_r H_m=E_a-E_a'>0$),即正反应活化能 E_a 高于逆反应活化能 E_a',则温度升高时,正反应速率增大较多,使得化学平衡向正反应即吸热反应方向移动;若正反应为放热反应($\Delta_r H_m=E_a-E_a'<0$),即正反应活化能 E_a 低于逆反应活化能 E_a',则温度升高时,逆反应速率增大较多,使得化学平衡向逆反应即吸热反应方向移动。

从式(3-18)可推导出

$$\ln\frac{k_2}{k_1}=\frac{E_a}{R}\left(\frac{1}{T_1}-\frac{1}{T_2}\right) \tag{3-19}$$

式中,T_1 和 T_2 为热力学温度;k_1、k_2 分别为 T_1、T_2 时的速率常数,$\dfrac{k_2}{k_1}$ 表示温度从 T_1 升高至 T_2 时,速率常数与原来速率常数的比值。

【例 3-4】 已知两个反应活化能分别为 50.6 kJ/mol 和 125.5 kJ/mol,温度为 10 ℃时,速率常数分别为 2.0×10^{-4} s^{-1} 和 1.0×10^{-4} s^{-1}。当温度升高 10 ℃后,反应速率常数各为多少?

【解】 根据式(3-19)计算

对于 $E_a=50.6$ kJ/mol 的反应,根据阿伦尼乌斯方程可得

$$\ln\frac{k_2}{2.0\times10^{-4}\ \text{s}^{-1}}=\frac{50.6\ \text{kJ/mol}\times10^3}{8.314\ \text{J/(K·mol)}}\times\left(\frac{1}{283\ \text{K}}-\frac{1}{293\ \text{K}}\right)$$

$$k_2=4.17\times10^{-4}\ \text{s}^{-1}$$

对于 $E_a=125.5$ kJ/mol 的反应,根据阿伦尼乌斯方程可得

$$\ln\frac{k_3}{1.0\times10^{-4}\ \text{s}^{-1}}=\frac{125.5\ \text{kJ/mol}\times10^3}{8.314\ \text{J/(K·mol)}}\times\left(\frac{1}{283\ \text{K}}-\frac{1}{293\ \text{K}}\right)$$

$$k_3=6.17\times10^{-4}\ \text{s}^{-1}$$

从计算结果可知,活化能较大的反应,速率常数受温度的影响较大。

三、催化剂对反应速率的影响

(一)催化剂和催化作用

为了加快化学反应速率可以增加反应物浓度和提高温度。浓度增加受到溶解度或压力的限制,加快反应速率的效率降低;提高温度虽然能增加活化分子百分数,但高温有时会给反应带来不利影响,尤其对于生物体内的反应,温度升高可能使反应物或产物失去活性。使用催化剂是提高化学反应速率的好方法,如在过二硫酸铵与碘化钾反应中,加入少量硝酸铜作为催化剂,可大大加快反应速率。

催化剂(catalyst)是能显著改变反应速率,而本身质量及化学性质在反应后保持不变的物质。能提高反应速率的催化剂称为正催化剂,能减慢反应速率的催化剂称为负催化剂。催化剂能提高化学反应速率的根本原因在于它能改变反应历程,降低反应活化能。图 3-6 中,E_a 为非催化反应活化能,E_{a1} 和 E_{a2} 为催化反应活化能,均小于非催化反应活化能。表 3-3 列出了一些反应在加入催化剂前后活化能变化的情况。

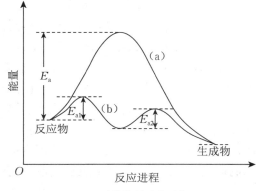

(a)无催化剂反应历程
(b)有催化剂反应历程

图 3-6　催化剂降低反应活化能示意图

表 3-3　非催化反应和催化反应活化能比较

反应体系	催化剂	非催化反应活化能 $E_a/(\text{kJ} \cdot \text{mol}^{-1})$	催化反应活化能 $E_a'/(\text{kJ} \cdot \text{mol}^{-1})$
$2H_2O_2 \Longrightarrow 2H_2O + O_2$	Pt	75.3	49.0
$2HI \Longrightarrow H_2 + I_2$	Au	184.1	104.6
$2SO_2 + O_2 \Longrightarrow 2SO_3$	Pt	251.0	62.8
蔗糖在 HCl 中分解	转化酶	107.1	39.3

催化剂具有如下基本特点:

(1) 具有选择性,即某一催化剂只对某个特定的反应具有催化作用。对同一反应,不同催化剂对反应速率影响不同。

(2) 催化剂可同时改变可逆反应中正反应速率和逆反应速率,但不改变平衡常数,不能增加生成物的比例,即催化剂能加快化学平衡的到达,但不能改变化学平衡移动的方向。

(3) 催化剂参与了整个反应过程,但反应前后其质量、化学组成及化学性质不发生变化,只有物理性质会发生变化。

在现代化学工业中,催化剂非常重要,约 85% 的反应使用催化剂,如合成氨、硝酸、硫酸的生产,石油裂解加工和生物制药等。在生命过程中,催化剂更起着不可替代的作用。

(二) 生物催化剂——酶

生物体内几乎所有重要的生化反应都是由各种各样的天然催化剂——酶来完成的。可以说,没有酶,就没有生命活动。

大多数酶(enzyme)是蛋白质,在体内有特殊的空间构型。被酶催化的物质称为底物(substrate)。底物(S)与酶(E)可根据相应的空间构型,相互嵌合形成中间活化络合物(ES),从而起到催化作用,最终 ES 分解生成产物(P)并释放出酶,即

$$E + S \Longrightarrow ES \longrightarrow E + P$$

酶除了具有一般催化剂的特点,还有以下特征:

(1) 高度专一性,一种酶只对某一种或某一类生化反应起催化作用。例如,淀粉酶只对淀粉水解有催化作用,对蛋白质和脂肪水解则不起催化作用。

(2) 高度的催化活性。对同一反应,酶的催化能力常比非酶催化强 $10^6 \sim 10^{10}$ 倍。例如,碳酸酐酶可催化二氧化碳的水合作用,反应速率比非催化反应的速率快约 10^{10} 倍。

(3) 酶通常在一定 pH 范围内和一定温度范围内才能有效地发挥作用。作为蛋白质,酶本身具有许多可电离的基团,当溶液的 pH 改变时,酶的荷电状态改变,从而影响酶的活性。酶的活性常在某一 pH 范围内最大,该 pH 范围称为酶的最适 pH,体内大多数酶的最适 pH 接近中性。温度也会改变酶催化的反应速率,人体内大多数酶最适合的温度在 37 ℃左右。

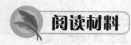
阅读材料

纳 米 酶

纳米酶是一类具有生物催化活性的纳米材料,可以模拟天然酶的活性。自 2007 年

阎锡蕴院士团队首次发现磁性四氧化三铁(Fe_3O_4)纳米颗粒具有类辣根过氧化物酶活性以来,纳米酶相关研究引起了大量科研工作者的关注[1,2]。

纳米酶为具有酶活性的纳米材料,其与天然酶在总尺寸、形状和表面电荷等方面具有某些相似性,因此纳米材料能够模拟天然酶。自然界绝大多数天然酶为蛋白质,遇到高温、强酸、强碱等环境易失活并失去催化活性,且天然酶提取难度大,费用高[3]。与天然酶相比,纳米酶可规模化制备,具有成本低、合成容易、可回收利用、储存时间长、对恶劣环境的耐受性强且更加稳定等特点,能适应较大范围的 pH 和温度变化。例如,Fe_3O_4 纳米酶在 pH 为 10 或温度在 80 ℃ 的条件下,仍然保持 80% 的催化活性。

在纳米酶的早期研究中,科研工作者主要致力于开发具有类天然酶活性或类酶特征的纳米酶。纳米酶按照其催化类型可分为氧化还原纳米酶、水解纳米酶、裂合纳米酶和拓扑异构纳米酶[4]。已报道的纳米酶绝大多数是氧化还原纳米酶,据统计氧化还原纳米酶占上述类型纳米酶总数的 90% 以上。近年来,随着纳米酶相关研究的不断深入,关于纳米酶的研究不再仅限于研究纳米酶物理性质和催化性能,开发新型纳米酶并探索其在复杂生物体系中应用的研究也吸引了大量科研工作者,大量高水平的研究工作如雨后春笋般被报道。相关研究表明,纳米酶在特异性生物标记物的分析检测,肿瘤、脑梗死、神经退行性变性疾病等重大疾病的诊断和治疗领域具有很好的发展前景。

参考文献

[1] 周丝雨,梁黛雯,朱晓芳. 纳米酶在生物医学领域的应用[J]. 实用临床医药杂志, 2020,24(6):8-10.

[2] 艾永建,何梦崎,梁琼麟. 纳米酶在生物医药领域应用的研究进展[J]. 中国药学杂志, 2023,58(2):1801-1813.

[3] GAO L, ZHUANG J, NIE L, et al. Intrinsic peroxidase-like activity of ferromagnetic nanoparticles [J]. Nat Nanotechnol, 2007,2(9):577-583.

[4] 高利增,梁敏敏,温涛,等. 纳米酶标准术语[J]. 中国科技术语,2020,22(6):21-24.

———————————— 习 题 ————————————

1. 名词解释:

(1) 有效碰撞　　(2) 活化分子　　(3) 活化能　　(4) 活化络合物

(5) 速率常数　　(6) 反应级数　　(7) 半衰期　　(8) 催化剂

2. 判断下列说法是否正确:

(1) 具有较大动能并能够发生有效碰撞的分子是活化分子,但活化分子的碰撞并非都是有效碰撞。　　　　　　　　　　　　　　　　　　　　　　　　　　　（　　）

(2) 某可逆反应如果正反应的活化能比逆反应的活化能大,那么该正反应是吸热反应。　　　　　　　　　　　　　　　　　　　　　　　　　　　　　　　　（　　）

(3) 某一级反应的半衰期为 30 分钟,则反应物完全消耗需 60 分钟。　　（　　）

3. 对于化学反应 $S_2O_8^{2-} + 3I^- \rightleftharpoons 2SO_4^{2-} + I_3^-$,反应物 $S_2O_8^{2-}$ 消耗的速率为 $-\dfrac{dc_{S_2O_8^{2-}}}{dt} =$

2.0×10^{-3} mol/(L·s),求另两种物质的消耗与生成速率$-\dfrac{dc_{Cl^-}}{dt}$与$\dfrac{dc_{SO_4^{2-}}}{dt}$分别是多少。

4. 基元反应 A+BC══AB+C,正反应的活化能为E_a,逆反应的活化能为E_a'。问:

(1) 加入催化剂后正逆反应的活化能E_a和E_a'如何变化?

(2) 加入不同的催化剂对正反应活化能E_a的影响是否相同?

(3) 改变初始浓度后E_a有何变化?

5. 有两个独立的化学反应,反应①和反应②,其活化能分别为$E_{a,1}$和$E_{a,2}$,且$E_{a,1} > E_{a,2}$,温度对哪个反应的速率影响更大?若两个反应的指数前因子相等,哪个反应的速率常数更大?

6. 在 300 K 时,反应 2NOCl══2NO+Cl_2 的 NOCl 浓度和反应速率如下:

NOCl 初始浓度/(mol·L^{-1})	初始速率/(mol·L^{-1}·s^{-1})
0.3	3.60×10^{-9}
0.6	1.44×10^{-8}
0.9	3.24×10^{-8}

(1) 写出反应速率方程。

(2) 求出反应速率常数。

(3) 如果 NOCl 初始浓度从 0.3 mol/L 增加到 0.45 mol/L,反应速率将增大多少?

7. 放射性钴$_{27}^{60}$Co 所产生的强辐射广泛应用于癌症治疗,放射性物质的活度以 Bq(贝可)表示。某医院购买一个含7.4×10^{11} Bq 的钴源,半衰期$t_{1/2}=5.26$ a。10 年后该放射性物质的活度还剩多少?

8. 阿司匹林的水解为一级反应。该反应在 313.15 K 时的半衰期为 68.8 h,活化能为 56.48 kJ/mol。求:

(1) 290.15 K 时反应速率常数。

(2) 290.15 K 时水解 10% 所需的时间。

(蔡　政)

酸碱与质子传递平衡

掌握:酸碱质子理论,酸(碱)的质子传递平衡常数及其应用,一元弱酸(碱)溶液 pH 计算,缓冲溶液 pH 计算,缓冲溶液的配制。

熟悉:稀释、同离子效应和盐效应对质子传递平衡的影响,缓冲溶液的组成及作用机制,缓冲容量及其影响因素,缓冲范围的定义及意义,缓冲溶液在医学上的意义。

了解:溶剂的拉平效应和区分效应。

第一节 酸碱质子理论

酸(acid)和碱(base)是两类重要的电解质。最初,人们把有酸味、能使蓝色石蕊变红的物质称为酸,把有涩味、滑腻感、能使红色石蕊变蓝的物质称为碱。1887 年,瑞典化学家阿伦尼乌斯(Arrhenius)提出了酸碱电离理论,认为凡在水溶液中解离生成的阳离子全部是 H^+ 的化合物是酸,解离生成的阴离子全部是 OH^- 的化合物是碱。酸碱反应的实质就是 H^+ 和 OH^- 作用生成 H_2O。酸碱电离理论从物质的化学组成上揭示了酸碱的本质,推动了酸碱理论的发展,直到现在仍得到普遍使用。然而,它把酸碱限制在水溶液中解离出 H^+ 和 OH^- 的物质,对非水体系及气相体系均不适用,如 HCl 与 NH_3 在气相中能发生酸碱反应生成 NH_4Cl 等。直至 1923 年,丹麦化学家布朗斯特(Brønsted)和英国化学家劳瑞(Lowry)分别提出了酸碱质子理论(proton theory of acid and base),弥补了酸碱电离理论的不足。

一、酸碱的定义

酸碱质子理论认为,凡能给出质子(H^+)的物质都是酸,凡能接受质子的物质都是碱。例如,HCl、HCO_3^-、NH_4^+、H_2O 等都能给出质子,因此都是酸;Cl^-、HCO_3^-、H_2O、NH_3 等都能接受质子,因此都是碱。由上述实例可见,酸碱质子理论中的酸碱可以是电中性的分子,也可以是带电荷的阴阳离子。酸与碱之间存在如下关系:

$$酸 \rightleftharpoons 质子 + 碱$$
$$HCl \rightleftharpoons H^+ + Cl^-$$
$$HAc \rightleftharpoons H^+ + Ac^-$$
$$H_2CO_3 \rightleftharpoons H^+ + HCO_3^-$$
$$HCO_3^- \rightleftharpoons H^+ + CO_3^{2-}$$

$$NH_4^+ \Longleftrightarrow H^+ + NH_3$$
$$H_3O^+ \Longleftrightarrow H^+ + H_2O$$
$$H_2O \Longleftrightarrow H^+ + OH^-$$
$$[Al(H_2O)_6]^{3+} \Longleftrightarrow H^+ + [Al(H_2O)_5OH]^{2+}$$

上述关系式称为酸碱半反应(half reaction of acid-base)。关系式左边的物质为酸,右边的物质为 H^+ 和碱。从酸碱半反应可见,酸和碱不是孤立的,酸和相应的碱之间相互依存,又可相互转化,互为共轭关系。一种酸释放一个质子后成为其共轭碱(conjugate base),一种碱结合一个质子后成为其共轭酸(conjugate acid),相差一个质子的一对酸和碱称为共轭酸碱对(conjugated pair of acid-base)。例如,HAc 的共轭碱是 Ac^-,Ac^- 的共轭酸是 HAc,但是 H_2CO_3 和 CO_3^{2-} 之间不存在共轭关系。此外,如 H_2O 和 HCO_3^- 这类物质,既能给出质子又能接受质子,称为两性物质(amphoteric substance)。需指出,酸碱质子理论中没有盐的概念。

二、酸碱反应的实质

质子(H^+)体积非常小,但电荷密度非常大,在溶液中不能单独存在,所以酸一旦给出 H^+,H^+ 即迅速与另一种碱结合。因此,酸碱反应中,酸给出 H^+ 的半反应和另一种碱接受 H^+ 的半反应必然同时发生。酸碱半反应不能单独发生,仅表达了酸碱的共轭关系。例如,在 HAc 水溶液中,HAc 把质子传递给 H_2O,发生如下反应:

$$\underset{酸_1}{HAc} + \underset{碱_2}{H_2O} \Longleftrightarrow \underset{酸_2}{H_3O^+} + \underset{碱_1}{Ac^-}$$

可以看出,反应中 HAc(酸1)给出 H^+ 后生成了其共轭碱 Ac^-(碱1),而 H_2O(碱2)得到了 H^+ 生成了其共轭酸 H_3O^+(酸2),这表明酸碱反应的实质是两对共轭酸碱对之间的质子传递反应(proton transfer reaction)。由于在反应中 H^+ 只是从一种物质转移到另一种物质,因此反应可在水溶液中进行,也可在非水溶剂中或气相中进行。此外,水溶液中的一些离子反应,如酸碱电离理论中的中和反应、解离反应、水解反应等,也可系统地归纳为质子传递反应。

$$H_3O^+ + OH^- \Longleftrightarrow H_2O + H_2O \quad 中和反应$$
$$HAc + H_2O \Longleftrightarrow H_3O^+ + Ac^- \quad 解离反应$$
$$CO_3^{2-} + H_2O \Longleftrightarrow OH^- + HCO_3^-$$
$$NH_4^+ + H_2O \Longleftrightarrow NH_3 + H_3O^+ \quad 水解反应$$

在质子传递反应中,存在着争夺质子的过程。酸碱反应的方向总是由相对较强的酸将质子传递给相对较强的碱,生成相对较弱的共轭碱和相对较弱的共轭酸。例如

$$HCl + NH_3 \Longleftrightarrow NH_4^+ + Cl^-$$

因为 HCl 的酸性比 NH_4^+ 强,NH_3 的碱性比 Cl^- 强,所以上述反应强烈地向右进行。

三、酸和碱的强度

酸碱质子理论认为,酸给出质子的能力越强,其酸性越强;碱接受质子的能力越强,其碱性越强。强酸能给出自身所有质子,而弱酸只能给出部分质子。

在共轭酸碱对中,酸碱的强度是互相制约的。一般而言,共轭酸的酸性越强,其相应共轭碱的碱性就越弱。例如,HAc 在水溶液中给出质子的能力强于 HCN,而其共轭碱 Ac^- 得质子的能力则弱于 CN^-。

物质酸碱性的强弱,除与温度及其本性有关外,还与溶剂的性质密切相关。例如,通常认为 HAc 是弱酸,其实这是基于以水为溶剂而言的。实际上,同一种物质在不同溶剂中时,可能会显示出不同的酸碱强度。例如,HAc 在水和液氨中的质子传递反应分别为

$$HAc + H_2O \xrightarrow{H^+} \rightleftharpoons H_3O^+ + Ac^-$$

$$HAc + NH_3 \xrightarrow{H^+} \rightleftharpoons NH_4^+ + Ac^-$$

由于 NH_3 接受质子的能力远强于 H_2O,HAc 在液氨中能给出全部 H^+,而在水中只能给出部分 H^+,所以 HAc 在液氨溶剂中表现为强酸,而在水中则表现为弱酸。此外,HNO_3 在水中表现为强酸,在冰醋酸中表现为弱酸,而在纯 H_2SO_4 中则表现为弱碱。

水溶液中,HCl、HNO_3、H_2SO_4、$HClO_4$ 都完全解离生成 H_3O^+,溶剂 H_2O 把它们的强度均拉平为强酸,水溶液中无法分辨出这四种酸的强弱。这种将各种不同强度的酸均拉平到溶剂化质子(如 H_3O^+)水平的效应称为溶剂的拉平效应(leveling effect)。具有拉平效应的溶剂称为拉平溶剂,水就是这四种酸的拉平溶剂。

若将这四种酸溶于冰醋酸中,它们的酸性将显示出不同的强度,由强到弱的顺序是 $HClO_4 > H_2SO_4 > HCl > HNO_3$。这种能将各种不同强度的酸区分开来的效应称为区分效应(differentiating effect)。具有区分效应的溶剂称为区分溶剂,冰醋酸就是上述四种酸的区分溶剂。

综上所述,与酸碱电离理论相比,酸碱质子理论扩大了酸和碱的范围,如 NH_4Cl、NaAc 和 NH_4Ac,酸碱电离理论认为其是盐,而酸碱质子理论认为 NH_4Cl 中的 NH_4^+ 是酸,NaAc 中的 Ac^- 是碱,NH_4Ac 是两性物质;酸碱质子理论扩大了酸碱反应的范围,酸碱反应也可以在气相或非水溶剂中进行;酸碱质子理论将酸碱强度和质子传递反应结合起来,把酸(碱)的性质和溶剂的性质联系起来。

第二节　水溶液中的质子传递平衡

一、水的质子自递平衡

(一)水的离子积

水是两性物质,它既可给出质子,又可接受质子。因此,水分子间存在质子传递反

应,称为水的质子自递反应(proton self-transfer reaction)

$$\overset{\text{H}^+}{\overbrace{\text{H}_2\text{O} + \text{H}_2\text{O}}} \rightleftharpoons \text{H}_3\text{O}^+ + \text{OH}^-$$

$$\underset{酸_1}{} \quad \underset{碱_2}{} \quad \underset{酸_2}{} \quad \underset{碱_1}{}$$

反应达平衡时,

$$K = \frac{[\text{H}_3\text{O}^+][\text{OH}^-]}{[\text{H}_2\text{O}][\text{H}_2\text{O}]}$$

式中,$[\text{H}_2\text{O}]$可看作常数,将其与K合并,可得

$$K_w = [\text{H}_3\text{O}^+][\text{OH}^-] \tag{4-1}$$

K_w称为水的质子自递平衡常数(proton self-transfer constant),又称水的离子积 (ion product of water)。由于水的解离是吸热过程,因此K_w随温度升高而增大,如 0 ℃ 时为 1.15×10^{-15},25 ℃时为 1.00×10^{-14},100 ℃时则为 5.43×10^{-13}。

水的离子积不仅适用于纯水,也适用于所有稀水溶液。一定温度下,只要知道溶液中 H_3O^+ 浓度,就可以根据式(4-1)计算出溶液中 OH^- 浓度。一定温度下的纯水(或中性溶液)中,$[\text{H}_3\text{O}^+] = [\text{OH}^-] = \sqrt{K_w}$;酸性溶液中,$[\text{H}_3\text{O}^+] > [\text{OH}^-]$;碱性溶液中,$[\text{H}_3\text{O}^+] < [\text{OH}^-]$。

（二）水溶液的 pH

溶液的酸度一般用溶液中的$[\text{H}_3\text{O}^+]$来表示。当$[\text{H}_3\text{O}^+]$很低时,则往往用 pH 来表示溶液的酸度。pH 的概念于 1909 年由丹麦化学家瑟伦·索伦森(Søren Sørensen)提出,pH 定义为氢离子浓度的负对数,即

$$\text{pH} = -\lg[\text{H}_3\text{O}^+] \tag{4-2}$$

例如,人体血液中$[\text{H}_3\text{O}^+]$约为 3.98×10^{-8} mol/L,可表示为 pH=7.40。同样也可对 pOH 进行定义,即

$$\text{pOH} = -\lg[\text{OH}^-] \tag{4-3}$$

因 $\text{p}K_w = -\lg K_w$,根据水的离子积则有

$$\text{p}K_w = \text{pH} + \text{pOH} \tag{4-4}$$

25 ℃时,由于水溶液中$[\text{H}_3\text{O}^+][\text{OH}^-] = K_w = 1.00 \times 10^{-14}$,故 pH+pOH=14.00。由此可见,常温下中性溶液的 pH=pOH=7,酸性溶液的 pH<7,碱性溶液的 pH>7。

二、酸碱在水溶液中的质子传递平衡

（一）一元弱酸(碱)溶液的质子传递平衡

一元弱酸与水的质子传递反应是可逆的,当反应进行到一定程度时就建立平衡。在水溶液中,一元弱酸 HB 与水分子的质子传递反应如下:

$$\text{HB} + \text{H}_2\text{O} \rightleftharpoons \text{H}_3\text{O}^+ + \text{B}^-$$

反应达平衡时，

$$K_a = \frac{[H_3O^+][B^-]}{[HB]} \qquad (4-5)$$

K_a 称为酸的质子传递平衡常数(proton transfer constant of acid)，又称酸的解离平衡常数(dissociation constant of acid)，简称酸常数。K_a 是水溶液中酸强度的量度，K_a 值愈大，酸性愈强。与水的离子积 K_w 一样，K_a 的大小与温度有关，与溶液中酸的浓度无关。一些弱酸的 K_a 值非常小，为使用方便，也常用 pK_a 表示，$pK_a = -\lg K_a$。

类似地，碱 B^- 在水溶液中存在下列质子传递平衡：

$$B^- + H_2O \Longrightarrow OH^- + HB$$

反应达平衡时，

$$K_b = \frac{[OH^-][HB]}{[B^-]} \qquad (4-6)$$

K_b 称为碱的质子传递平衡常数(proton transfer constant of base)，又称碱的解离平衡常数(dissociation constant of base)，简称碱常数。K_b 的大小可表示碱的强度，K_b 愈大，碱性愈强。K_b 的大小与温度有关，与溶液中碱的浓度无关。pK_b 是碱常数的负对数($-\lg K_b$)。

一些常见弱酸的 K_a 列于附录Ⅱ。

(二) 共轭酸 K_a 与共轭碱 K_b 的关系

根据弱酸 HB 的酸常数 K_a 及其共轭碱 B^- 的碱常数 K_b 的表达式，将两者相乘，可得如下关系式：

$$K_a K_b = \frac{[H_3O^+][B^-]}{[HB]} \times \frac{[OH^-][HB]}{[B^-]} = [H_3O^+][OH^-] = K_w$$

即

$$K_a K_b = K_w \qquad (4-7)$$

上式表明，共轭酸的 K_a 与其共轭碱的 K_b 成反比，说明酸愈强，其共轭碱愈弱；反之，碱愈强，则其共轭酸愈弱。此外，若已知酸的酸常数 K_a，根据式(4-7)即可求出其共轭碱的碱常数 K_b。

(三) 多元酸(碱)溶液的质子传递平衡

在水溶液中一个分子能给出两个或两个以上 H^+ 的酸称为多元酸，如 H_2CO_3、H_2S 为二元弱酸，H_3PO_4、H_3AsO_4 为三元酸；而在水溶液中能够接受两个或两个以上 H^+ 的碱称为多元碱，如 CO_3^{2-}、S^{2-}、PO_4^{3-}。多元酸或多元碱在水中的质子传递反应是分步进行的。例如，H_3PO_4 在水溶液中的质子传递分三步进行，每一步都有其相应的质子传递平衡常数，分别以 K_{a1}、K_{a2}、K_{a3} 表示。

$$H_3PO_4 + H_2O \Longrightarrow H_3O^+ + H_2PO_4^-$$

$$K_{a1} = \frac{[H_3O^+][H_2PO_4^-]}{[H_3PO_4]} = 6.92 \times 10^{-3}$$

$$H_2PO_4^- + H_2O \Longrightarrow H_3O^+ + HPO_4^{2-}$$

$$K_{a2} = \frac{[H_3O^+][HPO_4^{2-}]}{[H_2PO_4^-]} = 6.23 \times 10^{-8}$$

$$HPO_4^{2-} + H_2O \rightleftharpoons H_3O^+ + PO_4^{3-}$$

$$K_{a3} = \frac{[H_3O^+][PO_4^{3-}]}{[HPO_4^{2-}]} = 4.79 \times 10^{-13}$$

多元酸的质子传递平衡常数是逐级变小的,即 $K_{a1} > K_{a2} > K_{a3}$,因此酸性由强到弱为 $H_3PO_4 > H_2PO_4^- > HPO_4^{2-}$。

上述质子传递反应中,H_3PO_4、$H_2PO_4^-$、HPO_4^{2-} 均为酸,其共轭碱分别为 $H_2PO_4^-$、HPO_4^{2-}、PO_4^{3-}。共轭碱的质子传递反应和质子传递平衡常数分别为

$$PO_4^{3-} + H_2O \rightleftharpoons OH^- + HPO_4^{2-}$$

$$K_{b1} = \frac{K_w}{K_{a3}} = 2.09 \times 10^{-2}$$

$$HPO_4^{2-} + H_2O \rightleftharpoons OH^- + H_2PO_4^-$$

$$K_{b2} = \frac{K_w}{K_{a2}} = 1.61 \times 10^{-7}$$

$$H_2PO_4^- + H_2O \rightleftharpoons OH^- + H_3PO_4$$

$$K_{b3} = \frac{K_w}{K_{a1}} = 1.44 \times 10^{-12}$$

多元碱的质子传递平衡常数也是逐级变小的,即 $K_{b1} > K_{b2} > K_{b3}$,因此碱性由强到弱为 $PO_4^{3-} > HPO_4^{2-} > H_2PO_4^-$。

三、质子传递平衡的移动

质子传递平衡与其他化学平衡一样,当外界条件(浓度、温度等)改变时,平衡会发生移动。本章主要讨论溶液稀释、同离子效应和盐效应对质子传递平衡的影响。

(一)稀释对平衡移动的影响

以一元弱酸 HB 为例,设 HB 的初始浓度为 c_0,平衡时 HB 的解离度为 α。

HB 在水溶液中存在下列质子传递反应

$$HB \quad + \quad H_2O \rightleftharpoons H_3O^+ \quad + \quad B^-$$

初始浓度 $\quad\quad c_0 \quad\quad\quad\quad\quad\quad\quad\quad 0 \quad\quad\quad 0$

平衡浓度 $\quad\quad c_0 - c_0\alpha \quad\quad\quad\quad\quad c_0\alpha \quad\quad c_0\alpha$

达到平衡状态时,

$$K_a = \frac{[H_3O^+][B^-]}{[HB]} = \frac{c_0\alpha \cdot c_0\alpha}{c_0 - c_0\alpha} = \frac{c_0\alpha^2}{1-\alpha}$$

一般弱电解质 $\alpha < 5\%$,水溶液中解离程度很低,可以认为 $1-\alpha \approx 1$,则上式可简化为

$$K_a = c_0\alpha^2$$

因此 $$\alpha = \sqrt{\frac{K_a}{c_0}} \qquad\qquad (4-8)$$

由式(4-8)可见,温度一定时,当弱酸溶液被稀释,弱酸的浓度随之降低,弱酸的解离度却随溶液的稀释而增大,此时质子传递平衡向弱酸解离方向移动。稀释使弱电解质解离度增大的这种规律称为稀释定律(dilution law)。

（二）同离子效应

在达到质子传递平衡的 HAc 溶液中,加入少量 NaAc 固体,由于 NaAc 是强电解质,在水溶液中全部解离,溶液中 Ac^- 浓度增大,使得 HAc 在水中的质子传递平衡向左移动,从而降低了 HAc 的解离度。即

$$HAc + H_2O \rightleftharpoons H_3O^+ + \boxed{Ac^-}$$
$$\xleftarrow{\hspace{3cm}}$$
$$\text{平衡移动方向}$$
$$NaAc \longrightarrow Na^+ + \boxed{Ac^-}$$

同理,在达到质子传递平衡的 $NH_3 \cdot H_2O$ 溶液中,若加入少量 NH_4Cl 固体,则 $NH_3 \cdot H_2O$ 在水中的质子传递平衡向着生成 $NH_3 \cdot H_2O$ 分子的方向移动,使 $NH_3 \cdot H_2O$ 的解离度降低。

$$NH_3 + H_2O \rightleftharpoons OH^- + \boxed{NH_4^+}$$
$$\xleftarrow{\hspace{3cm}}$$
$$\text{平衡移动方向}$$
$$NH_4Cl \longrightarrow Cl^- + \boxed{NH_4^+}$$

这种在弱电解质水溶液中,加入与之含有相同离子的易溶强电解质,使弱电解质解离度降低的效应称为同离子效应(common ion effect)。

【例 4-1】 已知 HAc 的 $K_a = 1.75 \times 10^{-5}$,试求 0.10 mol/L HAc 溶液的 $[H_3O^+]$ 及其解离度 α。若向该 HAc 溶液中加入固体 NaAc,并使 NaAc 浓度为 0.10 mol/L(忽略混合前后溶液体积变化),试求此时溶液的 $[H_3O^+]$ 和 HAc 的解离度。

【解】 （1）忽略水的质子自递,则 0.10 mol/L HAc 溶液中各物质平衡浓度分别为

	HAc	$+ H_2O \rightleftharpoons$	H_3O^+	$+ Ac^-$
初始浓度(mol/L)	0.10		0	0
平衡浓度(mol/L)	$0.10 - [H_3O^+]$		$[H_3O^+]$	$[H_3O^+]$

反应达平衡状态时

$$K_a = \frac{[H_3O^+][Ac^-]}{[HAc]} = \frac{[H_3O^+]^2}{0.10 - [H_3O^+]}$$

$$1.75 \times 10^{-5} = \frac{[H_3O^+]^2}{0.10 - [H_3O^+]}$$

解得 $[H_3O^+] = 1.32 \times 10^{-3}$ mol/L

所以 0.10 mol/L HAc 溶液的解离度

$$\alpha = \frac{[H_3O^+]}{c_0} \times 100\% = \frac{1.32 \times 10^{-3} \text{ mol/L}}{0.10 \text{ mol/L}} \times 100\% = 1.32\%$$

（2）向该 HAc 溶液加入固体 NaAc，使 $c(Ac^-)=0.10\ mol/L$，此时溶液中各物质平衡浓度分别为

	HAc	$+H_2O$	$\rightleftharpoons$	H_3O^+	$+$	Ac^-
初始浓度(mol/L)	0.10			0		0.10
平衡浓度(mol/L)	$0.10-[H_3O^+]$			$[H_3O^+]$		$0.10+[H_3O^+]$

NaAc 对 HAc 的解离产生同离子效应，使得 HAc 的解离度降低，可认为溶液中

$$[HAc]=0.10-[H_3O^+]\approx0.10\ mol/L$$

$$[Ac^-]=0.10+[H_3O^+]\approx0.10\ mol/L$$

反应达质子传递平衡时

$$K_a=\frac{[H_3O^+][Ac^-]}{[HAc]}\approx\frac{[H_3O^+]\times0.10\ mol/L}{0.10\ mol/L}=[H_3O^+]$$

溶液中氢离子浓度为

$$[H_3O^+]=K_a=1.75\times10^{-5}\ mol/L$$

由于溶液中发生解离的 HAc 浓度与 $[H_3O^+]$ 相等，因此 HAc 解离度为

$$\alpha=\frac{[H_3O^+]}{c_0}\times100\%=\frac{1.75\times10^{-5}\ mol/L}{0.10\ mol/L}\times100\%=0.017\ 5\%$$

由例 4-1 可见，0.10 mol/L HAc 溶液的解离度为 1.32%，而加入 NaAc 并使其浓度为 0.10 mol/L 后，HAc 的解离度下降为 0.017 5%。由此可见，同离子效应能够明显降低弱电解质的解离度。因此，利用同离子效应可调控溶液中某离子浓度和调节溶液的酸碱度，对科学研究和生产实践都具有重要意义。

（三）盐效应

在弱电解质溶液中加入与之不含相同离子的易溶强电解质，会使弱电解质的解离度略为增大，这种效应称为盐效应（salt effect）。可以定性地认为，强电解质的加入增大了溶液的离子强度，使得溶液中离子活度降低，从而促进了溶液中弱电解质的解离。例如，在 0.10 mol/L HAc 溶液中加入 NaCl 使其浓度为 0.10 mol/L 时，溶液中的 $[H_3O^+]$ 由 $1.32\times10^{-3}\ mol/L$ 增大至 $1.82\times10^{-3}\ mol/L$，HAc 的解离度由 1.32% 增大至 1.82%。

在产生同离子效应的同时，必然伴随有盐效应。与同时发生的同离子效应相比，盐效应的影响要小得多，因此在同离子效应发生的同时，一般可不考虑盐效应的影响。

第三节　酸碱溶液 pH 的计算

一、强酸或强碱溶液

强酸或强碱均为强电解质，在水溶液中完全解离，同时溶剂水也会发生微弱解离。

由于强酸或强碱的同离子效应会抑制水的解离,因此一般情况下,常忽略水的解离,溶液的 pH 可直接根据强酸或强碱的浓度求得。例如,0.010 mol/L HCl 溶液,其$[H_3O^+]$也是 0.010 mol/L,pH=2.00;0.010 mol/L NaOH 溶液,其$[OH^-]$也是 0.010 mol/L,pH=12.00。当强酸或强碱溶液的浓度低于 10^{-6} mol/L 时,则不可忽略由水解离生成的$[H_3O^+]$或$[OH^-]$。

一般浓度时,对于强、弱酸混合溶液,由于强酸的同离子效应,可忽略弱酸和水的解离,直接根据强酸浓度来计算溶液的 pH。同理,一般浓度时,强碱和弱碱的混合溶液,其pH 可直接根据强碱浓度来进行计算。

二、一元弱酸(碱)溶液

(一)一元弱酸溶液

一元弱酸 HB 在水溶液中,存在下列两种质子传递平衡:

$$HB + H_2O \rightleftharpoons H_3O^+ + B^-$$

$$K_a = \frac{[H_3O^+][B^-]}{[HB]}$$

$$H_2O + H_2O \rightleftharpoons H_3O^+ + OH^-$$

$$K_w = [H_3O^+][OH^-]$$

上述各反应达质子传递平衡时,$[HB]$、$[H_3O^+]$、$[B^-]$、$[OH^-]$均不可知,要精确求得$[H_3O^+]$,计算相当复杂。因此,一般采用下面的方法进行近似处理。

设一元弱酸 HB 初始浓度为 c_a,当 $K_a \cdot c_a \geqslant 20K_w$ 时,忽略水的质子自递平衡,则溶液中$[H_3O^+]$主要来自 HB 的质子传递平衡。

	HB	+ H₂O ⇌	H₃O⁺	+	B⁻
初始浓度	c_a		0		0
平衡浓度	$c_a - [H_3O^+]$		$[H_3O^+]$		$[H_3O^+]$

$$K_a = \frac{[H_3O^+][B^-]}{[HB]} = \frac{[H_3O^+]^2}{c_a - [H_3O^+]}$$

$$[H_3O^+]^2 + K_a[H_3O^+] - K_a c_a = 0$$

因此
$$[H_3O^+] = \frac{-K_a + \sqrt{K_a^2 + 4K_a c_a}}{2} \tag{4-9}$$

式(4-9)为计算一元弱酸溶液中$[H_3O^+]$的近似公式。

当 $K_a \cdot c_a \geqslant 20K_w$,且 $c_a/K_a \geqslant 500$ 时,由于质子传递平衡产生的$[H_3O^+] \ll c_a$,因此计算时可做如下近似处理:

$$[HB] = c_a - [H_3O^+] \approx c_a$$

则
$$K_a = \frac{[H_3O^+][B^-]}{[HB]} = \frac{[H_3O^+]^2}{c_a - [H_3O^+]} \approx \frac{[H_3O^+]^2}{c_a}$$

因此
$$[H_3O^+] = \sqrt{c_a K_a} \tag{4-10}$$

式(4-10)为计算一元弱酸溶液中$[H_3O^+]$的最简式。

【例 4-2】 计算 0.10 mol/L HAc 溶液的$[H_3O^+]$和 pH。已知 $K_a=1.75\times10^{-5}$

【解】 HAc 为一元弱酸,则

$$K_a \cdot c_a = 1.75\times10^{-5}\times0.10 = 1.75\times10^{-6} > 20K_w$$

$c_a/K_a = 0.10/(1.75\times10^{-5}) = 5\,714 > 500$,可用式(4-10)来求算溶液中$[H_3O^+]$。

$$[H_3O^+] = \sqrt{c_aK_a} = \sqrt{0.10\times1.75\times10^{-5}}\ \text{mol/L} = 1.32\times10^{-3}\ \text{mol/L}$$
$$pH = -lg[H_3O^+] = -lg(1.32\times10^{-3}) = 2.88$$

【例 4-3】 计算 0.100 mol/L NH_4Cl 溶液的 pH。已知 NH_3 的 $K_b=1.78\times10^{-5}$。

【解】 NH_4Cl 在水溶液完全解离,由于 Cl^- 的碱性极弱,因此 NH_4Cl 溶液可按一元弱酸 NH_4^+ 来求算溶液 pH。NH_3 和 NH_4^+ 为共轭酸碱对,则

$$K_a(NH_4^+) = \frac{K_w}{K_b(NH_3)} = \frac{1.0\times10^{-14}}{1.78\times10^{-5}} = 5.62\times10^{-10}$$

由于 $K_a \cdot c_a > 20K_w$,$c_a/K_a = 0.100/(5.62\times10^{-10}) > 500$,因此可用式(4-10)求算溶液中$[H_3O^+]$,则

$$[H^+] = \sqrt{c_aK_a} = \sqrt{0.10\times5.62\times10^{-10}}\ \text{mol/L} = 7.50\times10^{-6}\ \text{mol/L}$$
$$pH = -lg(7.50\times10^{-6}) = 5.12$$

(二) 一元弱碱溶液

与一元弱酸溶液推导过程类似,对于一元弱碱溶液,当 $K_b \cdot c_b \geqslant 20K_w$ 时,可得溶液中$[OH^-]$的近似计算式

$$[OH^-] = \frac{-K_b + \sqrt{K_b^2 + 4K_bc_b}}{2} \tag{4-11}$$

当 $K_b \cdot c_b \geqslant 20K_w$,且 $c_b/K_b \geqslant 500$ 时,可得溶液中$[OH^-]$的最简计算式

$$[OH^-] = \sqrt{c_bK_b} \tag{4-12}$$

【例 4-4】 试求 0.10 mol/L NaAc 溶液的 pH。

【解】 NaAc 在水溶液中完全解离成 Na^+ 和 Ac^-,根据酸碱质子理论,Na^+ 为非酸非碱物质,Ac^- 是一元弱碱,因此可以按一元弱碱求算该溶液的 pH。

已知 HAc 的 $K_a=1.75\times10^{-5}$,因此 Ac^- 的 K_b 为

$$K_{b,Ac^-} = \frac{K_w}{K_{a,HAc}} = \frac{1.0\times10^{-14}}{1.75\times10^{-5}} = 5.71\times10^{-10}$$

则 $K_b \cdot c_b = 5.71\times10^{-10}\times0.10 = 5.71\times10^{-11} > 20K_w = 2.00\times10^{-13}$,

$c_b/K_b = 0.10/(5.71\times10^{-10}) = 1.75\times10^9 > 500$

因此可用最简式(4-12)进行求算。

$$[OH^-] = \sqrt{c_bK_b} = \sqrt{0.10\times5.71\times10^{-10}}\ \text{mol/L} = 7.56\times10^{-6}\ \text{mol/L}$$

$$[H_3O^+] = \frac{K_w}{[OH^-]} = \frac{1.00\times10^{-14}}{7.56\times10^{-6}}\ \text{mol/L} = 1.32\times10^{-9}\ \text{mol/L}$$

$$pH = -lg(1.32 \times 10^{-9}) = 8.88$$

需要注意的是,对于碱溶液而言,必须首先求算出溶液中$[OH^-]$,然后再根据水的离子积求出溶液中$[H_3O^+]$,进而计算出溶液的 pH。

第四节 缓 冲 溶 液

人体体液需保持适宜的酸碱度,以维持机体正常代谢和生理功能。尽管人体在代谢过程中会不断地产生酸性或碱性物质,但由于体液可以通过缓冲调节功能,稳定其 pH 在正常范围内,因而使得体内细胞及各类生物酶能够正常发挥生理生化功能。

一、缓冲溶液及缓冲机制

(一)缓冲溶液的缓冲作用和组成

常温下,向 1 L 0.10 mol/L NaCl 溶液中加入少量强酸或强碱,其 pH 会发生显著变化;而向 1 L 含有 0.10 mol HAc 和 0.10 mol NaAc 的混合溶液中加入少量强酸或强碱时,溶液 pH 却改变很小。表 4-1 列出了在上述两种溶液中分别加入少量强酸、强碱后,溶液 pH 的变化情况。

表 4-1　加入少量强酸、强碱对溶液 pH 的影响

1 L 溶液	pH	加入强酸或强碱	pH	$|\Delta pH|$
0.10 mol/L NaCl	7.00	0.010 mol HCl	2.00	5.00
		0.010 mol NaOH	12.00	5.00
0.10 mol/L HAc-0.10 mol/L NaAc	4.76	0.010 mol HCl	4.67	0.09
		0.010 mol NaOH	4.85	0.09

由表 4-1 可见,在加入 0.010 mol HCl 或 0.010 mol NaOH 后,NaCl 溶液 pH 的改变幅度远大于 HAc 和 NaAc 混合溶液。若在上述 HAc 和 NaAc 混合溶液中加入少量水稀释,其 pH 改变幅度也很小。可见,HAc 和 NaAc 这类由弱酸及其共轭碱组成的混合溶液具有抵抗少量外加强酸、强碱或稍加稀释而保持 pH 基本不变的能力,这种溶液称为缓冲溶液(buffer solution)。缓冲溶液对少量强酸、强碱或稍加稀释的抵抗作用称为缓冲作用(buffer action)。

缓冲溶液一般是由足够浓度的一对共轭酸碱对组成的。组成缓冲溶液的共轭酸碱对称为缓冲系(buffer system)或缓冲对(buffer pair)。表 4-2 列出了一些常见的缓冲系。

表 4-2　常见的一些缓冲系

缓冲系	质子传递平衡	pK_a(25 ℃)
HAc-NaAc	$HAc + H_2O \rightleftharpoons Ac^- + H_3O^+$	4.76
H_2CO_3-$NaHCO_3$	$H_2CO_3 + H_2O \rightleftharpoons HCO_3^- + H_3O^+$	6.35

缓冲系	质子传递平衡	$pK_a(25\,℃)$
$H_2C_8H_4O_4$-$KHC_8H_4O_4$ *	$H_2C_8H_4O_4+H_2O \rightleftharpoons HC_8H_4O_4^-+H_3O^+$	2.89
$Tris \cdot HCl$-$Tris$ **	$Tris \cdot H^++H_2O \rightleftharpoons Tris+H_3O^+$	8.08
NH_4Cl-NH_3	$NH_4^++H_2O \rightleftharpoons NH_3+H_3O^+$	9.25
$CH_3NH_3^+Cl^-$-CH_3NH_2 ***	$CH_3NH_3^++H_2O \rightleftharpoons CH_3NH_2+H_3O^+$	10.63
H_3PO_4-NaH_2PO_4	$H_3PO_4+H_2O \rightleftharpoons H_2PO_4^-+H_3O^+$	2.16
NaH_2PO_4-Na_2HPO_4	$H_2PO_4^-+H_2O \rightleftharpoons HPO_4^{2-}+H_3O^+$	7.21
Na_2HPO_4-Na_3PO_4	$HPO_4^{2-}+H_2O \rightleftharpoons PO_4^{3-}+H_3O^+$	12.32

注：* 邻苯二甲酸-邻苯二甲酸氢钾。

　　** 三羟甲基氨基甲烷盐酸盐-三羟甲基氨基甲烷。

　　*** 甲胺盐酸盐-甲胺。

（二）缓冲机制

现以含有相同浓度的 HAc 和 NaAc 缓冲系为例说明缓冲溶液的缓冲机制。

HAc 是弱电解质，在溶液中部分解离，NaAc 是强电解质，在溶液中完全解离为 Na^+ 和 Ac^-，同时会对溶液中 HAc 的解离产生同离子效应，使得 HAc 几乎完全以分子状态存在于溶液中。因此，HAc-NaAc 缓冲溶液中含有大量 HAc 和 Ac^-，两者是共轭酸碱对，溶液中存在以下质子传递平衡：

$$HAc+H_2O \rightleftharpoons H_3O^++ \boxed{Ac^-}$$
$$NaAc \longrightarrow Na^++ \boxed{Ac^-}$$

当缓冲溶液中加入少量强酸时，HAc 的质子传递平衡左移，因溶液中含有足够高浓度的共轭碱 Ac^- 可与外加 H_3O^+ 结合，故溶液中 H_3O^+ 浓度不会明显升高，pH 基本不变，仅是 HAc 浓度略有增加。当缓冲溶液中加入少量强碱时，溶液中 H_3O^+ 即与外加 OH^- 反应，H_3O^+ 浓度降低，上述质子传递平衡右移，HAc 进一步解离生成 H_3O^+ 和 Ac^-，由于溶液中含有足够高浓度的 HAc 可维持其解离平衡，因此溶液中 H_3O^+ 浓度不会明显降低，pH 基本不变，只是 Ac^- 有少量增加。缓冲系中的共轭碱发挥了抵抗少量外加强酸的作用，称为抗酸成分；共轭酸则发挥了抵抗少量外来强碱的作用，称为抗碱成分。由于缓冲溶液中含有较大量的抗酸成分和抗碱成分，通过质子传递平衡的移动，消耗一定量抗酸成分或抗碱成分以抵抗外来的少量强酸、强碱，因此溶液 H_3O^+ 或 OH^- 浓度没有明显的变化。

二、缓冲溶液的 pH

（一）缓冲溶液 pH 的计算公式

一元弱酸 HB 及其共轭碱 NaB 组成的缓冲溶液中，存在如下质子传递平衡：

$$HB+H_2O \rightleftharpoons H_3O^++B^-$$

$$NaB \longrightarrow Na^+ + B^-$$

质子传递平衡时

$$K_a = \frac{[H_3O^+][B^-]}{[HB]}$$

因此

$$[H_3O^+] = K_a \times \frac{[HB]}{[B^-]}$$

等式两边同取负对数,可得

$$pH = pK_a + \lg \frac{[B^-]}{[HB]} = pK_a + \lg \frac{[共轭碱]}{[共轭酸]} \tag{4-13}$$

上式即为计算缓冲溶液 pH 的亨德森-哈塞尔巴赫(Henderson-Hasselbalch)方程式。式中,pK_a 为弱酸解离常数的负对数,$[B^-]$ 和 $[HB]$ 均为平衡浓度,$[B^-]$ 与 $[HB]$ 的比值称为缓冲比(buffer-component ratio)。此外,$[B^-]$ 与 $[HB]$ 之和称为缓冲溶液的总浓度,用 $c_{总}$ 表示。

缓冲溶液中,NaB 解离生成的 B^- 对 HB 的解离产生较强的同离子效应,因此溶液中 HB 解离程度很低。设溶液中 HB 的初始浓度为 $c(HB)$,B^- 的初始浓度为 $c(B^-)$,已解离的 HB 浓度为 $c'(HB)$,则溶液中 $[HB]$ 和 $[B^-]$ 分别表示为

$$[HB] = c(HB) - c'(HB) \approx c(HB)$$
$$[B^-] = c(B^-) + c'(HB) \approx c(B^-)$$

由此可见 $[HB]$ 和 $[B^-]$ 可分别用其初始浓度 $c(HB)$ 和 $c(B^-)$ 来表示,因此式(4-13)可表示为

$$pH = pK_a + \lg \frac{c(B^-)}{c(HB)} \tag{4-14}$$

若缓冲溶液中所含共轭酸碱的物质的量分别为 $n(HB)$ 和 $n(B^-)$,溶液体积为 V。根据物质的量浓度的定义,式(4-14)又可改写为

$$pH = pK_a + \lg \frac{n(B^-)}{n(HB)} \tag{4-15}$$

【例 4-5】 已知 HAc 的 $pK_a = 4.76$,现有 1 L 含有 0.10 mol/L HAc 和 0.10 mol/L NaAc 的缓冲溶液,请回答下列问题:

(1) 该缓冲溶液的 pH 为多少?

(2) 若向上述溶液中通入 0.010 mol HCl 气体,溶液 pH 为多少?

(3) 若向该缓冲溶液中加入 0.010 mol NaOH,溶液 pH 为多少?(均忽略溶液体积变化)

【解】 (1) 缓冲溶液中 HAc 和 NaAc 的浓度均为 0.10 mol/L,根据式(4-13)可求出该缓冲溶液的 pH。

$$pH = pK_a + \lg \frac{[Ac^-]}{[HAc]} = 4.76 + \lg \frac{0.10 \text{ mol/L}}{0.10 \text{ mol/L}} = 4.76$$

（2）向上述缓冲溶液中通入 0.010 mol HCl 后，HCl 将和抗酸成分 Ac^- 反应生成 HAc，溶液中 HAc 的物质的量将增加 0.010 mol，同时 Ac^- 物质的量将减少 0.010 mol，根据式（4-15）可求出溶液的 pH 为

$$pH=pK_a+lg\frac{n_{Ac^-}}{n_{HAc}}=4.76+lg\frac{0.10\ mol-0.010\ mol}{0.10\ mol+0.010\ mol}=4.67$$

（3）向上述缓冲溶液中加入 0.010 mol NaOH 后，OH^- 将和抗碱成分 HAc 反应生成 Ac^-，溶液中 HAc 的物质的量将减少 0.010 mol，同时 Ac^- 物质的量将增加 0.010 mol，根据式（4-15）可求出溶液的 pH 为

$$pH=pK_a+lg\frac{n_{Ac^-}}{n_{HAc}}=4.76+lg\frac{0.10\ mol+0.010\ mol}{0.10\ mol-0.010\ mol}=4.85$$

【例 4-6】 将 0.15 mol/L NH_3 水溶液 50.0 mL 与 0.20 mol/L HCl 溶液 20.0 mL 相混合，求混合后溶液的 pH。已知 NH_3 的 $pK_b=4.75$。

【解】 将 NH_3 水溶液与 HCl 溶液相混合，发生如下反应：

$$NH_3\ +\ H^+\ ==\ NH_4^+$$

反应前物质的量（mmol）   7.5   4.0   0

可见反应中 NH_3 过量，反应结束后溶液中含有 3.5 mmol NH_3 和 4.0 mmol NH_4^+，是缓冲溶液，根据式（4-15）可求出溶液 pH。

已知 NH_3 的 $pK_b=4.75$，因此 NH_4^+ 的 $pK_a=14-4.75=9.25$

溶液的 pH 为

$$pH=pK_a+lg\frac{n_{NH_3}}{n_{NH_4^+}}=9.25+lg\frac{3.5\ mmol}{4.0\ mmol}=9.19$$

（二）影响缓冲溶液 pH 的因素

由亨德森-哈塞尔巴赫（Henderson-Hasselbalch）方程式可以看出，影响缓冲溶液 pH 的主要因素如下：

（1）缓冲溶液的 pH 主要取决于缓冲系中弱酸的酸常数 K_a。K_a 的大小与温度有关，因此温度对缓冲溶液 pH 也是有影响的（本章对温度的影响不做深入讨论）。

（2）同一缓冲系的缓冲溶液，pK_a 一定，其 pH 随缓冲比的改变而改变。当缓冲比等于 1 时，缓冲溶液的 pH 等于 pK_a。

（3）缓冲溶液加少量水稀释时，$n(B^-)$ 与 $n(HB)$ 的比值不变，根据式（4-15）计算的 pH 也不变，所以缓冲溶液具有抵抗少量水稀释的能力。但严格来说，加水稀释会引起溶液离子强度的改变，使 HB 和 B^- 的活度因子受到不同程度的影响，因此缓冲溶液的 pH 将会随之发生略微变化。

严格来说，亨德森-哈塞尔巴赫（Henderson-Hasselbalch）方程式计算出的缓冲溶液 pH 只是其近似值。例如，含有 0.025 mol/L KH_2PO_4 和 0.025 mol/L Na_2HPO_4 的缓冲溶液，其 pH 的计算值为 7.21，但实际测出的 pH 为 6.86。为何计算值和实测值之间会出现一定的差距呢？原因在于缓冲溶液由足够高浓度的一对共轭酸碱对组成，其中含有较高浓度的强电解质，溶液的离子强度较高，各离子活度随之降低。如果想要更为精确

地计算出缓冲溶液的 pH,应在式(4-13)中引入活度因子 γ,以 HB 和 B^- 的活度替代它们的平衡浓度进行计算。实际工作中,常在 pH 计的监控下,通过滴加少量强酸(或强碱)对所配制缓冲溶液的 pH 进行校正。

三、缓冲容量和缓冲范围

(一) 缓冲容量

任何缓冲溶液的缓冲能力都是有限的,而且不同缓冲溶液的缓冲能力也有所不同。1922 年,范斯莱克(V. Slyke)提出用缓冲容量(buffer capacity)β 作为衡量缓冲能力大小的尺度。缓冲容量定义:单位体积缓冲溶液的 pH 改变为 1(即 $|\Delta pH|=1$)时,所需加入一元强酸或一元强碱的物质的量。其微分式定义为

$$\beta \stackrel{\text{def}}{=} \frac{dn_{a(b)}}{V|dpH|} \tag{4-16}$$

式中,V 是缓冲溶液的体积,$dn_{a(b)}$ 是向缓冲溶液中加入的微小量一元强酸(dn_a)或一元强碱(dn_b)的物质的量,$|dpH|$ 为缓冲溶液 pH 的微小改变量的绝对值。由式(4-16)可知,当 $dn_{a(b)}$ 和 V 一定时,溶液的 pH 改变愈小,β 值愈大,缓冲溶液的缓冲能力愈强;当 $|dpH|$ 和 V 一定时,加入强酸(强碱)的物质的量愈大,β 值愈大,缓冲溶液的缓冲能力愈强。

(二) 影响缓冲容量的因素

根据缓冲容量的定义式(4-16),可推导出缓冲容量 β 与缓冲溶液的总浓度 $c_{总}$ 及 $[B^-]$、$[HB]$ 的关系为

$$\beta = \frac{2.303 \times [HB][B^-]}{c_{总}} \tag{4-17}$$

式(4-17)表明,缓冲容量的大小随 $c_{总}$ 及 $[B^-]$、$[HB]$ 的改变而改变。由于缓冲溶液的 pH 受缓冲比 $\frac{[B^-]}{[HB]}$ 的影响,因此缓冲容量随缓冲溶液 pH 的改变而改变。缓冲容量与缓冲溶液 pH 间的关系如图 4-1 所示。

由图 4-1 可以看出,缓冲溶液的总浓度和缓冲比是影响缓冲容量的两个重要因素。

1. 总浓度对 β 的影响 如图 4-1 中曲线(2)和(3)所示,对于同一缓冲系,当缓冲比相同时,缓冲溶液总浓度越大,缓冲容量越大。

2. 缓冲比对 β 的影响 由图 4-1 中曲线(3)可见,对于同一缓冲系,当总浓度一定时,缓冲比越接近 1:1,缓冲容量越大。在 $pH = pK_a$ 时,缓冲比为 1:1,此时溶液中 $[HB]=[B^-]$,缓冲容量具有极大值 $\beta_{极大}$。根据式(4-17)可得

$$\beta_{极大} = \frac{2.303 \times [HB][B^-]}{c_{总}} = \frac{2.303 \times \frac{c_{总}}{2} \times \frac{c_{总}}{2}}{c_{总}} = 0.576 c_{总} \tag{4-18}$$

根据上式可知,不同缓冲系组成的缓冲溶液,总浓度相同,其 $\beta_{极大}$ 也相同。

图 4-1 中曲线(1)和(4)所示分别为强酸型和强碱型缓冲溶液,并且溶液浓度越高,其缓冲能力越强。浓度较大的强酸(pH≤2)或强碱溶液(pH≥12)具有缓冲作用,原因在于溶液

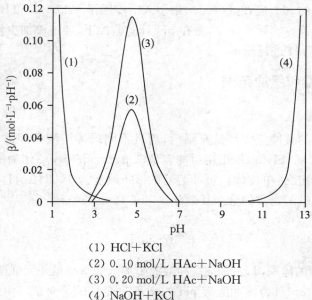

(1) HCl+KCl
(2) 0.10 mol/L HAc+NaOH
(3) 0.20 mol/L HAc+NaOH
(4) NaOH+KCl

图 4-1 缓冲容量与 pH 的关系

中本就含有高浓度的 H_3O^+ 或 OH^-,外加少量强酸或强碱时溶液 pH 改变很小。

（三）缓冲范围

缓冲溶液的缓冲能力是有限的。当缓冲溶液的总浓度一定时,缓冲比愈接近 1,缓冲容量愈大;缓冲比愈偏离 1 时,缓冲容量愈小。当缓冲比大于 10∶1 或小于 1∶10 时,缓冲溶液已基本失去缓冲能力。因此,通常将缓冲溶液的 pH 从 pK_a-1 到 pK_a+1 的范围定为缓冲作用的有效区间,即 $pH=pK_a\pm1$,称为缓冲溶液的缓冲范围(buffer effective range)。不同缓冲溶液由于各自弱酸的 pK_a 不同,因此缓冲范围也各不相同。

四、缓冲溶液的配制

（一）缓冲溶液的配制方法

生物医学实验中,常需配制一定 pH 的缓冲溶液。欲配制一定 pH 且具有足够缓冲能力的缓冲溶液,应遵循下述原则和步骤:

1. 选择合适的缓冲系 选择缓冲系配制缓冲溶液时,应使配制缓冲溶液的 pH 在所选缓冲系的缓冲范围($pK_a\pm1$)之内,并尽量接近弱酸的 pK_a,这样可使所配缓冲溶液有较大的缓冲容量。例如,欲配制 $pH=9.10$ 的缓冲溶液,可选择 NH_3-NH_4^+ 缓冲系,因为 NH_4^+ 的 pK_a 为 9.25,与 9.10 比较接近。此外,所选缓冲系的物质应稳定、无毒,不与溶液中的反应物或生成物发生作用,在加温灭菌和储存期内要稳定。例如,硼酸-硼酸盐缓冲系具有一定的生理毒性,不能用于注射液、口服液或细胞培养液。

2. 配制缓冲溶液的总浓度要适宜 总浓度太低,缓冲容量过小;总浓度太高,会导致离子强度太大或渗透浓度过高而不适用。因此,在生物医学实际工作中,一般选用总浓度为 0.05~0.2 mol/L。

3. 计算所需缓冲系的量 选定缓冲系后,即可根据亨德森-哈塞尔巴赫(Henderson-

Hasselbalch)方程式计算出所需弱酸及其共轭碱的量或体积。为计算和配制方便,常使用相同浓度的弱酸及其共轭碱来进行配制。实际工作中,还会在弱酸中加入不足量的强碱或弱碱中加入不足量的强酸,利用酸碱反应,使酸碱反应的产物与过量的反应物组成缓冲溶液。配制生理缓冲溶液时,有时还会加入其他物质,比如加入一定量的 NaCl 以维持溶液的渗透压等。

4. 校正所配缓冲溶液的 pH　根据亨德森-哈塞尔巴赫(Henderson-Hasselbalch)方程式的计算结果即可配制所需缓冲溶液,但由于未考虑到离子强度等影响因素,因此计算结果与实测值间有差值。如果实验对溶液 pH 有严格要求,那么还需在 pH 计监测下对所配缓冲溶液的 pH 进行校正。例如,可以在 pH 计监测下,向缓冲溶液中滴加强酸如 HCl 或强碱如 NaOH 来校正其 pH。

【例 4-7】　现欲配制 pH＝7.40 的缓冲溶液 1 000 mL,需要浓度均为 0.10 mol/L 的 NaH_2PO_4 溶液和 Na_2HPO_4 溶液的体积各为多少?已知 H_3PO_4 的 $pK_{a2}=7.21$。

【解】　根据题意,该缓冲溶液的缓冲系为 $H_2PO_4^- - HPO_4^{2-}$,由于 $c(H_2PO_4^-)=c(HPO_4^{2-})$,根据式(4-15)可以推导出

$$pH=pK_{a2}+\lg \frac{n_{HPO_4^{2-}}}{n_{H_2PO_4^-}}=pK_{a2}+\lg \frac{c_{HPO_4^{2-}}V_{HPO_4^{2-}}}{c_{H_2PO_4^-}V_{H_2PO_4^-}}=pK_{a2}+\lg \frac{V_{HPO_4^{2-}}}{V_{H_2PO_4^-}}$$

$V(H_2PO_4^-)+V(HPO_4^{2-})=1\,000$ mL,根据上式可得

$$7.40=7.21+\lg \frac{V_{HPO_4^{2-}}}{1\,000\ mL-V_{HPO_4^{2-}}}$$

所以
$$V(H_2PO_4^-)=392.2\ mL$$
$$V(HPO_4^{2-})=607.8\ mL$$

【例 4-8】　已知 HAc 的 $pK_a=4.76$,现欲配制 pH＝5.10 的缓冲溶液,需在 500 mL 0.10 mol/L HAc 溶液中加入多少毫升 0.10 mol/L NaOH 溶液?(忽略混合时溶液体积变化)

【解】　将 NaOH 溶液加入 HAc 溶液,两者将发生如下反应:

$$HAc+OH^- == Ac^- +H_2O$$

设加入的 NaOH 的体积为 V mL,则加入的 NaOH 的物质的量为 0.10V mmol,因此溶液中生成的 Ac^- 的物质的量为 0.10V mmol,同时溶液中未参加反应的 HAc 的物质的量为 $0.10\times(500-V)$ mmol。根据式(4-15)可得

$$pH=pK_a+\lg \frac{n_{Ac^-}}{n_{HAc}}=4.76+\lg \frac{0.10V\ mmol}{0.10\times(500-V)\ mmol}=5.10$$

所以　$V=343$ mL

在实际工作中,通常是查阅相关手册,根据手册中提供的配方,就可以直接配制实验中所需缓冲溶液。表 4-3 列出了在生物化学分析实验中常用的 Tris-Tris·HCl 缓冲溶液的配方表。

表 4-3 Tris*-Tris·HCl 缓冲溶液的配方表** (25 ℃)

pH	0.10 mol/L Tris /mL	0.10 mol/L HCl /mL	pH	0.10 mol/L Tris /mL	0.10 mol/L HCl /mL
7.10	50.0	45.7	7.80	50.0	34.5
7.20	50.0	44.7	7.90	50.0	32.0
7.30	50.0	43.4	8.00	50.0	29.2
7.40	50.0	42.0	8.10	50.0	26.2
7.50	50.0	40.3	8.20	50.0	22.9
7.60	50.0	38.5	8.30	50.0	19.9
7.70	50.0	36.6	8.40	50.0	17.2

注：* Tris 为三羟甲基氨基甲烷（$C_4H_{11}NO_3$），相对分子质量为 121.44，Tris 溶液可从空气中吸收 CO_2，使用时注意将瓶盖盖严。

　　** 配制指定 pH 的 Tris-Tris·HCl 缓冲溶液时，按表中用量将 Tris 和 HCl 溶液混合后，再加水稀释至 100 mL，摇匀后即可。

（二）标准缓冲溶液

应用 pH 计测定溶液 pH 时，必须用标准缓冲溶液对其进行校正。标准缓冲溶液的 pH 准确已知，且性质稳定，有一定的缓冲容量和抗稀释能力。表 4-4 中列出了一些常用标准缓冲溶液及其 pH。

表 4-4 标准缓冲溶液

溶液	浓度/(mol·L^{-1})	pH(25 ℃)	pH(30 ℃)	pH(35 ℃)
酒石酸氢钾 （$KHC_4H_4O_6$）	饱和	3.56	3.55	3.55
邻苯二甲酸氢钾 （$KHC_8H_4O_4$）	0.05	4.01	4.01	4.02
磷酸盐 （KH_2PO_4-Na_2HPO_4）	0.025-0.025	6.86	6.85	6.84
硼砂 （$Na_2B_4O_7·10H_2O$）	0.01	9.18	9.14	9.10

表 4-4 中，酒石酸氢钾、邻苯二甲酸氢钾和硼砂标准缓冲溶液，均由单一化合物配制而成。这些化合物溶液之所以具有缓冲作用，一种情况是由于化合物溶于水解离出大量两性离子。例如，酒石酸氢钾溶于水后完全解离生成 K^+ 和 $HC_4H_4O_6^-$，$HC_4H_4O_6^-$ 是两性离子。$HC_4H_4O_6^-$ 在溶液中既接受质子生成它的共轭酸（$H_2C_4H_4O_6$），同时又给出质子生成它的共轭碱（$C_4H_4O_6^{2-}$），形成 $H_2C_4H_4O_6$-$HC_4H_4O_6^-$ 和 $HC_4H_4O_6^-$-$C_4H_4O_6^{2-}$ 两个缓冲系。在这两个缓冲系中，$H_2C_4H_4O_6$ 和 $HC_4H_4O_6^-$ 的 pK_a 分别为 2.98 和 4.30，比较接近，使它们的缓冲范围重叠，增强了缓冲能力，加之酒石酸氢钾饱和溶液中的抗酸、抗碱成分浓度足够高，因而用酒石酸氢钾一种化合物就可配成满意的缓冲溶液。邻苯二甲酸氢钾溶液的情况与酒石酸氢钾溶液类似。具有缓冲作用的另一种情况是化合物溶

液的组成成分就相当于一对缓冲对。例如,1 mol 硼砂($Na_2B_4O_7 \cdot 10H_2O$)水解后相当于
2 mol 偏硼酸(HBO_2)和 2 mol 偏硼酸钠($NaBO_2$),使硼砂溶液中含有相同浓度的弱酸
HBO_2 及其共轭碱 BO_2^-。因此,用硼砂一种化合物也可配制满意的缓冲溶液。

在配制标准缓冲溶液时,水的纯度应很高(一般用重蒸馏水),配制碱性(pH>7)的
标准缓冲溶液要用新排除 CO_2 的重蒸馏水。

五、血液中的缓冲系

人体体液需保持适宜的酸碱度,才能维持机体各种生理功能。正常状态下,体外摄
入或体内分解代谢会使体液中产生一定的酸性或碱性物质。由于机体内存在多种生理
缓冲系,人体内各种体液可保持在一定 pH 范围,因而各种生理功能得以正常进行。例
如,正常人体胃液的 pH 为 1.0~3.0,唾液的 pH 为 6.3~7.1。

正常人体血液的 pH 为 7.35~7.45,若血液 pH 低于 7.35,人体会出现酸中毒症状;
若血液 pH 高于 7.45,则会出现碱中毒症状。之所以人体血液 pH 可以维持在这一狭窄
的范围之内,主要原因是血液中存在多种缓冲系。血液缓冲系包括血浆缓冲系和红细胞
缓冲系,主要有碳酸氢盐缓冲系($H_2CO_3 - HCO_3^-$)、磷酸盐缓冲系($H_2PO_4^- - HPO_4^{2-}$)、血
浆蛋白缓冲系($HPr-Pr^-$)、血红蛋白缓冲系(H_2b-Hb^-)及氧合血红蛋白缓冲系(H_2bO_2-
HbO_2^-)。

上述各缓冲系中,以碳酸氢盐缓冲系在血液中含量最高、缓冲能力最强,在维持血液
正常 pH 中发挥的作用最为重要。碳酸在血液中主要是以溶解状态的 CO_2 形式存在,在
$CO_2(aq)-HCO_3^-$ 缓冲系中存在如下平衡:

$$CO_2(g)+H_2O \Longleftrightarrow H_2CO_3 \xrightarrow{\quad K_{a1}(H_2CO_3) \quad} H^+ + HCO_3^-$$

25 ℃时 H_2CO_3 的 pK_{a1} 为 6.35,但在离子强度为 0.16 mol/L 的血液中,体温为37 ℃
时,经校正 H_2CO_3 的 pK'_{a1} 为 6.10,因此血浆中碳酸氢盐缓冲系 pH 的计算方程式为

$$pH = pK'_{a1} + \lg \frac{[HCO_3^-]}{[CO_2(aq)]} = 6.10 + \lg \frac{[HCO_3^-]}{[CO_2(aq)]} \tag{4-19}$$

正常人血浆中[HCO_3^-]和[$CO_2(aq)$]浓度分别为 0.024 mol/L 和 0.001 2 mol/L,将
其分别代入式(4-19),可得血液的正常 pH 为

$$pH = 6.10 + \lg \frac{0.024 \text{ mol/L}}{0.001 \text{ 2 mol/L}} = 7.40$$

在体内,HCO_3^- 是血浆中含量最多的抗酸成分,在一定程度上可以代表血浆对体内
产生的非挥发性酸的缓冲能力,所以将血浆中的 HCO_3^- 称为碱储。

人体内正常血浆中碳酸氢盐缓冲系的缓冲比为 20:1,已超出缓冲溶液有效缓冲比
(即 1:10~10:1)的范围,但由于人体是一个敞开系统,与外界既有物质交换又有能量
传递,当机体内 $CO_2(aq)$ 或 HCO_3^- 的浓度改变时,可由肺的呼吸作用和肾的生理功能获
得补偿或调节,使得血浆中 HCO_3^- 和 $CO_2(aq)$ 的浓度保持相对稳定。因此,血浆中碳酸
氢盐缓冲系总能保持相当强的缓冲能力。

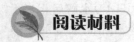

肺和肾对碳酸氢盐缓冲系的调节机制

碳酸氢盐缓冲系是人体血液中含量最高的缓冲系,占全血缓冲总量的 1/2 以上,碳酸氢盐缓冲系可以缓冲所有非挥发性酸,同时通过肺和肾的调节机制进行开放性调节,因此血液中所含的缓冲系以碳酸氢盐缓冲系最为重要[1]。

肺通过改变体内 CO_2 的排出量来调节血浆中所含 H_2CO_3 浓度,以使血浆中 HCO_3^- 与 H_2CO_3 的缓冲比接近于 20∶1。CO_2 刺激呼吸是通过两条途径实现的:一是 CO_2 能迅速通过血脑屏障,造成中枢化学感受器周围 H^+ 浓度升高,使得呼吸中枢兴奋。二是刺激外周化学感受器引起呼吸中枢兴奋。外周化学感受器特别是颈动脉体,在动脉血氧分压(PaO_2)降低、动脉血二氧化碳分压($PaCO_2$)升高或 H^+ 浓度升高时受到刺激,冲动传入延髓后会反射性地引起呼吸加深、加快,从而增加 CO_2 排出量。

肾主要调节非挥发性酸,主要通过肾小管上皮细胞的排 H^+、排氨、重吸收 Na^+ 和 HCO_3^- 来实现。肾小管上皮细胞内的碳酸酐酶可催化 H_2O 和 CO_2 反应生成 H_2CO_3,H_2CO_3 又解离生成 H^+ 和 HCO_3^-。细胞内 H^+ 经过 Na^+-H^+ 载体与肾小球滤液中的 Na^+ 交换后进入滤液,又与滤液中的 HCO_3^- 结合生成 H_2CO_3,H_2CO_3 再分解为 CO_2 和 H_2O,H_2O 随尿液排出,而 CO_2 则通过管腔膜又弥散回上皮细胞。上皮细胞内的 HCO_3^- 则与重吸收的 Na^+ 一起经基侧膜转运进入血液循环[1][2]。如果滤过的 HCO_3^- 量超过了分泌的 H^+,HCO_3^- 就不能全部(以 CO_2 形式)被重吸收。由于 HCO_3^- 不易透过管腔膜,所以没有被重吸收的便随尿液排出体外。

人体体液的酸碱平衡是由诸多调节因素共同维持的,但在作用时间和强度上有所差别。其中,肺的调节作用效能最大,缓冲作用约在 30 分钟达到最高峰;而肾的调节作用较慢,常在数小时后才起作用,3~5 天才达高峰,对排出 H_2CO_3 和保留 HCO_3^- 发挥着重要作用[1]。

血液中碳酸氢盐缓冲系的缓冲比可以保持相对稳定,是由于 CO_2 浓度瞬时变化刺激脑干呼吸中枢和外周化学感受器做出响应,改变肺换气率使 CO_2 浓度在正常水平恒定;而 HCO_3^- 的浓度变化由肾排 H^+ 的变化和对滤过的 HCO_3^- 重吸收来调节,从而维持正常血液 pH 稳定。

参考文献

[1] 王建枝,钱睿哲.病理生理学[M].9 版.北京:人民卫生出版社,2018.
[2] 王岚,尤琳浩,常彦忠.人体维持酸碱平衡的机制[J].生物学通报,2013,48(2):1-2.

——————————————— 习　题 ———————————————

1. 写出下列各物质的共轭碱:

HAc、H_2SO_4、HCO_3^-、H_2O、NH_4^+、$H_2PO_4^-$、$[Zn(H_2O)_4]^{2+}$

2. 写出下列各物质的共轭酸:

F^-、HCO_3^-、NH_3、S^{2-}、H_2O、$H_2PO_4^-$、PO_4^{3-}

3. 根据酸碱质子理论,水溶液中下列哪些物质只能为酸? 哪些只能为碱? 哪些是两性物质?

$H_2C_2O_4$、HS^-、NH_4^+、Ac^-、H_2O、H_3O^+、SO_4^{2-}、NH_3、NH_4Ac

4. 烟酸(C_5H_4NCOOH)又称维生素 B_3、尼克酸,以其为原料可以合成多种药物。已知其 $K_a=1.4\times10^{-5}$。

(1) 写出烟酸在水溶液中质子传递平衡反应式。

(2) 计算其共轭碱的 K_b。

5. 常温下,在 0.10 mol/L NH_3 水溶液中分别加入下列各物质,对氨水的解离常数、解离度及溶液的 pH 分别产生什么影响?

(1) 纯水　　　　(2) $NH_4Cl(s)$　　　(3) $NaOH(s)$　　　(4) $NaCl(s)$

6. 已知浓度为 0.17 mol/L HCN 溶液的 pH 为 4.99,求 HCN 的解离常数 K_a。

7. 乳酸($C_3H_6O_3$)是糖无氧酵解的最终产物,是一元弱酸,在体内大量积蓄会引起酸中毒。已知乳酸的 $K_a=1.4\times10^{-4}$,试计算 0.010 mol/L 乳酸溶液的 pH。

8. 计算下列溶液的 pH:

(1) 0.20 mol/L 甲胺(CH_3NH_2)溶液,已知 CH_3NH_2 的 $K_b=4.38\times10^{-4}$。

(2) 20 mL 0.10 mol/L HAc 溶液与 20 mL 0.10 mol/L NaOH 溶液的混合溶液,已知 HAc 的 $K_a=1.75\times10^{-5}$。

9. 在 HAc 和 HCl 混合溶液中,两者的浓度均为 0.10 mol/L,求该溶液的 pH、$[Ac^-]$ 及溶液中 HAc 的解离度。已知 HAc 的 $K_a=1.75\times10^{-5}$。

10. 将 0.10 mol/L H_3PO_4 溶液与 0.10 mol/L Na_3PO_4 溶液等体积混合,所得是否为缓冲溶液? 将 0.10 mol/L NaH_2PO_4 溶液与 0.10 mol/L Na_3PO_4 溶液等体积混合,所得是否为缓冲溶液?

11. 已知 HAc 的 $K_a=1.75\times10^{-5}$,NH_3 的 $K_b=1.78\times10^{-5}$。计算下列缓冲溶液的 pH:

(1) 0.20 mol/L $NH_3\cdot H_2O$ 溶液 80 mL 与 0.25 mol/L NH_4Cl 溶液 60 mL 的混合溶液。

(2) 0.20 mol/L HAc 溶液 100 mL 与 0.15 mol/L NaOH 溶液 80 mL 的混合溶液。

12. 血浆与尿液中都含有 $H_2PO_4^- - HPO_4^{2-}$ 缓冲系,已知正常人体血浆和尿液中 HPO_4^{2-} 和 $H_2PO_4^-$ 的缓冲比分别为 4:1 和 1:9,已知 $H_2PO_4^-$ 的 $pK_a'=6.80$,则血浆和尿液的 pH 各为多少?

13. 已知 HAc-NaAc 缓冲溶液的 pH=4.46,溶液中 HAc 的浓度为 0.30 mol/L,则溶液中 Ac^- 的浓度为多少? 若向 1 L 该缓冲溶液中加入 0.40 g NaOH 晶体,忽略溶液体积改变,则溶液的 pH 为多少? 已知 HAc 的 $pK_a=4.76$。

14. 取 0.10 mol/L 某一元弱酸(HB)溶液 50 mL 与 0.10 mol/L NaOH 溶液 20 mL 混合,将混合液稀释至 100 mL,测得其 pH 为 5.25。求此一元弱酸的 K_a。

15. 影响缓冲容量的因素是: 　　　　　　　　　　　　　　　　(　　)

A. 缓冲溶液的总浓度和缓冲比

B. 缓冲对中共轭酸的 pK_a 和缓冲比

C. 缓冲对中共轭酸的 pK_a 和缓冲溶液的总浓度

D. 缓冲对中共轭酸的 pK_a 和其共轭碱的 pK_b

16. 已知 Tris·HCl 在 37 ℃时的 pK_a 为 7.85，现欲配制 500 mL pH 为 7.40 的缓冲溶液，需用浓度均为 0.050 mol/L 的 Tris 和 Tris·HCl 溶液各多少毫升？

17. 欲使 100 mL 0.010 mol/L HAc 溶液的 pH＝5.00，需加入固体 NaOH 多少克？（忽略加入 NaOH 后溶液体积的变化，HAc 的 pK_a＝4.76）

18. 临床检验得知某人血浆中 $[HCO_3^-]$＝21.6 mmol/L，$[CO_2(aq)]$＝1.35 mmol/L。已知在 37 ℃时 H_2CO_3 的 pK_{a1}'＝6.10，则此人血浆的 pH 为多少？此人处于酸中毒、碱中毒还是正常状态？

（周　萍）

难溶强电解质的沉淀溶解平衡

通常将 25 ℃时在 100 g H_2O 中溶解度(solubility)小于 0.01 g 的物质称为难溶化合物。有一类难溶化合物在水中溶解度很小,但溶解的部分全部解离成离子,称为难溶强电解质,例如 $AgCl$、$BaSO_4$、CuS 等。本章主要讨论难溶强电解质在水溶液中的沉淀溶解平衡。

第一节 溶度积

一、溶度积的定义

一定温度下,将难溶强电解质 $BaSO_4$ 固体放入纯水中,在极性分子 H_2O 的作用下,会有极少部分 Ba^{2+} 和 SO_4^{2-} 脱离固体表面,形成水合离子进入溶液,这个过程称为溶解(dissolution);同时,溶液中的水合离子在不断做无规则运动,其中部分水合离子在运动中受固体表面吸引,又重新沉积到固体表面上,这个过程称为沉淀(precipitation)。当沉淀与溶解的速率相等时,固体难溶强电解质与溶液中离子间达到沉淀溶解平衡,又称多相离子平衡。沉淀溶解平衡建立后,溶液中离子浓度不再改变,溶液呈饱和状态,但是沉淀和溶解的过程仍在进行,可见沉淀溶解平衡与其他化学平衡一样,也是动态平衡。

$BaSO_4$ 沉淀与溶液中 Ba^{2+} 和 SO_4^{2-} 之间的平衡表示为

$$BaSO_4(s) \underset{沉淀}{\overset{溶解}{\rightleftharpoons}} Ba^{2+}(aq) + SO_4^{2-}(aq)$$

平衡时

$$K_{sp} = [Ba^{2+}][SO_4^{2-}] \tag{5-1}$$

K_{sp} 称为溶度积常数(solubility product constant),简称溶度积(solubility product)。

对于 A_aB_b 型的难溶强电解质,水溶液存在如下沉淀溶解平衡

$$A_aB_b(s) \rightleftharpoons aA^{n+}(aq) + bB^{m-}(aq)$$

平衡时

$$K_{sp}=[A^{n+}]^a[B^{m-}]^b \tag{5-2}$$

式(5-2)表明,在一定温度下,难溶电解质的饱和溶液中各离子浓度幂的乘积为一常数,反映了难溶强电解质在水中溶解能力的大小。一些难溶强电解质的 K_{sp} 列于附录Ⅲ。

二、溶度积与溶解度的关系

溶度积和溶解度均可表示难溶强电解质在水中溶解能力的大小,在一定条件下,两者之间可以相互换算。需要指出的是,本章中溶解度是以在单位体积饱和溶液中溶解的难溶强电解质的物质的量来进行相关计算的,单位为 mol/L。

对于 A_aB_b 型难溶强电解质,设其溶解度为 S mol/L,沉淀溶解平衡时

$$A_aB_b(s) \rightleftharpoons aA^{n+}(aq) + bB^{m-}(aq)$$

平衡浓度(mol/L) aS bS

$$K_{sp}=[A^{n+}]^a[B^{m-}]^b=(aS)^a(bS)^b=a^a \cdot b^b \cdot S^{a+b} \tag{5-3}$$

则

$$S=\sqrt[a+b]{\frac{K_{sp}}{a^a \cdot b^b}} \tag{5-4}$$

式(5-3)和式(5-4)中溶解度均需用物质的量浓度表示,单位为 mol/L。

【例 5-1】 已知 25 ℃时,AgCl 的溶度积 K_{sp} 为 1.77×10^{-10},求该温度下 AgCl 的溶解度 S。

【解】 AgCl 在水溶液中达沉淀溶解平衡时,有

$$AgCl(s) \rightleftharpoons Ag^+(aq) + Cl^-(aq)$$

平衡浓度(mol/L) S S

可见,由 AgCl 溶解生成的 Ag^+ 和 Cl^- 浓度相等,且 $[Ag^+]=[Cl^-]=S$ mol/L。

因此 $K_{sp}(AgCl)=[Ag^+][Cl^-]=S^2$

则 AgCl 在水中的溶解度 S 为

$$S=\sqrt{K_{sp}(AgCl)}=\sqrt{1.77\times10^{-10}}\ mol/L=1.33\times10^{-5}\ mol/L$$

【例 5-2】 已知 25 ℃时 Ag_2CrO_4 在水中的溶解度为 6.54×10^{-5} mol/L,求其溶度积。

【解】 Ag_2CrO_4 溶于水达沉淀溶解平衡时,有

$$Ag_2CrO_4(s) \rightleftharpoons 2Ag^+(aq) + CrO_4^{2-}(aq)$$

平衡浓度(mol/L) $2S$ S

由反应式可见,Ag_2CrO_4 溶于纯水后生成的 Ag^+ 浓度为 CrO_4^{2-} 的 2 倍,根据溶度积表达式可得

$$K_{sp}(Ag_2CrO_4)=[Ag^+]^2[CrO_4^{2-}]=(2S)^2 \cdot S=4S^3=4\times(6.54\times10^{-5})^3=1.12\times10^{-12}$$

【例 5-3】 25 ℃时,$Mg(OH)_2$ 的 K_{sp} 为 5.61×10^{-12},求该温度下 $Mg(OH)_2$ 饱和溶液的 pH。

【解】 设 $Mg(OH)_2$ 在水中的溶解度为 $S\ mol/L$。当 $Mg(OH)_2$ 固体溶于水达沉淀溶解平衡时,溶液达饱和。

$$Mg(OH)_2(s) \Longleftrightarrow Mg^{2+}(aq) + 2OH^-(aq)$$

根据上述反应式可知,沉淀溶解平衡时,溶液中 $[Mg^{2+}] = S\ mol/L$,而 $[OH^-] = 2S\ mol/L$,因此

$$K_{sp}[Mg(OH)_2] = [Mg^{2+}][OH^-]^2 = 4S^3$$

$$S = \sqrt[3]{\frac{K_{sp}}{4}} = \sqrt[3]{\frac{5.61 \times 10^{-12}}{4}}\ mol/L = 1.12 \times 10^{-4}\ mol/L$$

溶液中 OH^- 的浓度为

$$[OH^-] = 2S = 2 \times 1.12 \times 10^{-4}\ mol/L = 2.24 \times 10^{-4}\ mol/L$$

则溶液的 pH 为

$$pH = 14 - pOH = 14 - 3.65 = 10.35$$

将上述例题中各难溶强电解质的溶解度和溶度积列于表 5-1 中。

表 5-1　难溶强电解质的溶解度与溶度积的比较

电解质类型	难溶强电解质	$S/(mol \cdot L^{-1})$	K_{sp}
AB	AgCl	1.33×10^{-5}	1.77×10^{-10}
A_2B	Ag_2CrO_4	6.54×10^{-5}	1.12×10^{-12}
AB_2	$Mg(OH)_2$	1.12×10^{-4}	5.61×10^{-12}

由表 5-1 可见,对于相同结构类型的难溶强电解质,如 Ag_2CrO_4 和 $Mg(OH)_2$,溶度积 K_{sp} 大的化合物其溶解度也大;而不同结构类型的难溶强电解质,如 AgCl 和 Ag_2CrO_4,溶度积大的化合物其溶解度反而较小,这是由不同结构类型难溶强电解质溶度积与其溶解度换算关系不同引起的。因此,对于相同结构类型的难溶强电解质,可以直接根据溶度积 K_{sp} 的大小比较其在水溶液中溶解能力的强弱;对于不同结构类型的难溶强电解质,不能直接根据 K_{sp} 的大小比较其在水溶液中溶解能力的强弱,必须通过计算,根据其溶解度 S 的大小来进行比较。

由于影响难溶电解质溶解度的因素很多,因此上述 K_{sp} 和 S 之间的换算关系适用于以下情况:一是溶液离子强度很小,浓度可以代替活度进行计算;二是溶解后解离生成的正、负离子在水溶液中不发生水解等副反应或副反应程度很小;三是已溶解的部分要完全解离,即适用于难溶强电解质。

第二节　沉淀溶解平衡的移动

一、溶度积原理

任一条件下,溶液中离子浓度幂的乘积称为离子积(ion product),用符号 Q 表示。

例如，当任意浓度的 $CaCl_2$ 和 Na_2CO_3 溶液相混合时，溶液中 Ca^{2+} 和 CO_3^{2-} 的离子积为

$$Q = c(Ca^{2+})c(CO_3^{2-})$$

Q 和 K_{sp} 的表达形式类似，但两者的含义不同。Q 关系式适用于任意状态的溶液，温度一定时，Q 的数值将随溶液中离子浓度的改变而变化。K_{sp} 则表示难溶强电解质饱和溶液中离子幂的乘积。一定温度下，K_{sp} 为一常数，只是 Q 的一个特例。

对某一溶液，Q 和 K_{sp} 之间存在如下三种情况：

(1) $Q = K_{sp}$ 表示溶液饱和，溶液中的沉淀与溶解达到动态平衡。

(2) $Q < K_{sp}$ 表示溶液不饱和，溶液无沉淀析出，可继续溶解加入的难溶强电解质。

(3) $Q > K_{sp}$ 表示溶液过饱和，溶液会有沉淀析出。

以上称为溶度积原理。溶度积原理是难溶电解质沉淀溶解平衡移动规律的总结，也是判断难溶电解质沉淀生成及溶解的依据。

二、同离子效应和盐效应

与其他化学平衡一样，水溶液中难溶电解质的沉淀溶解平衡也是相对的、有条件的，当改变某些条件（如温度、浓度等）时，平衡将发生移动。

在难溶电解质的饱和溶液中，加入与之含有相同离子的易溶强电解质，平衡将发生移动，难溶强电解质的溶解度将减小。这种因加入含有相同离子的其他易溶强电解质，而使难溶电解质的溶解度显著降低的效应称为同离子效应。

【例 5-4】 已知 25 ℃时，AgCl 的 K_{sp} 为 1.77×10^{-10}。计算 AgCl 在 0.10 mol/L NaCl 溶液中的溶解度，并与其在纯水中的溶解度进行比较。

【解】 设 AgCl 在 0.10 mol/L NaCl 溶液中的溶解度为 S' mol/L，则

$$AgCl(s) \rightleftharpoons Ag^+(aq) + Cl^-(aq)$$

平衡浓度(mol/L) $\quad S' \quad S'+0.10 \approx 0.10$

则 $\quad K_{sp} = [Ag^+][Cl^-] = S' \cdot 0.10 = 1.77 \times 10^{-10}$

$\therefore S' = 1.77 \times 10^{-9}$ mol/L

AgCl 在纯水中的溶解度 S 为

$$S = \sqrt{K_{sp}} = \sqrt{1.77 \times 10^{-10}} \text{ mol/L} = 1.33 \times 10^{-5} \text{ mol/L}$$

从以上计算结果可见，由于同离子效应，AgCl 在 0.10 mol/L NaCl 溶液中的溶解度远远低于其在纯水中的溶解度。因此，在生成沉淀的反应中，常加入过量的沉淀剂，利用同离子效应可使沉淀更加完全。应注意，沉淀剂的用量不是越多越好，一般以过量 20%～50% 为宜。这是因为过量沉淀剂的加入将增大溶液的离子强度，会使沉淀的溶解度略有增大；同时若沉淀剂加入过多，则可能会因其他副反应的发生而使溶解度增大。例如，AgCl 沉淀可与过量的 Cl^- 发生以下反应而发生溶解。

$$AgCl(s) + Cl^- \rightleftharpoons AgCl_2^- \text{(或 } AgCl_3^{2-})$$

在含有 $BaSO_4$ 固体的溶液中加入一定量的强电解质 KNO_3，与在纯水中相比，$BaSO_4$ 的溶解度将略微增大。这种因加入不含相同离子的易溶强电解质而使沉淀溶解度略微增大的效应称为盐效应。

需要注意的是,沉淀溶解平衡中发生同离子效应的同时必定也会发生盐效应,但由于前者比后者的影响显著得多,因此在发生同离子效应的同时,一般可忽略盐效应的影响。

第三节　沉淀的生成和溶解

一、沉淀的生成

根据溶度积原理,欲使沉淀自溶液中析出,需增大溶液中有关离子的浓度,使难溶强电解质的离子积大于溶度积,即 $Q > K_{sp}$。

【例 5-5】 将 0.020 mol/L Na_2SO_4 溶液与 0.20 mol/L $BaCl_2$ 溶液等体积混合,有无 $BaSO_4$ 沉淀生成? SO_4^{2-} 是否沉淀完全? 已知 $BaSO_4$ 的 $K_{sp} = 1.1 \times 10^{-10}$。

【解】 (1)两溶液等体积混合后,Na_2SO_4 和 $BaCl_2$ 的浓度均下降为起始浓度的一半,即

$$c(SO_4^{2-}) = 0.010 \text{ mol/L}, c(Ba^{2+}) = 0.10 \text{ mol/L}$$

因此 $BaSO_4$ 的离子积 Q 为

$$Q = c(Ba^{2+})c(SO_4^{2-}) = 0.10 \times 0.010 = 1.0 \times 10^{-3} > K_{sp}$$

所以溶液中有 $BaSO_4$ 沉淀生成。

(2)设反应后溶液中 SO_4^{2-} 的平衡浓度为 x mol/L,则

$$BaSO_4(s) \rightleftharpoons Ba^{2+}(aq) + SO_4^{2-}(aq)$$

平衡浓度(mol/L)　　　　　　　　　　0.10−0.010+x　　　x

由于反应中 Ba^{2+} 的浓度远过量于 SO_4^{2-} 的浓度,因此反应后达沉淀溶解平衡时,溶液中 Ba^{2+} 的平衡浓度约为

$$[Ba^{2+}] = (0.10 - 0.010 + x) \text{mol/L} \approx 0.090 \text{ mol/L}$$

则溶液中 SO_4^{2-} 的平衡浓度为

$$[SO_4^{2-}] = \frac{K_{sp}(BaSO_4)}{[Ba^{2+}]} = \frac{1.1 \times 10^{-10}}{0.090} \text{mol/L} = 1.22 \times 10^{-9} \text{ mol/L}$$

根据溶度积关系式表现出的离子浓度间的相互制约关系可见,无论加入沉淀剂的量有多大,溶液中某离子的浓度都不会降至为零。一般认为,当溶液某离子的浓度低于 10^{-5} mol/L 时就沉淀完全了。本题中 $[SO_4^{2-}]$ 远远低于 10^{-5} mol/L,可认为其已经沉淀完全。

【例 5-6】 298 K 时,计算使 0.010 mol/L Fe^{3+} 开始沉淀和沉淀完全时溶液的 pH。已知 $Fe(OH)_3$ 的 $K_{sp} = 2.79 \times 10^{-39}$。

【解】 $Fe(OH)_3$ 固体在水溶液的沉淀溶解平衡如下:

$$Fe(OH)_3(s) \rightleftharpoons Fe^{3+}(aq) + 3OH^-(aq)$$

（1）Fe^{3+} 开始沉淀时，溶液中 Fe^{3+} 浓度为 0.010 mol/L，且溶液中 $Q \geqslant K_{sp}$，则

$$c_{Fe^{3+}} c_{OH^-}^3 \geqslant K_{sp}$$
$$0.010 \times c_{OH^-}^3 \geqslant 2.79 \times 10^{-39}$$

所以

$$c(OH^-) \geqslant \sqrt[3]{\frac{2.79 \times 10^{-39}}{0.010}} \text{ mol/L} = 6.53 \times 10^{-13} \text{ mol/L}$$

$$pH = 1.82$$

当溶液 pH 为 1.82 时，$Fe(OH)_3$ 开始沉淀。

（2）当 $Fe(OH)_3$ 沉淀完全时，溶液中允许的 Fe^{3+} 浓度最高为 1×10^{-5} mol/L，且 $Fe(OH)_3(s)$ 达到沉淀溶解平衡，因此溶液中

$$[Fe^{3+}][OH^-]^3 = K_{sp}$$

$$[OH^-] = \sqrt[3]{\frac{2.79 \times 10^{-39}}{1 \times 10^{-5}}} \text{ mol/L} = 6.53 \times 10^{-12} \text{ mol/L}$$

$$pH = 2.82$$

当溶液 pH 为 2.82 时，$Fe(OH)_3$ 已经沉淀完全。

从例 5-6 可以看出，pH $\geqslant$ 1.82 时，Fe^{3+} 在水溶液中即可生成 $Fe(OH)_3$ 沉淀，因此需要用 HCl 溶液来配制 $FeCl_3$ 溶液，而不能直接用纯水来进行配制。

表 5-2 中列出了一些金属氢氧化物在水溶液中开始沉淀和沉淀完全时溶液的 pH，可以看出有些金属氢氧化物在酸性溶液中就开始沉淀或已经沉淀完全。因此，在配制某些金属离子盐溶液时，需要先估算出其开始生成氢氧化物沉淀时的 pH，再选择合适的介质进行溶液配制。

表 5-2　部分金属氢氧化物开始沉淀和沉淀完全时溶液的 pH

金属离子	开始沉淀的 pH $c = 0.1$ mol/L	完全沉淀时的 pH $c = 1 \times 10^{-5}$ mol/L	K_{sp}
Fe^{3+}	1.48	2.81	2.79×10^{-39}
Al^{3+}	3.35	4.68	1.1×10^{-33}
Cu^{2+}	4.87	6.87	5.6×10^{-20}
Ni^{2+}	6.87	8.87	5.48×10^{-16}
Mg^{2+}	8.87	10.87	5.61×10^{-12}

二、分步沉淀

如果在溶液中有两种或两种以上离子可与同一试剂反应产生沉淀，首先析出的是离子积最先达到溶度积的化合物。这种按先后顺序沉淀的现象，称为分步沉淀（fractional precipitation）。利用分步沉淀可实现共存离子的分离。例如，在含有相同浓度 I^- 和 Cl^-

的溶液中，逐滴加入 $AgNO_3$ 溶液，首先生成黄色 AgI 沉淀，加到一定量 $AgNO_3$ 溶液后，才生成白色 AgCl 沉淀。

【例 5-7】 在浓度均为 0.010 mol/L 的 Cl^- 和 CO_3^{2-} 的混合溶液中，滴加 $AgNO_3$ 溶液，Cl^- 和 CO_3^{2-} 哪个先沉淀？当第二种离子开始沉淀时，求溶液中第一种离子的浓度？已知 AgCl 的 $K_{sp}=1.77\times10^{-10}$，$Ag_2CO_3$ 的 $K_{sp}=8.45\times10^{-12}$。

【解】（1）根据题意，生成 AgCl 沉淀所需 Ag^+ 的最低浓度为

$$c(Ag^+)=\frac{K_{sp,AgCl}}{c(Cl^-)}=\frac{1.77\times10^{-10}}{0.010}\text{mol/L}=1.77\times10^{-8}\text{ mol/L}$$

生成 Ag_2CO_3 沉淀所需 Ag^+ 的最低浓度为

$$c(Ag^+)=\sqrt{\frac{K_{sp,Ag_2CO_3}}{c(CO_3^{2-})}}=\sqrt{\frac{8.45\times10^{-12}}{0.010}}\text{mol/L}=2.91\times10^{-5}\text{ mol/L}$$

AgCl 开始沉淀时所需 Ag^+ 浓度低，因此溶液中 AgCl 先发生沉淀。

（2）当 Ag_2CO_3 开始沉淀时，溶液中 Cl^- 浓度为

$$c(Cl^-)=\frac{K_{sp,AgCl}}{c(Ag^+)}=\frac{1.77\times10^{-10}}{2.91\times10^{-5}}\text{mol/L}=6.08\times10^{-6}\text{ mol/L}$$

显然当 Ag_2CO_3 开始沉淀时，溶液中 Cl^- 浓度低于 10^{-5} mol/L，可认为其沉淀完全，因此可以利用分步沉淀的方法使两者得到分离。

【例 5-8】 溶液中 Cu^{2+} 和 Mg^{2+} 的浓度均为 0.010 mol/L，欲使 Cu^{2+} 完全沉淀而 Mg^{2+} 不发生沉淀，应控制溶液的 pH 在什么范围？已知 $Cu(OH)_2$ 的 $K_{sp}=2.2\times10^{-20}$，$Mg(OH)_2$ 的 $K_{sp}=5.61\times10^{-12}$。

【解】 欲使 $Cu(OH)_2$ 沉淀完全，溶液中 Cu^{2+} 浓度最高为 1×10^{-5} mol/L，且溶液中

$$[Cu^{2+}][OH^-]^2=K_{sp,Cu(OH)_2}=1.0\times10^{-5}\times[OH^-]^2$$

因此

$$[OH^-]=\sqrt{\frac{2.2\times10^{-20}}{1\times10^{-5}}}\text{mol/L}=4.69\times10^{-8}\text{ mol/L}$$

$$pH=6.67$$

当溶液 pH 为 6.67 时，$Cu(OH)_2$ 沉淀完全。

欲使 $Mg(OH)_2$ 不发生沉淀，则溶液中 Mg^{2+} 浓度维持为 0.010 mol/L，且溶液中

$$[Mg^{2+}][OH^-]^2\leqslant K_{sp,Mg(OH)_2}=0.010\times[OH^-]^2$$

因此

$$[OH^-]=\sqrt{\frac{5.61\times10^{-12}}{0.010}}\text{mol/L}=2.37\times10^{-5}\text{ mol/L}$$

$$pH=9.37$$

当溶液 pH 低于 9.37 时，$Mg(OH)_2$ 不产生沉淀。

因此，将溶液 pH 控制在 $6.67\sim9.37$ 时，可使 $Cu(OH)_2$ 完全沉淀而 $Mg(OH)_2$ 不发生沉淀。

医用化学

由例 5-8 可以看出,不同难溶氢氧化物的 K_{sp} 不同,结构类型可能不相同,它们开始沉淀和沉淀完全时溶液的 pH 也不相同,故可以通过控制溶液的 pH 达到分离不同金属离子的目的。

三、沉淀转化

在实际工作中,常需要将沉淀从一种形式转化为另一种形式。这种向含有某种沉淀的溶液中加入一定试剂,使其转化为另一种沉淀的方法,称为沉淀转化(transformation of precipitate)。

【例 5-9】 锅炉中锅垢含有 $CaSO_4$ 不易去除,通过计算说明利用 Na_2CO_3 处理,可使其转化为易溶于酸的 $CaCO_3$。

【解】 该转化反应方程式为

$$CaSO_4(s) + CO_3^{2-} \rightleftharpoons CaCO_3(s) + SO_4^{2-}$$

反应的平衡常数为

$$K = \frac{[SO_4^{2-}]}{[CO_3^{2-}]} = \frac{[SO_4^{2-}][Ca^{2+}]}{[CO_3^{2-}][Ca^{2+}]} = \frac{K_{sp,CaSO_4}}{K_{sp,CaCO_3}} = \frac{7.10 \times 10^{-5}}{4.96 \times 10^{-9}} = 1.43 \times 10^4$$

反应的平衡常数很大,因此转化反应可以正向自发进行。沉淀转化自发进行的方向一般是由溶解度大的转化为溶解度小的。

四、沉淀的溶解

根据溶度积原理,欲使沉淀溶解,需降低该难溶强电解质饱和溶液中相关离子的浓度,使 $Q < K_{sp}$。常用下列方法:

(一)生成弱电解质

有些试剂可与难溶强电解质反应生成难解离的水、弱酸、弱碱等弱电解质而使沉淀溶解。例如,$Mg(OH)_2$ 固体在水溶液中存在如下沉淀溶解平衡:

$$Mg(OH)_2(s) \rightleftharpoons Mg^{2+} + 2OH^-$$

平衡移动方向　　　　　　　　+

$$2H^+ + 2Cl^- \longleftarrow 2HCl$$

$$\Downarrow$$

$$2H_2O$$

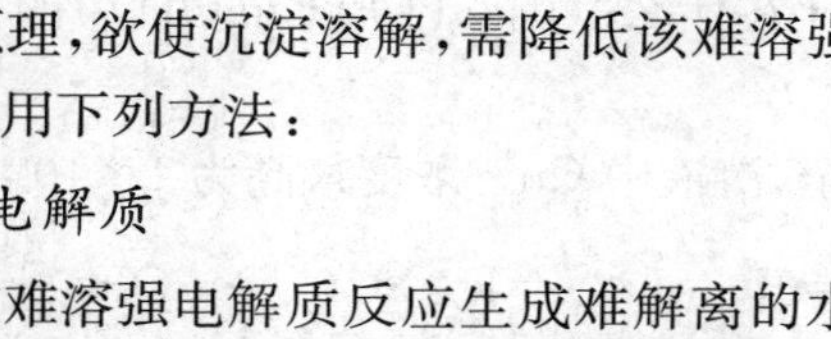

加入 HCl 后,H^+ 和溶液中的 OH^- 反应生成弱电解质 H_2O,降低了溶液中 OH^- 的浓度,溶液中 $Mg(OH)_2$ 的离子积 $Q < K_{sp}$,沉淀溶解平衡右移,致使 $Mg(OH)_2$ 沉淀溶解。临床上使用的抗酸药物如碳酸钙、氢氧化铝和三硅酸镁,可以中和胃酸,减轻胃酸对胃黏膜及溃疡面的破坏,就是利用了这一原理。

(二)生成难解离的配离子

有些试剂可与难溶强电解质反应生成难解离的配离子而使沉淀溶解。例如,AgCl 固体在水溶液中存在如下沉淀溶解平衡:

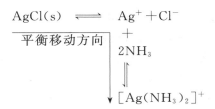

加入氨水后，溶液中的 Ag^+ 可以与 NH_3 反应生成难解离的配离子 $[Ag(NH_3)_2]^+$，溶液中 Ag^+ 浓度下降，$AgCl$ 的离子积小于其溶度积，从而使得 $AgCl$ 溶解。

（三）利用氧化还原反应使沉淀溶解

难溶电解质中加入氧化剂或还原剂，可使某些离子发生氧化还原反应而降低其浓度，从而使得沉淀发生溶解。以氧化值为 +2 的金属离子形成的金属硫化物为例，可以看到它们的 K_{sp} 值相差很大，ZnS、PbS、FeS 等 K_{sp} 值较大的金属硫化物能溶于盐酸，而 CuS 的 K_{sp} 值很小，不能溶于盐酸，但加入硝酸可使溶液中微量 S^{2-} 发生氧化反应从而使其溶解。

$$CuS(s) \Longrightarrow Cu^{2+} + S^{2-} \xrightarrow{+HNO_3} S\downarrow + NO\uparrow$$

总反应式为

$$3CuS + 8HNO_3 \Longrightarrow 3Cu(NO_3)_2 + 3S\downarrow + 2NO\uparrow + 4H_2O$$

HgS 的 K_{sp} 值更小，即使在硝酸中也不溶解，只能溶解于王水中，其反应式为

$$3HgS + 12HCl + 2HNO_3 \Longrightarrow 3H_2[HgCl_4] + 3S\downarrow + 2NO\uparrow + 4H_2O$$

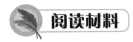

骨骼的形成

溶液中 Ca^{2+} 和 PO_4^{3-} 间发生反应可生成如下三种物质：$Ca_{10}(OH)_2(PO_4)_6$（羟基磷灰石）、$Ca_{10}(HPO_4)(PO_4)_6$（无定形磷酸钙）和 $Ca_8(HPO_4)_2(PO_4)_4 \cdot 5H_2O$（磷酸八钙）。一定温度下，三者在水中的溶解度依次增大。实验表明，在体温 37 ℃、pH 为 7.4 的生理条件下将 Ca^{2+} 和 PO_4^{3-} 混合时（若同时满足上述三种物质形成沉淀的条件），首先析出的是无定形磷酸钙，然后转变成磷酸八钙，最后变成最稳定的羟基磷灰石，在形成过程中并不是一开始就形成羟基磷灰石。生物体内，这种羟基磷灰石又称生物磷灰石，是组成生物体骨骼的重要成分，骨骼中含有 55%～75% 的羟基磷灰石，骨骼中羟基磷灰石的形成涉及了沉淀生成及沉淀转化的相关原理[1]。

人类等动物体骨组织通过破骨细胞和成骨细胞的生理功能在不断地进行着重建。在骨骼重建的过程中，首先，破骨细胞贴附在旧骨区域，分泌酸性物质溶解矿物质并分泌蛋白酶消化骨基质，从而形成骨吸收陷窝；其次，成骨细胞移行至被吸收部位，分泌骨基质；最后，骨基质矿化进而形成新骨。破骨与成骨过程的平衡是生物体维持正常骨量的关键[2]。

医用化学

新骨的重建主要是由骨表面成骨细胞分泌构成细胞外基质的有机或无机成分来完成的。成骨细胞通过两种方式将无机成分运输到基质当中：一是通过细胞膜将阳离子运输到周围环境中，使细胞外液中离子浓度达到过饱和状态。二是使阳离子在细胞内集中于阳离子载负囊泡中，同时磷不断堆积在囊泡内进而与阳离子形成羟基磷灰石结晶，之后囊泡膜破裂，羟基磷灰石结晶流至细胞外液。细胞外液中的结晶进一步生长、扩增，并在一些非胶原蛋白的调控下，最终沉积在Ⅰ型胶原三股螺旋纤维的孔隙中，从而形成细胞外基质的一部分[3]。

参考文献

[1] 魏祖期，刘德育. 基础化学[M]. 9 版. 北京：人民卫生出版社，2018.
[2] 刘晓丹，李春风，谷大海，等. 成骨细胞的研究进展[J]. 中国畜牧兽医，2011，38(7)：53-58.
[3] 吴博，夏维波. ASARM 对骨骼矿化的影响[J]. 中华骨质疏松和骨矿盐疾病杂志，2015，8(3)：272-278.

习　题

1. 如何应用溶度积来比较难溶强电解质的溶解度大小？

2. 试述离子积和溶度积的异同点及它们之间的联系。

3. 解释为什么 $BaSO_4$ 在生理盐水中的溶解度大于在纯水中的溶解度，而 $AgCl$ 的溶解度在生理盐水中却小于在纯水中的溶解度。

4. 已知 25 ℃时，PbI_2 饱和溶液的浓度为 1.35×10^{-3} mol/L，PbI_2 的溶度积为多少？

5. 下表中列出了 25 ℃时几种难溶强电解质的 K_{sp}。

化合物	AgCl	Ag_2CrO_4	$Pb(OH)_2$	$Al(OH)_3$	$Ba_3(AsO_4)_2$	$Ag_4[Fe(CN)_6]$
K_{sp}	1.77×10^{-10}	1.12×10^{-12}	1.43×10^{-20}	1.1×10^{-33}	8.0×10^{-51}	1.6×10^{-41}

请按照在水中溶解度从大到小的顺序排列上表中所列化合物。

6. 已知 25 ℃时，$Zn(OH)_2$ 的溶度积为 3.0×10^{-17}，求该温度下 $Zn(OH)_2$ 饱和溶液的 pH。

7. 一定温度下，向含有 $BaSO_4$ 固体的溶液中分别加入下列物质，对 $BaSO_4$ 的溶解度有何影响，并解释之。

(1) 纯水　　　　(2) Na_2SO_4　　　　(3) $BaCl_2$　　　　(4) KNO_3

8. 已知 Ag_2CrO_4 的 $K_{sp}=1.12\times10^{-12}$，试计算：

(1) Ag_2CrO_4 在纯水中的溶解度。

(2) Ag_2CrO_4 在 0.10 mol/L $AgNO_3$ 溶液中的溶解度。

(3) Ag_2CrO_4 在 0.10 mol/L Na_2CrO_4 溶液中的溶解度。

9. 将 0.20 mol/L $MgCl_2$ 溶液和 0.20 mol/L NH_3 溶液各 100 mL 混合，是否会产生 $Mg(OH)_2$ 沉淀？若向上述溶液中加入 8.0 g $(NH_4)_2SO_4$ 晶体使其完全溶解（忽略溶液体积改变），则溶液中是否会产生 $Mg(OH)_2$ 沉淀？已知 $Mg(OH)_2$ 的 $K_{sp}=5.61\times10^{-12}$，$NH_3$ 的 $K_b=1.78\times10^{-5}$，$(NH_4)_2SO_4$ 的 $M_r=132$。

10. 在浓度均为 $0.010\ mol/L$ 的 Cd^{2+} 和 Fe^{3+} 的混合溶液中,逐滴加入 $NaOH$ 溶液,哪个离子先沉淀? 当第二种离子开始沉淀时,第一种离子的浓度为多少? 已知 $Cd(OH)_2$ 的 $K_{sp}=7.20\times10^{-15}$,$Fe(OH)_3$ 的 $K_{sp}=2.79\times10^{-39}$。

(周 萍)

第六章

原子结构和分子结构

....●

掌握:描述核外电子运动特征的四个量子数,基态原子核外电子排布规律和电子组态,现代价键理论和杂化轨道理论。

熟悉:波函数、原子轨道、电子云,原子轨道角度分布图,共价键的本质、特征和类型,氢键。

了解:元素的原子半径、电负性等周期性变化规律,分子间作用力的类型、特征。

原子由带正电的原子核和带负电的核外电子组成。在化学反应中,原子核不发生变化,只是核外电子的运动状态发生改变。认识原子结构(atomic structure)是探索微观物质世界的基础。本章基于量子力学(quantum mechanics)理论研究原子核外电子的运动规律和运动状态。通常,原子与原子之间可以发生相互作用形成稳定的分子,这种作用于原子之间的相互作用力称为化学键(chemical bond),其中共价键(covalent bond)是最为普遍的一类化学键。分子之间弱的相互作用力称为分子间作用力(intermolecular force),它包括范德瓦耳斯力(van der Waals force)和氢键(hydrogen bond)等。本章重点阐述核外电子的运动状态、核外电子的排布规律、现代价键理论和分子间作用力。

第一节 原 子 结 构

一、玻尔氢原子模型

1900 年,普朗克(M. Planck)为了解释受热黑体辐射现象,假定辐射能量 ε 的释放和吸收都是不连续的,ε 只能是最小能量单位 ε_0 的整数倍:

$$\varepsilon = n\varepsilon_0 = nh\nu \tag{6-1}$$

式中,ε_0 称为量子(quantum),量子的能量极小,它取决于辐射频率 ν,h 为普朗克常数(Planck's constant),取值为 6.626×10^{-34} J·s。n 是非零的正整数,取值 1、2、3……,称为量子数。

1913 年,玻尔(N. Bohr)在卢瑟福(E. Rutherford)行星系式原子模型和爱因斯坦(A. Einstein)光子说的基础上借鉴了普朗克的量子论,提出了定态原子模型假说:

(1) 核外电子在符合一定量子化条件的圆形轨道上运动,这时电子既不放出能量也不吸收能量,电子处于某种定态(图 6-1)。

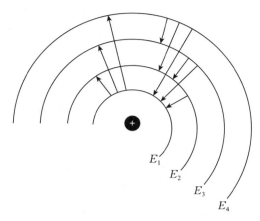

图 6-1　玻尔原子轨道示意图

（2）在一定的轨道上运动的电子具有一定的能量 E，核外电子能量公式为

$$E_n = -\frac{Z^2}{n^2} \times 2.18 \times 10^{-18}\ \mathrm{J} \qquad (n=1,2,3,4\cdots) \qquad (6\text{-}2)$$

式中，Z 为核电荷数，氢原子 $Z=1$；n 为主量子数（principal quantum number）。当 $n=1$ 时，电子在离核最近的轨道（半径为 52.9 pm 的球形轨道，该半径用 a_0 表示，称为玻尔半径）上运动，能量最低，称为氢原子的基态（ground state）。从外界获得能量时，处于基态的电子可以跃迁到离核较远、能量较高的轨道上（$n=2,3,\cdots$），这些状态称为激发态（excited state）。电子离核无穷远时，完全脱离原子核电场的引力，其能量增大到 0。

（3）电子在不同定态间跃迁时，就要吸收或释放一定频率的光。光的能量为两个轨道能量之差。

$$h\nu = E_2 - E_1 \qquad (6\text{-}3)$$

式中，ν 为光的频率，h 为普朗克常数。

玻尔模型求出的氢原子光谱中各条谱线的波长与实验基本吻合，较成功地解释了氢原子的不连续光谱。然而，玻尔模型未能冲破经典牛顿力学的束缚，因此不能解释多电子原子光谱，也不能说明氢原子光谱的精细结构。

二、核外电子运动特征

现代量子力学认为原子核外电子运动具有波粒二象性（wave-particle duality），服从不确定原理（uncertainty principle），可用薛定谔方程（Schrödinger equation）描述。

（一）波粒二象性

1924 年，德布罗意（L. de Broglie）受到爱因斯坦（A. Einstein）提出的光的波粒二象性的启发，提出所有微观粒子（如电子）也具有波粒二象性。其微观粒子波长可用式（6-4）描述，即

$$\lambda = \frac{h}{p} = \frac{h}{mv} \qquad (6\text{-}4)$$

式中,λ 为微粒的德布罗意波长,h 为普朗克常数,p 为微粒的动量,m 为微粒的质量,v 为微粒的运动速度。德布罗意关系式把微观粒子的粒子性 p 和波动性 λ 统一起来。

德布罗意的波粒二象性理论提出三年后被电子衍射实验所证实。如果将一束强电子流穿过晶体投射到感光屏幕上,可以得到一系列明暗相间的衍射环纹[图 6-2(c)]。如果以很弱的电子流(电子几乎一个一个射出),经过足够长时间,也可得到同样的电子衍射图。由图 6-2(a)和(b)可见,当电子单个地穿过晶体投射到屏幕上时,将随机到达屏幕的不同位置,无法得到电子衍射图,体现了电子的粒子性;但当发射电子数量足够多、时间足够长时,就可得到电子衍射图,体现了电子的波动性。由此可见,电子衍射现象不是电子与电子之间相互作用的结果,而是由电子运动的统计规律性所致,即衍射环纹亮的区域是电子出现概率大的区域,而在衍射环纹暗的区域是电子出现概率小的区域。因此,电子波是概率波(probability wave),只反映电子在空间各区域出现的概率大小。

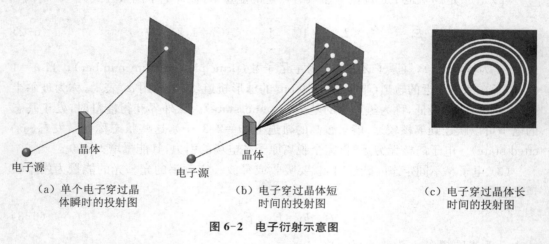

（a）单个电子穿过晶体瞬时的投射图   （b）电子穿过晶体短时间的投射图   （c）电子穿过晶体长时间的投射图

图 6-2　电子衍射示意图

（二）不确定原理

1927 年,海森堡(Heisenberg W.)提出了著名的不确定原理关系式

$$\Delta x \geqslant \frac{h}{4\pi \cdot \Delta p_x} \tag{6-5}$$

式中,Δx 为 x 方向坐标的不确定量,Δp_x 为 x 方向的动量 p 的不确定量,h 为普朗克常数。

由不确定原理关系式可知,微观粒子的运动坐标和动量无法同时准确测定。微观粒子的坐标测得越准,其动量(或速度)就测得越不准;反之,微观粒子的动量测得越准,其坐标就测得越不准。

【例 6-1】　试比较电子和质量为 10 g 的子弹在确定它们位置时的测不准量。已知电子的质量为 9.1×10^{-31} kg,电子运动速度为 10^6 m/s,子弹的飞行速度为 200 m/s,测定误差为 0.01%。1 J=1 kg · m²/s²,$h = 6.626 \times 10^{-34}$ kg · m²/s。

【解】　对于子弹:$\Delta p_x = m \cdot \Delta v_x = 0.01\% m v_x = 0.01\% \times 0.01 \text{ kg} \times 200 \text{ m/s} = 2 \times 10^{-4} \text{ kg · m/s}$

$$\Delta x \geqslant \frac{h}{4\pi \cdot \Delta p_x} = \frac{6.626 \times 10^{-34} \text{ kg} \cdot \text{m}^2/\text{s}}{4\pi \times 2 \times 10^{-4} \text{ kg} \cdot \text{m/s}} = 2.64 \times 10^{-31} \text{ m}$$

对于电子：$\Delta p_x = m \cdot \Delta v_x = 0.01\% mv_x = 0.01\% \times 9.1 \times 10^{-31} \text{ kg} \times 10^6 \text{ m/s} = 9.1 \times 10^{-29} \text{ kg} \cdot \text{m/s}$

$$\Delta x \geqslant \frac{h}{4\pi \cdot \Delta p_x} = \frac{6.626 \times 10^{-34} \text{ kg} \cdot \text{m}^2/\text{s}}{4\pi \times 9.1 \times 10^{-29} \text{ kg} \cdot \text{m/s}} = 5.80 \times 10^{-7} \text{ m}$$

由例 6-1 可见,相对于子弹的大小来说其位置的测不准量可以忽略不计,因此子弹既可以有确定的位置,又可同时有确定的动量,其运动规律服从经典物理学定律。而具有波粒二象性的微观粒子如电子,其坐标和动量无法同时准确测定,因而电子等微观粒子没有确定的运动轨道,玻尔的定态同心圆假设不成立。

（三）薛定谔方程——电子波动方程

1926 年,薛定谔(Schrödinger E.)提出了著名的薛定谔方程

$$\frac{\partial^2 \psi}{\partial x^2} + \frac{\partial^2 \psi}{\partial y^2} + \frac{\partial^2 \psi}{\partial z^2} + \frac{8\pi^2 m}{h^2}(E - V)\psi = 0 \tag{6-6}$$

式中,∂ 为偏微分算符,m 为电子的质量,x、y、z 为电子的空间坐标,E 为电子的总能量,V 为电子的势能,h 为普朗克常数。方程式中 ψ 称为波函数(wave function),是关于(x, y, z) 的函数,为薛定谔方程的解。

氢原子和类氢离子的薛定谔方程可精确求解,为更方便地求解薛定谔方程,需将三维直角坐标系转换为球坐标系,两者转换关系如图 6-3 所示。

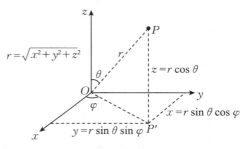

$\psi(r, \theta, \varphi)$ 是可以用来描述原子核外电子空间运动状态的数学函数,本身没有明确的物理意义,但是 $|\psi|^2$ 有明确的物理意义,表示在原子核外空间某处电子出现的概率密度,即单位体积内的概率。

图 6-3　三维直角坐标系与球坐标系的关系

为了方便起见,量子力学借用玻尔原子模型中的概念,将波函数又称原子轨道(atomic orbital),但两者的含义截然不同。例如,玻尔认为基态氢原子的原子轨道是半径为 52.9 pm 的球形轨道。而量子力学所描述的电子运动是波动性的,无确定的轨道,原子轨道用电子出现的概率大小来描述。基态氢原子的核外电子在半径为 52.9 pm 的球面上出现的概率最大,在其他区域出现的概率小,玻尔氢原子模型中半径为 52.9 pm 的球面轨道是不存在的。

三、量子数及其含义

量子力学用主量子数(principal quantum number)、轨道角动量量子数(orbital angular momentum quantum number)和磁量子数(magnetic quantum number)的合理组合描述波函数即原子轨道。

（一）主量子数

主量子数 n 的取值为任意非零正整数，即 $1,2,3,\cdots$。主量子数 n 反映了电子在核外空间出现概率最大的区域离核的远近，是决定原子核外电子能量高低的主要因素。一般认为 n 值越大，电子出现概率最大的区域离核越远，能量越高。n 对应于能层或电子层，当 $n=1,2,3,\cdots$ 时，分别称为第一电子层、第二电子层、第三电子层……，光谱学中分别称为 $K,L,M,N,\cdots$ 层。

对于只有 1 个电子的氢原子或类氢离子而言，由于没有核外电子间的相互作用，因此 n 是决定核外电子能量高低的唯一因素。

（二）轨道角动量量子数

轨道角动量量子数 l 的取值受主量子数 n 的限制，只能取小于 n 的非负整数，即 $0,1,2,3,\cdots,(n-1)$，共可取 n 个值，对应于光谱学符号 s、p、d 等。轨道角动量量子数决定原子轨道的形状，如 $l=0$ 时，原子轨道呈球形分布；$l=1$ 时，原子轨道呈双球形分布。对核外只有 1 个电子的氢原子或类氢离子而言，原子轨道能量与轨道角动量量子数 l 无关，即 $E_{ns}=E_{np}=E_{nd}=E_{nf}$。在多电子原子中，原子轨道能量与轨道角动量量子数 l 有关，当主量子数 n 相同时，轨道角动量量子数 l 越小，其能量越低，即 $E_{ns}<E_{np}<E_{nd}<E_{nf}$。$n$、$l$ 均相同的电子处于同一能级（energy level）或亚层（subshell），第 n 电子层有 n 个亚层或 n 个能级（表 6-1）。

表 6-1　电子层、电子亚层和能级

n（电子层）	1	2	3	4	⋯
n,l（亚层或能级）	1s	2s,2p	3s,3p,3d	4s,4p,4d,4f	⋯

（三）磁量子数

磁量子数 m 的取值受轨道角动量量子数 l 的限制，可取 $0,\pm 1,\pm 2,\pm 3,\cdots,\pm l$，共 $2l+1$ 个数值。磁量子数 m 决定原子轨道在空间的伸展方向。例如，$l=0$ 时，磁量子数 $m=0$，只有 1 个数值，即 s 亚层只有 1 个 s 轨道。$l=1$ 时，m 可取 0、± 1 共三个值，说明 p 轨道在空间有 3 种不同的伸展方向，即 p 亚层共有 3 个不同取向的 p 轨道，分别为 p_x、p_y 和 p_z。这 3 个 p 轨道在同一能级，轨道能量相同，称为简并轨道（degenerate orbital）或等价轨道。当 $l=2$ 时，d 亚层就有 5 个简并轨道。

综上所述，可见一组量子数的合理组合 (n,l,m) 确定 1 个原子轨道（波函数）。例如，$n=1$ 时，l 只能取 0，m 也只能取 0，三个量子数的组合只有一种，即 $(1,0,0)$，说明第一电子层只有一个能级 1s，也只有一个原子轨道，即波函数为 $\psi_{1,0,0}$ 或 ψ_{1s}。$n=2$ 时，l 取 0 或 1，所以第二电子层共有两个能级（2s 和 2p 能级）。当 $n=2$、$l=0$ 时，m 只能取 0；而当 $n=2$、$l=1$ 时，m 可以取 -1、0 或 $+1$，所以量子数组合共有四种（$2,0,0$；$2,1,-1$；$2,1,+1$ 和 $2,1,0$）。这说明第二电子层共有两个能级（电子亚层），四个原子轨道（ψ_{2s}、ψ_{2p_x}、ψ_{2p_y}、ψ_{2p_z}），其中 $(2,0,0)$ 组合确定的原子轨道 ψ_{2s} 在能量较低的 2s 能级，其余三种组合即三个原子轨道 ψ_{2p_x}、ψ_{2p_y} 和 ψ_{2p_z} 在能量较高的 2p 能级。由此类推，每个电子层的轨道总数为 n^2（表 6-2）。

表 6-2　量子数组合和轨道数

主量子数 n	轨道角动量量子数 l	磁量子数 m	原子轨道（波函数）ψ	同一电子层的轨道数（n^2）
1	0	0	ψ_{1s}	1
2	0	0	ψ_{2s}	4
	1	0	ψ_{2p_z}	
		± 1	ψ_{2p_x}, ψ_{2p_y}	
3	0	0	ψ_{3s}	9
	1	0	ψ_{3p_z}	
		± 1	ψ_{3p_x}, ψ_{3p_y}	
	2	0	$\psi_{3d_{z^2}}$	
		± 1	$\psi_{3d_{xz}}$, $\psi_{3d_{yz}}$	
		± 2	$\psi_{3d_{xy}}$, $\psi_{3d_{x^2-y^2}}$	

（四）自旋角动量量子数

核外电子除绕核做高速运动外,本身还做自旋运动,用自旋角动量量子数 s 来表示。s 的取值只有 $+1/2$ 和 $-1/2$,分别表示方向相反的两种电子自旋运动,通常也用符号"↑"和"↓"来表示电子的自旋运动。2 个电子自旋方向相同称为平行自旋,反之则称为反平行自旋。

在同一原子轨道中,只能容纳两个自旋方向相反的电子,它们具有相同的能量。

原子核外的每个电子的运动状态均可用对应的一套四个量子数 (n,l,m,s) 来描述。由于同一原子轨道中最多可容纳两个自旋状态相反的电子,因而各电子层可容纳的电子数为轨道数的 2 倍,即 $2n^2$ 个。

【例 6-2】　说明 3s、$3s^1$、2p、3d 所代表的意义并写出所对应的量子数。

【解】　3s 代表第三电子层中的 s 能级或原子轨道,其对应的量子数为 $n=3$, $l=0$, $m=0$。

$3s^1$ 代表第三电子层中的 s 原子轨道上 1 个电子的运动状态,其对应的量子数为 $n=3$, $l=0$, $m=0$, $s=+1/2$ 或 $-1/2$。

2p 代表第二电子层中的 p 能级,其对应的量子数为 $n=2$, $l=1$, m 可取值 -1,0 或 $+1$,表示在空间的三个伸展方向,用波函数 $\psi_{n,l,m}$ 表示即为 $\psi_{2,1,-1}$、$\psi_{2,1,0}$ 和 $\psi_{2,1,1}$（亦可表示为 ψ_{2p_z}、ψ_{2p_x} 和 ψ_{2p_y}）

3d 代表第三电子层中的 d 能级,其对应的量子数为 $n=3$, $l=2$, m 可取值 -2、-1、0、$+1$、$+2$,表示在空间的五个伸展方向,即波函数 $\psi_{3d_{z^2}}$、$\psi_{3d_{xz}}$、$\psi_{3d_{yz}}$、$\psi_{3d_{xy}}$ 和 $\psi_{3d_{x^2-y^2}}$。

【例 6-3】　已知基态 Na 原子的价电子处于最外层的 3s 轨道,试用 n、l、m、s 量子数来描述它的运动状态。

【解】　最外层 3s 轨道 $n=3$、$l=0$、$m=0$,所以 3s 电子的运动状态可表示为 3,0,0,$+1/2$（或 $-1/2$）。

四、波函数相关图形表示

氢原子波函数 $\psi_{n,l,m}(r,\theta,\varphi)$ 是三个自变量的函数,要做出 ψ 和 r,θ,φ 三者关系的图形相对比较困难,为此,一般会将 $\psi_{n,l,m}(r,\theta,\varphi)$ 进行变量分离,将其分为两部分

$$\psi_{n,l,m}(r,\theta,\varphi)=R_{n,l}(r)\cdot Y_{l,m}(\theta,\varphi) \tag{6-7}$$

式中,$R_{n,l}(r)$ 是由 n 和 l 确定的,只与半径 r 有关的函数,称为径向波函数;$Y_{l,m}(\theta,\varphi)$ 是由 l 和 m 确定的,与方位角 θ,φ 有关的函数,称为角度波函数。

(一)原子轨道角度分布图

角度分布图是角度波函数 $Y_{l,m}(\theta,\varphi)$ 随方位角 (θ,φ) 变化的图形,原子轨道角度分布图可以直观地从角度(核外空间不同的方位角)的侧面去观察电子的运动状态,有助于理解共价键的形成及其方向性等问题。

图 6-4 列出了 s、p、d 原子轨道角度分布图(剖面图)。从图中可见,s 轨道的角度分布图呈球形,只有一个轨道;p 轨道的角度分布图呈双球形,有三个等价轨道即 p_x、p_y 和 p_z 轨道;d 轨道的角度分布图呈花瓣形,有五个等价轨道即 d_{xy}、d_{xz}、d_{yz}、$d_{x^2-y^2}$ 和 d_{z^2} 轨道。

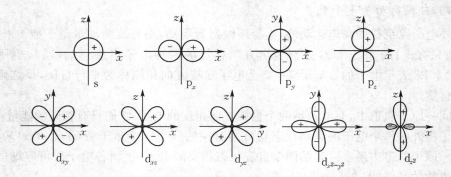

图 6-4　s、p、d 原子轨道角度分布图(剖面图)

原子轨道角度分布图中的正负号反映了电子的波动性。它类似于经典波中的波峰与波谷,当两个波相遇产生干涉时,同号则相互加强,异号则相互减弱或抵消。原子轨道角度分布图中的正负号在阐明共价键的形成时有重要意义,共价键只有在波加强时形成,而波减弱时则不能形成。

(二)电子云及电子云角度分布图

为了形象地表示基态原子其电子在核外空间出现的概率密度 $|\psi|^2$ 分布情况,将空间各处的 $|\psi|^2$ 值用疏密程度不同的小黑点表示(图 6-5)。这种在单位体积内小黑点数与 $|\psi|^2$ 值成正比的图形称为电子云(electron cloud)。从图 6-5 可见,离核越近,电子云越密集,即电子出现的概率密度越大;离核越远,电子云越稀疏,电子出现的概率密度越小。电子云是在核外电子出现概率密度的形象化描述,电子云图中的小黑点不表示电子。

将电子云所表示的概率密度相同的各点连成曲面,称为等密度面。界面以内电子出现概率为 90% 的等密度面图形,称为电子云的界面图(图 6-6)。

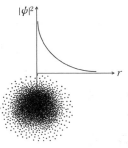

图6-5　氢原子$|\psi_{1s}|^2$-r图
和1s电子云

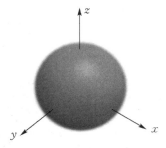

图6-6　氢原子1s电子
云等密度图

由$|Y_{l,m}(\theta,\varphi)|^2$随方位角$\theta$、$\varphi$的变化作图即可得到概率密度角度分布图,又称电子云角度分布图,可描述核外空间不同方位角特定点上电子出现的概率密度。s电子云角度分布图为球形,p电子云为纺锤形,d电子云为花瓣形(图6-7)。电子云角度分布图与原子轨道角度分布图形状十分类似,但两者的物理意义并不同。电子云角度分布图所表现的是概率密度$|Y|^2$随方位角的分布,因此没有正负号。加之$|Y|<1$,所以形状上电子云角度分布图比相应原子轨道角度分布图要"瘦"一些。

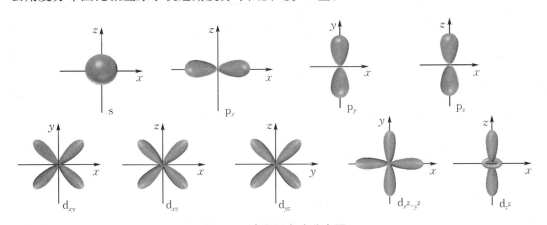

图6-7　电子云角度分布图

五、原子核外电子的排布规律和电子组态

(一)多电子原子的能级

根据大量的光谱数据及一些近似的理论计算结果,美国化学家鲍林(L. Pauling)提出了多电子原子的原子轨道近似能级图(图6-8)。图中位于下方的轨道能量低,上方的轨道能量高,同一方框中的轨道能量相近处于同一能级组。需要指出的是,图中的能级顺序是指核外电子填入原子轨道时各能级的相对高低。

我国著名化学家北京大学徐光宪教授,根据光谱实验数据,对基态多电子原子轨道的能级高低提出一种定量的规则,即轨道的$n+0.7l$值越大,轨道能级越高,$n+0.7l$值整数相同的各能级位于同一能级组,所得整数即为相应能级组的组数(表6-3)。

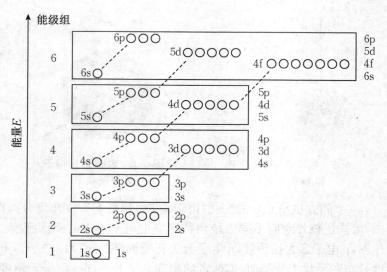

图 6-8　鲍林(Pauling)近似能级图

表 6-3　多电子原子能级组

能级	1s	2s	2p	3s	3p	4s	3d	4p	5s	4d	5p	6s	4f	5d	6p
$n+0.7l$	1.0	2.0	2.7	3.0	3.7	4.0	4.4	4.7	5.0	5.4	5.7	6.0	6.1	6.4	6.7
能级组	1	2		3		4			5			6			
组内轨道数	1	4		4		9			9			16			

根据徐光宪公式计算,可以明确多电子原子能级由低到高依次为:
1s,(2s,2p),(3s,3p),(4s,3d,4p),(5s,4d,5p),(6s,4f,5d,6p),…
括号内的能级处于同一能级组。

(二)核外电子排布

电子排布式又称电子组态(electronic configuration),通常仅表现电子层结构而不表示电子填充顺序。电子在原子核外的排布应遵循三个原则,即能量最低原理、泡利不相容原理和洪德规则。

1. 能量最低原理　多电子原子处于基态时,核外电子按照鲍林近似能级图(图 6-8)的次序优先排布在能量最低的轨道,然后依次填入能量较高的轨道,以使整个原子系统能量最低、最稳定,这称为能量最低原理。

2. 泡利不相容原理　原子轨道的每种运动状态都可以对应一个波函数 $\psi_{n,l,m}$,并由一组合理的量子数组合(n,l,m)来表达。在同一原子轨道上,电子可有两种自旋方式(即 $s=+1/2$ 或 $-1/2$)。泡利不相容原理(Pauli exclusion principle)认为,在同一原子中不会出现运动状态完全相同的两个电子。所以,同一原子轨道最多只能容纳 2 个自旋方向相反的电子。

3. 洪德规则　洪德(F. Hund)根据大量光谱实验数据得出,电子在等价轨道或简并轨道上分布时,总是尽可能以自旋平行的方式分占不同的轨道,称为洪德规则(Hund's rule)。例如,$_6$C 原子核外的电子在原子轨道中的填充情况可表示为

$$_6C \quad \boxed{\uparrow\downarrow}_{1s} \quad \boxed{\uparrow\downarrow}_{2s} \quad \boxed{\uparrow|\uparrow|}_{2p}$$

而不应表示为

$$_6C \quad \boxed{\uparrow} \quad \boxed{\uparrow\downarrow} \quad \boxed{\uparrow\downarrow||} \quad 或 \quad \boxed{\uparrow\downarrow} \quad \boxed{\uparrow\downarrow|} \quad \boxed{\uparrow|\uparrow}$$

若使 2 个自旋方向相同分占不同等价轨道的电子进入同一轨道,必须改变其中一个电子的自旋方向并吸收一定的电子成对能(electron pairing energy),以克服电子之间的斥力,原子的能量就会升高而不稳定。

洪德通过光谱实验还进一步得出了特例规则:等价轨道处于全充满(p^6、d^{10}、f^{14}),半充满(p^3、d^5、f^7)或全空(p^0、d^0、f^0)的状态是能量较低的稳定状态。例如,基态$_{29}$Cu 的电子排布式为 $1s^2 2s^2 2p^6 3s^2 3p^6 3d^{10} 4s^1$,而不是 $1s^2 2s^2 2p^6 3s^2 3p^6 3d^9 4s^2$。

【例 6-4】 写出$_{24}$Cr 基态原子的电子排布式。

【解】 $_{24}$Cr 基态原子的电子排布式为 $1s^2 2s^2 2p^6 3s^2 3p^6 3d^5 4s^1$。

根据能量最低原理,将 24 个电子从能量最低的 1s 轨道排起,1s 轨道只能排 2 个电子,第 3、4 个电子填入 2s 轨道。2p 能级有 3 个轨道,可以排布 6 个电子,2p 能级排满后,再依次填入 3s、3p 能级。3p 能级排满后,根据鲍林近似能级图的顺序,余下的 6 个电子应首先填入 4s 轨道,再填入 3d 轨道,即 $1s^2 2s^2 2p^6 3s^2 3p^6 4s^2 3d^4$。但是根据洪德规则特例,轨道半充满时是能量较低的稳定状态,因此电子排布为 $4s^1 3d^5$ 时原子能量更低。需要注意的是,电子排布式的书写顺序必须先写 3d 能级而后写 4s 能级。因此,$_{24}$Cr 基态原子的电子排布式为 $1s^2 2s^2 2p^6 3s^2 3p^6 3d^5 4s^1$。

核外电子排布的三个原则只是一般原则,对于某一元素基态原子的核外电子排布情况,具体应以光谱实验结果为准。

为简便起见,通常将内层已达到稀有气体元素电子层结构的部分用稀有气体元素符号加方括号来表示,称为原子实(atomic kernel)。例如,$_{24}$Cr 的电子排布式也可写成 $[Ar]3d^5 4s^1$。这种写法不仅简便,而且突出了价层电子排布。

在化学反应中原子实部分的电子排布不发生变化,而排布在原子实以外的电子在反应中能够发生变化,进而引起元素氧化值的改变,常将其称为价层电子或价电子,价电子所处的电子层称为价电子层或价层。例如,$_{24}$Cr 的价层电子排布为 $3d^5 4s^1$。

书写离子的电子排布式则是在基态原子电子排布式的基础上得到(负离子)或失去(正离子)电子。要注意,在填电子时 4s 先于 3d,但原子在失电子形成离子时,首先失去最外层 4s 上的电子。例如:

Fe^{2+}:$[Ar]3d^6 4s^0$ (Fe 失去 4s 上的 2 个电子)。

Fe^{3+}:$[Ar]3d^5 4s^0$ (Fe 先失去 4s 上 2 个电子,再失去 3d 上 1 个电子)。

六、元素周期表

1869 年,门捷列夫(Д. И. Менделеев)首次根据原子序数变化总结出元素周期表(periodic table of the element),并发现了原子性质周期性变化规律——元素周期律。

（一）原子的电子组态与元素周期表

1. 元素的周期 周期表中共有 7 个横行,每行称为一个周期(period)。元素所在的周期数等于其基态原子的电子层数,也等于基态原子最外层电子的主量子数 n。每个周期对应于一个能级组,所含元素的数目与其对应能级组所能容纳的最多电子数相同。表 6-4 列出了周期与能级组的关系。

表 6-4 周期与能级组的关系

能级组序数	能级	周期数	元素个数	起止元素	周期特点
1	1s	1	2	$_1H \rightarrow _2He$	特短周期
2	2s 2p	2	8	$_3Li \rightarrow _{10}Ne$	短周期
3	3s 3p	3	8	$_{11}Na \rightarrow _{18}Ar$	短周期
4	4s 3d 4p	4	18	$_{19}K \rightarrow _{36}Kr$	长周期
5	5s 4d 5p	5	18	$_{37}Rb \rightarrow _{54}Xe$	长周期
6	6s 4f 5d 6p	6	32	$_{55}Cs \rightarrow _{86}Rn$	特长周期
7	7s 5f 6d 7p	7	32	$_{87}Fr \rightarrow _{118}Og$	特长周期

2. 元素的族 元素周期表中,从左到右共 18 个纵列。价层电子组态相似的元素排在同一纵列,称为族(group)。根据价层电子结构不同分为主族和副族,以罗马数字Ⅰ～Ⅷ表示族数。

基态原子内层轨道全排满,核外最后一个电子填入最外层 ns 或 np 能级的元素称为主族(A 族)元素,用罗马数字加"A"表示其族号。主族元素的族数等于其价电子数。稀有气体元素称为零族元素,其原子核外最外层电子全排满,价层电子构型为 $1s^2$ 或 ns^2np^6,呈稳定结构。

基态原子核外最后一个电子填入$(n-1)d$ 或$(n-2)f$ 能级的元素称为副族(B 族)元素,用罗马数字加"B"表示其族号。ⅦB 族后面的三个纵列价层电子排布规律性较差,合称Ⅷ族。各元素族数为价电子数(零族、ⅠB 族、ⅡB 族和Ⅷ族除外)。ⅠB 族、ⅡB 族元素价层电子排布为$(n-1)d^{10}ns^{1\sim2}$,ns 上的电子数等于族数;ⅢB 族～ⅦB 族元素的族数等于其价电子数;Ⅷ族元素的价层电子构型是$(n-1)d^{6\sim10}ns^{0\sim2}$,价电子总数是 8～10,此族多数元素在化学反应中的价数并不等于族数。

3. 元素的分区 根据价层电子组态的特征,可将周期表中的元素分为 s、p、d、ds 和 f 区。ⅠA 族和ⅡA 族元素为 s 区,其元素价层电子组态为 $ns^{1\sim2}$;从ⅢA 族到ⅦA 族元素及零族元素为 p 区,其元素价层电子组态为 $ns^2np^{1\sim6}$;从ⅢB 族到Ⅷ族元素为 d 区,其元素价层电子组态为$(n-1)d^{1\sim8}ns^2$;ⅠB 族和ⅡB 族元素为 ds 区,其元素价层电子组态为$(n-1)d^{10}ns^{1\sim2}$;镧系和锕系元素为 f 区,其元素价层电子组态为$(n-2)f^{0\sim14}ns^2$ 或$(n-2)f^{0\sim14}(n-1)d^{0\sim2}ns^2$。

【例 6-5】 试写出 22 号元素基态原子的电子排布式,指出该元素在周期表中所属周期、族和区,写出它的价层电子组态。

【解】 (1) 22 号元素的原子核外有 22 个电子。此元素基态原子的电子排布式为 $1s^22s^22p^63s^23p^63d^24s^2$ 或$[Ar]3d^24s^2$。

（2）22 号元素最外层电子的主量子数 $n=4$，所以它属于第 4 周期元素。价层电子总数为 4，最后一个电子填入次外层的 3d 轨道，所以它位于ⅣB 族，属于 d 区元素。

（3）22 号元素的价层电子组态：$3d^2 4s^2$。

（二）元素基本性质的周期性变化

1. 原子半径　由于原子核外电子的运动规律是以概率方法统计的，故原子的大小界限并不分明。通常假设原子呈球形，原子半径（atomic radius）为相邻两原子核间距的一半。原子半径随原子序数的增加呈现周期性变化。通常情况下，同一主族元素从上到下原子半径随该原子电子层数的增加而依次增大。同一副族元素从上到下原子半径总的趋势也增大，但幅度较小。同一周期主族元素从左到右随原子核电荷数的增多，原子核对核外电子的引力增强，故元素的原子半径逐渐减小。同一周期副族元素的原子半径变化规律不明显。

2. 元素电负性　元素电负性（electronegativity）是指元素的原子在形成化学键时吸引成键电子能力的相对大小，可较为全面地反映元素金属性和非金属性的相对强弱。元素电负性越大，表示元素原子在成键时吸引电子的能力越强，非金属性越强；反之，电负性越小，元素原子在成键时越倾向于失去电子，金属性越强。

电负性的周期性变化与元素的金属性、非金属性的周期性变化基本一致。主族元素同一周期中从左到右元素的电负性依次增大，同族中自上而下元素的电负性逐渐减小。副族元素规律不明显。在所有元素中，周期表右上方的 F 电负性最大，其非金属性最强，周期表左下方的 Cs 电负性最小，其金属性最强。

第二节　分　子　结　构

原子与原子之间通常可以形成强烈的相互作用，即化学键（chemical bond），组成结构更为复杂的分子或晶体。化学键分为离子键（ionic bond）、共价键（covalent bond）和金属键（metallic bond）。其中，共价键是原子之间相互作用构成分子的最重要的相互作用力。本节主要讨论共价键的形成、类型和参数，以及杂化轨道理论。

一、经典共价键理论

1916 年，美国化学家路易斯（Lewis）提出经典的共价键电子理论。该理论认为两个或多个原子可以相互共有一对或多对电子，以便达到稀有气体原子最外层 2 或 8 电子结构（又称路易斯结构），而生成稳定的分子。例如：

$$H\cdot + \cdot H \longrightarrow H:H \quad 或 \quad H\!-\!H$$

$$:\!\overset{..}{F}\!\cdot + \cdot\!\overset{..}{F}\!: \longrightarrow :\!\overset{..}{F}\!:\!\overset{..}{F}\!: \quad 或 \quad :\!\overset{..}{F}\!-\!\overset{..}{F}\!:$$

分子中通过共用电子对形成的化学键称为共价键，也可用短横线表示。经典共价键理论初步揭示了共价键与离子键的区别，并能解释共价键的饱和性，但它不能解释一些分子的中心原子最外层电子数少于或多于 8 却仍能稳定存在的事实。例如：

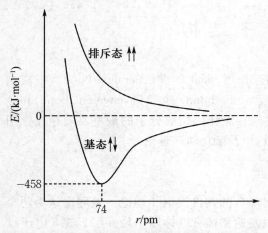

也无法说明为什么两个带负电荷的电子不互相排斥反而配对形成共价键,以及共价键具有方向性的本质原因。直到量子力学建立以后,共价键理论才得以进一步完善。

二、氢分子的形成和现代价键理论

1927 年,德国化学家海特勒(W. Heitler)和伦敦(F. London)把 H_2 分子看成两个核和两个电子组成的系统,用量子力学近似求解其薛定谔方程,结果得到 H_2 分子形成过程的势能曲线(图 6-9)。当两个 H 原子彼此远离时,两者的相互作用能量几乎为零。当两个 H 原子逐渐靠近时,若其 1s 电子自旋相同,则两核之间电子云稀疏[图 6-10(b)],核间排斥力为主要作用,系统的势能上升,因而两个 H 原子不能形成共价键,处于排斥态。若两个含有自旋相反 1s 电子的 H 原子靠近,则系统势能下降,在核间距 $r = 74$ pm 时系统势能最低,系统释放出 458 kJ/mol 的能量。此时两个 H 原子轨道发生最大重叠,核间电子云密集[图 6-10(a)],形成稳定的共价键。可见,共价键的本质是两原子轨道重叠,成键原子共用电子对,两个 H 原子带正电荷的原子核通过对带负电荷的成键电子对的强烈吸引而成为稳定的共价型 H_2 分子。这种作用于成键两个原子核与共用电子对之间的强烈相互作用力称为共价键。

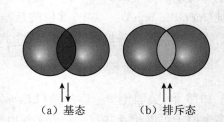

图 6-9　两个 H 原子接近时系统势能变化曲线　　图 6-10　两个 H 原子的 1s 电子云重叠示意图

将研究 H_2 分子的结果推广到其他分子系统,归纳出现代价键理论(valence bond theory),要点如下:

(一)共价键的形成

共价键形成的前提条件:一是原子在化合前有单电子,二是单电子的自旋方向相反。自旋相反的单电子所处的两个原子轨道重叠,单电子两两配对,使电子云密集于两核之间,系统能量降低,形成共价键。

（二）共价键的饱和性和方向性

两个原子自旋相反的单电子配对之后,不能再与第三个原子的单电子配对成键,即一个原子有多少个未成对单电子,就只能配对形成多少个共价键,这称为共价键的饱和性。例如,He 原子没有单电子,所以 2 个 He 原子不能形成 He₂ 分子;Cl 原子有 1 个单电子,2 个 Cl 原子的单电子配对可形成含 1 个共价单键的 Cl₂ 分子;O 原子有 2 个单电子,与 2 个 H 原子的单电子配对形成含 2 个共价键的 H₂O 分子后,就不能与第三个 H 的单电子配对。

形成共价键时,两个原子轨道重叠越多,则两核间电子云密度越大,系统能量降低越多,所形成的共价键越牢固,这称为原子轨道最大重叠原理。它决定了共价键的方向性。除 s 轨道球形对称外,p、d 等轨道都有一定的空间取向,成键时原子轨道只有沿一定方向接近,才能达到最大重叠。

如图 6-11 所示,形成 HCl 分子时 H 原子 1s 轨道与 Cl 原子 3p$_x$ 轨道分别在如下三个方向上重叠,只有当 1s 轨道与 3p$_x$ 轨道沿着 x 轴方向接近时才可达到最大重叠,形成稳定的共价键[图 6-11(a)]。

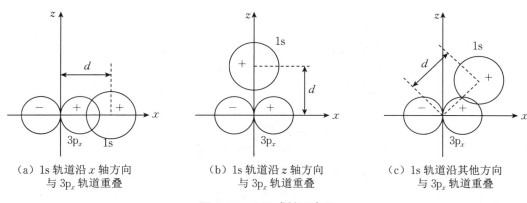

（a）1s 轨道沿 x 轴方向　　　（b）1s 轨道沿 z 轴方向　　　（c）1s 轨道沿其他方向
　与 3p$_x$ 轨道重叠　　　　　　　与 3p$_x$ 轨道重叠　　　　　　　与 3p$_x$ 轨道重叠

图 6-11　HCl 成键示意图

（三）共价键的类型

按原子轨道重叠方式不同,共价键分为 σ 键和 π 键。

σ 键(sigma bond)是两个成键原子的原子轨道沿键轴方向以"头碰头"的方式重叠形成的共价键,轨道重叠部分沿键轴呈圆柱形对称分布,σ 键可绕键轴旋转。例如,H₂ 中 s-s 轨道、HCl 中 p$_x$-s 轨道、F₂ 中 p$_x$-p$_x$ 轨道"头碰头"重叠形成了 σ 键[图 6-12(a)]。

π 键(pi bond)是两个成键原子的原子轨道以"肩并肩"的方式重叠形成的共价键,轨道重叠部分垂直于键轴,并沿键轴所在平面呈镜面反对称分布(轨道重叠部分分布在包含键轴的平面两侧,形状相同但符号相反),π 键不能绕键轴旋转[图 6-12(b)]。

以 N₂ 分子为例,N 原子的 2p$_x$ 轨道、2p$_y$ 轨道、2p$_z$ 轨道各排布一个单电子,2 个 N 原子成键时,以 x 轴为键轴,两者的 p$_x$ 轨道沿键轴以"头碰头"方式重叠形成一个 σ 键,余下的 p$_y$-p$_y$轨道和 p$_z$-p$_z$ 轨道则沿键轴以"肩并肩"方式重叠形成两个相互垂直的 π 键(图 6-13)。

σ 键重叠程度大、稳定性高,可单独存在,组成分子的骨架。π 键重叠程度比 σ 键小,只能与 σ 键同时存在于共价双键和三键中。共价分子中若仅有单键,那必然是 σ 键;若存在双键或三键,其中除一个 σ 键外,其余一般是 π 键。

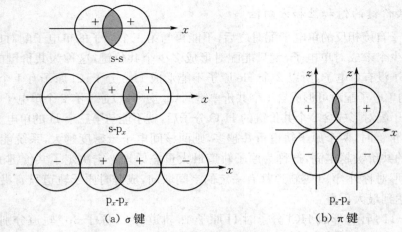

（a）σ键　　　　　　　　　（b）π键

图 6-12　σ键、π键形成示意图

（a）N_2 中 p_x-p_x、p_y-p_y 及 p_z-p_z 重叠示意图　　　（b）N_2 中一个 σ 键、两个 π 键

图 6-13　N_2 中的 σ 键和 π 键示意图

一般来说，π 键没有 σ 键稳定，比较容易断裂。这是因为 π 键不像 σ 键那样集中在两核的连线上，π 电子受原子核的束缚力较小，更容易参与化学反应。例如，含双键或三键的不饱和烃一般容易发生加成反应。

（四）配位键

形成共价键的两个原子中，其中一个原子提供成对电子，另一个原子提供空轨道，形成的共价键称为配位共价键，简称配位键（coordination bonding）。如图 6-14 所示，结构式中"→"表示配位键，箭头从提供电子对的原子指向接受电子对的原子，在 O 和 H 之间的电子对来自 O 原子上的孤对电子。虽然配位键的形成方式与一般共价键有所不同，但是形成后两者并无差异。

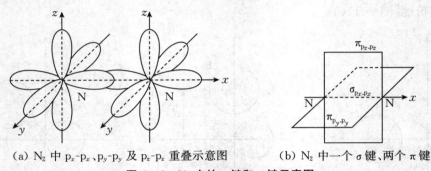

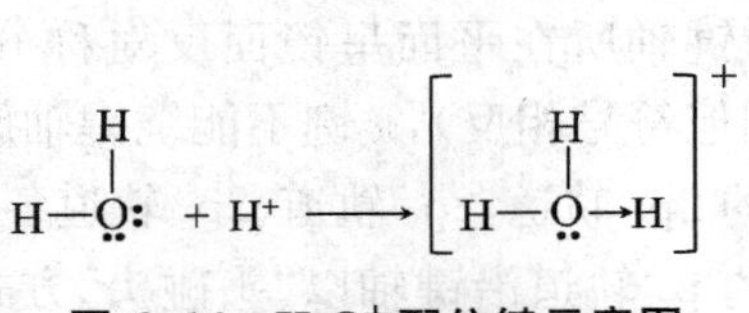

图 6-14　H_3O^+ 配位键示意图

（五）共价键的参数

表征共价键特征的物理量称为共价键的参数，如键长、键角、键能和键的极性。

键长（bond length）是分子中成键原子两核间的平均距离。两个原子形成同型共价键的键长越短,键越稳定。键长的大小与成键原子半径、化学键性质等有关。例如,H—F 的键长比 H—Cl 短,再如 C—C、C=C、C≡C 三者中,C—C 的键长最长而 C≡C 的最短。

键角(bond angle)是分子中同一个原子形成的相邻两个键间的夹角。键角是反映分子空间构型的一个重要参数,如 H_2O 分子中的键角为 $104°45'$,表明 H_2O 分子为 V 形结构;CO_2 分子中的键角为 $180°$,表明 CO_2 分子为直线形结构。一般来说,分子的空间构型可由键角和键长确定。

键能(bond energy)是共价键强弱的量度。一般键能越大,共价键强度越大。成键时放出能量,断键时吸收能量。一些双原子分子的键能和某些键的平均键能见表 6-5。

表 6-5　一些双原子分子的键能 E 和某些键的平均键能 $\overline{E}$

分子	$E/(kJ \cdot mol^{-1})$	分子	$E/(kJ \cdot mol^{-1})$	共价键	$\overline{E}/(kJ \cdot mol^{-1})$	共价键	$\overline{E}/(kJ \cdot mol^{-1})$
H_2	436	HF	565	C—H	413	N—H	391
F_2	165	HCl	431	C—F	460	N—N	159
Cl_2	247	HBr	366	C—C	335	N=N	418
Br_2	193	HI	299	C—Br	289	N≡N	946
I_2	151	NO	286	C—I	230	O—O	143
N_2	946	CO	1071	C—C	346	O=O	495
O_2	493			C=C	610	O—H	463
				C≡C	835		

共价键的极性是由成键原子的电负性差异引起的,反映了共价键中正负电荷的分布情况。

非极性共价键(nonpolar covalent bond)是由于成键原子的电负性相同,成键电子对正好处于两个原子核中间,键的正、负电荷重心重合的共价键。同种原子形成的共价键均是非极性共价键,如 H_2、O_2、N_2 等。

极性共价键(polar covalent bond)是由于成键原子的电负性不同,共用的电子对偏向电负性较大的原子一方,使键的一端带部分负电荷 δ^-,而另一端带部分正电荷 δ^+,键的正、负电荷重心不重合形成的共价键。例如,NH_3 分子中 N—H 键,H_2O 分子的 O—H 键等。不同种原子形成的共价键均是极性共价键。

三、杂化轨道理论

价键理论说明了共价键的形成、本质和特征,但不能解释多原子分子构型和一些共价分子的形成。例如,基态 C 原子核外只有 2 个单电子,却可以和 4 个 H 原子形成 CH_4 分子,且 4 根 C—H 键完全相同,分子的构型为正四面体型。

分子构型(molecular geometry)是共价分子中各原子在空间排列构成的几何形状。分子构型对分子的物理、化学性质及生物活性都有重要影响。为了从理论上说明分子构型,1931 年美国化学家鲍林(L. Pauling)等人以价键理论为基础,根据电子具有波的特性、波可以叠加的原理,提出了杂化轨道理论(hybrid orbitals theory)。

（一）杂化轨道理论的要点

形成分子时，因原子之间相互影响，同一原子内能量相近的不同类型的 n 个价层原子轨道混合重组，重新分配能量和确定空间方向，产生 n 个新的原子轨道。这一过程称为杂化（hybridization），杂化形成的新原子轨道称为杂化轨道（hybrid orbital）。

杂化轨道形状不同于杂化前各原子轨道形状，杂化轨道的角度分布更集中于一个方向，在成键中更有利于达到最大重叠，成键能力更强（本章只考虑中心原子杂化，不考虑配位原子杂化）。

杂化轨道之间尽可能取最大夹角分布，形成相互排斥能最小的杂化轨道构型。杂化类型不同，杂化轨道构型也不相同，由此即可解释分子构型。

（二）原子轨道杂化类型及实例

根据参与杂化的原子轨道的类型和数目，轨道杂化主要有 sp 型和 spd 型两种类型。本章主要讨论 sp 型杂化，包括 sp、sp^2、sp^3 杂化。

1. sp 杂化　原子中由 1 个 ns 和 1 个 np 轨道参与的杂化称为 sp 杂化，所形成的 2 个轨道称为 sp 杂化轨道。每个 sp 杂化轨道均含 1/2s 轨道和 1/2p 轨道成分。2 个 sp 杂化轨道间的夹角为 $180°$，这样相互间的排斥力最小。当两个 sp 杂化轨道与其他原子成键后，就形成直线形分子（图 6-15）。

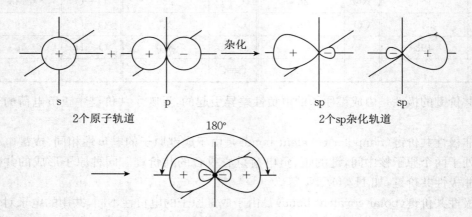

图 6-15　sp 杂化轨道形成示意图

例如，实测 $BeCl_2$ 是一个键角为 $180°$ 的直线形分子，但 Be 原子的价层电子组态为 $2s^2$，并没有单电子可以成键，用价键理论难以说明。杂化轨道理论认为，在形成 $BeCl_2$ 分子过程中，Be 原子的 1 个 2s 电子被激发到一个 2p 空轨道上，价层电子组态变为 $2s^1 2p_x^1$，只剩下 1 个电子的 2s 轨道和含 1 个电子的 $2p_x$ 轨道进行杂化，形成 2 个各含 1 个单电子、夹角为 $180°$ 的 sp 杂化轨道，然后 2 个 sp 杂化轨道分别与 1 个 Cl 原子中具有单电子的 3p 轨道重叠，形成 sp-p 的 σ 键，所以 $BeCl_2$ 是直线形分子。其形成过程如图 6-16 所示。

2. sp^2 杂化　原子中由 1 个 ns 和 2 个 np 轨道参与的杂化称为 sp^2 杂化，所形成的 3 个轨道称为 sp^2 杂化轨道，每个 sp^2 杂化轨道均含 1/3s 轨道和 2/3p 轨道成分，杂化轨道间最小排斥力的夹角为 $120°$。当 3 个 sp^2 杂化轨道分别与其他 3 个相同原子成键后，就形成正三角形分子。

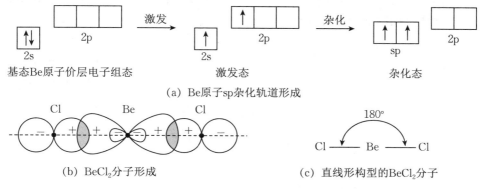

(a) Be原子sp杂化轨道形成

(b) BeCl₂分子形成

(c) 直线形构型的BeCl₂分子

图 6-16　BeCl₂ 分子形成及构型示意图

例如,BF_3 是平面三角形分子。中心原子 B 的价层电子组态为 $2s^2 2p_x^1$,要形成 3 个 B—F 键,单电子数不够。于是,1 个 2s 电子激发至 $2p_y$ 空轨道上,然后含有单电子的 1 个 2s 轨道和 2 个 2p 轨道杂化形成 3 个 sp^2 杂化轨道,对称地分布在 B 原子周围,互成 120°角。3 个 sp^2 杂化轨道分别与 1 个 F 原子的 2p 轨道重叠形成平面三角形 BF_3 分子,其过程如图 6-17 所示。

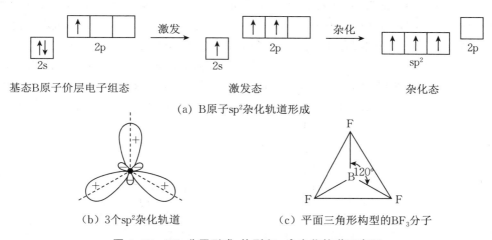

(a) B原子sp²杂化轨道形成

(b) 3个sp²杂化轨道

(c) 平面三角形构型的BF₃分子

图 6-17　BF₃ 分子形成、构型和 sp² 杂化轨道示意图

3. sp³ 杂化　原子中由 1 个 ns 和 3 个 np 轨道参与的杂化称为 sp^3 杂化,所形成的 4 个杂化轨道称为 sp^3 杂化轨道。如果形成的每个 sp^3 杂化轨道所含成分比例及能量完全相同,这种杂化称为等性杂化(equivalent hybridization),否则就是不等性杂化(non-equivalent hybridization)。通常参与杂化的原子轨道均含有单电子或均是空轨道,其杂化是等性杂化。若有孤对电子(lone pair electrons)占据的原子轨道参与杂化,则是不等性杂化。

CH_4 是 sp^3 等性杂化的典型例子。CH_4 分子是正四面体,键角 109°28′。基态 C 原子有 2 个单电子,要形成 4 个键,1 个 2s 电子必须先激发到空的 $2p_z$ 轨道上,只剩 1 个电子的 2s 轨道与各具有 1 个电子的 3 个 2p 轨道进行 sp^3 杂化,形成 4 个成分、能量、轨道形状完全相同,各含 1 个单电子的 sp^3 杂化轨道,分别指向正四面体的 4 个顶角,它们的

夹角均为 $109°28'$，4 个 sp^3 杂化轨道分别与 4 个 H 原子的 1s 轨道重叠形成 4 个 σ 键，所以 CH_4 分子为正四面体。其过程如图 6-18 所示。

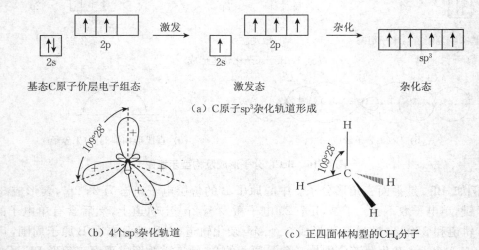

（a）C 原子 sp^3 杂化轨道形成

（b）4 个 sp^3 杂化轨道　　　　　（c）正四面体构型的 CH_4 分子

图 6-18　CH_4 分子形成、构型和 sp^3 杂化轨道示意图

sp^3 不等性杂化的典型代表是 NH_3 分子和 H_2O 分子。基态 N 原子的价层电子排布为 $2s^2 2p^3$，在形成氨分子时，中心原子 N 的 1 个 2s 轨道和 3 个 2p 轨道采取 sp^3 杂化。形成的 4 个 sp^3 杂化轨道中，有 3 个为单电子所占据，它们能与 3 个 H 原子的 1s 电子形成 3 个 σ_{sp^3-s} 键；另 1 个 sp^3 杂化轨道被 N 原子的 1 对孤对电子占据，孤对电子因未参加成键，电子云较密集于 N 原子周围，其对成键电子对的排斥作用较大，使得 NH_3 分子中的键角压缩成 $107°18'$。孤对电子所占有的杂化轨道中 s 轨道成分较多，成键电子对所占有的杂化轨道中 s 轨道成分较少。因此，N 原子的 sp^3 杂化是不等性杂化。NH_3 分子的空间构型也就成为缺一个角的四面体，即三角锥形（图 6-19）。

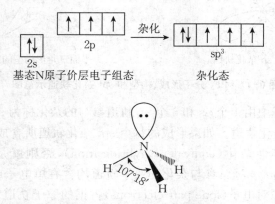

图 6-19　NH_3 分子中 N 原子的杂化和分子构型

【例 6-6】　解释 H_2O 分子的空间构型（已知 H_2O 分子中键与键之间的夹角为 $104.5°$，分子的空间构型为 V 形）。

【解】　H_2O 分子的键角为 $104.5°$，其分子的形成过程与氨分子类似，成键时中心原子氧也是采取不等性 sp^3 杂化方式与两个氢原子结合的。由于氧原子上有两对孤对电子不参与成键,它们对成键电子对的排斥作用更大,使 H_2O 分子中键角压缩得更小,为 104.5°,水分子结构呈 V 形或角形(图 6-20)。

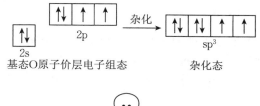

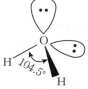

图 6-20　H_2O 分子中 O 原子的杂化和分子构型

表 6-6 概括了 sp 型三种杂化与分子构型的关系。

表 6-6　sp 型三种杂化与分子构型的关系

杂化类型	sp	sp^2	sp^3（等性）	sp^3（不等性）
参与杂化的原子轨道	1 个 s 轨道＋1 个 p 轨道	1 个 s 轨道＋2 个 p 轨道	1 个 s 轨道＋3 个 p 轨道	1 个 s 轨道＋3 个 p 轨道
杂化轨道	2 个 sp 杂化轨道	3 个 sp^2 杂化轨道	4 个 sp^3 杂化轨道	4 个 sp^3 杂化轨道（含 1 对或 2 对孤对电子）
杂化轨道夹角 θ	180°	120°	109°28′	90°＜θ＜109°28′
分子构型	直线形	平面三角形	四面体形	三角锥形、V 形
实例	$BeCl_2$、C_2H_2	BF_3、C_2H_4	CH_4、CCl_4	NH_3、H_2O

【例 6-7】　试说明为什么 SiF_4 分子是正四面体形,H_3O^+ 是三角锥形?

【解】　SiF_4 分子中心原子 Si 的价层电子组态为 $3s^2 3p^2$,要形成 4 个共价单键,需激发 1 个 3s 电子到 3p 轨道上,形成 4 个单电子,1 个 3s 轨道和 3 个 3p 轨道发生 sp^3 等性杂化,每个 sp^3 杂化轨道都与 1 个 F 原子中含单电子的 2p 轨道重叠成键,所以 SiF_4 分子是正四面体形。

H_3O^+ 中基态 O 原子的价层电子组态为 $2s^2 2p^4$,采用 sp^3 不等性杂化,形成的 4 个 sp^3 杂化轨道指向变形四面体的 4 个顶点。其中,2 个含单电子的 sp^3 杂化轨道分别与 1 个 H 原子的 1s 轨道重叠成 σ 键;另 2 个含孤对电子的 sp^3 杂化轨道,1 个与 H^+ 1s 轨道形成 σ 配位键,1 个未成键,属 O 原子独有。由于这个含有孤对电子的电子云对其他 3 个成键电子对有排斥作用,使键角小于 109°28′,所以 H_3O^+ 是三角锥形。

第三节　分子间作用力

分子之间弱的相互作用力称为分子间作用力(intermolecular force),包括范德瓦耳斯力（van der Waals force）和氢键（hydrogen bond）等。分子间作用力主要影响物质的熔点、沸点、溶解度等物理性质。

一、极性分子与非极性分子

每个分子都可看成由带正电的原子核和带负电的电子所组成的系统。整个分子是电中性的，但从分子内部电荷的分布看，可认为正、负电荷各集中于一点，称为电荷重心。若正、负电荷重心重合称为非极性分子（non-polar molecule），不重合称为极性分子（polar molecule）。

双原子分子的极性与键的极性一致，即同核双原子分子（如 H_2、O_2）的键是非极性键，该分子必是非极性分子；异核双原子分子（如 HCl、HF）的键是极性键，该分子也是极性分子。

多原子分子的极性不仅与键的极性有关，也与分子构型有关。如果分子中的键是极性键，但只要键型相同，分子构型对称，其分子中各个键的极性就可以相互抵消，正、负电荷重心重合。例如，CO_2 为直线形 O=C=O，2 个 C=O 键的极性互相抵消，CO_2 为非极性分子；CH_4 为正四面体形，4 个 C—H 键的极性互相抵消，CH_4 也为非极性分子。而 SO_2 分子为 V 形，2 个硫氧键的极性不能互相抵消；NH_3 分子为三角锥形，分子中 N—H 的极性不能相互抵消，所以 SO_2、NH_3 为极性分子。

分子的极性一般用偶极矩（electric dipole moment）μ 来衡量。μ 的大小等于分子中正电荷重心或负电荷重心的电量 q 与正、负电荷重心间距离 d 的乘积，即

$$\mu = q \cdot d \tag{6-8}$$

偶极矩是一个矢量，化学上规定其方向从正电荷重心指向负电荷重心，μ 的单位为 10^{-30} C·m。非极性分子的偶极矩 $\mu=0$，极性分子的偶极矩 $\mu\neq0$，且 μ 越大，分子的极性越强。表 6-7 列出了一些分子的偶极矩。

表 6-7　一些分子的偶极矩 μ　　　　　单位：10^{-30} C·m

分子	μ	分子	μ
H_2	0	HCl	3.50
BF_3	0	H_2O	6.17
CO	0.39	HF	6.37

【例 6-8】　CCl_4、$CHCl_3$、H_2S、CS_2 中哪些是极性分子？哪些是非极性分子？为什么？

【解】　CCl_4 与 $CHCl_3$ 分子中的键都是极性共价键，但 CCl_4 中与中心原子形成共价键的 4 个 Cl 原子相同，分子是完全对称的正四面体，键的极性能互相抵消，正、负电荷重心重合，因而是非极性分子；$CHCl_3$ 中配位原子不完全相同，分子为变形四面体，键的极性不能互相抵消，因而是极性分子。

H_2S 分子呈 V 形，中心原子 S 发生 sp^3 不等性杂化形成 4 个 sp^3 杂化轨道，分别指向四面体的 4 个顶点，其中 2 个含单电子的 sp^3 杂化轨道分别与 1 个 H 原子的 1s 轨道重叠形成 σ 键，另 2 个 sp^3 杂化轨道各含 1 对孤对电子，因此 H_2S 分子的正、负电荷重心不重

合，是极性分子；而 CS_2 分子是完全对称的直线形，中心原子 C 发生 sp 等性杂化形成 2 个 sp 杂化轨道，2 个杂化轨道分别与 2 个 S 原子各形成 1 个 σ 键，同时没有参与杂化的 2 个 p 轨道也各含 1 个单电子，又分别与 2 个 S 原子各形成 1 个 π 键，分子中无孤对电子，正、负电荷重心完全重合，故为非极性分子。

二、范德瓦耳斯力

范德瓦耳斯力分三种类型：取向力、诱导力和色散力。

极性分子由于正、负电荷中心不重合，故具有永久偶极（permanent dipole）。非极性分子和极性分子在外电场作用下，正、负电荷重心会发生变化，分子的偶极都会变大，从而产生诱导偶极（induced dipole）。

具有永久偶极的极性分子会产生定向排布（图 6-21），从而在极性分子永久偶极之间会产生分子间作用力，即取向力（orientation force）。

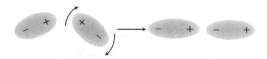

图 6-21　取向力形成示意图

极性分子的永久偶极会产生一个外电场，可诱导邻近的分子（包括极性分子和非极性分子）发生电子云变形而导致诱导偶极（图 6-22），这种诱导偶极与永久偶极间的作用力称为诱导力（induction force）。

非极性分子间也存在相互作用。这是由于分子内部的原子核和电子都在不停地运动，在瞬间原子核与电子云的相对位移使分子中产生瞬时偶极（instantaneous pole）。虽然瞬时偶极存在的时间很短，但它可以诱导邻近分子产生诱导偶极，且可以不断地重复出现。这种瞬时偶极与诱导偶极之间的作用力称为色散力（dispersion force）（图 6-23）。任何分子都会不断产生瞬时偶极，所以色散力存在于各种分子之间。色散力大小与分子是否容易变形有关。在同类型化合物中，分子的变形程度一般随摩尔质量的增加而增大，这是因为摩尔质量越大，分子所含的电子越多，分子最外层电子云就越容易变形。

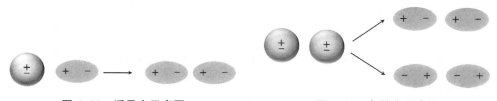

图 6-22　诱导力示意图　　　　图 6-23　色散力示意图

总之，非极性分子间只有色散力，极性与非极性分子间有色散力和诱导力，而极性分子间有色散力、诱导力和取向力。大多数分子的范德瓦耳斯力中，色散力是最主要的，诱导力一般较小，取向力只有当分子的极性很强（如 H_2O 分子之间）时才占有优势。

范德瓦耳斯力作用能很小，一般为 2～20 kJ/mol，不属于化学键范畴。范德瓦耳斯力是决定物质的熔点、沸点等物理性质的主要因素。同类型分子间范德瓦耳斯力越强，物质的熔点、沸点越高（表 6-8）。

表 6-8　碳族氢化物沸点与范德瓦耳斯力之间的关系

物质分子	CH$_4$	SiH$_4$	GeH$_4$	SnH$_4$
摩尔质量	小 ——————————————————→ 大			
变形性	小 ——————————————————→ 大			
色散力	小 ——————————————————→ 大			
沸点/℃	−162	−112	−88	−52

按照上述递变规律类推，ⅤA族、ⅥA族、ⅦA族元素的氢化物中 NH$_3$、H$_2$O、HF 的摩尔质量比其同族氢化物明显小，熔点、沸点应当比较低，但事实上它们的熔点、沸点却异常高，说明这些分子间除范德瓦耳斯力之外，还存在另一种作用力，这就是氢键。

三、氢键

（一）氢键及其种类

当 H 原子与电负性高、半径小的 X 原子以极性共价键结合后，由于 X 原子吸引电子能力大，H 原子显示较强正电荷场，因而 H 原子再与另一个电负性较强且有孤对电子的 Y 原子接触时，又能产生静电吸引力，该吸引力称为氢键，用"…"示意为

$$X—H…Y$$

X、Y 可以相同也可以不同，如 F、O、N 等原子。常见的有 F—H…F，O—H…O，O—H…F，N—H…F，N—H…O。

同分子或异分子间形成的氢键称为分子间氢键（intermolecular hydrogen bond），如图 6-24 所示氟化氢、氨水中的分子间氢键。分子内部形成的氢键称为分子内氢键（intramolecular hydrogen bond），如图 6-25 所示硝酸、邻硝基苯酚形成分子内氢键。

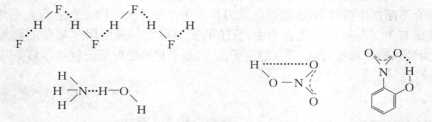

图 6-24　分子间氢键示意图　　图 6-25　硝酸、邻硝基苯酚的分子内氢键

（二）氢键的特征及作用

1. 氢键的特征　氢键的键能一般小于 42 kJ/mol，比范德瓦耳斯力稍强，但仍比化学键弱得多。氢键的强弱与 X、Y 原子的电负性等因素有关。

氢键具有饱和性，当 H 原子已经形成 1 个氢键后，不能再与第 3 个强电负性原子形成第 2 个氢键。分子间氢键具有方向性，形成分子间氢键的 3 个原子尽可能在一条直线上，这样 X 与 Y 之间距离最远，斥力较小，氢键稳定。分子内氢键不具有方向性。

2. 氢键的作用　氢键的形成对物质的各种物理和化学性质都会产生影响，在人类和动植物的生理生化过程中起着十分重要的作用。

（1）对物质熔点、沸点的影响：对于结构相似的分子，分子间氢键的存在会使范德瓦耳斯力增强，使熔点、沸点显著升高。H_2O、NH_3、HF 的熔点、沸点分别比同族其他元素氢化物高，就是由于分子间生成较强氢键。

形成分子内氢键的物质的熔点、沸点一般要比形成分子间氢键的物质要低。例如，邻硝基苯酚形成分子内氢键，熔点为 45 ℃，而形成分子间氢键的间硝基苯酚和对硝基苯酚，熔点分别为 96 ℃ 和 114 ℃。

（2）对物质溶解度的影响：溶质能与 H_2O 形成氢键的，如乙醇（C_2H_5OH）、乙酸（CH_3COOH）等，其在水中的溶解度就较大。溶质形成分子内氢键，其与水之间则难形成分子间氢键，因此其在水中的溶解度相对较小。例如，邻羟基苯甲酸形成分子内氢键，对羟基苯甲酸则能与水之间形成分子间氢键，因此在水中的溶解度对羟基苯甲酸大于邻羟基苯甲酸。

（3）对物质结构的影响：一些生物大分子如蛋白质、核酸均形成分子内氢键。氢键的存在直接影响分子的结构、构象、性质和功能，是稳定生物高分子高级结构的一个重要因素。例如，遗传的主要物质脱氧核糖核酸（DNA）是具有双螺旋结构的大分子，两条链通过碱基间形成的氢键两两配对，腺嘌呤（A）与胸腺嘧啶（T）配对形成 2 个氢键、胞嘧啶（C）与鸟嘌呤（G）之间配对形成 3 个氢键而保持双螺旋结构（图 6-26）。一旦氢键被破坏，分子的空间结构会发生变化，生理活性也就随之丧失。

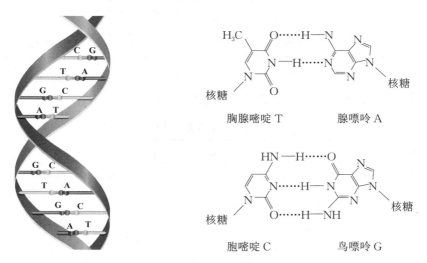

图 6-26　DNA 双螺旋结构和碱基配对形成氢键示意图

【例 6-9】　邻硝基苯酚 　和对硝基苯酚 　在水中的溶解度哪个大？说明理由。

【解】　对硝基苯酚的溶解度大于邻硝基苯酚。原因是对硝基苯酚无法形成分子内氢键，但它能与水形成分子间氢键，因此在水中的溶解度大；而邻硝基苯酚形成分子内氢键，它不能与水形成分子间氢键，因此在水中的溶解度小。

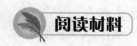

稀土元素在生物医药中的作用

稀土元素是化学元素周期表中镧系元素——镧(La)、铈(Ce)、镨(Pr)、钕(Nd)、钷(Pm)、钐(Sm)、铕(Eu)、钆(Gd)、铽(Tb)、镝(Dy)、钬(Ho)、铒(Er)、铥(Tm)、镱(Yb)、镥(Lu),以及与镧系15个元素密切相关的元素——钪(Sc)和钇(Y),共17种元素[1,2]。

稀土化合物具有一系列特殊的药效,在医药学领域的应用研究日益受到重视。稀土化合物作为药物可广泛用于烧伤、炎症、皮肤病、血栓病的治疗,以及镇静止痛等,也可应用于癌症的临床诊断治疗[3,4]。

1. 稀土化合物对人体组织系统的作用　稀土化合物可对人体组织系统功能进行调节(表6-9)。

表6-9　部分稀土药物在人体组织系统中的作用

组织、系统	稀土药物	功能
消化系统	三氯化钐	保护胃黏膜,促进肝细胞弱分裂
内分泌系统	三氯化钐	调节胰岛素细胞分泌,促进腺垂体嗜酸性细胞的合成和生长激素的分泌
结缔组织	稀土黄酮类配合物	抗骨质疏松症
神经系统	硝酸铈、三氯化镧	影响学习记忆力,以及脑内超氧化物歧化酶(SOD)的活性

2. 稀土化合物的药理作用及临床应用[4-8]　稀土化合物作为药物在临床上有着广泛的应用。表6-10列举了部分稀土药物的药理作用和临床应用。

表6-10　部分应用于临床治疗的稀土药物

稀土药物	药理作用	临床应用
磺基水杨酸的钕或钐盐	具有抗炎、止痒的功能	治疗接触性皮炎、过敏性皮炎
硝酸铈与磺胺嘧啶银霜剂	具有抗炎作用	治疗烧伤
稀土元素镧	抗动脉粥样硬化作用	预防、改善主动脉和冠状动脉粥样硬化
稀土杂多蓝	抗人类免疫缺陷病毒活性	抗艾滋病药物
稀土杂多酸盐类化合物	抗病毒活性	抗流感病毒药物
硫酸铈、稀土元素镧柠檬酸配合物针剂	抑制转移性肿瘤,对DNA和RNA等遗传物质有明显的抑制和断裂作用	治疗淋巴肉瘤、肺癌

参考文献

[1] 谢吉民,于丽.无机化学[M].3版.北京:人民卫生出版社,2015.
[2] 胡琴.基础化学[M].4版.北京:高等教育出版社,2020.

[3] 张欣荣,杨峰,李武宏.稀土在医药领域的研究概况[J].药学实践杂志,2007,25(1):1-4.

[4] 胡意,郭菲.稀土在医药领域的研究进展[J].实验与检验医学,2009,27(1):75-78.

[5] 纪云晶,栗建林,王宗惠,等.轻稀土化合物抑癌作用及机制的研究[J].职业与健康,2004,20(5):1-7.

[6] 项南,张雪梅,田莉瑛,等.稀土及配合物在生物药物上的研究进展[J].生物学杂志,2009,26(4):65-68.

[7] 黄小婷.铬(Ⅴ)、铼(Ⅵ)、稀土金属配合物的合成及其在肿瘤治疗中的应用[D].广州:暨南大学,2019.

[8] 吉燕华,高勇,陈金林.稀土配合物抗癌药物的研究进展[J].中国稀土学报,2021,39(2):197-205.

习　题

1. 怎么描述核外电子的运动状态?

2. $|\psi|^2$ 表示的物理意义是什么?

3. 单电子原子与多电子原子核外电子能量高低由什么决定?

4. 指出 2s、3d、4s 各能级所能容纳的轨道数和电子数。

5. 根据量子数的取值要求,在下列各题"?"处填写合理的数值。

(1) $n=3, l=?$　$m=1, s=+1/2$

(2) $n=?$　$l=1, m=+1, s=-1/2$

(3) $n=5, l=2, m=?$　$s=-1/2$

(4) $n=4, l=3, m=0, s=?$

6. 确定原子轨道的量子数是:　　　　　　　　　　　　　　　　　　(　　)

　　A. n　　　　　　　B. n, l　　　　　　　C. n, l, m　　　　　　D. n, l, m, s

7. 下列各组量子数组合是否正确? 如果不正确,请更正:

(1) 2,2,2,1/2　　　(2) 5,2,1,−1/2　　　(3) 4,6,2,−1/2

8. 分别写出下列各元素的基态原子或离子的电子排布式:

(1) Be　　　　　　　(2) Cr　　　　　　　(3) Fe^{2+}

9. 根据下列元素基态原子的价层电子构型,指出其在周期表中所处的位置(包括周期、族和区):

(1) $3s^1$　　　　　　(2) $4s^2 4p^3$　　　　　(3) $3d^2 4s^2$　　　　(4) $4d^{10} 5s^1$

10. 某元素基态原子最外电子层的电子组态是 $4s^1$,请写出该元素可能的价层电子组态,并指明其所在周期、族和分区。

11. 元素的电负性数值与元素的化学性质之间有什么关系?

12. 对下列元素的电负性由高到低进行排序:Cl、K、Na、Ca、S。

13. 判断中心原子采用 sp^3 等性杂化的分子都是正四面体是否正确,并举例说明。

14. 在 Cl—CH=CH—Cl 分子中,Cl—C 之间键合所用的轨道是:　　　(　　)

　　A. s-p　　　　　B. p-sp^2　　　　　C. s-sp^2　　　　　　D. s-sp^3

15. 利用杂化轨道理论说明乙醇分子中 O 原子采用的杂化类型。

16. 判断下列说法是否正确,并举例说明。

（1）色散力仅存在于非极性分子之间。

（2）凡是含有氢的化合物分子之间都能产生氢键。

17. 将 F_2、Cl_2、Br_2 和 I_2 按熔沸点由高到低进行排序，并说明理由。

18. 下列各组分子之间最主要的分子间作用力是什么？

（1）苯和四氯化碳　（2）苯和乙醇　　　（3）甲醇和水

19. 比较 SiH_4 和 CH_4 熔点的高低。

20. 比较下列各组化合物熔沸点高低，并说明理由。

（1）C_6H_6、C_2H_6　　（2）邻羟基苯甲酸、对羟基苯甲酸

21. 下列分子中哪些是极性分子？

CH_2F_2、CF_4、CH_3OCH_3、BCl_3、CS_2、PH_3、NCl_3、CH_3OH

（杨旭曙）

第七章

氧化还原与电极电势

学习要求

掌握：氧化值、氧化与还原的概念，电极电势及能斯特方程，根据电极电势判断氧化剂、还原剂的强弱及氧化还原反应的方向。

熟悉：原电池的电池组成式。

了解：电池电动势产生机制，酸度计测定溶液 pH 的原理。

氧化还原反应(oxidation-reduction reaction)是非常重要的一类化学反应。许多药物的制备和作用机制都与氧化还原反应的理论密切相关。例如，消毒液高锰酸钾和过氧化氢利用它们的氧化性，而抗氧化剂维生素 C 和维生素 E 则利用其还原性。另外，生物体的光合作用、呼吸作用、新陈代谢、神经传导和生物电现象也都涉及氧化还原反应。因此，氧化还原反应及电化学是化学研究的重要领域。

本章将介绍氧化还原反应的一般特征，重点讨论电极电势的产生机制、影响电极电势的因素及电极电势的应用，并简单介绍电势法测定溶液 pH、浓差电池和膜电势。

第一节　氧化还原的基本概念

一、氧化值

为了方便描述氧化还原反应中电子的得失或偏移程度，人们提出了氧化值(oxidation number)的概念，氧化值又称氧化数。1970 年，国际纯粹与应用化学联合会(IUPAC)把氧化值定义为：某元素一个原子的表观荷电荷，这种荷电荷是将每个化学键中的成键电子指定给电负性较大的元素而求得。例如，H_2O 中，氧原子的电负性大于氢原子，因此将氧和氢原子形成的两对成键电子都指定给氧原子，则氧原子的氧化值为 -2，氢原子的氧化值为 $+1$。

通常可按如下规则确定物质中元素原子的氧化值：

(1) 任何形态的单质中原子的氧化值为零，如氢气中，氢的氧化值为 0。

(2) 电中性化合物中，所有原子的氧化值的代数和为零。

(3) 单原子离子中，原子的氧化值等于离子的电荷数；多原子离子中，所有原子的氧化值的代数和等于该离子的电荷数。如 Mg^{2+} 中，镁的氧化值为 $+2$。

(4) 氢在化合物中的氧化值一般为 $+1$，但在金属氢化物如 NaH、CaH_2 中为 -1。

(5) 氧在化合物中的氧化值一般为 -2；但在过氧化物如 H_2O_2、Na_2O_2 中为 -1；在

超氧化物如 KO_2 中为 $-1/2$;而在氟化物如 OF_2 中为 $+2$,因为氟是电负性最大的元素,因此含氟的化合物中氟的氧化值总为 -1。

【例 7-1】 求 $S_2O_3^{2-}$(硫代硫酸根)、$S_4O_6^{2-}$(连四硫酸根)、$S_2O_8^{2-}$(过二硫酸根)中硫的氧化值。

【解】 设 S 的氧化值为 x,因为 O 的氧化值为 -2,则

在 $S_2O_3^{2-}$ 中:$2x+3\times(-2)=-2$,$x=+2$

在 $S_4O_6^{2-}$ 中:$4x+6\times(-2)=-2$,$x=+5/2$

在 $S_2O_8^{2-}$ 中:$2x+8\times(-2)=-2$,$x=+7$

由例题可见,氧化值可以是整数也可以是分数,它不同于化合价。化合价描述的是某原子与其他原子相结合的能力,IUPAC 的定义为:某元素的化合价是可与该元素原子相结合的单价原子(以氢原子或氯原子为基准)的最大数量。计算公式为

$$化合价 = 元素原子价电子数 - 分子中该元素原子的非成键电子数$$

目前,氧化值的概念已取代化合价被广泛使用。

二、氧化还原反应

氧化值的变化反映了电子的得失,它包括电子的转移和偏移。元素原子的氧化值发生变化的化学反应称为氧化还原反应。在氧化还原反应中,氧化值降低的物质称为氧化剂(oxidizing agent),它使另一种物质氧化,本身被还原,发生还原反应(reduction reaction)。氧化值升高的物质称为还原剂(reducing agent),它使另一种物质还原,本身被氧化,发生氧化反应(oxidation reaction)。从得失电子的角度看,氧化剂得到电子,还原剂失去电子。在任何一个氧化还原反应中,氧化过程和还原过程总是同时发生,若有一种元素的氧化值升高,则必有另一种元素的氧化值降低。

在锌置换铜离子的反应中

$$Zn(s) + Cu^{2+}(aq) = Cu(s) + Zn^{2+}(aq)$$

Zn 失去电子,氧化值由 0 升高至 $+2$,是还原剂,发生氧化反应;Cu^{2+} 接受电子,氧化值由 $+2$ 降到 0,是氧化剂,发生还原反应。

还有一类反应,例如:

$$2H_2(g) + O_2(g) \rightleftharpoons 2H_2O(g)$$

在反应过程中 H 的氧化值从 0 升高到 $+1$,H_2 是还原剂;O 的氧化值从 0 降低为 -2,O_2 是氧化剂。但 H_2O 是共价化合物,电子并没有完全失去或得到,只是发生了偏移,这一类反应也属于氧化还原反应。

由此可见,氧化还原反应的本质为物质在反应过程中有电子的转移或偏移,从而导致元素的氧化值发生变化。

三、氧化还原电对

任何一个氧化还原反应都可以拆分成两个氧化还原半反应(redox half-reaction)。例如:

$$Zn(s)+Cu^{2+}(aq)=\!\!=\!\!=Cu(s)+Zn^{2+}(aq)$$

反应中 Zn 失去电子生成 Zn^{2+},此半反应是氧化反应

$$Zn(s)-2e^-\Longrightarrow Zn^{2+}(aq)$$

Cu^{2+} 得到电子生成 Cu,此半反应是还原反应

$$Cu^{2+}(aq)+2e^-\Longrightarrow Cu(s)$$

任何一个氧化还原半反应中,都出现同一个元素不同氧化值的两种物质,氧化值相对较高的物质称为氧化型物质,用符号 Ox 表示;氧化值相对较低的物质称为还原型物质,用符号 Red 表示。这两种物质形式组成一个氧化还原电对(redox electric couple),通常写成:氧化型/还原型(Ox/Red),如 Cu^{2+}/Cu,Zn^{2+}/Zn。它们之间的关系可表示为

$$氧化型(Ox)+ne^-\Longrightarrow 还原型(Red)$$

当氧化还原反应中有介质或其他物质参与反应,尽管它们在反应中氧化值没有发生改变,但是维持了反应中的物料平衡,故也应写入氧化还原半反应中。如半反应

$$MnO_4^-(aq)+8H^+(aq)+5e^-\Longrightarrow Mn^{2+}(aq)+4H_2O$$

电对可表示为 MnO_4^-/Mn^{2+}。

氧化还原电对中,氧化型物质和还原型物质可通过得失电子互相转化。正像酸碱质子理论中的共轭酸碱对之间的关系一样,同一种元素的氧化型和还原型之间也存在共轭关系。氧化还原电对中氧化型物质的氧化能力越强,则与其共轭的还原型物质的还原能力越弱。例如,MnO_4^-/Mn^{2+} 电对中,MnO_4^- 氧化能力强,是强氧化剂,而 Mn^{2+} 还原能力弱,是弱还原剂;Zn^{2+}/Zn 电对中 Zn 是强还原剂,Zn^{2+} 是弱氧化剂。在氧化还原反应中,一般朝着较强的氧化剂和较强的还原剂相互作用的方向进行。

第二节　原电池和电极电势

一、原电池

(一)原电池的组成

把一块锌片置于硫酸铜溶液中,可以观察到锌片慢慢溶解,锌片上不断析出紫红色的铜,硫酸铜溶液的蓝色逐渐变浅,同时溶液温度升高。这是一个自发的氧化还原反应:

$$Zn(s)+Cu^{2+}(aq)=\!\!=\!\!=Cu(s)+Zn^{2+}(aq)$$

由于锌和硫酸铜溶液直接接触,电子从 Zn 直接转移到 Cu^{2+} 上,这种电子的转移是无序的,无法形成电流。反应释放出的化学能转变为热能。

将上述氧化还原反应拆分成两个氧化还原半反应,使其按照装置(图 7-1)进行反应。Zn 片和 Cu 片分别插入 $ZnSO_4$ 溶液和 $CuSO_4$ 溶液中,用盐桥(salt bridge)将两溶液连接起来(盐桥一般是一个倒置的 U 形管,其内部填充的琼脂凝胶将饱和电解质溶液 KCl 或

KNO₃ 固定其中,在电场中盐桥通过离子的迁移起导电作用)。可以观察到串联在锌片和铜片间的检流计指针发生偏转,说明有电流产生。这种将氧化还原反应的化学能转变为电能的装置,称为原电池(primary cell),简称电池。

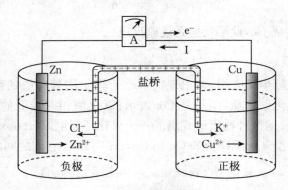

图 7-1 铜锌原电池

在铜锌原电池中,Zn 片和 ZnSO₄ 溶液构成锌半电池(half-cell),又称锌电极(electrode),Cu 片和 CuSO₄ 溶液构成铜半电池。从检流计指针偏转的方向可知,电子从锌电极流向铜电极,电流的方向则与之相反。锌电极流出电子是负极(cathode),铜电极流入电子是正极(anode)。在锌电极上 Zn 失去电子形成 Zn^{2+},过多的电子通过导线流向铜电极,在铜电极上 Cu^{2+} 得到电子形成金属 Cu 析出。通过盐桥,阴离子 Cl^- 和 SO_4^{2-} 向锌盐溶液移动,阳离子 Zn^{2+}、Cu^{2+} 和 K^+ 向铜盐溶液移动,使得两溶液一直维持电中性。因此,锌的溶解和铜的析出得以继续进行,电流得以继续流通。

在铜锌原电池中,正极和负极分别发生的反应为

正极反应:$Cu^{2+}(aq) + 2e^- \rightleftharpoons Cu(s)$

负极反应:$Zn(s) - 2e^- \rightleftharpoons Zn^{2+}(aq)$

正极反应和负极反应又称半电池反应(half-cell reaction)。由半电池反应相加所得的总反应为电池反应(cell reaction):

$$Zn(s) + Cu^{2+}(aq) = Cu(s) + Zn^{2+}(aq)$$

(二) 原电池和电极的符号

IUPAC 于 1953 年规定,原电池必须用电池组成式(电池符号)来表示,两个电极组合起来构成原电池。具体规定如下:

(1) 将负极写在左边,以(—)表示,正极写在右边,以(+)表示。

(2) 单竖线"∣"表示相与相之间的界面,双竖线"‖"表示盐桥,同一相中不同物质用逗号","分开。

(3) 参与电极反应的纯物质要注明其所处的状态(气、液、固),气体应注明分压,溶液应注明浓度或活度。

(4) 气体和纯液体,如 $H_2(g)$、$O_2(g)$、$Br_2(l)$ 等,不能直接作为电极,必须吸附在惰性导电材料 Pt 上,也应标明。

(5) 此外,还应注明外界的温度、压力。若不写明,则通常为 298.15 K,100 kPa。

根据以上规则,铜锌原电池的电池符号可表示为

$$(-)Zn(s)\,|\,Zn^{2+}(c_1)\,\|\,Cu^{2+}(c_2)\,|\,Cu(s)(+)$$

(三) 电极类型

1. **金属-金属离子电极**　由金属板插入含有该金属离子的溶液中构成,如铜电极。

电极符号:$Cu^{2+}(c)\,|\,Cu(s)$

电极反应:$Cu^{2+}(aq)+2e^-\Longrightarrow Cu(s)$

2. **气体电极**　将吸附某种气体达平衡的惰性金属片置于含有该种气体元素的离子溶液中,如氢电极。

电极符号:$H^+(c)\,|\,H_2(p)\,|\,Pt$

电极反应:$2H^++2e^-\Longrightarrow H_2(g)$

3. **金属-金属难溶盐-阴离子电极**　金属表面覆盖一薄层该金属离子的难溶盐固体,再插入含有该难溶盐阴离子的溶液中构成。常用的氯化银电极和甘汞电极属于此类电极。氯化银电极是将 Ag 丝上涂有 AgCl,然后浸到一定浓度的盐酸溶液中。

电极符号:$Cl^-(c)\,|\,AgCl(s)\,|\,Ag(s)$

电极反应:$AgCl(s)+e^-\Longrightarrow Ag(s)+Cl^-(aq)$

4. **氧化还原电极**　由惰性金属板插入含有某一种元素的不同氧化值的离子溶液中构成,如将 Pt 片插入含有 Sn^{4+} 及 Sn^{2+} 的溶液中。

电极符号:$Sn^{4+}(c_1),Sn^{2+}(c_2)\,|\,Pt$

电极反应:$Sn^{4+}(aq)+2e^-\Longrightarrow Sn^{2+}(aq)$

【例 7-2】　将高锰酸钾与浓盐酸制取氯气的反应设计成原电池

$$2KMnO_4+16HCl\Longrightarrow 2KCl+2MnCl_2+5Cl_2+8H_2O$$

【解】　上述反应的离子反应方程式:

$$2MnO_4^-+16H^++10Cl^-\Longrightarrow 2Mn^{2+}+5Cl_2+8H_2O$$

根据氧化还原反应中的氧化剂构成原电池的正极,正极发生还原反应,反应中的还原剂构成原电池的负极,负极发生氧化反应的原则,拆分氧化还原反应为两个半电池反应。

正极反应:$2MnO_4^-+16H^++10e^-\Longrightarrow 2Mn^{2+}+8H_2O$(氧化还原电极)

负极反应:$10Cl^--10e^-\Longrightarrow 5Cl_2$(气体电极)

电池组成:$(-)Pt\,|\,Cl_2(p)\,|\,Cl^-(c_1)\,\|\,MnO_4^-(c_2),Mn^{2+}(c_3),H^+(c_4)\,|\,Pt(+)$

二、电极电势

(一) 电极电势的产生

连接原电池两极的导线有电流通过,说明两电极间有电势差存在。两电极存在电势差可以用双电层结构来解释:当把金属板插入其盐溶液中时,金属板表面的金属离子由于本身的热运动和受到极性水分子的吸引,溶解到溶液中成为水合离子。同时,溶液中的水合金属离子也会从金属板表面获得电子,沉积在金属板上。当金属溶解与金属离子沉积的速率相等时,就建立了如下动态平衡:

$$M(s) \underset{\text{沉积}}{\overset{\text{溶解}}{\rightleftharpoons}} M^{n+}(aq) + ne^-$$

若金属的溶解趋势大于金属离子的沉积趋势,则达到平衡时,金属板表面因留有较多电子而带负电,而金属板附近的溶液带正电;反之,若金属离子沉积的趋势大于金属溶解的趋势,金属板表面因吸附了过多的金属离子而带正电,而金属板附近的溶液带负电。由于金属表面电荷与溶液中相反电荷离子之间的静电引力,以及金属离子在溶液中的扩散作用,在金属板与溶液的相界面处形成了双电层(electric double layer)(图7-2)。双电层的厚度很小,约 10^{-10} m 数量级,但其间存在电势差,这种电势差称为该金属电极的电极电势(electrode potential),又称电极电位,用符号 $\varphi_{ox/red}$ 表示,单位是伏特(V)。

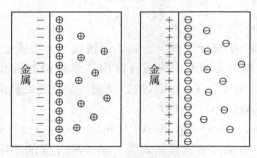

图 7-2　金属电极的电极电势

金属愈活泼,金属溶解趋势就愈大,平衡时金属表面电子密度愈大,该金属电极的电极电势就愈低;金属愈不活泼,金属溶解趋势就愈小,该金属电极的电极电势就愈高。因此,电极电势的大小主要取决于金属的活泼性。

(二)标准电极电势

电极电势的绝对值到目前为止无法测量,实际工作中使用的是其相对值,即以某一特定的电极为参照,以此获得各种电极的电极电势相对值。1953 年,IUPAC 规定采用标准氢电极作为比较基准,并规定标准氢电极的电极电势为零,因此目前使用的标准电极电势值都是以标准氢电极的电极电势为参比得到,故又称氢标电极电势。

1. 标准氢电极　标准氢电极(standard hydrogen electrode, SHE)是用镀有一层铂黑的铂片作为电极导体,把它插入氢离子浓度为 1 mol/L(严格地说,活度为 1)的溶液中,在指定温度下,不断通入压力为 $p^{\ominus}$ 的纯氢气,使铂黑吸附氢气达到饱和(图 7-3)。

电极符号:$H^+(1\ mol/L) \mid H_2(p^{\ominus}) \mid Pt$

电极反应:$2H^+(1\ mol/L) + 2e^- \rightleftharpoons H_2(p^{\ominus})$

IUPAC 规定:在任意温度下,氢电极的标准电极电势为 0,即 $\varphi_{H^+/H_2}^{\ominus} = 0$。

2. 标准电极电势的测定　在标准状态下测得的某电极的电极电势就是该电极的标准电极电势(standard electrode potential),用符号 $\varphi_{ox/red}^{\ominus}$ 表示,单位是伏特

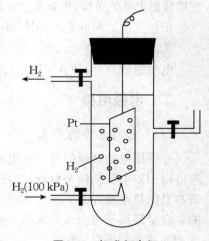

图 7-3　标准氢电极

（V）。电极的标准态有如下规定:电极中溶液的浓度为 1 mol/L,气体的分压为标准压力 $p^\ominus$,液体和固体为纯物质。

测定某给定电极的标准电极电势时,可将待测标准电极与标准氢电极组成一个原电池。按 IUPAC 的规定,标准氢电极为负极,待测标准电极为正极,组成下列原电池:

（一)标准氢电极 ‖ 待测标准电极（＋)

上述原电池的标准电动势可通过式(7-1)进行求算。测出其标准电动势 $E^\ominus$,即为待测电极的标准电极电势。

$$E^\ominus = \varphi_+^\ominus - \varphi_-^\ominus \tag{7-1}$$

由此可得

$$E^\ominus = \varphi_{待测}^\ominus - \varphi_{SHE}^\ominus = \varphi_{待测}^\ominus - 0 = \varphi_{待测}^\ominus$$

例如,测定铜电极的标准电极电势时,可将标准铜电极与标准氢电极组成原电池,电池符号为

（一)Pt|H$_2$($p^\ominus$)|H$^+$(1 mol/L) ‖ Cu^{2+}(1 mol/L)|Cu（＋)

测得该原电池的标准电动势 $E^\ominus$ 为 0.341 9 V,则 $\varphi_{Cu^{2+}/Cu}^\ominus = 0.341\ 9\ V$。

将不同电对组成的电极按照标准电极电势数值从低到高的顺序排列,便形成了标准电极电势表,见附录Ⅳ。电对 Zn^{2+}/Zn 的标准电极电势为负值,表明 Zn 失去电子倾向大于 H$_2$,即标准状态下 Zn 可还原 H$^+$ 而释放 H$_2$;电对 Cu^{2+}/Cu 标准电极电势为正值,表明 Cu 失去电子倾向小于 H$_2$,即标准状态下 Cu 不会还原 H$^+$ 而释放 H$_2$。

使用标准电极电势表时要注意:

(1) 表中电极反应用 aOx$+n$e$^- \rightleftharpoons b$Red 表示,所以表中电极电势又称还原电势。这并不表示该电极一定作正极,若作负极,则电极反应逆向进行,其电极电势值不随电极反应实际进行的方向而变化。例如:

Zn 电极作负极时　Zn^{2+}(aq)$+2$e$^- \rightleftharpoons$Zn(s)　$\varphi^\ominus = -0.761\ 8$ V

Zn 电极作正极时　Zn(s)-2e$^- \rightleftharpoons$Zn^{2+}(aq)　$\varphi^\ominus = -0.761\ 8$ V

(2) 电极电势属于热力学的强度性质,电极电势值不随电极反应方程式的写法不同而变化。例如:

$$Zn^{2+}(aq)+2e^- \rightleftharpoons Zn(s)　\varphi^\ominus = -0.761\ 8\ V$$

$$2Zn^{2+}(aq)+4e^- \rightleftharpoons 2Zn(s)　\varphi^\ominus = -0.761\ 8\ V$$

(3) 标准电极电势是在水溶液中测定的,不适用于非水溶液系统及高温下固相间的反应。

（三)影响电极电势的因素

标准电极电势是在标准状态下测得,只能在标准状态下应用,而绝大多数电极反应都在非标准状态下进行。当浓度、温度或分压等条件发生改变时,电极电势将发生改变。德国科学家能斯特(H. W. Nernst)最早从理论上推导出这些因素对电极电势的影响。

对于任意给定的一个电极,电极反应的通式为

$$a\mathrm{Ox} + ne^- \Longrightarrow b\mathrm{Red}$$

该电极的电极电势能斯特方程为

$$\varphi = \varphi^{\ominus} + \frac{RT}{nF}\ln\frac{c_{\mathrm{Ox}}^a}{c_{\mathrm{Red}}^b} \tag{7-2}$$

式中,$\varphi^{\ominus}$ 表示标准电极电势;R 为摩尔气体常数,其值取 8.314 J/(K·mol);F 为法拉第常数,其值约为 96 500 C/mol;T 为热力学温度,单位为 K;n 为电极反应中电子转移数;c_{Ox}、c_{Red} 分别为电对中氧化型物质和还原型物质的浓度;a、b 分别表示电极反应式中氧化型物质和还原型物质的化学计量数。

当温度为 298.15 K,将各常数值代入式(7-2),则能斯特方程为

$$\varphi = \varphi^{\ominus} + \frac{0.059\,2\text{ V}}{n}\lg\frac{c_{\mathrm{Ox}}^a}{c_{\mathrm{Red}}^b} \tag{7-3}$$

式(7-2)、式(7-3)都是电极电势的能斯特方程,是电化学中最重要的公式。电极电势的能斯特方程说明电极电势的大小取决于电极的本性 $\varphi^{\ominus}$、温度和浓度(或分压)。温度一定时,电极反应中氧化型物质、还原型物质及其相关介质浓度发生变化,将影响电极电势的大小。氧化型物质浓度越大,电极电势越大;还原型物质浓度越大,电极电势越小。

应用能斯特方程时需注意以下几点:

(1) 纯固体(如 Cu、AgCl 等)、纯液体(如 Hg、Br_2 等)和稀溶液中的水,其浓度都视为 1,不列入方程式。

【例 7-3】 将锌片浸入含有 Zn^{2+} 浓度为 0.020 0 mol/L 或 2.00 mol/L 的溶液中,计算 25 ℃时锌电极的电极电势。

【解】 电极反应式为 $Zn^{2+}(aq) + 2e^- \Longrightarrow Zn(s)$

从附录查表得 $\varphi^{\ominus} = -0.761\,8$ V

当 $c_{Zn^{2+}} = 0.020\,0$ mol/L,应用能斯特方程得

$$\varphi = \varphi^{\ominus} + \frac{0.059\,2\text{ V}}{n}\lg c_{Zn^{2+}} = -0.761\,8\text{ V} + \frac{0.059\,2\text{ V}}{2}\lg 0.020\,0 = -0.812\text{ V}$$

当 $c_{Zn^{2+}} = 2.000$ mol/L,应用能斯特方程得

$$\varphi = \varphi^{\ominus} + \frac{0.059\,2\text{ V}}{n}\lg c_{Zn^{2+}} = -0.761\,8\text{ V} + \frac{0.059\,2\text{ V}}{2}\lg 2.00 = -0.753\text{ V}$$

从以上计算可以看出,电对的浓度变化对电极电势有一定影响。

(2) 气体物质,则用相对分压 $p_B/p^{\ominus}$ 表示,如:

$$2H^+(aq) + 2e^- \Longrightarrow H_2(p)$$

$$\varphi = \varphi^{\ominus} + \frac{0.059\,2\text{ V}}{n}\lg\frac{c_{H^+}^2}{p_{H_2}/p^{\ominus}}$$

(3) 当电极反应有 H^+、OH^- 或 Cl^- 等参加时,它们不是氧化型物质或还原型物质,反应前后氧化值不变,称其为介质。它们的浓度也必须写入能斯特方程。介质若处于反

应式氧化型物质一侧,则将其当作氧化型物质处理,其浓度项放在方程式分子处;若处于反应式还原型物质一侧,则将其当作还原型物质处理,其浓度项放在分母处。

【例 7-4】 已知电极反应 $MnO_4^- + 8H^+ + 5e^- \rightleftharpoons Mn^{2+} + 4H_2O$,$\varphi^\ominus = +1.507$ V,若 MnO_4^- 和 Mn^{2+} 均处于标准态,求 298.15 K,pH=5.00 时该电极的电极电势。

【解】 由于 MnO_4^- 和 Mn^{2+} 均处于标准态,则两者浓度为 1 mol/L。

根据能斯特方程可得

$$\varphi = \varphi^\ominus + \frac{0.059\,2\text{ V}}{5}\lg\frac{c_{MnO_4^-}\cdot c_{H^+}^8}{c_{Mn^{2+}}} = \varphi^\ominus + \frac{0.059\,2\text{ V}}{5}\lg c_{H^+}^8$$

因此

$$\varphi = \varphi^\ominus - \frac{0.059\,2\text{ V}\times 8}{5}pH = 1.507\text{ V} - \frac{0.059\,2\text{ V}\times 8}{5}\times 5.00 = 1.03\text{ V}$$

氧化还原电对的电极电势大小不仅受浓度、酸度的影响,生成沉淀和配合物等都将对电极电势造成影响。其本质是电极反应中氧化型物质或还原型物质因生成难解离物质或难溶电解质,浓度改变而引起电极电势发生变化。例如,在金属电极 Ag^+(1 mol/L)|Ag(s) 中加入 NaCl 固体,使平衡时 Cl^- 浓度为 1 mol/L,则形成了金属-金属难溶盐-阴离子电极 Cl^-(1 mol/L)|AgCl(s)|Ag(s)。计算此电极的电极电势时,可将此电极看作非标准状态下的金属银电极,先根据 AgCl 的溶度积求得 Cl^-(1 mol/L)|AgCl(s)|Ag(s)电极中的 Ag^+ 浓度,再用能斯特方程求得。

$$c_{Ag^+} = \frac{K_{sp}}{c_{Cl^-}} = \frac{K_{sp}}{1\text{ mol/L}} = 1.77\times 10^{-10}\text{ mol/L}$$

$$\varphi^\ominus_{AgCl/Ag} = \varphi_{Ag^+/Ag} = \varphi^\ominus_{Ag^+/Ag} + \frac{0.059\,2\text{ V}}{1}\lg c_{Ag^+}$$
$$= 0.799\text{ V} + \frac{0.059\,2\text{ V}}{1}\lg(1.77\times 10^{-10}) = 0.222\text{ V}$$

用同样的方法可以求算 Br^-(1 mol/L)|AgBr(s)|Ag(s)、I^-(1 mol/L)|AgI(s)|Ag(s)和 NH_3(1 mol/L),$[Ag(NH_3)_2]^+$|Ag(s)等电极的标准电极电势。

三、电池电动势

(一)电池电动势的计算

在电池中,电极电势较大的电极作电池的正极,电极电势较小的电极作电池的负极。电池电动势 E 等于正极的电极电势减去负极的电极电势,即

$$E = \varphi_+ - \varphi_- \tag{7-4}$$

【例 7-5】 计算下列原电池在 298.15 K 时的电动势。

$(-)Cd(s)|Cd^{2+}(0.10\text{ mol/L}) \parallel Sn^{4+}(0.10\text{ mol/L}),Sn^{2+}(0.001\,0\text{ mol/L})|Pt(s)(+)$

【解】 两个电极反应及其标准电极电势分别为

$$Cd^{2+}(aq) + 2e^- \rightleftharpoons Cd(s) \quad \varphi^\ominus = -0.40\text{ V}$$

$$Sn^{4+}(aq)+2e^- \rightleftharpoons Sn^{2+}(aq) \quad \varphi^\ominus=0.15\ V$$

代入能斯特方程分别得到两电对的电极电势

$$\varphi_{Cd^{2+}/Cd}=\varphi^\ominus_{Cd^{2+}/Cd}+\frac{0.0592\ V}{n}lg\ c_{Cd^{2+}}=-0.40\ V+\frac{0.0592\ V}{2}lg\ 0.10=-0.43\ V$$

$$\varphi_{Sn^{4+}/Sn^{2+}}=\varphi^\ominus_{Sn^{4+}/Sn^{2+}}+\frac{0.0592\ V}{n}lg\frac{c_{Sn^{4+}}}{c_{Sn^{2+}}}=0.15\ V+\frac{0.0592\ V}{2}lg\frac{0.10}{0.0010}=0.21\ V$$

因为 $\varphi_{Sn^{4+}/Sn^{2+}}>\varphi_{Cd^{2+}/Cd}$，所以 Sn^{4+}/Sn^{2+} 电对为正极，Cd^{2+}/Cd 电对为负极，电池电动势为

$$E=\varphi_{Sn^{4+}/Sn^{2+}}-\varphi_{Cd^{2+}/Cd}=0.21\ V-(-0.43\ V)=0.64\ V$$

（二）电池电动势和吉布斯自由能的关系

电池反应若在等温、等压下进行，且非体积功只有电功，那么反应过程中的吉布斯自由能的降低就等于电池做的电功，即 $\Delta_r G=-W$。电功等于电池电动势和电量的乘积，即 $W=Eq$。1 个电子的电量为 1.602×10^{-19} C，则 1 mol 电子的电量约为 96 500 C，1 法拉第常数 F 约为 96 500 C/mol。若反应过程中有 n mol 电子转移，其电量为 nF，此时电池电功 $W=nEF$，电池电动势和吉布斯自由能的关系为

$$\Delta_r G=-nEF \tag{7-5}$$

若电池中所有物质处于标准状态，则有

$$\Delta_r G^\ominus=-nE^\ominus F \tag{7-6}$$

这个关系式是联系电化学和热力学的桥梁公式。只要测得原电池电动势，就可求出该电池的最大电功，以及反应的吉布斯自由能变化。反之，若已知某反应的吉布斯自由能变化，也可求得该反应所构成的电池电动势。

（三）电池电动势的能斯特方程

由化学反应等温方程式可知

$$\Delta_r G=\Delta_r G^\ominus+RTln\ Q$$

将式(7-5)和(7-6)代入上式

$$-nEF=-nE^\ominus F+RTln\ Q$$

整理得电池电动势的能斯特方程

$$E=E^\ominus-\frac{RT}{nF}ln\ Q \tag{7-7}$$

式中，$E^\ominus$ 为电池标准电动势，Q 为反应商，当温度为 298.15 K 时，代入相关常数，则有

$$E=E^\ominus-\frac{0.0592\ V}{n}lg\ Q \tag{7-8}$$

第三节　电极电势的应用

一、判断氧化剂和还原剂的强弱

电极电势的相对大小反映电对中氧化型物质得电子能力和还原型物质失电子能力的强弱。电极电势的代数值越大,电对中氧化型物质越易得到电子,是越强的氧化剂;与其共轭的还原型物质越难失去电子,是越弱的还原剂。电极电势的代数值越小,电对中还原型物质越易失去电子,是越强的还原剂;与其共轭的氧化型物质越难得到电子,是越弱的氧化剂。在标准电极电势表中,氧化型物质的氧化性从上到下依次增强,还原型物质的还原性从下到上依次增强,从而可以判断标准状态下物质氧化还原性的强弱。值得注意的是,某些物质如 Fe^{2+} 在 Fe^{3+}/Fe^{2+} 电对中是还原型物质,在 Fe^{2+}/Fe 电对中是氧化型物质。在讨论 Fe^{2+} 有关的氧化还原反应时,若 Fe^{2+} 作为还原剂被氧化为 Fe^{3+},则必须用与还原型 Fe^{2+} 对应电对的电极电势($\varphi_{Fe^{3+}/Fe^{2+}}^{\ominus}$);若 Fe^{2+} 作为氧化剂被还原为 Fe,则必须用与氧化型 Fe^{2+} 对应电对的电极电势($\varphi_{Fe^{2+}/Fe}^{\ominus}$)。

【例 7-6】　根据标准电极电势值,在标准状态下,按照氧化性由强到弱的顺序排列以下电对中的氧化型物质:Fe^{3+}/Fe^{2+}、I_2/I^-、Sn^{4+}/Sn^{2+}、Ce^{4+}/Ce^{3+};按照还原性由强到弱的顺序排列以下电对中的还原型物质:Cu^{2+}/Cu、Fe^{3+}/Fe^{2+}、Br_2/Br^-、Hg^{2+}/Hg。

【解】　(1) 从附录查表得

$$Sn^{4+}(aq)+2e^-\rightleftharpoons Sn^{2+}(aq) \qquad \varphi_{Sn^{4+}/Sn^{2+}}^{\ominus}=0.151\ V$$

$$I_2(s)+2e^-\rightleftharpoons 2I^-(aq) \qquad \varphi_{I_2/I^-}^{\ominus}=0.535\ 5\ V$$

$$Fe^{3+}(aq)+e^-\rightleftharpoons Fe^{2+}(aq) \qquad \varphi_{Fe^{3+}/Fe^{2+}}^{\ominus}=0.771\ V$$

$$Ce^{4+}(aq)+e^-\rightleftharpoons Ce^{3+}(aq) \qquad \varphi_{Ce^{4+}/Ce^{2+}}^{\ominus}=1.72\ V$$

因为 $\varphi_{Ce^{4+}/Ce^{2+}}^{\ominus}>\varphi_{Fe^{3+}/Fe^{2+}}^{\ominus}>\varphi_{I_2/I^-}^{\ominus}>\varphi_{Sn^{4+}/Sn^{2+}}^{\ominus}$,所以标准状态下,氧化剂从强到弱的顺序为 $Ce^{4+}>Fe^{3+}>I_2>Sn^{4+}$。

(2) 从附录查表得

$$Cu^{2+}(aq)+2e^-\rightleftharpoons Cu(s) \qquad \varphi_{Cu^{2+}/Cu}^{\ominus}=0.341\ 9\ V$$

$$Fe^{3+}(aq)+e^-\rightleftharpoons Fe^{2+}(aq) \qquad \varphi_{Fe^{3+}/Fe^{2+}}^{\ominus}=0.771\ V$$

$$Hg^{2+}(aq)+2e^-\rightleftharpoons Hg(s) \qquad \varphi_{Hg^{2+}/Hg}^{\ominus}=0.851\ V$$

$$Br_2(s)+2e^-\rightleftharpoons Br^-(aq) \qquad \varphi_{Br_2/Br^-}^{\ominus}=1.066\ V$$

因为 $\varphi_{Cu^{2+}/Cu}^{\ominus}<\varphi_{Fe^{3+}/Fe^{2+}}^{\ominus}<\varphi_{Hg^{2+}/Hg}^{\ominus}<\varphi_{Br_2/Br^-}^{\ominus}$,所以标准状态下,还原剂还原性由强到弱的顺序为 $Cu>Fe^{2+}>Hg>Br^-$。

应当注意的是,用 $\varphi^{\ominus}$ 判断氧化还原能力的强弱是在标准状态下的结果。当电极处于非标准状态时,必须先用能斯特方程计算出各电对的电极电势,再进行比较。

二、判断氧化还原反应进行的方向

氧化还原反应自发进行的方向总是由较强的氧化剂与较强的还原剂作用,生成较弱的还原剂和较弱的氧化剂,即电极电势大的电对中的氧化型物质和电极电势小的电对中的还原型物质发生反应。当电极处于非标准状态时,需先用能斯特方程计算出各电极的电极电势,然后再进行判断。通过电池电动势的正负来判断反应的方向:

$E>0$,$\varphi_+>\varphi_-$,$\Delta_r G<0$,反应正向自发进行;

$E<0$,$\varphi_+<\varphi_-$,$\Delta_r G>0$,反应逆向自发进行;

$E=0$,$\varphi_+=\varphi_-$,$\Delta_r G=0$,反应处于平衡状态。

【例 7-7】 判断下列反应自发进行的方向:

$$Pb^{2+}(0.010\ mol/L)+Sn(s)\rule[0.5ex]{3em}{0.1pt}Pb(s)+Sn^{2+}(0.010\ mol/L)$$

【解】 根据氧化还原反应可写出两个半反应:

$$Pb^{2+}(aq)+2e^-\rightleftharpoons Pb(s)$$

$$Sn^{2+}(aq)+2e^-\rightleftharpoons Sn(s)$$

根据能斯特方程分别求出两电极的电极电势:

$$\varphi_{Sn^{2+}/Sn}=\varphi_{Sn^{2+}/Sn}^{\ominus}+\frac{0.059\ 2\ V}{2}\lg c_{Sn^{2+}}=-0.137\ 5\ V+\frac{0.059\ 2\ V}{2}\lg 0.10=-0.17\ V$$

$$\varphi_{Pb^{2+}/Pb}=\varphi_{Pb^{2+}/Pb}^{\ominus}+\frac{0.059\ 2\ V}{2}\lg c_{Pb^{2+}}=-0.126\ 2\ V+\frac{0.059\ 2\ V}{2}\lg 0.010=-0.19\ V$$

由于 $\varphi_{Sn^{2+}/Sn}>\varphi_{Pb^{2+}/Pb}$,因此 Sn^{2+} 为较强的氧化剂,Pb 为较强的还原剂。遵循较强的氧化剂与较强的还原剂反应生成较弱的氧化剂和较弱的还原剂的原则,上述氧化还原反应逆向进行。或者也可以根据电极电势的高低这样判断:因为 $\varphi_{Sn^{2+}/Sn}>\varphi_{Pb^{2+}/Pb}$,$Sn^{2+}/Sn$ 作正极,发生还原反应 $Sn^{2+}(aq)+2e^-\rightleftharpoons Sn(s)$,$Pb^{2+}/Pb$ 作负极,发生氧化反应 $Pb(s)-2e^-\rightleftharpoons Pb^{2+}(aq)$,所以总反应逆向进行。

三、计算氧化还原反应的标准平衡常数

氧化还原反应进行的限度可以用氧化还原反应的标准平衡常数来衡量。氧化还原反应的标准平衡常数越大,氧化还原反应进行的限度就越大。298.15 K 时,计算标准平衡常数的公式如下:

$$\Delta_r G^{\ominus}=-nE^{\ominus}F$$

$$\Delta_r G^{\ominus}=-RT\ln K^{\ominus}$$

即得

$$nE^{\ominus}F=RT\ln K^{\ominus}$$

$$\lg K^{\ominus}=\frac{nE^{\ominus}}{0.059\ 2\ V} \tag{7-9}$$

【例 7-8】 求 298.15 K 下 $Zn(s)+Cu^{2+}(aq)\rule[0.5ex]{3em}{0.1pt}Cu(s)+Zn^{2+}(aq)$ 反应进行的平衡常数。

【解】 将以上氧化还原反应设计成原电池:

正极发生还原反应：$Cu^{2+}(aq)+2e^- \Longrightarrow Cu(s)$　　$\varphi^{\ominus}_{Cu^{2+}/Cu}=0.341\,9\ V$

负极发生氧化反应：$Zn(s)-2e^- \Longrightarrow Zn^{2+}(aq)$　　$\varphi^{\ominus}_{Zn^{2+}/Zn}=-0.761\,8\ V$

$$E^{\ominus}=\varphi^{\ominus}_+-\varphi^{\ominus}_-=0.341\,9\ V-(-0.761\,8\ V)=1.103\,7\ V$$

根据式(7-9)可得

$$\lg K^{\ominus}=\frac{nE^{\ominus}}{0.059\,2\ V}=\frac{2\times 1.103\,7\ V}{0.059\,2\ V}=37.29$$

$\therefore K^{\ominus}=1.94\times 10^{37}$

如果将一些非氧化还原的化学反应通过适当的方式设计成原电池，同样可以利用标准电极电势计算这些反应的平衡常数，如质子传递平衡常数、水的离子积、溶度积和配合物稳定常数等。

【例 7-9】　试用 $\varphi^{\ominus}$ 计算难溶盐 AgCl 在 298 K 时的溶度积 $K^{\ominus}_{sp}$。

【解】　根据 AgCl 的溶解平衡 $AgCl(s)\Longrightarrow Ag^++Cl^-$，设计电池为

$$(-)Ag(s)|Ag^+(c_1)\parallel KCl(c_2)|AgCl(s)|Ag(s)(+)$$

负极反应：$Ag(s)-e^- \Longrightarrow Ag^+(c_1)$

正极反应：$AgCl(s)+e^- \Longrightarrow Ag(s)+Cl^-(c_2)$

电池反应：$AgCl(s)\Longrightarrow Ag^+(c_1)+Cl^-(c_2)$

从附录查表得 $\varphi^{\ominus}_{AgCl/Ag}=0.222\,33\ V$，$\varphi^{\ominus}_{Ag^+/Ag}=0.799\,6\ V$，则

$$E^{\ominus}=\varphi^{\ominus}_{AgCl/Ag}-\varphi^{\ominus}_{Ag^+/Ag}=0.222\,33\ V-0.799\,6\ V=-0.577\,27\ V$$

利用式(7-9)计算得 AgCl 的溶度积

$$\lg K^{\ominus}_{sp}=\frac{nE^{\ominus}}{0.059\,2\ V}=\frac{1\times(-0.577\,27)V}{0.059\,2\ V}=-9.75$$

$$K^{\ominus}_{sp}=1.78\times 10^{-10}$$

四、电势法测定溶液的 pH

要测定溶液的 pH，最常用的方法是将玻璃电极和甘汞电极组成如下电池：

$$(-)玻璃电极|待测溶液(pH=x)|甘汞电极(+)$$

测定其电池电动势就能求出溶液的 pH。玻璃电极(glass electrode)是测定 pH 最常见的一种指示电极(图 7-4)，在玻璃管的下端焊接一种特殊材料制成的半球形玻璃膜，膜内盛有 0.1 mol/L 盐酸溶液，并在盐酸溶液中插入一根镀有氯化银的银丝，作为内参比电极。将玻璃电极插入待测溶液中，其电极电势为

$$\varphi_{玻}=\varphi^{\ominus}_{玻}-\frac{2.303RT}{F}pH \tag{7-10}$$

式中，$\varphi^{\ominus}_{玻}$ 是玻璃电极的标准电极电势。对于某给定的玻璃电极为一常数。对于不同的玻璃电极，由于玻璃膜的组成不同，$\varphi^{\ominus}_{玻}$ 也不同。

甘汞电极是一种常见的参比电极(图 7-5)，若使用饱和氯化钾溶液，在 298.15 K 下，

$\varphi_{\text{甘汞}}=0.241\,2\,\text{V}$。当玻璃电极与饱和甘汞电极组成电池后,在 298.15 K 下,

$$E=\varphi_{\text{甘汞}}-\varphi_{\text{玻}}=0.241\,2\,\text{V}-\left(\varphi_{\text{玻}}^{\ominus}-\frac{2.303RT}{F}\text{pH}\right)$$

经整理得

$$\text{pH}=\frac{(E-0.024\,12\,\text{V}+\varphi_{\text{玻}}^{\ominus})F}{2.303RT} \qquad (7\text{-}11)$$

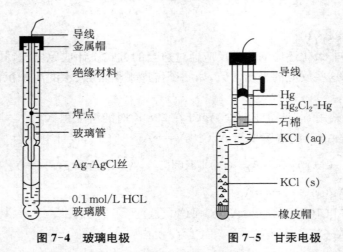

图 7-4　玻璃电极　　　　图 7-5　甘汞电极

实际测量时,先用已知 pH_s 的标准缓冲溶液与玻璃电极、饱和甘汞电极组成电池,测出电池电动势 E_s,即可标定出 $\varphi_{\text{玻}}^{\ominus}$。然后将溶液换成 pH_x 的待测溶液,测出电池电动势 E_x,代入式(7-12)可得到待测溶液的 pH。

$$\text{pH}_x=\text{pH}_s+\frac{(E_x-E_s)F}{2.303RT} \qquad (7\text{-}12)$$

pH 计(又称酸度计)就是按照上述原理测定溶液的 pH。

五、浓差电池和膜电势的形成

前面提到的电池在工作时都涉及某个化学变化发生,称为化学电池。还有一类电池,它产生电动势仅仅是由于两电极间的电解质浓度不同或电极上反应物的浓度不同,这样一类电池称为浓差电池(concentration cell),其净作用是一种物质从高浓度向低浓度转移。

【例 7-10】　计算下列浓差电池的电动势。

$$(-)\text{Ag(s)}\,|\,\text{AgNO}_3(c_1)\,\|\,\text{AgNO}_3(c_2)\,|\,\text{Ag(s)}(+)$$

【解】　负极反应:$\text{Ag(s)}-\text{e}^-\Longrightarrow\text{Ag}^+(c_1)$

$$\varphi_-=\varphi_{\text{Ag}^+/\text{Ag}}^{\ominus}+0.059\,2\,\text{V lg}\,c_{\text{Ag}^+}=\varphi_{\text{Ag}^+/\text{Ag}}^{\ominus}+0.059\,2\,\text{V lg}\,c_1$$

正极反应:$\text{Ag}^+(c_2)+\text{e}^-\Longrightarrow\text{Ag(s)}$

$$\varphi_+=\varphi_{\text{Ag}^+/\text{Ag}}^{\ominus}+0.059\,2\,\text{V lg}\,c_{\text{Ag}^+}=\varphi_{\text{Ag}^+/\text{Ag}}^{\ominus}+0.059\,2\,\text{V lg}\,c_2$$

$$E = \varphi_+ - \varphi_- = 0.059\ 2\ \text{V} \lg \frac{c_2}{c_1}$$

由此可见,浓差电池的电动势取决于两侧电极溶液的浓度差,浓差电池产生电动势的驱动力就是浓度差。当电池溶液中无浓度差时,电池电动势为零。

用一种选择性半透膜将同一电解质、浓度不同的两个溶液隔开,由于膜界面上发生离子的交换、吸附、扩散和渗透等作用,因此在膜的两侧界面上产生的电势差称为膜电势(membrane potential)。膜电势其实就是浓差电势。在 pH 测定中提及的玻璃电极产生的电极电势也是膜电势。

例如一简单系统

$$\text{M}^+ \text{X}^-\,(\alpha) \mid 膜 \mid \text{M}^+ \text{X}^-\,(\beta)$$

如果所用的膜只允许阳离子 M^+ 通过,而阴离子 X^- 不能通过。则膜两侧的电势差为

$$\Delta\varphi = \varphi_\alpha - \varphi_\beta = \frac{RT}{F} \ln \frac{a_{\text{M}^+}(\beta)}{a_{\text{M}^+}(\alpha)} \tag{7-13}$$

当上述膜为细胞膜时,由于 K^+ 比 Na^+、Cl^- 更易透过细胞膜,因此细胞膜两侧 K^+ 的浓度差最大,静止神经细胞内 K^+ 是细胞外的 35 倍。若只考虑 K^+ 透过半透膜,膜两侧 K^+ 浓度不等引起了电势差。将细胞内外液设计成如下电池:

$$\text{Ag(s)} \mid \text{AgCl(s)} \mid \text{KCl(aq)} \mid 内液(\beta) \mid 膜 \mid 外液(\alpha) \mid \text{KCl(aq)} \mid \text{AgCl(s)} \mid \text{Ag(s)}$$

由于细胞内液 β 相中 K^+ 比 α 相中的浓度大,所以 K^+ 会从 β 相通过细胞膜向 α 相扩散,使 α 相中产生净正电荷,而 β 相产生净负电荷。这种电势差阻碍了 K^+ 进一步向 α 相扩散,而加速 K^+ 从 α 相向 β 相扩散,最后达到动态平衡。同时,在膜内外形成一稳定的电势差即膜电势,生理上称为静息电位。K^+ 从 β 相向 α 相转移,造成 α 相电势高于 β 相。

根据式(7-13)可得

$$\Delta\varphi = \varphi_\alpha - \varphi_\beta = \frac{RT}{F} \ln \frac{a_{\text{K}^+}(\beta)}{a_{\text{K}^+}(\alpha)}$$

在生物化学上,则常用下式表示膜电势

$$\Delta\varphi = \varphi_内 - \varphi_外 = \frac{RT}{F} \ln \frac{a_{\text{K}^+}(外)}{a_{\text{K}^+}(内)} \tag{7-14}$$

对于静止神经细胞,因细胞内 K^+ 是细胞外的 35 倍,若假定钾离子的活度因子为 1,代入式(7-14)计算得静止神经细胞膜电势约为 $-91\ \text{mV}$,而实验测得值约为 $-70\ \text{mV}$,这是由于生命体中溶液处于非平衡态。实验表明静息电位都为负值。当一个刺激沿神经细胞传递时,或当肌肉细胞收缩时,细胞膜电势会从负值短暂波动到正值,进而通过神经膜电势的变化来传递这种神经刺激。这种电势变化称为动作电位。我们的思维,以及视觉、听觉和触觉器官感受外界都与膜电势的变化有关。医学上用膜电势来研究生命体的活动情况。例如,心电图通过测量心肌收缩和松弛时心肌膜电势的相应变化,来判断心脏是否正常工作。同样,通过脑电图可以了解大脑中神经细胞的电活性。

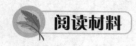

生 物 传 感 器

生物传感器是一种能够将待测生物分子浓度转化为可识别的光学或电学信号进行检测的分析仪器。其装置包括：固定化的生物敏感材料识别元件，如酶、抗体和抗原、微生物、细胞、组织、核酸及其他生物活性物质；高效能的能量换能器，如氧电极、光敏管、场效应管、压电晶体等。生物传感器具有灵敏度高、选择性好、低成本、易于微型化、检测时间短等优势，可用于临床检验诊断新型冠状病毒[1]。基于检测原理的不同，目前生物传感器主要有以下几种。

1. 光学生物传感器　以被测物质与探测试剂反应后引发的光信号作为探测基础，即把待识别生物分子通过光学信号的变化显示出来，进而实现对其的定量分析。光学生物传感器具有检测速度快、灵敏度高和高通量检测等优点。此类传感器一般由传感层、光信号转换与放大处理模块等几个功能模块组成。其中，传感层是核心部件，是对被测物质具有高选择性识别能力的感受器，其作用是提取与各种被测定生物量有关的光学信息。光信号转化与放大处理模块是将光信号放大并最终转化成电信号，从而反映生物浓度的装置。例如荧光光纤生物传感器可用于增强对新型冠状病毒核衣壳蛋白的检测。

2. 电化学生物传感器　采用固定电极作为基础电极，将生物活性分子作为分子识别物固定在电极表面，然后通过生物分子间的特异性识别作用，使目标分子捕获在电极表面，将生物浓度信号转变为电流、电阻、电势及电容等可测量的电信号作为响应信号，从而实现对目标分析物的定量或定性分析。电化学生物传感器可用于检测血糖、尿酸、酮类、乳酸盐和脱氧核糖核酸等各种重要的生物标志物。例如，基于场效应晶体管（FET）的生物传感器已被开发用于疾病标志物的检测。

3. 可穿戴生物传感器　一种可以穿戴在人体身上的便携的生物传感器，以无创的方法对汗水、眼泪、唾液或间质液等体液开展抽样，并对其所含的生物标志物开展化学分析。可穿戴生物传感器含有高度特异的生物受体，这种生物受体能够在生理条件下识别复杂样品中的目标生物标记物及相关浓度。

参考文献

[1] 朱子煜,梁阿新,浩天瑞霖,等. 生物传感器在新冠病毒检测中的应用. 化学学报,
　　2023,81(3),253-263.

——————————————————— 习　　题 ———————————————————

1. 原电池的组成如何？

2. 电极电势和标准电极电势的区别与联系。

3. 影响电极电势的因素有哪些？电极电势有哪些应用？

4. 计算下列化合物中画线元素的氧化值：$\underline{S}_8$、$H_2\underline{S}$、$\underline{Cl}O_2$、$Na_2\underline{S}_2O_3$、$\underline{N}_2O_5$、K_2O_2、$K_2\underline{Mn}O_4$、$K\underline{Cl}O_3$、$Na\underline{H}$、$K_2\underline{Cr}O_4$、$\underline{C}_2H_4$、$\underline{C}O_2$、$\underline{C}H_4$、$\underline{C}_2H_5OH$

5. 根据标准电极电势表中电对 Fe^{3+}/Fe^{2+}，Sn^{4+}/Sn^{2+}，H^+/H_2，I_2/I^-，Li^+/Li，

Mg^{2+}/Mg、Al^{3+}/Al 的标准电极电势,判断在标准状态下,下列物质 $FeCl_2$、$SnCl_2$、H_2、KI、Li、Mg、Al 的还原性强弱顺序。

6. 将下列反应设计成原电池,计算原电池标准电动势 $E^{\ominus}$,并根据 $E^{\ominus}$ 计算298.15 K 下反应的标准平衡常数。

(1) $Zn + I_2 \rightleftharpoons Zn^{2+} + 2I^-$

(2) $Cu^{2+} + Pb \rightleftharpoons Pb^{2+} + Cu$

7. 计算下列各原电池标准状态时的电动势,并写出电极反应式和电池反应式。

(1) $(-)Fe(s)|Fe^{2+}(aq) \parallel Cl^-(aq)|Cl_2(g)|Pt(+)$

(2) $(-)Cu(s)|Cu^{2+}(aq) \parallel Fe^{3+}(aq),Fe^{2+}(aq)|Pt(+)$

8. 指出下列反应处于标准状态时的自发反应方向:

(1) $SnCl_2 + 2FeCl_3 \rightleftharpoons 2FeCl_2 + SnCl_4$

(2) $H_3AsO_4 + 2I^- + 2H^+ \rightleftharpoons HAsO_2 + I_2 + 2H_2O$

9. 根据标准电极电势和电极电势的能斯特方程式计算 298.15 K 时下列电极的电极电势:

(1) $Br_2(l) + 2e^- \rightleftharpoons 2Br^-(0.020 \text{ mol/L})$

(2) $MnO_4^-(0.010 \text{ mol/L}) + 8H^+(0.10 \text{ mol/L}) + 5e^- \rightleftharpoons Mn^{2+}(0.010 \text{ mol/L}) + 4H_2O$

10. 298.15 K 时,将铜片插入 0.010 mol/L $CuSO_4$ 溶液中,另一个铜片插入 0.10 mol/L $CuSO_4$ 溶液中组成原电池。

(1) 写出该原电池符号。

(2) 写出电极反应式和电池反应式。

(3) 计算原电池的电动势。

11. 实验测得下列电池在 298.15 K 时,$E=0.420$ V,求胃液的 pH。已知饱和甘汞电极(SCE)的电极电势为 0.241 2 V。

$$(-)Pt|H_2(100 \text{ kPa})|胃液 \parallel SCE(+)$$

12. 298.15 K 时下列原电池的电动势是 0.200 V,求 Cd^{2+} 浓度。

$$(-)Cd(s)|Cd^{2+}(c) \parallel Ni^{2+}(2.0 \text{ mol/L})|Ni(s)(+)$$

13. 298.15 K,$Hg_2SO_4(s) + 2e^- \rightleftharpoons 2Hg(l) + SO_4^{2-}(aq)$ $\quad \varphi^{\ominus}=0.612\ 5$ V

$$Hg_2^{2+} + 2e^- \rightleftharpoons 2Hg(l) \quad \varphi^{\ominus}=0.797\ 3 \text{ V}$$

试求 Hg_2SO_4 的溶度积。

(史丽英)

配 位 化 合 物

掌握:配位化合物的组成和命名,螯合物。

熟悉:配位化合物的价键理论,配位平衡,配位化合物稳定常数。

了解:配位平衡的移动,配位化合物在生物医学领域的应用。

配位化合物(coordination compound)简称配合物,是一类结构复杂、自然界中广泛存在的化合物。过去曾因其组成比普通化合物复杂而称为络合物(complex compound)。配合物与生物体及医学的关系十分密切。人们对微量元素在生命活动中作用的深入研究发现,生物体中许多必需微量元素都是以配合物的形式存在的,它们与生物体的生理活动有着密切联系。体内许多具有生物催化作用的高分子化合物——酶,也是金属配合物,它们在体内参与几乎所有的生命活动。用于治疗和预防疾病的一些药物,有的本身就是配合物,有的在体内形成配合物而发挥作用。此外,在生化检验、环境监测及药物分析等领域,以配位反应为基础的分析方法也应用得极为广泛。

20 世纪 60 年代以来,生物学和无机化学相互交叉、渗透,形成了一门新兴的交叉学科——生物无机化学。生物无机化学主要是在分子水平上研究生物体内无机元素与生物配体间的相互作用,研究其结构、性质和生物活性之间的关系,对于理解生命过程、开发新药物和解决环境污染问题都具有重要意义。生物无机化学是当代自然科学中最活跃,具有很多生长点的前沿学科之一,因此对于医学生来说,学习配合物的结构和性质等基本内容非常重要。

第一节　配位化合物的基本概念

一、配位化合物的组成

向蓝色的 $CuSO_4$ 溶液中逐滴加入氨水,开始有浅蓝色的沉淀生成:

$$Cu^{2+} + 2NH_3 \cdot H_2O \rightleftharpoons Cu(OH)_2 \downarrow + 2NH_4^+$$

继续滴加氨水至过量,浅蓝色沉淀溶解,变成透明的深宝蓝色溶液:

$$Cu(OH)_2 + 4NH_3 \cdot H_2O \rightleftharpoons [Cu(NH_3)_4]^{2+} + 4H_2O + 2OH^-$$

向该溶液中再加入乙醇便有深蓝色晶体析出。将该深蓝色晶体溶于水后,加入少量

NaOH 溶液,无浅蓝色 $Cu(OH)_2$ 沉淀产生,同时也没有明显的氨臭味;但加入少量 $BaCl_2$ 溶液后,则立刻生成白色 $BaSO_4$ 沉淀。这说明溶液中有大量游离的 SO_4^{2-} 存在,却难以检测出游离的 Cu^{2+} 和 NH_3。实验证明,溶液中 Cu^{2+} 和 NH_3 以 $[Cu(NH_3)_4]^{2+}$ 这样一个复杂离子形式存在。我们把这类由简单阳离子(或原子)与一定数目的分子或阴离子以配位键相结合,并按一定组成和空间构型形成的复杂结构单元称为配位离子 (coordination ion),简称配离子。结构单元电中性时称为配位分子。含有配离子的化合物和配位分子统称配合物。

下面以 $[Cu(NH_3)_4]SO_4$ 为例,讨论配合物的组成特点。

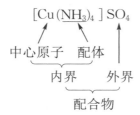

（一）内界和外界

配合物一般分为内界(inner sphere)与外界(outer sphere)。配离子是配合物的核心部分,由中心原子和配体组成,称为配合物的内界,通常写在方括号内。与配离子带相反电荷的其他离子称为外界。内界与外界之间以离子键相结合,在水溶液中的行为类似于强电解质。由于配合物显电中性,因此内界和外界所带电荷总数相等,符号相反。也有一些配合物只有内界,如配位分子 $[Ni(CO)_4]$、$[Co(NH_3)_3Cl_3]$ 等。

（二）中心原子

中心原子(central atom)位于配离子的中心,具有空的价层原子轨道,能接受孤对电子,一般为过渡金属元素的金属离子或原子,如 $[Cu(NH_3)_4]^{2+}$ 配离子的中心原子 $Cu(II)$、配位分子 $[Ni(CO)_4]$ 中的 $Ni(0)$。此外,一些具有高氧化值的非金属元素也可作为配离子的中心原子,如 $[SiF_6]^{2-}$ 的中心原子 $Si(IV)$ 和 $[BF_4]^-$ 的 $B(III)$。

（三）配位原子与配位体

以一定的空间排布方式分布在中心原子周围、以配位键与中心原子相结合的中性分子或阴离子称为配位体(ligand),简称配体。在配体中,提供孤对电子并直接与中心原子形成配位键的原子称为配位原子(ligating atom)。例如,F^- 和 NH_3 分别是 $[AlF_6]^{3-}$、$[Cu(NH_3)_4]^{2+}$ 中的配体,这两种配体中 F 原子和 N 原子直接与中心原子相连称为配位原子。常见的配位原子主要是非金属 C、O、S、N 和卤素等原子。

只含有一个配位原子的配体称为单齿配体(monodentate),如卤素离子 X^-、NH_3、CO、OH^- 等;含有两个或两个以上配位原子的配体称为多齿配体(polydentate),如草酸根离子 $C_2O_4^{2-}$、乙二胺 $H_2NCH_2CH_2NH_2$(简写为 en)等。一些常见的配体列于表 8-1 中。

表 8-1 常见配体

化学式	名称	缩写	齿数
:F:⁻、:Cl:⁻、:Br:⁻、:I:⁻	卤素离子	X⁻	1
:SCN⁻、:CN⁻	硫氰酸根、氰根	—	1
:NCS⁻、:NC⁻	异硫氰酸根、异氰根	—	1
:NO₂⁻ 或 :ONO⁻	当 N 原子为配位原子时称为硝基,当 O 原子为配位原子时称为亚硝酸根	—	1
:NH₃、H₂O:、:CO	氨、水、羰基	—	1
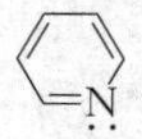 （吡啶结构式）	吡啶	py	1
H₂NCH₂CH₂NH₂	乙二胺	en	2
H₂NCH₂COO⁻	氨基乙酸根	gly	2
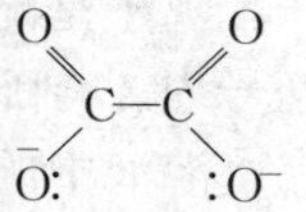 （草酸根结构式）	草酸根	ox	2
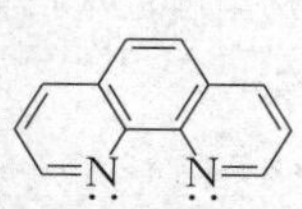 （1,10-邻菲罗啉结构式）	1,10-邻菲罗啉(邻二氮菲)	phen	2
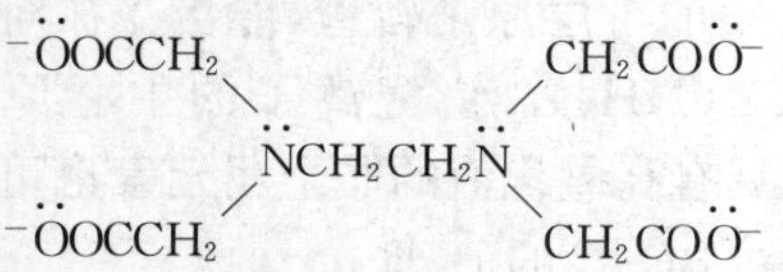 （乙二胺四乙酸根结构式）	乙二胺四乙酸根	EDTA	6

（四）配体数与配位数

配合物中配体的总数称为配体数（the number of ligand），直接与中心原子以配位键成键的配位原子的数目称为配位数（coordination number）。由单齿配体形成的配合物中，配体数与配位数相等，如$[Zn(NH_3)_4]^{2+}$中配体数和配位数均为 4。由多齿配体形成的配合物中，配体数小于配位数，如$[Zn(en)_2]^{2+}$中配体数为 2，但由于每个乙二胺分子有 2 个配位 N 原子，其配位数为 4。

（五）配合物的几何异构

配合物的理化性质与中心原子周围配体的空间排列方向密切相关。在两个配合物中，如果配体的种类和数目都相同，只是在中心原子周围的空间排布方式不同，这种现象就称为几何异构（geometrical isomerism），或称顺反异构。这类异构现象往往在平面四方形和八面体形配合物中出现。如图 8-1 所示，在平面四方形配合物$[PtCl_2(NH_3)_2]$中，2 个 Cl 原子可以相邻，也可以相对，前者称为顺式，用 *cis-* 表示；后者称为反式，用 *trans-*

表示。两者虽具有相同的化学式，但橘黄色的 *cis*-$[PtCl_2(NH_3)_2]$是一种临床上常用的抗癌药物，而淡黄色的 *trans*-$[PtCl_2(NH_3)_2]$则没有药理活性。

cis-$[PtCl_2(NH_3)_2]$　　*trans*-$[PtCl_2(NH_3)_2]$

图 8-1　配合物$[PtCl_2(NH_3)_2]$的几何异构

二、配位化合物的命名

配合物的命名原则如下：

(1) 内界和外界之间的命名服从一般无机化合物的命名原则：阴离子名称在前，阳离子名称在后。当阴离子为简单离子(如 Cl^-、OH^-)时，便叫"某化某"；当阴离子为复杂离子(如 PO_4^{3-}、配离子)时，称为"某酸某"。

(2) 内界的命名是配合物命名的关键，遵循先配体后中心原子的总原则。命名时依次说明配体数目(配体数目为 1 个时，可将"一"省略)，配体名称和中心原子名称。配体与中心原子之间用"合"字连接，表示配位键。中心原子的氧化值可由配离子电荷、配体电荷和配体数目算出，用大写罗马数字在括号中标明(中心原子氧化值为 0 时，也可以不标注)。

命名方式为：配体数→配体名称→"合"→中心原子(大写罗马数字表示氧化值)。

如：$[Ni(CO)_4]$　　四羰基合镍(0)或四羰基合镍

$H_2[PtCl_6]$　　六氯合铂(Ⅳ)酸

$[Cu(NH_3)_4](OH)_2$　　氢氧化四氨合铜(Ⅱ)

$K_2[Ni(CN)_4]$　　四氰合镍(Ⅱ)酸钾

(3) 当配合物中含有多种配体时，不同配体的先后顺序按下列原则进行命名。不同配体之间加中圆点"·"隔开，复杂配体(特别是有机配体)名称写在圆括号内避免混淆。值得特别注意的是，列于后面的原则都以前一条作为基础。

1) 同时存在无机配体和有机配体，先无机配体，后有机配体。

如：$[Cr(en)_2Cl_2]Cl$　　氯化二氯·二(乙二胺)合铬(Ⅲ)

2) 同时存在阴离子配体和中性分子配体，先阴离子配体，后中性分子配体。

如：$[Co(ONO)(NH_3)_5]SO_4$　　硫酸(亚硝酸根)·五氨合钴(Ⅲ)

3) 同类配体中，配体先后顺序按配位原子元素符号的英文字母顺序排列。

如：$[PtCl(NO_2)(NH_3)_4]^{2+}$　　一氯·一硝基·四氨合铂(Ⅳ)配离子

4) 同类配体中配位原子相同时，配体中原子个数少的在前，原子个数较多的在后。

如：$[Pt(NO_2)(NH_3)(NH_2OH)(py)]Cl$　　氯化硝基·氨·羟胺·吡啶合铂(Ⅱ)

5) 同类配体中配位原子相同、原子个数也相同时，按与配位原子直接相连的其他原子元素符号的英文字母顺序排列。

如：$[Pt(NH_3)_2NH_2NO_2]$　　氨基·硝基·二氨合铂(Ⅱ)

第二节 配位化合物的价键理论

早在 1893 年,瑞士化学家维尔纳(A. Werner)开创了配体和中心原子结合力的理论,从而奠定了现代配位化学的基础。从 20 世纪 20 年代末到 50 年代,化学家和物理学家们共同探索配合物的性质和结构,提出了价键理论、晶体场理论和分子轨道理论,从不同角度对配位作用给予了合理的解释。本节主要介绍其中的价键理论。在获得配合物的空间构型及磁性等实验数据后,可以用价键理论来解释配合物的空间构型和中心原子的杂化类型。

一、配合物价键理论的基本要点

1931 年,美国化学家鲍林(L. Pauling)把杂化轨道理论应用到配合物上,提出了配合物的价键理论。基本理论要点如下:

(1) 中心原子与配体中的配位原子之间以配位键结合,即配位原子提供孤对电子,填入中心原子的价层空轨道形成配位键。

(2) 为了增强成键能力和形成结构匀称的配合物,中心原子的价层空轨道进行杂化,形成数目相等、能量相同、具有一定空间伸展方向的杂化轨道,中心原子的杂化轨道与配位原子的孤对电子轨道重叠成键。

(3) 中心原子的价层电子组态及配体的种类和数目共同决定杂化轨道的类型,杂化轨道的类型决定了配合物的空间构型。

常见的杂化轨道的类型和配合物的空间构型见表 8-2。

表 8-2 常见的杂化轨道的类型和配合物的空间构型

配位数	杂化方式	轨道构成	配离子举例	几何构型
2	sp		$[Ag(NH_3)_2]^+$	直线形
4	sp^3		$[Zn(NH_3)_4]^{2+}$ $[NiCl_4]^{2-}$	正四面体
	dsp^2		$[Ni(CN)_4]^{2-}$	平面四方形
6	sp^3d^2		$[Co(NH_3)_6]^{2+}$ $[FeF_6]^{3-}$	正八面体
	d^2sp^3		$[Co(NH_3)_6]^{3+}$ $[Fe(CN)_6]^{3-}$	正八面体

二、价键理论的应用实例

实验测得$[FeF_6]^{3-}$和$[Fe(CN)_6]^{3-}$的空间构型都为正八面体,$[FeF_6]^{3-}$有 5 个单电

子,$[Fe(CN)_6]^{3-}$仅有 1 个单电子,可用配合物的价键理论予以说明。

$[FeF_6]^{3-}$的形成过程如图 8-2 所示。Fe^{3+}的价层电子组态为 $3d^5$,当它与 F^-形成$[FeF_6]^{3-}$时,外层的 1 个 4s 轨道、3 个 4p 轨道和 2 个 4d 轨道发生 sp^3d^2 杂化,6 个杂化轨道在空间呈八面体分布,6 个配体 F^-的孤对电子配入其中与之形成 6 个配位键,因此配离子$[FeF_6]^{3-}$为正八面体构型。由于中心原子的杂化轨道全由最外层价电子空轨道杂化而成,因而 Fe^{3+}内层 3d 轨道上的电子排布并没有改变,仍具有 5 个单电子。这种全部由中心原子最外层价电子空轨道(ns、np、nd)进行杂化成键,所形成的配合物称为外轨型配合物(outer-orbital coordination compound),杂化前后中心原子价层单电子数目不变。

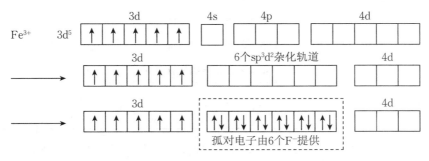

图 8-2　Fe^{3+}价层电子组态及$[FeF_6]^{3-}$杂化轨道类型

虽然$[Fe(CN)_6]^{3-}$空间构型也为八面体,但其仅有 1 个单电子,其形成过程如图 8-3所示。Fe^{3+}与配体 CN^-形成配合物时,由于 CN^-是强配体,在接近中心原子时,对次外层 d 电子影响较大,促使 3d 轨道上的电子发生重排,5 个未成对电子被挤入 3 个 d 轨道,空出的 2 个 3d 轨道与外层的 1 个 4s 轨道和 3 个 4p 轨道进行杂化,形成 6 个 d^2sp^3 杂化轨道,杂化轨道呈八面体分布,接受 6 个 CN^-提供的孤对电子形成配位键,形成正八面体的$[Fe(CN)_6]^{3-}$配离子。这种由次外层 d 轨道,即($n-1$)d 和最外层 ns、np 轨道进行杂化成键,所形成的配合物称为内轨型配合物(inner-orbital coordination compound),杂化后中心原子价层单电子数目减少。

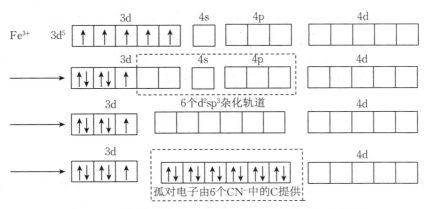

图 8-3　Fe^{3+}价层电子组态及$[Fe(CN)_6]^{3-}$杂化轨道类型

相比于$[FeF_6]^{3-}$,$[Fe(CN)_6]^{3-}$在 3d 轨道上仅有 1 个单电子,单电子数较少,称为低自旋配合物;$[FeF_6]^{3-}$中未成对电子数较多,这类配合物称为高自旋配合物。内轨型配离子$[Fe(CN)_6]^{3-}$有次外层 d 轨道参与杂化,能量相对较低,稳定性较外轨型配离子$[FeF_6]^{3-}$高。

三、配合物的磁矩

外轨型配合物由于中心原子 d 轨道的单电子数没有发生改变,故磁性不变,而内轨型配合物中未成对电子数目减少,磁性降低,甚至变成反磁性物质。因此,一种配合物究竟是内轨型还是外轨型,一般可通过磁矩 μ 的测定进行判断。磁矩 μ 与中心原子 d 轨道的单电子数 n 的关系可用下列经验公式表示:

$$\mu \approx \sqrt{n(n+2)}\,\mu_B \tag{8-1}$$

式中,μ_B 为磁矩单位,称为玻尔磁子。根据上式计算出磁矩的理论值列于表 8-3。

表 8-3　单电子数 n 与磁矩 μ 的理论值

n	0	1	2	3	4	5
μ/μ_B	0.00	1.73	2.83	3.87	4.90	5.92

一般情况下,配合物的单电子数就是中心原子的单电子数。因此,将测定的配合物的磁矩与理论值相比较,可确定中心原子的单电子数 n,由此可进一步判断配合物成键轨道的杂化类型和配合物的空间结构,区分内轨型配合物和外轨型配合物。

例如,实验测得$[FeF_6]^{3-}$磁矩为 $5.88\mu_B$,可推知$[FeF_6]^{3-}$含有 5 个单电子,3d 轨道的电子没有重排,属于外轨型配离子。又如,实验测得$[Fe(CN)_6]^{3-}$磁矩为 $2.25\mu_B$,可推知$[Fe(CN)_6]^{3-}$含有 1 个单电子,3d 轨道的电子发生重排,属于内轨型配离子。上述结果表明,同一中心原子形成的外轨型配合物磁矩较大,内轨型配合物磁矩较小。

四、价键理论的成功之处与不足

配合物的价键理论简单明了地解释了配离子的空间构型,定性说明了外轨型配合物和内轨型配合物的稳定性差别。然而,由于它仅孤立地考虑了中心原子的杂化情况,没有考虑到配体与中心原子 d 轨道之间存在相互作用,所以在应用时还有一定局限性,不能解释配离子的特征颜色、吸收光谱,也无法定量解释一些配合物的稳定性等。值得一提的是,成功和失败是同等宝贵的,价键理论的不足才推动了理论的进一步发展并孕育出新的理论。配合物的更多性质可以从晶体场理论等来进一步阐释。

第三节　配 位 平 衡

水溶液中,配合物的内外界之间全部解离,而其内界部分解离,即配离子在水溶液中存在着配位解离平衡。

一、配合物的稳定常数

向 $AgNO_3$ 溶液中加入过量氨水,即生成$[Ag(NH_3)_2]^+$配离子

$$Ag^+ + 2NH_3 \longrightarrow [Ag(NH_3)_2]^+$$

上述生成配离子的反应称为配位反应。向$[Ag(NH_3)_2]^+$溶液中加入 NaCl 无沉淀生成,但加入少量 KI 即有 AgI 黄色沉淀生成,说明溶液中仍有极少量$[Ag(NH_3)_2]^+$发生解离,此为配离子的解离反应。当溶液中各物质浓度不再改变时,达到配位平衡(coordination equilibrium)。

$$Ag^+ + 2NH_3 \Longrightarrow [Ag(NH_3)_2]^+$$

反应达到配位平衡状态时,平衡常数表达式为

$$K_s = \frac{[Ag(NH_3)_2^+]}{[Ag^+][NH_3]^2}$$

对于任意一个配位反应

$$M + nL \Longrightarrow ML_n$$

达到配位平衡时,都有

$$K_s = \frac{[ML_n]}{[M][L]^n} \tag{8-2}$$

式中,$[M]$、$[L]$、$[ML_n]$分别为中心原子、配体及配离子的平衡浓度,n 表示配体数。K_s 称为配合物稳定常数(stability constant),是配离子在水溶液中稳定性高低的量度。一般配离子稳定常数 K_s 的数值都很大,为方便起见,常用 $\lg K_s$ 来表示(详见附录 V)。

一般配离子的形成或解离是分步进行的,溶液中存在着一系列的配位平衡。例如,$[Cu(NH_3)_4]^{2+}$配离子的形成过程如下:

$$Cu^{2+} + NH_3 \Longrightarrow [Cu(NH_3)]^{2+} \quad K_1 = \frac{[Cu(NH_3)^{2+}]}{[Cu^{2+}][NH_3]}$$

$$[Cu(NH_3)]^{2+} + NH_3 \Longrightarrow [Cu(NH_3)_2]^{2+} \quad K_2 = \frac{[Cu(NH_3)_2^{2+}]}{[Cu(NH_3)^{2+}][NH_3]}$$

$$[Cu(NH_3)_2]^{2+} + NH_3 \Longrightarrow [Cu(NH_3)_3]^{2+} \quad K_3 = \frac{[Cu(NH_3)_3^{2+}]}{[Cu(NH_3)_2^{2+}][NH_3]}$$

$$[Cu(NH_3)_3]^{2+} + NH_3 \Longrightarrow [Cu(NH_3)_4]^{2+} \quad K_4 = \frac{[Cu(NH_3)_4^{2+}]}{[Cu(NH_3)_3^{2+}][NH_3]}$$

K_1、K_2、K_3、K_4 称为逐级稳定常数。将上述平衡式相加可得

$$Cu^{2+} + 4NH_3 \Longrightarrow [Cu(NH_3)_4]^{2+}$$

所得反应式的平衡常数表达式为

$$K_s = \frac{[Cu(NH_3)_4^{2+}]}{[Cu^{2+}][NH_3]^4} = K_1 K_2 K_3 K_4 \tag{8-3}$$

因此,K_s 又称配离子的累积稳定常数。

在实际工作中常加入过量的配体,使金属离子绝大部分处在最高配位数的状态。在

该条件下,若求未配位的金属离子的浓度,只需按总反应进行计算,而不必考虑逐级平衡。一定温度下,稳定常数可用于直接比较同类型配合物的相对稳定性。对于等浓度的配体数相同的配离子,稳定常数 K_s 越大,平衡时游离的金属离子浓度越低,配离子的稳定性越高。例如,$[Ag(NH_3)_2]^+$ 和 $[Ag(CN)_2]^-$ 两者的配体数均为 2,它们的 K_s 分别为 1.12×10^7 和 1.26×10^{21},在水溶液中 $[Ag(CN)_2]^-$ 远比 $[Ag(NH_3)_2]^+$ 稳定。当配体数不同时,需要通过计算才能判断配离子的稳定性。

【例 8-1】 已知 $[CuY]^{2-}$ 和 $[Cu(en)_2]^{2+}$ 的 K_s 分别为 5.0×10^{18} 和 1.0×10^{20}。现分别有这两种配离子的溶液,浓度均为 0.10 mol/L,试判断哪种配离子更稳定(Y 代表 EDTA)。

【解】 设 $[CuY]^{2-}$ 和 $[Cu(en)_2]^{2+}$ 在溶液中解离出的 $[Cu^{2+}]$ 分别为 $x \text{ mol/L}$ 和 $y \text{ mol/L}$。

$$Cu^{2+} + Y^{4-} \rightleftharpoons [CuY]^{2-}$$

平衡浓度(mol/L)　　　　　x　　　　x　　　　$0.10-x$

由于 $[CuY]^{2-}$ 的 K_s 高达 5.0×10^{18},配离子在溶液中解离程度很低,因此达配位平衡时,溶液中 $[CuY^{2-}] = (0.10-x) \text{mol/L} \approx 0.10 \text{ mol/L}$

$$K_s = \frac{[CuY^{2-}]}{[Cu^{2+}][Y^{4-}]}$$

$$5.0 \times 10^{18} = \frac{0.10}{x^2}$$

所以　　　　$x = 1.41 \times 10^{-10} \text{ mol/L}$

同理可求算出 $[Cu(en)_2]^{2+}$ 配离子溶液中 $[Cu^{2+}]$。

$$Cu^{2+} + 2en \rightleftharpoons [Cu(en)_2]^{2+}$$

平衡浓度(mol/L)　　　y　　　$2y$　　　$0.10-y \approx 0.10$

配位平衡时

$$K_s = \frac{[Cu(en)_2^{2+}]}{[Cu^{2+}][en]^2}$$

$$1.0 \times 10^{20} = \frac{0.10}{y \cdot (2y)^2}$$

所以　　　　$y = 6.30 \times 10^{-8} \text{ mol/L}$

由计算结果可知,虽然 $[CuY]^{2-}$ 的 K_s 比 $[Cu(en)_2]^{2+}$ 的小,但由于两者的配体数不相同,同浓度的 $[CuY]^{2-}$ 解离出的 $[Cu^{2+}]$ 反而较小,故 $[CuY]^{2-}$ 的稳定性更高。

二、配位平衡移动

配位平衡与其他化学平衡一样,是有条件的动态平衡。当改变这些条件时,平衡会随之发生移动。

(一)配位平衡与溶液酸度的关系

配离子中很多配体都属于质子碱,如 F^-、CN^-、SCN^-、OH^-、NH_3 等,它们可接受质子,生成难解离的弱酸。若配体碱性较强,而溶液酸度又较大,则配体易与 H^+ 结合,从而导致配离子解离。例如,$[Cu(NH_3)_4]^{2+}$ 溶液中加入适当的盐酸,配离子将解离,平衡发生如下移动：

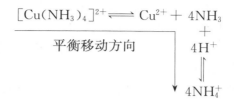

总反应式为$[Cu(NH_3)_4]^{2+}+4H^+\rightleftharpoons Cu^{2+}+4NH_4^+$

这种由溶液酸度增大而导致配离子解离的效应称为酸效应（acid effect）。一般而言，溶液的酸度越高，配离子越容易解离；溶液酸度一定时，配体的碱性越强，配离子越不稳定。此外，配离子的K_s越大，其抵抗酸效应的能力就越强，如$[Ag(CN)_2]^-$在酸性溶液中仍能稳定存在。

配离子的中心原子多为过渡金属离子，当溶液中OH^-浓度增加时，大多能不同程度发生水解作用形成难溶于水的氢氧化物沉淀，从而使中心原子浓度降低，导致配位平衡向解离方向移动。例如，血红色$[Fe(SCN)_6]^{3-}$配离子溶液中加入适量1 mol/L的NaOH溶液时，会出现红褐色$Fe(OH)_3$沉淀，平衡移动过程如下：

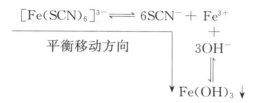

总反应式为$[Fe(SCN)_6]^{3-}+3OH^-\rightleftharpoons Fe(OH)_3\downarrow+6SCN^-$

这种因溶液中$[OH^-]$浓度增加，金属离子与OH^-结合致使配离子解离的效应称为水解效应（hydrolytic effect）。

综上所述，酸效应和水解效应均不利于配离子稳定存在。因此，应综合考虑配体的碱性、中心原子氢氧化物的溶解度等对配位平衡的影响，通常在不生成氢氧化物沉淀的基础上，适当提高溶液的pH以保证配离子的稳定性。

（二）配位平衡与沉淀溶解平衡的关系

向AgCl白色沉淀中加入适量氨水，可见AgCl沉淀溶解而生成无色透明的配离子$[Ag(NH_3)_2]^+$，反应从沉淀溶解平衡转化为配位平衡；反之，若向$[Ag(NH_3)_2]^+$配离子溶液中加入KI溶液，可见AgI黄色沉淀生成，反应从配位平衡转化为沉淀溶解平衡。反应如下：

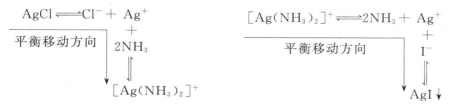

前者因加入配位剂NH_3而使沉淀溶解平衡转化为配位平衡，后者因加入较强的沉淀剂而使配位平衡转化为沉淀溶解平衡。配位平衡和沉淀溶解平衡的转化实则是配体和沉

淀剂争夺金属离子的过程。配离子稳定性愈弱,沉淀剂与中心原子形成沉淀的 K_{sp} 愈小,配位平衡就愈容易转化为沉淀溶解平衡;配体的配位能力愈强,沉淀的 K_{sp} 愈大,就愈容易使沉淀溶解平衡转化为配位平衡。上述例子中,AgI 的 $K_{sp}(8.52\times10^{-17})$ 远小于 AgCl 的 $K_{sp}(1.77\times10^{-10})$,$I^-$ 可使 $[Ag(NH_3)_2]^+$ 的配位平衡破坏,而氨水只能使 AgCl 溶解为 $[Ag(NH_3)_2]^+$,却不能使 AgI 溶解。

AgCl 和氨水反应的总反应式为 $AgCl+2NH_3 \rightleftharpoons [Ag(NH_3)_2]^+ + Cl^-$

该反应的平衡常数为

$$K=\frac{[Ag(NH_3)_2^+][Cl^-]}{[NH_3]^2}=\frac{[Ag(NH_3)_2^+][Cl^-][Ag^+]}{[NH_3]^2[Ag^+]}=K_{s,[Ag(NH_3)_2]^+}\cdot K_{sp,AgCl}$$

由总反应的平衡常数可知,在沉淀溶解平衡与配位平衡的相互转化中,若配离子的 K_s 越大,且生成沉淀的 K_{sp} 也越大,则沉淀溶解平衡易向配位平衡方向转化;反之,若配离子的 K_s 越小,且生成沉淀的 K_{sp} 也越小,则配位平衡易向沉淀溶解平衡转化。

【例 8-2】 在 1 L 0.10 mol/L 的 $AgNO_3$ 溶液中加入 0.30 mol KCN 晶体,溶解后,在此溶液中再加入 0.10 mol KI 晶体,溶液中是否会有 AgI 沉淀生成(忽略溶液体积变化)?已知 $[Ag(CN)_2]^-$ 的 $K_s=1.26\times10^{21}$,AgI 的 $K_{sp}=8.51\times10^{-17}$。

【解】 $Ag^+ + 2CN^- \rightleftharpoons [Ag(CN)_2]^-$

由上述反应式可见,反应中 CN^- 过量,Ag^+ 与 CN^- 可 1:2 完全反应生成 $[Ag(CN)_2]^-$ 配离子。反应完全后,可以认为溶液中含有 0.10 mol/L $[Ag(CN)_2]^-$ 和 0.10 mol/L CN^-。

设生成 $[Ag(CN)_2]^-$ 后,溶液中游离 Ag^+ 浓度为 x mol/L,则

$$Ag^+ \quad + \quad 2CN^- \quad \rightleftharpoons \quad [Ag(CN)_2]^-$$

平衡浓度(mol/L) $\qquad x \qquad\qquad 0.10+2x \qquad\qquad 0.10-x$

$$K_s=\frac{[Ag(CN)_2^-]}{[Ag^+][CN^-]^2}=\frac{0.10-x}{x\cdot(0.10+2x)^2}\approx\frac{0.10}{x\cdot(0.10)^2}=1.26\times10^{21}$$

$$x=7.94\times10^{-21} \text{ mol/L}$$

$$[Ag^+][I^-]=7.94\times10^{-21}\times0.10=7.94\times10^{-22}<K_{sp,AgI}$$

因此,溶液中无 AgI 沉淀产生。

(三)配位平衡与氧化还原平衡的关系

向含有配离子的溶液中加入一定的氧化剂或还原剂,则可能与中心原子或配体发生氧化还原反应,使溶液中中心原子或配体的浓度降低,从而导致配离子解离。例如,在 $[FeCl_4]^-$ 溶液中加入 I^-,由于 I^- 与中心原子 Fe^{3+} 发生氧化还原反应,从而使 $[FeCl_4]^-$ 配离子发生解离。

$$[FeCl_4]^- \rightleftharpoons 4Cl^- + Fe^{3+}$$

平衡移动方向 $\qquad\qquad\qquad + $

$\qquad\qquad\qquad\qquad\qquad I^-$

$$Fe^{2+}+\frac{1}{2}I_2$$

总反应式为 $2[FeCl_4]^- + 2I^- \rightleftharpoons I_2 + 8Cl^- + 2Fe^{2+}$

反之,在氧化还原平衡中加入一定的配位剂,可与金属离子发生配位反应,降低溶液中金属离子的浓度,从而使氧化还原反应方向改变。例如,在 Fe^{3+} 溶液中加入 I^- 后,将有单质 I_2 生成。但若在溶液中加入 F^-,F^- 会与 Fe^{3+} 反应生成更稳定的 $[FeF_6]^{3-}$ 配离子,使溶液中 Fe^{3+} 浓度降低,$\varphi_{Fe^{3+}/Fe^{2+}}$ 的电极电势随之降低,从而使 Fe^{3+} 氧化能力减弱,Fe^{2+} 还原能力增强,导致原来的氧化还原反应逆向进行。

$$2Fe^{3+} + 2I^- \rightleftharpoons 2Fe^{2+} + I_2$$
$$+$$
$$12F^- \quad\Big|\quad 平衡移动方向$$
$$\Downarrow$$
$$2[FeF_6]^{3-}$$

总反应式为 $2Fe^{2+} + I_2 + 12F^- \rightleftharpoons 2[FeF_6]^{3-} + 2I^-$

(四)配位平衡之间的相互关系

向某一种配离子溶液中,加入能与其中心原子形成另一种配离子的配位剂时,两种配离子之间是否能够转化,取决于两者稳定常数的相对大小,即配位平衡总是向生成更稳定配离子的方向移动。两个配合物的稳定性相差越大,由较不稳定的配合物转化为较稳定的配合物的趋势就越大。例如,向 $[Ag(NH_3)_2]^+$ 溶液中加入足量 KCN 溶液,则 $[Ag(NH_3)_2]^+$ 可以完全转化为 $[Ag(CN)_2]^-$,反应式如下:

$$[Ag(NH_3)_2]^+ + 2CN^- \rightleftharpoons [Ag(CN)_2]^- + 2NH_3$$

上述反应平衡常数为

$$K = \frac{[Ag(CN)_2^-][NH_3]^2}{[Ag(NH_3)_2^+][CN^-]^2} = \frac{[Ag(CN)_2^-][NH_3]^2}{[Ag(NH_3)_2^+][CN^-]^2} \cdot \frac{[Ag^+]}{[Ag^+]} = \frac{K_{s,[Ag(CN)_2]^-}}{K_{s,[Ag(NH_3)_2]^+}}$$

已知 $[Ag(NH_3)_2]^+$ 和 $[Ag(CN)_2]^-$ 的 K_s 分别为 1.12×10^7 和 1.26×10^{21},则

$$K = \frac{K_{s,[Ag(CN)_2]^-}}{K_{s,[Ag(NH_3)_2]^+}} = \frac{1.26 \times 10^{21}}{1.12 \times 10^7} = 1.12 \times 10^{14}$$

由结果可知,上述转化反应的平衡常数远大于 10^7,因此 $[Ag(NH_3)_2]^+$ 可以完全转化为 $[Ag(CN)_2]^-$,在上述溶液中加入足量 KCN 后,$[Ag(NH_3)_2]^+$ 将转化生成更稳定的 $[Ag(CN)_2]^-$。

第四节　螯　合　物

一、螯合物和螯合效应

螯合物(chelate)是中心原子与多齿配体形成的具有环状结构的一类配合物。例如,乙二胺与 Ni^{2+} 形成的螯合物,配体乙二胺像螃蟹的大钳把中心原子 Ni^{2+} 围在中间(图 8-4)。

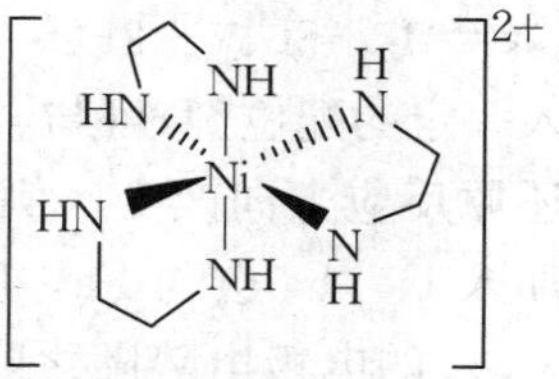

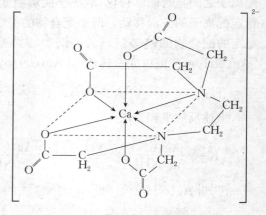

图 8-4 [Ni(en)$_3$]$^{2+}$ 的结构

与组成相似、由单齿配体形成的简单配合物相比,螯合物由于环状结构的存在,其稳定性更高,在水中更难解离。例如,对于简单配合物 [Ni(NH$_3$)$_6$]$^{2+}$ 和螯合物 [Ni(en)$_3$]$^{2+}$,虽然它们的中心原子、配位原子和配位数均相等,但由于在 [Ni(en)$_3$]$^{2+}$ 中形成了 3 个螯合环,其 K_s 为 2.03×10^{18},远远大于 [Ni(NH$_3$)$_6$]$^{2+}$ 的 K_s(5×10^8)。这种由生成螯合物而使配合物稳定性大大增加的效应称为螯合效应(chelating effect)。

能与中心原子形成具有环状结构螯合物的多齿配体称为螯合剂(chelating agent)。常见的螯合剂多为含有 N、O、S、P 等配位原子的有机化合物,如草酸根、乙二胺、α-氨基酸、乙二胺四乙酸及其二钠盐(统称 EDTA)。螯合剂中两个相邻配位原子之间一般间隔两个或三个其他原子,能与中心原子之间形成一个或多个五元环或六元环,称为螯合环。

EDTA 是一种应用广泛的氨羧螯合剂,它含有 6 个配位原子,与中心原子最多可同时形成 5 个五元环,可与大多数金属离子形成稳定的组成为 1:1 的螯合物。主族金属离子 Ca^{2+} 一般不易形成配合物,但其与 ED-TA 能形成很稳定的配合物(图 8-5),利用该反应可测定水中 Ca^{2+} 的含量。还有极少数无机化合物也可作为螯合剂与中心原子形成螯合物,如三聚磷酸钠可与 Ca^{2+}、Mg^{2+} 形成具有六元环的稳定螯合物,因此常把三聚磷酸钠加入锅炉水中,用以防止钙、镁形成难溶盐沉积在锅炉内壁上生成水垢。

图 8-5 [CaY]$^{2-}$ 的环状结构

生物体中许多重要的生物分子是螯合物。例如,植物中参与光合作用的叶绿素和哺乳动物血液中传输 O$_2$ 的血红素分别为 Mg^{2+} 和 Fe^{2+} 的螯合物(图 8-6),它们的配体都是一类被称为卟啉的环状含氮有机物。

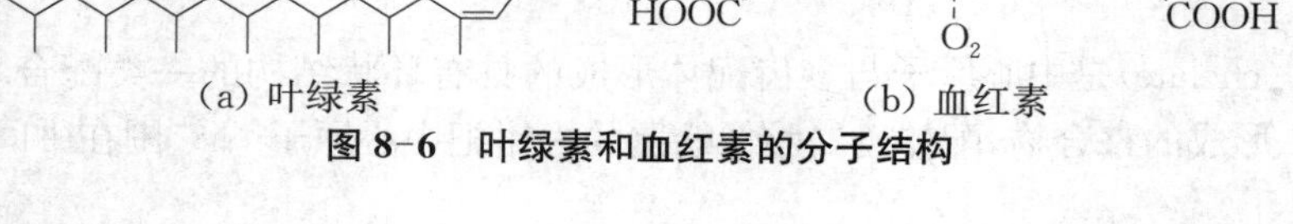

(a)叶绿素   (b)血红素

图 8-6 叶绿素和血红素的分子结构

二、影响螯合物稳定性的因素

螯合物的稳定性与螯合环的大小及螯合环的数目有关。

(一) 螯合环的大小

大多数螯合物中,螯合环以五元环和六元环最为稳定。五元环的键角为 108°,与 C 原子 sp^3 杂化轨道间夹角 109°28′接近,六元环的键角为 120°,与 C 原子 sp^2 杂化轨道间夹角 120°一致,两者环的张力均较小,因此较为稳定。

(二) 螯合环的数目

螯合物中,多齿配体与中心原子间形成螯合环的数目越多,中心原子脱离配体的概率越低,螯合物的稳定性越高。例如,Cu^{2+} 与乙二胺的同系物形成螯合物时,其稳定常数随螯合环个数的增加而增大(表 8-4)。

表 8-4　Cu^{2+} 与一些多齿配体形成螯合物的 $\lg K_s$

中心原子	配体	配体数	螯合环数	$\lg K_s$
Cu^{2+}	$H_2NCH_2CH_2NH_2$	1	1 个五元环	10.67
	$(H_2NCH_2CH_2)_2NH$	1	2 个五元环	15.9
	$H_2N(CH_2)_2NH(CH_2)_2NH(CH_2)_2NH_2$	1	3 个五元环	20.5

第五节　配合物在医药中的应用

金属元素是生物体内不可缺少的组成部分,大多以金属配合物的形式存在。它们或直接参与代谢反应,或与生物分子形成具有生物活性的化合物。此外,制药领域也越来越多地关注和使用配合物。

一、生物体内的配合物

人体必需的微量金属元素在体内主要以配合物的形式存在,并发挥着各自的作用。与金属元素配位的配体包括多肽/蛋白质、多糖、核酸、糖蛋白、脂蛋白等生物大分子(富含配位基团,如—NH_2、—COO^-、—SH、卟啉基、咪唑基和嘌呤基等),也有如氨基酸、核苷酸、卟啉类、有机酸酸根、离子、无机离子等小分子配体,广义上还包括 O_2 分子、CO 分子等。

铁是人体内丰度最高的金属,是血红蛋白、肌红蛋白、细胞色素系统、铁硫蛋白、过氧化物酶和过氧化氢酶等的重要组成部分。体内约 75% 铁以卟啉配合物形式存在。血红蛋白分子是由 1 个珠蛋白和 4 个血红素构成的四聚体,通过血红素来完成体内氧气的运输。血红素是由 Fe^{2+} 与卟啉环形成的配合物,中心原子 Fe^{2+} 的配位数为 6,它与卟啉环上 4 个吡咯的 N 原子及环外蛋白肽链中组氨酸咪唑基的 N 原子形成五配位的 Fe^{2+} 卟啉,而第六配位位置空着,可与 O_2 配位形成氧合血红蛋白($Hb \cdot O_2$)[图 8-6(b)]。当血液流经肺部时,血液中氧气分压升高,血红蛋白与氧气结合形成 $Hb \cdot O_2$;当血液流经组织时,组织中氧气分压低,Hb·O$_2$ 解离将氧气释放。

CO 能与 O$_2$ 竞争血红素中 Fe^{2+} 的第六配位位置,形成碳氧血红蛋白(Hb·CO)。CO 的结合能力比 O$_2$ 大 200~300 倍,促使下列平衡正向移动

$$Hb \cdot O_2 + CO \rightleftharpoons Hb \cdot CO + O_2$$

CO 中毒患者吸入空气中的 CO 时,大部分血红蛋白都以 Hb·CO 的形式存在,从而丧失载氧能力,使机体出现缺氧症,造成肌肉麻痹,甚至导致死亡。临床上常用高压氧治疗 CO 中毒。高压氧疗法能使血浆中物理溶氧量显著上升,机体含氧量明显提高,促使平衡逆向移动,从而迅速解除机体的缺氧状态,加速碳氧血红蛋白的解离,促进 CO 从体内清除。高压氧疗法对 CO 中毒疗效显著,对提高治愈率、降低死亡率和减少后遗症都有重要意义。

锌在生物体内的含量仅次于铁,广泛分布在生物体内,比如碱性磷酸酶、水解酶、转移酶、裂解酶等,其中研究最多的锌酶是碳酸酐酶。哺乳动物毛细血管内有大量 CO$_2$ 在循环,如果没有酶的催化,CO$_2$ 的水合速率仅为 7.0×10^{-4} s^{-1},无法满足机体转化和清除 CO$_2$ 的需要。在生理 pH 下,碳酸酐酶能可逆高效地催化 CO$_2$ 的水合反应,使 CO$_2$ 的水合速率提高近 10^9 倍,对维持血液酸碱平衡和运输 CO$_2$ 非常重要。

二、常见配合物药物

早在 20 世纪 60 年代,美国密歇根州立大学教授罗森伯格(B. Rosenberg)等人偶然发现了顺铂的抗肿瘤活性。由此人们开始认识到,药物开发不再局限于有机化合物,这一认识开启了药物发现的一个新领域。顺铂于 1978 年在美国上市,是第一代抗肿瘤金属药物,至今仍广泛应用于临床,对睾丸癌、膀胱癌、肺癌、卵巢癌、子宫癌、淋巴癌、头颈部鳞癌等均有良好的疗效。

尽管顺铂抗癌能力强,但其毒副作用很大,会造成严重的肾毒性。为了降低顺铂对机体的毒性,第二代铂类药物如卡铂(carboplatin)、奈达铂(nedaplatin)和第三代铂类药物如奥沙利铂(oxaliplatin)、洛铂(lobaplatin)、庚铂(heptaplatin)也相继上市(图 8-7)。

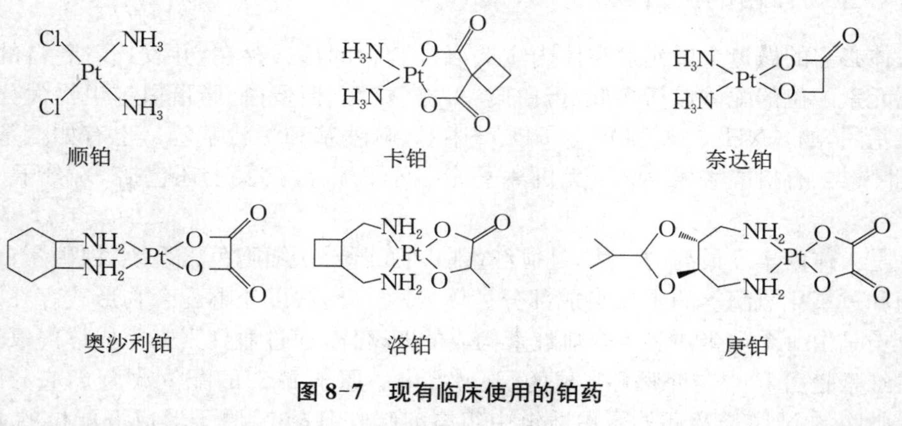

图 8-7 现有临床使用的铂药

目前上市的铂类药物都是顺铂的类似物,其结构均为四配位平面四边形结构的 Pt(Ⅱ)配合物,分子常为电中性,有一定的脂溶性,容易扩散通过细胞膜。进入细胞的铂

类药物,在低氯离子浓度的细胞内很快和水结合并随后解离成带二价正电荷的水合氨络离子 $cis\text{-}[Pt(NH_3)_2(H_2O)_2]^{2+}$。因静电引力作用,$cis\text{-}[Pt(NH_3)_2(H_2O)_2]^{2+}$ 会快速地向带有负电荷的靶标遗传物质 DNA 迁移,随后配体水很容易被 DNA 链的碱基嘌呤所取代,形成 $cis\text{-}[Pt(NH_3)_2]$/DNA 加合物,这样就会导致 DNA 复制障碍,使 DNA 复制模板的功能发生相应的改变,进而抑制癌细胞的分裂。铂类药物在杀死快速增殖的肿瘤细胞的同时,也会杀死正常细胞引起毒性反应。

工业化进程的推进伴随着环境污染问题。环境中的 Pb、Hg、Cd 等重金属能与生物体内蛋白质中的—SH 结合,从而抑制酶的活性,干扰组织细胞的正常代谢,影响人体健康。对于进入生物体的毒性剂量的必需或非必需金属元素,可通过螯合作用使之形成稳定的水溶性配合物,经肾排出,以避免金属中毒。临床上,2,3-二巯基丙磺酸钠常用于治疗汞中毒和砷中毒;二巯基丁酸常用于解救铅、汞、砷、镍、铜等金属中毒;乙二胺四乙酸钙盐主要用于职业性铅中毒的治疗,其在体内与铅离子交换生成可溶性的铅配合物排出体外达到解毒作用,同时保证了钙的供应。此外,治疗糖尿病的中效胰岛素(锌的配合物)、磁共振成像对比剂钆喷酸葡胺等都是金属配合物。

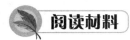 **阅读材料**

"多才多艺"的金属有机骨架材料

金属有机骨架材料(metal-organic frameworks,MOFs)是以金属离子或金属簇作为节点,通过有机配体连接组成的具有周期性的无限延伸的网络结构,又称配位聚合物(图 8-8)。金属有机骨架是由含氧、氮等多齿有机配体(大多是多元芳香酸碱)与过渡金属离子自组装而成的配位聚合物,具有结构规整、比表面积大、孔结构易修饰等特点,在多个领域显现出优异的应用前景,成为当前材料和化学领域的一大研究热点。

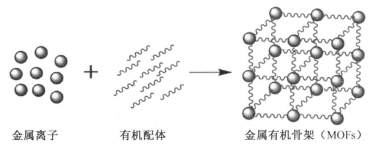

金属离子　　　有机配体　　　金属有机骨架（MOFs）

图 8-8　运用金属离子和有机配体自组装制备 MOFs 流程示意图

经过近 30 年的发展,目前代表性的 MOFs 包括网状金属有机骨架系列材料(IR-MOF)、沸石咪唑酯骨架系列材料(ZIF)、多孔金属配位聚合物系列材料(PCP)和孔通道式骨架系列材料(PCN)等。制备能用于单晶 X 射线衍射分析的 MOFs 的方法主要有溶剂挥发法、扩散法、水热法和溶剂热法。除此之外,用于制备 MOFs 粉体和膜材料的方法还包括超声法、微波加热法、电化学合成法和机械化学合成法等。

相比于传统意义上的有机聚合物材料和无机多孔材料,MOFs 的比表面积和孔隙率更大,同时具有多种多样的孔道维度和拓扑结构,使其在气体储存与分离、异相催化、化学传感、生物医药、质子传导、样品前处理等领域展现出了优异的应用前景。

在生物医学领域,MOFs 中的金属离子中心可选用生物相容性强的 Zn、Mg、Ca、Fe、Zr 等元素,有机配体除了常见的羧酸和含氮杂环类,可选择氨基酸、腺嘌呤等生物有机分子,两者在适当的反应条件下结合可定向构筑生物 MOFs(bio-MOFs),其已被证明是生物医学领域的理想材料之一[1]。此外,利用 MOFs 具有生物相容性和更高的药物负载量的优势,可以采用聚乙二醇、二氧化硅、环糊精、肝素和壳聚糖等材料对 MOFs 进行表面修饰,能进一步提高载药体系的稳定性、靶向性和生物相容性,进一步降低免疫应答,从而赋予 MOFs 材料"隐身"的性能,提高对细胞膜的透过性,减轻药物不良反应。格拉斯哥大学 Forgan 研究组将聚乙二醇共轭修饰到锆基金属有机骨架材料 UiO-66 表面,实验结果表明,在 pH 为 7.4 时,聚乙二醇的存在能显著提升 UiO-66 在磷酸盐中的稳定性,还能抑制药物的突释行为,而在 pH 为 5.5 时,该材料可以实现对药物的缓释作用,实现对癌细胞的靶向治疗[2]。值得注意的是,MOFs 作为药物递送载体时充当了药用辅料的角色。MOFs 这一极具潜力的药物递送载体要进入实际的药物临床开发阶段,需要进一步对 MOFs 进行系统的生物安全性评价,对载体本身的体内药代动力学特征进行深入研究,以及对药物的载入及释放行为进行更精准的控制[1]。

参考文献

[1] 于佳玉,蔺泽之,曹威,等.生物金属有机框架在药物递送系统中的研究进展[J].中国药科大学学报,2023,54(1):23-33.

[2] ABÁNADES LÁZARO I, HADDAD S, RODRIGO-MUÑOZ J M, et al. Mechanistic investigation into the selective anticancer cytotoxicity and immune system response of surface-functionalized, dichloroacetate-loaded, UiO-66 nanoparticles. ACS Appl Mater Interfaces, 2018, 10(6): 5255-5268.

习 题

1. 指出下列配合物的中心原子、配体、配位原子、配位数,并用系统命名法写出配合物的名称:

(1) $H_2[HgI_4]$

(2) $[Cu(en)_2](OH)_2$

(3) $Na_3[AlF_6]$

(4) $[Co(NH_3)_4Cl_2]Cl$

(5) $[Co(NH_3)_3(H_2O)_3]Cl_3$

(6) $[Ni(CO)_2(CN)_2]$

2. 写出下列各配合物的化学式:

(1) 四氰合镍(Ⅱ)配离子

(2) 硫酸二(乙二胺)合铜(Ⅱ)

(3) 三硝基·三氨合钴(Ⅲ)

(4) 溴化二溴·四水合铬(Ⅲ)

3. 当衣服上沾有黄色铁锈斑点时,可用草酸将其清除,请解释之。

4. 已知某配合物的组成为 $PtCl_4 \cdot 6NH_3$,其水溶液中加入足量 $AgNO_3$ 能将所有氯都沉淀出来;另一配合物的组成为 $PtCl_4 \cdot 3NH_3$,其水溶液中加入足量 $AgNO_3$ 只能沉淀出 25% 的氯。试根据以上实验事实推导出这两种配合物的化学式。

5. 已知 $[_{28}Ni(CN)_4]^{2-}$ $\mu=0\mu_B$,$[_{28}Ni(NH_3)_4]^{2+}$ $\mu=2.8\mu_B$,试判断其杂化轨道和配合物空间构型,并指出它们属于内轨型还是外轨型配合物。

6. 已知 $[PdCl_4]^{2-}$ 为平面四方形结构,$[Cd(CN)_4]^{2-}$ 为四面体结构,根据价键理论分析它们中心原子杂化轨道类型,并指出配离子是顺磁性还是反磁性。

7. 已知 $K_{s,[Cu(NH_3)_4]^{2+}}=2.1\times10^{13}$,试求 0.10 mol/L $[Cu(NH_3)_4]SO_4$ 溶液中 Cu^{2+} 的平衡浓度。

8. 已知 $K_{s,[Cu(NH_3)_4]^{2+}}=2.1\times10^{13}$,$K_{s,[Zn(NH_3)_4]^{2+}}=2.9\times10^{9}$,试判断下列反应进行的方向。

$$[Cu(NH_3)_4]^{2+}+Zn^{2+}\Longleftrightarrow[Zn(NH_3)_4]^{2+}+Cu^{2+}$$

（杨　静）

第九章

胶体分散系

学习要求

掌握：分散系的分类，胶体分散系的特点，表面能与表面张力，胶团的结构，溶胶的相对稳定性及电解质对溶胶的聚沉。

熟悉：表面活性剂的结构特点及作用，乳状液的概念及特点，溶胶的光学、动力学、电学性质。

了解：表面吸附，高分子化合物的特点，胶体和乳状液在医药中的应用。

分散系是指一种或几种物质被分散到另一种物质中形成的系统，其中以非连续形式存在的被分散物质称为分散相（disperse phase），以连续形式存在的物质称为分散介质（disperse phase）。系统中物理和化学性质完全一致的部分称为一相。整个分散系为一相，称为均相分散系；两个或以上多相共存的系统称为非均相分散系。表 9-1 列出了按分散相粒子大小分类的分散系及主要特征。

表 9-1　分散系的分类

分散相粒子大小	分散系类型		分散相粒子	性　质	举　例
$<10^{-9}$ m	（真）溶液		小分子或离子	均相、稳定系统，分散相粒子扩散快	NaCl 水溶液、乙醇水溶液等
10^{-9} m～10^{-7} m	胶体分散系	溶胶	胶粒（分子、离子、原子聚集体）	非均相、亚稳定系统，分散相粒子扩散较慢	$Fe(OH)_3$、As_2S_3 溶胶及 Au、S 单质溶胶等
		高分子化合物溶液	高分子化合物	均相、稳定系统，分散相粒子扩散慢	蛋白质、核酸水溶液，橡胶的苯溶液等
$>10^{-7}$ m	粗分散系（混悬液、乳状液）		粗分散粒子	非均相、不稳定系统，易聚沉或分层	泥浆、乳汁等

动物和人的机体是由溶液分散系，胶体分散系（溶胶、高分子化合物溶液及凝胶等）和粗分散系组成的复杂分散系。这些分散系被不同的生物膜分隔开，既独立地发挥各自的生理功能，又彼此相互平衡，构成统一的有机整体，维持正常的生命活动。生物组织和器官的许多生理功能都与界面现象和分散系有关，而系统中某些胶体性质发生改变则会引起机体生理平衡发生紊乱，从而导致疾病的发生。因此，掌握溶液及胶体分散系的性质很有必要。

第一节　表面现象

胶体分散系的分散相粒径为 1～100 nm，是介于宏观世界与微观世界的介观系统，具有较高的分散度。分散相在介质中分散的程度就是分散度（degree of dispersion）。分散度常用比表面积（specific surface area）来表示。比表面积定义为单位质量或体积的物质所具有的表面积：

$$a_m = \frac{A}{m} \quad 或 \quad a_V = \frac{A}{V} \tag{9-1}$$

式中，A 为物质的表面积，m 为物质的质量，V 为物质的体积。a_m 的单位为 m²/kg 或 m²/g；a_V 的单位为 m^{-1}。颗粒分散得愈细，比表面积愈大。当物质形成高度分散系统时，因表面积大大增加，具有巨大的表面能。

密切接触的两相之间的过渡区（约几个分子的厚度）称为界面，通常有气-液、气-固、液-液、液-固等类型，习惯上把固相或液相与气相的界面称为表面。任何两相的界面分子与内部分子性质的差异，以及由此引起的界面上的一系列现象称为界面现象，又称表面现象。表面现象在自然界普遍存在。

一、表面张力和表面能

形成界面的两相密度不同，两相内分子间的相互作用力也不同，因此处于界面层的分子和体相内部分子受力不同。以气-液界面为例，液体表面层分子的受力情况与液体内部分子的受力情况不同：液体内部每个分子所受周围分子引力合力为零；液体表面层分子受液体内部分子引力比受上部气体分子引力大，故存在指向液体内部的合力，使液体表面有自发向内收缩的趋势。在恒温、恒压下，液体表面存在一种使液面收缩的力，这个力与液体表面相切，作用于单位长度表面上，称为表面张力（surface tension），用 σ 表示，单位为 N/m。

表面张力是表面分子受力不均匀的结果，其大小与分子间作用力有关，不同物质的分子间作用力不同，表面张力也不同。例如，20 ℃时水的表面张力为 7.28×10^{-2} N/m，液体苯的表面张力则为 2.89×10^{-2} N/m。

表面张力还和温度有关。一般情况下，温度升高，物质的表面张力下降。这是由于温度升高，分子的热运动加剧，动能增加，分子间引力减弱，从而使得液体分子由内部移至表面所需的能量减少。同时，升高温度也会使两相间的密度差减小。

当把液体内部分子拉到液体表面层时，必须克服液体内部分子对该分子的引力而做功，所做的功转化为迁移到表面层分子的势能，称为比表面吉布斯能（surface Gibbs energy，σ），简称比表面能，单位为 J/m²。实验表明，在指定温度、压力和组成的条件下，系统的总表面吉布斯能 G 等于比表面能 σ 与表面积 A 的乘积：

$$G = \sigma \cdot A \tag{9-2}$$

系统的吉布斯能与表面积成正比，一个分散度很高的系统，表面积很大，蓄积了大量表面能量,这正是引起各种表面现象的根本原因。

【例 9-1】 20 ℃时,半径为 1.0×10^{-2} m 的水滴,其表面积和总表面吉布斯能各是多少?若将该水滴分散为半径为 10^{-9} m 的微滴,表面积和总表面吉布斯能又各是多少?已知 20 ℃时水的表面张力为 7.28×10^{-2} N/m。

【解】 水滴半径 $r_1 = 1.0 \times 10^{-2}$ m,表面积 $A_1 = 4\pi r^2 = 4 \times 3.14 \times (1.0 \times 10^{-2} \text{ m})^2 = 1.26 \times 10^{-3}$ m²

由式(9-2)可得总表面吉布斯能为

$$G = \sigma \cdot A = 7.28 \times 10^{-2} \text{ J/m}^2 \times 1.26 \times 10^{-3} \text{ m}^2 = 9.17 \times 10^{-5} \text{ J}$$

原来的大水滴被分散成若干小水滴,总体积不变,即

$$\frac{4}{3}\pi r_1^3 = n \cdot \frac{4}{3}\pi r_2^3$$

因此 $n = 10^{21}$

表面积为 $A_2 = n 4\pi r_2^2 = 10^{21} \times 4 \times 3.14 \times (1.0 \times 10^{-9} \text{ m})^2 = 1.26 \times 10^4$ m²

由式(9-2)可得总表面吉布斯能为

$$G = \sigma \cdot A = 7.28 \times 10^{-2} \text{ J/m}^2 \times 1.26 \times 10^4 \text{ m}^2 = 9.17 \times 10^2 \text{ J}$$

一般情况下,由于表面层分子在整个系统中所占的比例很小,所以表现出来的性质往往被忽略了。但对于一个高度分散的系统,其表面性质对整个系统性质的影响就不容忽视。

从热力学角度看,系统能量越高越不稳定,因而表面能越高,系统越不稳定,自发降低表面能的趋势越大。降低表面能可通过两种手段来实现:

(1) 降低表面积。比如失重状态下的水滴、荷叶上的露珠,之所以是球形,是因为相同体积的液体,球形表面积最小,表面能最小。

(2) 降低表面张力。对于表面积难以自动缩小的体系,往往通过吸附(adsorption)或加入表面活性剂来改变表面的组成,从而减小表面张力,达到降低表面能的目的。

二、吸附现象

吸附是物质在相界面上浓度自动发生变化的过程,可发生在任何两相界面上。

(一) 固体表面的吸附

由于表面积无法自动减小,固体常吸附其他物质以降低表面能。具有吸附能力的物质叫吸附剂(adsorbent)。疏松多孔的固体,如活性炭、硅胶、活性氧化铝、铂黑等都是良好的吸附剂。1 g 良好的活性炭的微孔面积可达 1 000~1 600 m²,当它与有毒气体接触时,气体很快被吸附在其表面上,降低的表面能以热能形式放出,所以活性炭常用作防毒剂、除臭剂、脱色剂。硅胶、活性氧化铝是色谱分析中常用的吸附剂。

(二) 液体表面的吸附

液体表面也会由于溶质的加入而产生吸附,液体的表面张力因此发生相应的改变。鉴于系统有自发降低表面能的趋势,使水的表面张力降低的物质溶于水后,溶质分子自动富集于表面层(使表面张力降低),造成表面层的浓度大于其在内部的浓度,这种吸附称为正吸附;反之,使水的表面张力增大的物质溶于水后,表面层的浓度小于其在内部的浓度(表面张力尽可能少增加),这种吸附称为负吸附。

三、表面活性剂

（一）表面活性剂的结构特点及性能

能在较低的浓度下显著降低溶剂的表面张力，产生正吸附的物质称为表面活性剂（surfactant），如高级脂肪酸、肥皂、烷基苯磺酸钠等。表面活性剂分子由极性的亲水基团（如—OH、—COOH、—NH_2、—SH、—SO_3H 等）和非极性的疏水基团（如一些直链的或带侧链的有机烃基）构成（图 9-1）。

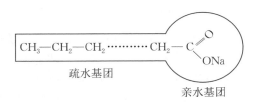

$$CH_3—CH_2—CH_2 \cdots\cdots CH_2—C \overset{O}{\underset{ONa}{\diagup}}$$

疏水基团　　　　　　　　　　　亲水基团

图 9-1　表面活性剂的疏水基团和亲水基团

表面活性剂的两亲性结构使其极易吸附在溶液表面，其极性端插入水中，非极性端斜躺在溶液表面。当表面活性剂达到一定浓度时，它在水相表面定向排列，亲水基团受极性水分子的吸引而朝向水，疏水基团受极性水分子的排斥而向上最终形成薄膜。随着浓度的增大，表面活性剂在水相表面膜形成的同时，在内部逐步相互聚集，疏水基团靠拢在一起，形成疏水基团向内、亲水基团伸向水相的缔合体，这种缔合体称为胶束（micelle）。通常胶束粒子的大小也处于胶体分散系范围（1～100 nm）。胶束的形成减小了疏水基团与水相的接触面积，从而形成稳定的系统。胶束有球状、层状及柱状等。

表面活性剂可将疏水性强的油脂等有机物包裹或吸附在胶束中，使不溶或微溶的有机化合物在水中的溶解度显著增加，这种现象称为增溶作用（solubilization）。例如，脂溶性的维生素 D_2 在水中基本不溶，加入 5% 聚氧乙烯蓖麻油作为增溶剂，形成胶束，溶解度可达 1.525 mg/mL。

（二）表面活性剂的应用——乳化剂

将一种或几种液体以小液滴的形式分散在另一种与其不相溶的液体中所形成的分散系称为乳状液（emulsion），这个过程称为乳化作用（emulsification）。

乳状液属于不稳定的粗分散系。例如，将少量苯剧烈振摇，使其分散在水中，但由于系统中相界面间存在很大的表面积，表面能很高。分散的液滴在相互碰撞时，会自动地聚集起来，最终苯上浮，两液体又分成两层，表面积最小，以降低整个体系的表面能。如果向油、水不相混溶的系统中加入表面活性剂，然后充分振荡，则可形成较为稳定的乳状液。表面活性剂在乳状液中，亲水的极性基团朝向水相，而疏水的非极性基团朝向油相。这样表面活性剂分子就在油和水两相界面上作定向排列，形成一层把分散液滴包裹起来的薄膜。这些定向排列的表面活性剂分子，一方面降低了两相界面的张力，另一方面由于形成一层具有机械强度的膜层，阻止液滴在相互碰撞时聚集，形成稳定的乳状液。使乳状液趋于稳定的表面活性剂称为乳化剂（emulsifying agent）。

乳状液分为两类：油分散在水介质中形成的水包油（O/W）型乳状液，水分散在油介质中形成的油包水（W/O）型乳状液（图 9-2）。

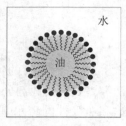水

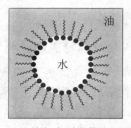油

水包油型乳状液　　　　　　油包水型乳状液

图 9-2　两种不同类型乳状液示意图

　　确定乳状液类型通常有稀释法、染色法和电导率法。稀释法是将水加入乳状液中，若与分散介质互溶则为 O/W 型，若分层则为 W/O 型。染色法是将脂溶性染料苏丹Ⅲ加入乳状液，若分散相呈红色是 O/W 型，若分散介质呈红色则是 W/O 型。当用次甲基蓝等水溶性染料试验，结果与上述相反。电导率法是依据水溶液的电导率通常大于脂溶性溶剂来进行电导率的测定，O/W 型乳状液的电导率通常大于 W/O 型乳状液。

　　乳状液和乳化作用在生物学和医学上都具有重要的意义。例如，在消化过程中，食物中的脂肪经过胆酸盐和胆固醇（表面活性剂）的乳化，形成乳状液，不仅便于其在体内通过血液运输，而且加速了油脂水解反应速率。

第二节　溶　　胶

　　根据分散相粒子结构和溶液的稳定性，胶体分散系可分为两大类：憎液胶体（溶胶）和亲液胶体（高分子溶液）。

　　溶胶（sol）按分散介质的聚集状态可分为三大类：气溶胶、液溶胶和固溶胶。

　　溶胶是胶体分散系的典型代表。具有以下三点基本特性：

　　1. 特有的分散程度　溶胶粒径为 1~100 nm，这是溶胶的根本特征，溶胶的许多性质与此有关。

　　2. 多相性　溶胶的分散相是大量原子、离子或分子组成的集合体，在分散相与分散介质之间存在相界面，属于多相系统。

　　3. 热力学不稳定性　溶胶由于具有多相性和特殊粒径范围，故形成了巨大比表面积，拥有较大的表面能。微粒相互聚结可以使表面积减小而降低表面能，这是一个热力学自发过程，因此溶胶有自发聚结的趋势，是热力学不稳定系统。

一、溶胶的制备

　　任何固态、液态物质在一定介质中用适当的方法分散，并使分散相粒子的大小在胶体分散系的范围之内都能制备成溶胶。制备溶胶的方法一般可分为两类：

　　一类是用物理破碎的方法使大颗粒物质分散成胶粒的分散法。例如，利用球磨机、胶体磨等装置将物质研磨至胶体颗粒范围，再以适当的分散剂和稳定剂制成溶胶。一些纳米药物制剂的制备，就是将原药破碎制备成溶胶。

另一类是用化学反应使分子或离子聚集成胶粒的凝聚法。例如,将 $FeCl_3$ 溶液缓慢滴加到沸水中,反应为 $FeCl_3 + 3H_2O \Longrightarrow Fe(OH)_3 + 3HCl$,生成的 $Fe(OH)_3$ 分子凝聚在一起,形成透明的红褐色溶胶。

二、溶胶的性质

(一)溶胶的光学性质

在暗室或黑暗背景下,用一束强光照射在溶胶上,从光束的垂直方向观察,可以清晰地看到一条光带(图 9-3),这种现象称为丁铎尔现象(Tyndall effect)。在夜空中能看到远处探照灯射出的光柱就是气溶胶的丁铎尔现象。

丁铎尔现象是光发生散射的结果。若分散相粒径和光的波长接近或略小,如溶胶粒径为 $1 \sim 100$ nm,则入射光被分散相粒子散射,可从垂直方向观察到散射光带。若粒径大于波

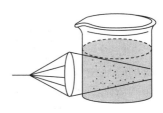

图 9-3　丁铎尔现象

长,则入射光以一定的角度从粒子表面反射出来,如粗分散系的混悬液或乳状液,由于分散相颗粒很大,不仅形成了强烈的反射光,而且阻挡了光的继续传播,故看不到散射光带。溶液分散系粒径远小于入射光的波长,光的传播不受阻挡,以透射和吸收为主。高分子化合物溶液的散射光很弱。因此,利用丁铎尔现象可以区别溶胶和其他分散系。

奥地利、德国化学家席格蒙迪(Zsigmondy)于 1903 年发明了超显微镜,其原理是在暗场下用普通显微镜来观察丁铎尔现象,通过观察溶胶粒子的散射光点,间接推断溶胶粒子的平均大小。

(二)溶胶的动力学性质——布朗运动

在超显微镜下可观察到溶胶粒子不停地在做无规则运动(图 9-4)。英国植物学家布朗(Brown)在显微镜下观察悬浮在水中的花粉时,发现花粉微粒不停地做无规则运动,称为布朗运动(Brownian movement)。

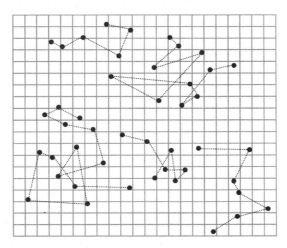

图 9-4　布朗运动

布朗运动产生的原因是分散介质分子本身在做无规则的热运动,不停地撞击溶胶粒

子,这些撞击的合力大小和方向不断改变,溶胶粒子运动方向和位置也随之不断改变,成为无规则运动。

溶胶粒子质量越小,温度越高,溶胶的黏度越小,粒子运动速度越大,布朗运动越剧烈。因布朗运动溶胶粒子自发地从高浓度区域向低浓度区域扩散,不易聚沉,故具有动力学稳定性。

（三）溶胶的电学性质——电泳和电渗

当在溶胶两端施加直流电场,可观察到胶粒向某一电极方向运动。这种在电场作用下,带电粒子在介质中的定向运动称为电泳(electrophoresis)。

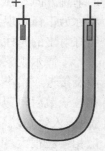

如图 9-5 所示,在 U 形管中注入有色溶胶,在 U 形管两臂溶胶上面小心地注入无色电解质溶液(起导电作用),使溶胶与电解质溶液间保持清晰的界面,并使两液面基本水平。接通直流电场,片刻可见 U 形管一臂有色溶胶的有色界面上升而另一臂有色界面下降。电泳实验说明溶胶粒子是带电的,由电泳的方向可以判断胶粒所带电荷的性质。大多数金属硫化物、硅酸、金、银等溶胶的胶粒带负电,称为负溶胶;大多数金属氢氧化物的胶粒带正电,称为正溶胶。电泳技术已广泛用来分离氨基酸、蛋白质及核酸等。

图 9-5　电泳示意图

由于胶粒带电,整个溶胶系统又是电中性的,介质必然显现与胶粒相反的表观电荷。在外加电场作用下,若用多孔陶瓷、活性炭、黏土或性质类似的高分子多孔膜限制胶粒跟随介质流动,自由流动的介质能在电场中向与介质表观电荷相反的电极方向移动。这种在外电场作用下,分散介质的定向移动现象称为电渗(electroosmosis)。

三、胶粒带电的原因与胶团结构

电泳实验证明胶粒带电,带电的主要原因是选择性吸附。溶胶的胶核(原子、分子的聚集体)能选择性地吸附介质中与其组成类似的某种离子,使胶粒表面带有一定数量的相同电荷。以 $Fe(OH)_3$ 溶胶为例,将 $FeCl_3$ 溶液缓慢滴加到沸水中并加热,反应为

$$FeCl_3 + 3H_2O \longrightarrow Fe(OH)_3 + 3HCl$$

若干个 $Fe(OH)_3$ 分子聚集为胶核(colloidal nucleus),部分 $Fe(OH)_3$ 与 HCl 作用生成 $FeOCl$,$FeOCl$ 再解离为 FeO^+ 和 Cl^-。

$$Fe(OH)_3 + HCl \longrightarrow FeOCl + 2H_2O$$

$$FeOCl \longrightarrow FeO^+ + Cl^-$$

$Fe(OH)_3$ 分子聚集所形成的胶核在溶胶中选择性吸附一定数量的组成与它相似的 FeO^+,使胶核表面带正电荷。与吸附离子电荷相反的 Cl^-,称为反离子。一方面反离子受胶核表面 FeO^+ 的静电吸引,从而靠近胶核;另一方面大量反离子本身无规则热运动,从高浓度向低浓度方向扩散。当两个方向达成平衡时,就形成了反离子的浓度梯度,越靠近胶核表面,反离子浓度越高;越远离胶核表面,反离子浓度越低。大多数情况下,距离胶核表面较近的部分反离子因受到的静电吸引力较强,故结合较紧。这部分反离子与选择性吸附的离子共同形成的带电层称为吸附层。通常将胶核与吸附层合称胶粒(colloidal particle)。分布在胶粒外围的反离子形成与吸附层电荷相反的另一个带电层——扩散层。扩散层中的反离子距离胶核表面较远,静电作用较小,电场作用下与胶粒的迁移方向相反,这样由吸附层和扩散层构成了电性相反的双电层。胶核、吸附层与扩散层总称胶团(colloidal micell),整个胶团是电中性的(图 9-6)。

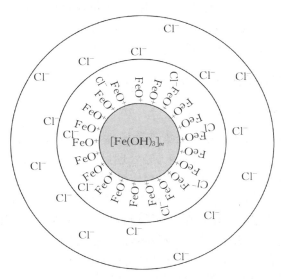

图 9-6 Fe(OH)₃ 胶团示意图

胶团的结构用胶团结构式表示如下:

$$\underbrace{\{[\mathrm{Fe(OH)_3}]_m \cdot \underbrace{n\mathrm{FeO^+} \cdot (n{-}x)\mathrm{Cl^-}\}^{x+}}_{\text{吸附层}} \cdot \underbrace{x\mathrm{Cl^-}}_{\text{扩散层}}}_{}$$

胶核   吸附层   扩散层

胶粒

胶团

除胶核表面的选择性吸附外,胶核表面分子的解离也可使胶粒带电。例如,硅酸($\mathrm{SiO_2 \cdot H_2O}$,即 $\mathrm{H_2SiO_3}$)溶胶的表面解离为 $\mathrm{SiO_3^{2-}}$ 和 $\mathrm{H^+}$。

$$\mathrm{H_2SiO_3 \Longrightarrow HSiO_3^- + H^+}$$

$$\mathrm{HSiO_3^- \Longrightarrow SiO_3^{2-} + H^+}$$

胶核表面的 $\mathrm{HSiO_3^-}$、$\mathrm{SiO_3^{2-}}$ 使胶粒带负电荷。

【例 9-2】 利用 $\mathrm{AgNO_3}$ 溶液和 KI 溶液制备 AgI 溶胶的反应为

$$\mathrm{AgNO_3 + KI \longrightarrow AgI + KNO_3}$$

若将 24.0 mL 0.020 0 mol/L KI 溶液和 100 mL 0.050 0 mol/L $\mathrm{AgNO_3}$ 溶液混合,制备 AgI 溶胶,写出该溶胶的胶团结构式,并判断其在电场中的电泳方向。

【解】 $n(\mathrm{KI}) = 0.020\ 0\ \mathrm{mol/L} \times 0.024\ 0\ \mathrm{L} = 4.80 \times 10^{-4}\ \mathrm{mol}$

$n(\mathrm{AgNO_3}) = 0.050\ 0\ \mathrm{mol/L} \times 0.100\ \mathrm{L} = 5.00 \times 10^{-3}\ \mathrm{mol}$

由计算结果可知,$\mathrm{AgNO_3}$ 过量,故 AgI 胶核选择性吸附过量的 $\mathrm{Ag^+}$ 而带正电荷,反

离子则为 NO_3^-。胶粒带正电荷,在电场中向负极泳动。其胶团结构式为

$$\left[(AgI)_m \cdot nAg^+ \cdot (n-x)NO_3^-\right]^{x+} \cdot xNO_3^-$$

注意胶核优先吸附与其组成类似的离子而在胶核表面形成双电层结构。制备结构类似于 AgI 的这一类溶胶时,改变两种反应物的用量,可使制备的溶胶带有不同符号的电荷。当 KI 过量时,AgI 胶核选择性吸附过量的 I^- 离子而带负电荷,此时反离子是 K^+;反之,当 $AgNO_3$ 过量时,AgI 胶核吸附过量的 Ag^+ 而带正电荷。

四、溶胶的相对稳定性和聚沉

(一)溶胶的相对稳定性

溶胶是非均相亚稳定系统,具有聚集不稳定性,即溶胶分散相粒子有自发聚集成较大粒子,从而发生聚沉的趋势。但事实上,经处理过的溶胶相当稳定,法拉第制备的金溶胶可以稳定存在较长时间。溶胶具有相对稳定性的原因有三种:

1. 胶粒带电 胶核选择性吸附与其组成相似的离子,使形成的胶粒表面带有相同符号的电荷。同符号电荷的排斥作用阻止了胶粒碰撞聚集变大,增强了溶胶的相对稳定性。因此,胶团的双电层结构是决定溶胶稳定性的主要因素。

2. 溶胶表面的水合膜 包围着胶粒的吸附层和扩散层所构成的双电层是水化离子的双电层,如同在胶粒外面包裹了膜,这层水合膜也可在一定程度上起到阻碍粒子聚集的作用。

3. 布朗运动 胶粒剧烈的布朗运动使胶粒从高浓度向低浓度扩散,从而克服重力影响使胶粒不易聚沉,使其稳定性增加。

(二)溶胶的聚沉

由于溶胶是热力学不稳定系统,溶胶的稳定性是有条件的。胶粒聚集成较大颗粒沉降下来,从而形成沉淀,这个过程称为聚沉(coagulation)。促使聚沉的主要方法有下列几种:

1. 加入电解质 溶胶对外加电解质非常敏感,当向溶胶中加入一定量电解质,电解质中与胶粒所带电荷相反的离子起作用,迫使反离子进入吸附层,使扩散层变薄,降低了溶剂化膜的保护作用。同时,反离子进入吸附层,胶粒所带的净电荷减少,甚至被中和,这又使胶粒之间的斥力减小,从而胶粒发生碰撞聚集成较大颗粒沉降的可能性增大,溶胶的稳定性降低。

不同电解质对溶胶的聚沉能力不同,通常用聚沉值(coagulation value)来衡量不同电解质对溶胶的聚沉能力。聚沉值是指使一定量溶胶在一定时间内发生完全聚沉所需电解质溶液的最低浓度,又称临界聚沉浓度。电解质的聚沉值越小,表示该电解质的聚沉能力越强。实验结果表明,对溶胶聚沉起主要作用的是电解质中的反离子所带电荷。电荷相同的反离子,聚沉能力几乎相等;而反离子的电荷越高,聚沉能力也急剧增强。对于负溶胶,外加电解质中阳离子的电荷越高,其聚沉能力越强;对于正溶胶,外加电解质中阴离子的电荷越高,其聚沉能力越强。

【例 9-3】 分别取相同浓度的 KCl 和 $AgNO_3$ 100 mL 和 150 mL 混合制备 AgCl 溶

胶。现将同浓度等体积的 $AlCl_3$、Na_2SO_4 及 $K_3[Fe(CN)_6]$ 三种电解质溶液分别滴加入上述溶胶，试判断三种电解质对溶胶聚沉能力的大小顺序。

【解】 $AgNO_3$ 过量，胶核吸附过量的 Ag^+ 而带正电荷，电解质负离子起主要聚沉作用，负离子所带电荷越多，聚沉能力越强。

三种电解质溶液对溶胶聚沉能力的大小顺序为

$$K_3[Fe(CN)_6] > Na_2SO_4 > AlCl_3$$

2. 溶胶的相互聚沉作用　将带有相反电荷的两种溶胶混合，也会发生聚沉。聚沉的程度与两者的量有关。当正、负溶胶按适当比例混合致使胶粒所带电荷恰被互相抵消时，就可完全聚沉。我国自古以来沿用的明矾净水法是一典型实例。明矾 $[KAl(SO_4)_2 \cdot 12H_2O]$ 加入水中后，Al^{3+} 水解成 $Al(OH)_3$ 正溶胶，与水中带负电荷的胶体杂质发生相互聚沉。

此外，提高溶胶的温度或浓度也会促使溶胶聚沉。

第三节　高分子化合物溶液

一、高分子化合物的概念

高分子(polymer)化合物指相对分子质量大于 10^4 的化合物。人体内的某些蛋白质、核酸、糖原等均属于高分子化合物。

高分子化合物是由一种或几种简单化合物(单体)缩合或聚合而成。例如，蛋白质分子是由若干氨基酸单体按一定方式连接而成，纤维素分子的单体是葡萄糖分子。因为单体的数量不确定，只是一个范围，所以高分子化合物大多没有精确的相对分子质量，通常用平均相对分子质量表示。

高分子化合物的形状多种多样，大多数高分子化合物是有支链或无支链的线形结构。例如，纤维素是无支链的线形结构，支链淀粉分子呈有支链的分枝状。常态时链状分子呈弯曲状，在拉力作用下伸直，但伸直的链具有自动恢复原来状态的趋势，这意味着高分子化合物通常具有一定的弹性。

二、高分子化合物溶液的性质

高分子化合物在液态分散介质中形成的单相分子、离子分散系统称为高分子化合物溶液。高分子化合物溶液的分散相粒径在 $1\sim100$ nm 的胶体分散系范围，所以也有一些胶体分散系共有的性质。高分子化合物溶液和溶胶的性质比较见表 9-2。

表 9-2　高分子化合物溶液和溶胶的性质比较

性质	高分子化合物溶液	溶胶
分散相粒径	$1\sim100$ nm	$1\sim100$ nm
分散相组成	单个水合分子均匀分散	胶团

性质	高分子化合物溶液	溶胶
均一性	单相系统	多相系统
稳定性	稳定系统	亚稳定系统
通透性	不能透过半透膜	不能透过半透膜
扩散速度	慢	较慢
黏度	大	小
丁铎尔现象	微弱	明显
外加电解质离子的影响	不敏感,但加入大量电解质离子会脱水合膜造成盐析	敏感,加入少量电解质反离子会抵消胶粒电荷而聚沉

高分子化合物溶液有自己的特性,主要有以下几点:

（一）稳定性强

高分子化合物在形成溶液时,溶剂分子首先缓慢进入盘曲的高分子化合物分子链空隙,使高分子化合物体积逐渐胀大,此过程称为溶胀(swelling)。溶胀后的高分子链间作用力减弱,能在溶剂中自由运动并充分伸展,最后达到完全溶解。许多高分子化合物如生物体内大量存在的多糖、蛋白质、核酸等具有较多的亲水基团($-OH$、$-COOH$、$-NH_2$),它们与水分子有较强的亲和力,在高分子化合物周围形成一层水合膜,这是高分子化合物溶液具有稳定性的主要原因。

（二）黏度大

溶胶的黏度几乎与分散介质没有区别,而高分子化合物溶液即使浓度较低,其黏度也比一般溶液或溶胶大得多。这是因为高分子化合物互相接近,形成链状、分枝状、网状结构,结合后的高分子化合物流动时受到的阻力较大。分枝状、网状结构牵制着分散介质,使之减少流动性,故表现为高黏度。人体内正常血液循环要求血液黏度保持在合适的水平上,血液流变学的检验具有临床意义:血液黏度增高会导致微循环障碍,引起血栓,常见于缺血性脑卒中、心肌梗死和冠心病等。

（三）盐析

在高分子化合物溶液中加入大量易溶强电解质使高分子溶质溶解度降低而析出,这种现象称为盐析(salting out)。盐析的原因主要是强电解质离子的强烈水化作用破坏了高分子化合物的水合膜,使高分子化合物析出。同属于胶体分散系的溶胶的聚沉只需要少量电解质,这是因为溶胶稳定的主要因素是胶粒带电,少量电解质就可以降低或减少胶粒所带电荷,使之聚沉;而高分子化合物稳定的原因是形成很厚的水合膜,破坏这层水合膜需要加入大量电解质。作用机制不同,沉淀所需的电解质的量也不同。

除无机易溶强电解质离子化合物外,在蛋白质溶液中加入可与水强烈结合的有机溶剂(如乙醇、甲醇、丙酮、乙腈等)也能使蛋白质沉淀出来。这是因为乙醇、丙酮等与水分子结合后,降低了蛋白质的水合程度,蛋白质因脱水而沉淀,这些有机溶剂常用作生物样品分析测定前处理过程的去蛋白试剂。

（四）高分子化合物溶液对溶胶的保护作用和敏化作用

在溶胶中加入大量高分子化合物溶液，可以显著增加溶胶的相对稳定性，这种现象称为高分子化合物溶液对溶胶的保护作用[图 9-7(a)]。一般认为高分子化合物溶液保护作用的机制是，高分子化合物分子将溶胶胶粒包裹起来，并在胶粒表面形成保护膜，因而大大削弱了胶粒聚结的可能性，增强了溶胶的稳定性。保护作用在生命体中非常重要。微溶电解质如 $MgCO_3$ 或 $Ca_3(PO_4)_2$ 等，在血液中的浓度比在体外纯水中的浓度高了近 5 倍，这是因为它们在血液中被蛋白质保护。当起保护作用的蛋白质的量减少时，这些微溶的溶胶就会因聚沉而形成结石。

值得一提的是，如果加入的高分子化合物的量不足，则不但起不了保护作用，还会降低溶胶的稳定性，甚至发生聚沉，这种现象称为敏化作用[图 9-7(b)]。产生这种现象的原因可能是当高分子化合物数量减少时，无法将胶粒表面完全包裹，一个长链高分子化合物同时吸附许多个分散的胶粒，通过它的"搭桥"，原本分散的胶粒反而聚集在一起而产生沉淀。

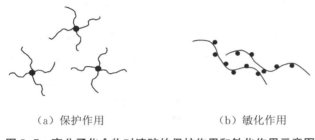

（a）保护作用　　　　　　　　　　（b）敏化作用

图 9-7　高分子化合物对溶胶的保护作用和敏化作用示意图

三、凝胶

在一定条件下，高分子化合物或溶胶粒子相互聚合连接的线形或分枝结构相互交联，形成立体空间网状结构，溶剂小分子充满在网状结构的空隙中，失去流动性而成为半固体状的凝胶(gel)。动物的皮肤、肌肉、脑髓、软骨等都属于凝胶。偏硅酸钠(水玻璃)溶液加入适量酸，可形成硅酸凝胶。将热的琼脂高分子化合物溶液冷却后便形成凝胶(溶剂含量多的又称冻)，琼脂凝胶是一种常用的细菌培养基。

凝胶的网状结构中，溶剂不能自由流动，而高分子化合物或溶胶粒子相互交联成的网状骨架具有弹性，使凝胶成为弹性半固体。皮肤、软骨、指甲、毛发及植物细胞壁等高分子凝胶经干燥后体积虽大幅度缩小，但仍能保持弹性，称为弹性凝胶。把干燥的弹性凝胶放置于合适的液体中，它会自动吸收液体而使体积增大，称为膨润或溶胀(swelling)。凝胶静置一段时间后，一部分液体也可自动地从凝胶分离出来，使凝胶本身的体积缩小，称为离浆(synersis)，即高分子化合物之间进一步的交联作用将液体从网状结构中排出。例如，未抗凝的血浆凝块静置后表面会有液体分离出来。

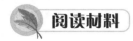

药 用 凝 胶 剂

药用凝胶剂系指药物与能形成凝胶的辅料制成溶液、混悬液或乳状液型的稠厚液体或半固体制剂[1]。作为一种新剂型，药用凝胶剂已成为近年来制剂领域研究的热点之一，且在临床使用中逐渐凸显出优势。

药用凝胶剂具有生物相容性好、吸收起效快、生物利用度高、制备工艺简单、稳定性好、质地均匀、涂展性好、易于使用、不污染衣物、外形美观等特点。部分药用凝胶剂还具有缓释、控释作用。根据用药后产生全身吸收作用或局部作用，药用凝胶剂可分为全身用和局部用凝胶剂；按使用部位，药用凝胶剂可分为皮肤用、口腔用、眼用、鼻用、阴道用、直肠用凝胶剂；按药物分散状态，药用凝胶剂可分为溶液型、混悬液型、乳状液型凝胶剂。混悬液型凝胶剂可有触变性，静止时形成半固体，而搅拌或振摇时成为液体。

药用凝胶剂的基本处方组成为凝胶基质、吸收促进剂，此外，还需加入 pH 调节剂、保湿剂、防腐剂等。常用的基质大多为高分子化合物，有以下几种：

1. 卡波姆（Carbomer） 一种全合成聚丙烯酸化合物，其结构中含有大量羧基，具有一定酸性，可形成生物黏附性很强的凝胶基质，该过程在低温条件下就可以进行[2]。

2. 羧甲基纤维素钠（CMC-Na） 一种具有黏合、助悬、增稠、乳化、缓释作用的纤维素衍生物。

3. 非离子类高分子化合物 聚乙烯吡咯烷酮（PVP）、聚乙烯醇（PVA）、羟丙基甲基纤维素（HPMC）、甲壳素及其衍生物等聚合物均可作为凝胶基质应用于外用凝胶的研制[3,4]。

4. 泊洛沙姆 407（Poloxamer407） 其水溶液具有在低温时为流动液体，室温时为凝胶的重要特点[5]。基于其特殊的逆温相变性质及快速的液体/凝胶互转特性，加之肌内注射时可以降低药物对肌肉的刺激性，泊洛沙姆 407 作为血管外注射型缓释植入剂的载体是非常有前途的。

尽管药用凝胶剂具有许多优点，但由于载药量及药物渗透能力的限制，目前药用凝胶剂主要作为外用制剂用于局部治疗，而用于全身性治疗的药物凝胶剂产品数量较少。此外，现有药用凝胶剂的基质材料种类非常有限，可选择范围小，导致至今仍无具有长效缓释等特殊性能的药用凝胶剂产品上市。因此，药用凝胶剂研究工作的广度与深度亟待进一步加强。随着对药用凝胶剂基础研究与应用研究的不断深入，期待更多的药用凝胶剂产品研发成功，更好地服务于广大患者。

参考文献

[1] 马维娜,谷福根. 药用凝胶剂的研究进展[J]. 实用药物与临床,2014,17(12),1624-1628.

[2] 郭红叶,闫小平,伊博文,等. 新型辅料卡波姆在凝胶剂中应用现状[J]. 中国实验方剂学杂志,2013,19(17),371-374.

[3] 毛世瑞,王蕾,蔡翠芳,等. 甲磺酸培氟沙星凝胶基质的研究[J]. 沈阳药科大学学报,2002,19(1):9-13.

[4] 成志毅,奎红,张世忠,等. 双氯芬酸钠在不同凝胶基质中透皮扩散特征的研究[J]. 中国医院药学杂志,1999(7):400-402.

[5] 王文俭,蒋雪涛,刘祚永,等. 喃氟啶从 Poloxamer407 凝胶基质中的体外释放[J]. 中国临床药学杂志,1998(5):233-235.

———————————— 习　　题 ————————————

1. 指出表面活性剂在结构上的特征。

2. 解释溶胶产生丁铎尔现象的原因,其本质是光的什么现象?

3. 胶粒为何会带电? 决定胶粒带何种电性的因素是什么?

4. 将 25.0 mL 0.002 0 mol/L NaCl 溶液和 100 mL 0.005 0 mol/L AgNO$_3$ 溶液混合以制备 AgCl 溶胶,写出胶团的结构式,并指出胶粒的电泳方向。

5. 有未知带何种电荷的溶胶 A 和 B 两种,A 中只需加入少量 BaCl$_2$ 或多量 NaCl,就有同样的聚沉能力;B 中加入少量 Na$_2$SO$_4$ 或多量 NaCl,也有同样的聚沉能力,问 A 和 B 两种溶胶带有何种电荷。

6. 已知下列电解质对某溶胶的聚沉值分别为 $c(NaNO_3)=3.00$ mol/L,$c(Na_2SO_4)=1.00$ mol/L,$c(AlCl_3)=0.10$ mol/L。由此可确定该溶胶中粒子带电情况为:　　　　(　　)

A. 不带电　　　B. 带正电　　　C. 带负电　　　D. 条件不足,不能确定

（蔡　政）

第十章

现代仪器分析技术简介

学习要求

掌握：电磁辐射的能量、波长、波数及频率之间的相互关系，朗伯-比尔定律使用的条件，单一组分的定量分析，荧光强度与物质浓度之间的关系，荧光定量分析方法。

熟悉：紫外-可见分光光度计的主要部件，紫外-可见分光光度法测定条件的选择。

了解：荧光分析法中产生分子荧光的原理、激发光谱和发射光谱，影响荧光强度的结构和环境因素，红外吸收光谱法，核磁共振波谱法和高效液相色谱法。

仪器分析是化学学科的一个重要分支，它是以物质的物理和物理化学性质为基础建立起来的一种分析方法。仪器分析应用范围广、灵敏度高、选择性好、分析速度快且易于实现自动化，在生物医药研究领域，如化合物结构的确定、药物浓度的监测、疾病的诊断、治疗和预后评价等方面都起着极其重要的作用。

通常，从自然界提取或实验室合成的化合物都是掺杂其他物质的混合物。无机化合物的分离纯化可通过结晶、沉淀、过滤等方法，有机化合物的分离纯化主要采用萃取、蒸馏、重结晶、升华和色谱分析法等方法。其中，色谱分析法中的薄层色谱、纸色谱和柱色谱是根据混合物各组分在互不相溶的两相（固定相和流动相）中吸附、分配或其他亲和作用等差异来实现分离的，它们在化合物的分离、纯化和纯度鉴定等方面的应用也日益广泛。

对于分离纯化后的无机化合物，可以通过阴离子和阳离子的鉴别来确定其组成。对于有机化合物，可以通过元素分析确定其元素组成及每种元素的含量，从而确定该化合物的实验式。同时，通过凝固点降低法、沸点升高法和渗透压法，或通过质谱法测定其相对分子质量，再结合实验式，进而确定该化合物的分子式。

有机化合物在确定其分子式之后，还必须测定其结构，以确定分子中原子或基团相互连接的次序、方式及其在空间的排列方式。随着现代分析仪器的发展，紫外光谱、红外光谱、核磁共振谱和质谱这四大波谱已广泛用于测定有机化合物的结构，其特点是样品用量少、分析快速且准确度高。紫外光谱可以揭示分子中是否存在共轭体系，红外光谱可以确定有机分子中存在什么官能团，核磁共振谱可以确定分子中的氢原子与碳原子及其他原子的连接方式，质谱可以确定分子的相对分子质量及结构片段信息。此外，X射线衍射法能够揭示化合物晶体中各原子的集合形式，也是分析无机化合物晶体结构和有机大分子空间结构常用的方法。

仪器分析不仅适用于物质的结构鉴定和定性分析，而且适用于试样中微量（如 10^{-6} g/mL、10^{-9} g/mL，甚至 10^{-12} g/mL）组分的含量测定。当被测组分能选择性吸收紫外-可见光时，可以用紫外-可见吸收光谱法来进行定量分析。当被测组分能发射荧光时,可以用荧光分析法进行定量分析。要实现复杂样品的分离分析或多组分同时测定时,可以采用具有在线分离分析作用的气相色谱法或高效液相色谱法。若被测组分具有挥发性且热稳定性良好,可以采用气相色谱法进行定量分析,比如兴奋剂的检查;对于大部分挥发性差或热不稳定的组分,可以采用高效液相色谱法进行分析,比如测定血浆、尿液中药物浓度,体内药物代谢物分析等。

本章主要介绍紫外-可见分光光度法、荧光分析法、红外吸收光谱法、核磁共振波谱法及高效液相色谱法。

第一节 紫外-可见分光光度法

分光光度法(spectrophotometry)是基于物质对光的选择性吸收而建立的一种分析方法。研究物质在紫外-可见光区分子吸收光谱的分析方法称为紫外-可见分光光度法(ultraviolet-visible spectrophotometry,UV-Vis)。大多数有机物或无机物对紫外(200~400 nm)-可见光区(400~760 nm)的光有吸收,可采用紫外-可见分光光度法进行定性和定量分析。该分析方法灵敏度较高,一般可达 $10^{-4} \sim 10^{-6}$ g/mL,准确度较好,相对误差一般为 0.5%,在化工、医学、制药、食品、冶金等方向及环境监测系统中有着广泛应用。

一、分光光度法的基本原理

光是一种电磁辐射(又称电磁波),以极大的速度通过空间而不需要任何物质作为传播媒介的光(量子)流,具有波粒二象性。

光在传播过程中出现的反射、折射、衍射、干涉等现象表现出其波动性,光的波动性用波长 λ、波数 σ、频率 ν 等参数来描述。波数表示单位长度内波的振动次数,是波长的倒数,单位为 cm^{-1}。在真空中,波长、波数和频率的关系为

$$\nu = \frac{c}{\lambda} \tag{10-1}$$

$$\sigma = \frac{1}{\lambda} = \frac{\nu}{c} \tag{10-2}$$

式中,c 是电磁辐射在真空中的传播速度,为 2.997 925$\times 10^{10}$ cm/s。在其他透明介质中,由于电磁辐射与介质作用,传播速度比在真空中稍小一些。但光在空气和真空中的传播速度相差不大,也常用上述二式表示空气中三者的关系。

光与物质作用时被吸收或发射的现象用微粒性来解释,即将其看作不连续的粒子流,这种粒子称为光子或光量子。每个光子的能量(E)与频率成正比,与波长成反比。能量与频率和波长有如下关系:

$$E = h\nu = h\frac{c}{\lambda} = hc\sigma \tag{10-3}$$

式中,h 是普朗克常数,其值等于 6.626$\times 10^{-34}$ J·s。E 的单位常用焦耳(J)或电子伏特(eV)表示,1 eV=1.602$\times 10^{-19}$ J。

由式(10-3)可知,不同波长的光具有不同的能量,光的波长越短,其能量就越大;光的波长越长,其能量就越小。光的波长范围和与之相对应的波谱名称及分析方法见表10-1。

表 10-1　电磁波谱

波长范围	辐射区段	分析方法
<0.1 nm	γ 射线区	γ 射线发射光谱、穆斯堡尔光谱
0.1~200 nm	X 射线区	X 射线光谱法
10~200 nm	远紫外光区	真空紫外光谱法
200~400 nm	近紫外光区	紫外分光光度法
400~760 nm	可见光区	可见分光光度法
0.76~2.5 μm	近红外光区	近红外光谱法
2.5~50 μm	中红外光区	中红外光谱法
50~1 000 μm	远红外光区	远红外光谱法
1~1 000 mm	微波区	电子顺磁共振波谱法
1~1 000 m	射频区	核磁共振波谱法

二、物质对光的选择性吸收

$$M(基态)+h\nu \longrightarrow M^*(激发态)$$

当一束光通过气态、液态或固体物质时,组成物质的分子、原子或离子与光子发生碰撞。分子、原子或离子的能级是量子化不连续的,只有光子的能量(E)与被照射物质粒子的基态和激发态能量之差(ΔE)相等时,物质分子才从基态跃迁到激发态,产生吸收。物质分子结构不同,所需跃迁能量不同,所能吸收光的波长也不同。

具有单一波长(能量)的光称为单色光。由不同波长的单色光组成的光则为复合光,如自然生活中的日光、荧光灯光或白炽灯光等白光都是复合光。如果让一束白光通过棱镜,能色散出红、橙、黄、绿、青、蓝、紫等各种颜色的光。每种颜色的光具有一定的波长范围,各种色光的近似波长范围见表10-2。

表 10-2　可见色光的波长范围

颜色	波长/nm
红	650~780
橙	610~650
黄	560~610
绿	500~560
青	480~500
蓝	435~480
紫	380~435

将两种适当颜色的光按一定的强度比例混合也可得到白光,这两种色光称为互补色光。如图 10-1 所示,处于同一条直线的两种色光,如蓝光和黄光、绿光和紫光都是互补色光。

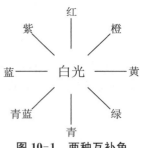

图 10-1　两种互补色光示意图

溶液呈现的颜色与物质对光具有选择性吸收有关。当一束白光照射到某一有色溶液时,其中一部分光被吸收,一部分被反射,一部分光发生透射。物质所呈现的颜色为其吸收光对应的互补色光。例如,白光照射 $KMnO_4$ 溶液时,溶液吸收了大部分绿色光,其他各种色光都能透过溶液。在透过溶液的色光中,除了紫色光,其他色光都两两互补成白光,所以肉眼看到的 $KMnO_4$ 溶液显紫色。同理,当一束白光通过溶液时,若溶液呈黑色,则溶液对白光全吸收;若溶液呈完全透明无色,则溶液对白光无吸收。

三、吸收光谱

物质对不同波长的光的吸收程度不同。溶液对某一波长单色光的吸收程度用吸光度 A 来表示。用不同波长的单色光为入射光,依次通过同一溶液,测得不同波长下相应的吸光度,然后以波长 λ 为横坐标,吸光度 A 为纵坐标作图,所得曲线就是该溶液的吸收光谱(又称吸收曲线)。吸收光谱上吸光度最大处所对应的波长称为最大吸收波长,用 λ_{max} 表示。

图 10-2 为 6 种不同浓度的高锰酸钾水溶液在可见光区的吸收光谱。从图 10-2 中可以看出,$KMnO_4$ 溶液在 525 nm 波长处有最大吸收;如果不发生溶质的解离、缔合等,同一溶液不同浓度的吸收光谱形状基本相同,最大吸收波长位置基本不变。$KMnO_4$ 溶

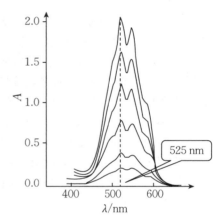

图 10-2　$KMnO_4$ 水溶液的吸收光谱

液的浓度越大,吸收光谱的峰值就越高,吸光度越大,两者成正比关系,这构成了定量分析的基础。不同物质由于结构不同,其吸收光谱并不完全相同,因此吸收光谱体现了物质的结构特性,构成了定性分析的基础。

四、光吸收的基本定律——朗伯-比尔定律

当一束平行的单色光(入射光)通过均匀的吸光物质,光的一部分被吸收,一部分透过介质,一部分被器皿的表面反射。在测定过程中,通常将试样溶液和空白溶液分别置于同样质地和厚度的吸收池中,反射光强度基本上是不变的,影响可以相互抵消。

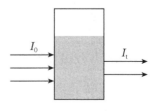

图 10-3　光吸收示意图

如图 10-3 所示,设入射光初始强度为 I_0,透射光强度为 I_t,溶液浓度为 c,则透射光强度 I_t 与入射光强度 I_0 之比称为透光率(transmittance),用 T 表示

$$T = \frac{I_t}{I_0} \qquad (10\text{-}4)$$

溶液的透光率愈大，透过的光愈多，对光的吸收愈少；反之，溶液对光的吸收愈多。

透光率（常用百分数表示）的负对数称为吸光度（absorbance），用符号 A 表示。吸光度愈大，溶液对光的吸收也愈多。

$$A = -\lg T = \lg \frac{I_0}{I_t} \qquad (10\text{-}5)$$

朗伯（J. H. Lambert）和比尔（A. Beer）分别研究了物质对单色光吸收的强弱与吸光物质厚度和浓度之间的关系，构成了吸收光度法定量分析的基本定律——朗伯-比尔定律（Lambert-Beer 定律），它的数学表达式为

$$A = -\lg T = \lg \frac{I_0}{I_t} = Kcl \qquad (10\text{-}6)$$

式(10-6)表明吸光度与浓度或厚度之间成正比关系，式中 l 为液层厚度（一般为吸收池的长度），c 为吸光物质的浓度。K 称为吸光系数，其物理意义是吸光物质在单位浓度及单位厚度溶液时的吸光度。在特定的波长、溶剂和温度的条件下，吸光系数 K 是吸光物质的一个特定常数，反映了物质吸光能力的大小。

常用的吸光系数有两种表示方式：

1. 摩尔吸光系数（molar absorptivity） 在一定波长时，溶液浓度为 1 mol/L，厚度为 1 cm 的吸光度，用 ε 表示。ε 的单位为 L/(mol·cm)，计算中单位通常可省略。

2. 百分吸光系数（percentage absorptivity）或比吸光系数（specific extinction coefficient） 在一定波长时，100 mL 溶液中含被测物质 1 g，厚度为 1 cm 时的吸光度，用 $E_{1\,cm}^{1\%}$ 表示，单位为 mL/(g·cm)。ε 与 $E_{1\,cm}^{1\%}$ 的关系为

$$\varepsilon = \frac{M}{10} \cdot E_{1\,cm}^{1\%} \qquad (10\text{-}7)$$

式中，M 为吸光物质的摩尔质量。

【例 10-1】 已知某化合物的摩尔质量为 326 g/mol，将此化合物用乙醇作溶剂配成浓度为 0.150 mmol/L 的溶液，在 548 nm 波长处用 2.00 cm 吸收池测得透光率为 49.8%，求此化合物在 548 nm 波长处的摩尔吸光系数 ε 及比吸光系数 $E_{1\,cm}^{1\%}$。

【解】 由 Lambert-Beer 定律可得

$$\varepsilon = \frac{A}{cl} = \frac{-\lg T}{cl}$$

已知 $c = 0.150 \times 10^{-3}$ mol/L，$l = 2.00$ cm，$T = 0.498$，将其代入得

$$\varepsilon_{548\,nm} = \frac{-\lg 0.498}{1.50 \times 10^{-4}\ \text{mol/L} \times 2.00\ \text{cm}} = 1.00 \times 10^3\ \text{L/(mol·cm)}$$

由式(10-7)得

$$E_{1\,cm}^{1\%} = \varepsilon_{548\,nm} \times \frac{10}{M} = \frac{1.00 \times 10^3\ \text{L/(mol·cm)} \times 10}{326\ \text{g/mol}} = 30.7\ \text{mL/(g·cm)}$$

如果溶液中同时存在两种或两种以上对光有吸收的物质,在同一波长下只要共存物质不互相影响,即不因共存物质的存在而改变本身的吸光系数,则测定的吸光度是各共存物质吸光度之和,即

$$A = A_a + A_b + A_c + \cdots + A_n \tag{10-8}$$

式中,A 为总吸光度,A_a、A_b、A_c……为溶液中共存物质各组分 a、b、c……的吸光度。各组分的吸光度由各自浓度与吸光系数所决定。吸光度的这种加和性是分光光度法中分析测定混合物中各组分的依据。

五、紫外-可见分光光度计

紫外-可见分光光度计是在紫外-可见光区可任意选择不同波长的光测定吸光度的仪器。商品化的仪器类型很多,有单光束分光光度计、双光束分光光度计、双波长分光光度计和二极管阵列多通道分光光度计,仪器性能差别悬殊,但其基本原理相似,通常由光源、单色器、吸收池、检测器和信号显示系统五个部分组成。

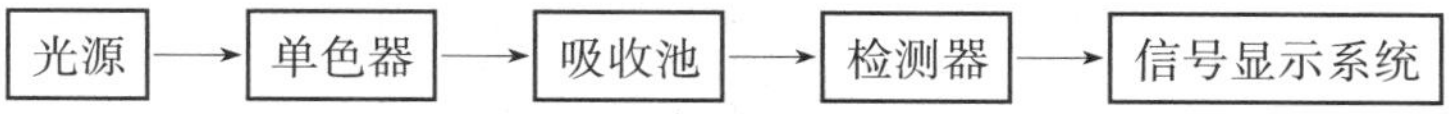

光源　→　单色器　→　吸收池　→　检测器　→　信号显示系统

图 10-4　紫外-可见分光光度计组成示意图

(一)光源

光源(light source)是提供入射光的装置。热辐射光源用于可见光区,有钨灯或卤钨灯。钨灯和碘钨灯发射 340～2 500 nm 的连续光谱。这类光源的辐射能量与外加电压有关,因此必须严格控制灯丝电压,仪器必须配有稳压装置。气体放电光源用于紫外光区,如氘灯可在 160～375 nm 范围内产生连续光谱,是紫外光区应用最广泛的一种光源。脉冲式氙灯能发射 185～2 500 nm 的高强度光,单一光源就可满足紫外光区和可见光区的测定,同时以脉冲式方式发光,光源使用寿命长,也适用于对光漂白敏感物质的测定。近年来,脉冲式氙灯在紫外-可见分光光度计中的应用也越来越广泛。

(二)单色器

单色器(monochromator)是从光源辐射的复合光中分出单色光的装置,是分光光度计的核心部件。常用的色散元件有棱镜和光栅,以后者应用更为广泛。

(三)吸收池

吸收池(absorption cell)用于盛放液体分析试样,又称比色皿。吸收池由玻璃、石英、塑料或其他能透过紫外线或可见光的材料制成,保证入射光的通透性。光学玻璃和塑料能吸收紫外光,只能用于可见光区;石英吸收池则可适用于可见光区和紫外光区。常用吸收池的厚度是 1 cm,根据实验需要可选择不同厚度的吸收池。用于盛空白溶液的吸收池与盛试样溶液的吸收池应互相匹配,需有相同的厚度及通透性。测定时入射光方向必须垂直于吸收池的光学面,且光学面不能损蚀和沾污。

(四)检测器

检测器(detector)是通过测量单色光透过溶液后光强度变化,把光信号转变为电信号的装置。分光光度计中常用光电管、光电倍增管和光二极管阵列等作为检测器。国产

紫敏光电管光谱响应范围为 200～625 nm,红敏光电管适用于波长 625～1 000 nm 的检测。在现代分光光度计中,硅光电二极管被广泛用作检测器,其检测波长可覆盖 170～1 100 nm。

六、分光光度法分析条件的选择

(一)溶剂的选择

测定吸光度时,配制溶液的溶剂不应在测定波长处产生吸收。在可见光区测定时,可选择无色溶剂。许多溶剂本身在紫外光区有吸收,所以在紫外光区进行测量时选用的溶剂不应干扰被测组分的测定。表 10-3 列出了常用溶剂允许使用的最短波长,也就是截止波长。选择溶剂时,组分的测定波长必须大于溶剂的截止波长。

表 10-3　常用溶剂的截止波长

溶剂	截止波长/nm	溶剂	截止波长/nm	溶剂	截止波长/nm
水	200	正己烷	210	乙酸乙酯	260
环己烷	210	甘油	220	苯	280
正丁醇	210	1,2-二氧己烷	233	甲苯	285
异丙醇	210	二氯甲烷	235	吡啶	305
乙腈	210	氯仿	245	丙酮	330
乙醇	210	四氯化碳	260	二硫化碳	380

(二)分析波长的选择

进行单一组分测定时,若采用最大吸收波长测定吸光度,则灵敏度最高(响应值随浓度的变化幅度最大),所以一般单一组分定量测定时选择 λ_{max} 作为入射波长。这就是最大吸收波长原则。当测定过程中有其他干扰组分存在时,为了避免干扰组分对测定的影响,需遵循"吸收最大,干扰最小"的原则来选择分析波长。

(三)吸光度范围的选择

分光光度计的测定误差由光电管灵敏性差、光电流测量不准、光源不稳定及读数不稳定等因素引起,使测得的透光率 T 与真实值相差 ΔT,从而引起测定的浓度误差 Δc。由朗伯-比尔定律可推导得到浓度相对误差 $\frac{\Delta c}{c}$ 与溶液透光率的关系式为

$$\frac{\Delta c}{c} = \frac{0.434\Delta T}{T\lg T} \tag{10-9}$$

分光光度计的透光率测量误差 ΔT 一般为 ± 0.02～± 0.01。若 $\Delta T=0.01$,则将不同的 T 值代入式(10-9),可得到相应的浓度相对误差 $\frac{\Delta c}{c}$。以 $T\times 100$ 为横坐标,$\frac{\Delta c}{c}$ 为纵坐标作图,得如图 10-5 所示的曲线。

由图 10-5 可见,溶液透光率很大或很小时,所产生的浓度相对误差都较大,只有 T 控制在 20%～65%(即吸光度为 0.2～0.7 时,所产生的浓度相对误差较小。当溶液透

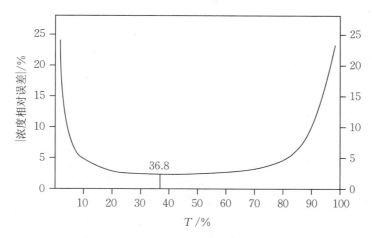

图 10-5　测量的相对误差和透光率的关系

光率 T 为 36.8%($A=0.434$)时,所产生的浓度相对误差最小。在实际工作中,可以通过调节溶液浓度或选择液层厚度适宜的吸收池,将溶液的吸光度 A 控制在 $0.2\sim0.7$。

（四）显色条件的选择

对许多在可见光区没有吸收的物质进行测定时,常利用显色反应将待测组分转变为可见光区有较强吸收的有色物质再进行测定。目前,应用最广泛的显色反应是配位反应。例如,Fe^{2+} 在可见光区吸收极弱,在 $pH=3\sim9$ 的溶液中,邻二氮菲与 Fe^{2+} 能定量生成极稳定的三(邻二氮菲)合铁(Ⅱ)配离子。该配离子在最大吸收波长 $508\ nm$ 附近有强吸收,摩尔吸收系数高达 10^4,可以实现对试样中微量铁的定量分析。实验过程中,要进行显色剂用量、溶液 pH、显色时间及温度等条件的选择。

（五）空白溶液的选择

分光光度法中,定量的依据是吸光度与被测物质浓度成正比。在测定溶液吸光度时,溶剂或其他加入物质可能会对入射光有吸收,光在溶液中可能会发生散射,以及吸收池界面会对光发生反射,这些因素的存在都会影响被测物质浓度的准确测定。为了消除这些与被测物质吸收无关的因素影响,实验过程中必须采用空白溶液(blank solution)来进行校正。在实际操作中,通常用空白溶液做参比来调节分光光度计透光率为 100%,以扣除由吸收池材料、溶剂及辅助试剂等引起的反射、散射和吸收。

在可见光区常用的空白溶液有以下三种:

1. 溶剂空白　若显色剂及制备试样溶液的其他试剂均无色,可用溶剂作空白溶液。

2. 试剂空白　若显色剂有色,试样溶液在测定条件下无吸收或吸收很小,可用试剂空白进行校正,也就是按显色反应相同的条件加入各种试剂和溶剂(不加被测试样溶液)后所得溶液。

3. 试样空白　若试样基体有色(如试样溶液中混有其他有色离子),但显色剂无色,且不与试样中被测成分以外的其他成分显色,可用试样空白校正,也就是不加显色剂但按显色反应相同条件进行操作的试样溶液。

七、定量分析方法

分光光度法常用于定量分析,定量的依据是朗伯-比尔定律。在单一组分测定时,只要选择合适的波长测定溶液的吸光度,即可求出浓度。单一组分定量分析方法常用标准曲线法和标准对照法,其中标准曲线法是实际工作中用的最多的一种定量分析方法,也同样适用于其他仪器分析法。

(一)标准曲线法

标准曲线法又称校准曲线法,测定方法如下:

1. 制作标准曲线 取待测物的标准物质配成一系列已知浓度的标准溶液,在选定的测定波长处(通常为 λ_{max}),以合适的空白溶液作参比,用匹配的吸收池从低浓度到高浓度依次测定其吸光度。由于吸光度与浓度呈线性关系,以标准溶液浓度 c 为横坐标,吸光度 A 为纵坐标作图,可用 Excel 或 Origin 软件拟合回归直线方程,得到标准曲线(又称工作曲线或校正曲线)(图 10-6)。

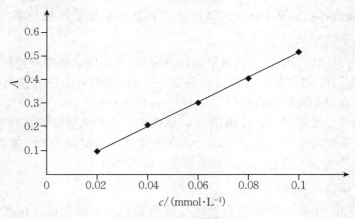

图 10-6 标准曲线的绘制

2. 测定待测溶液 用同样的方法配制被测溶液,将被测溶液置于吸收池中,在相同条件下,测量其吸光度 A_x,根据所求得的标准曲线计算其对应的浓度 c_x,乘以稀释倍数后求得待测试样中该组分的浓度。

标准曲线法适用于大批样品的测定,具有快速方便和准确的优点,但标准溶液与被测溶液应在相同条件下进行测定,溶液的浓度应在测定的线性范围内。

例如,铜是人体必需元素之一,血清中的铜大多以与蛋白质结合的形式存在。测定血清中铜含量时,先加盐酸于血清中,使与蛋白质结合的铜游离出来,用三氯乙酸沉淀分离蛋白质后,加入显色剂二乙基二硫代氨基甲酸钠,生成黄色配合物。该配合物在 420 nm 波长处有最大吸收,可在此波长下进行测定。在测定条件下,常加入焦磷酸钠和柠檬酸钠排除血清中铁的干扰。具体实验方法如下:取血清 1.5 mL,加入 2 mol/L HCl 1.5 mL,混匀,放置 10 分钟,加入 20%三氯乙酸溶液 1.5 mL,混匀,以 3 000 r/min 离心分离,取上清液 2.4 mL,加入饱和焦磷酸钠溶液、饱和柠檬酸钠溶液各 0.2 mL,然后加入 0.4 mL 约 20%的氨水溶液,最后加入 0.1%二乙基二硫代氨基甲酸钠 0.2 mL,混匀。用标准曲线法进行测定。

（二）标准对照法

标准对照法又称标准比较法或标准对比法。

先用被测物标准品配制一个与被测溶液浓度相近的标准溶液（其浓度用 c_s 表示），通常在 λ_{max} 处测定其吸光度 A_s。在相同条件下，测出试样溶液的吸光度 A_x。根据朗伯-比尔定律，$A_s = Kc_s l$，$A_x = Kc_x l$，由于测定条件完全相同，试样溶液浓度 c_x 可按下式求得：

$$c_x = \frac{A_x}{A_s} \times c_s \tag{10-10}$$

此方法简便，但相对误差比较大，仅适用于标准曲线过原点，c_x 浓度与 c_s 接近，且测定浓度需控制在线性范围之内。

第二节　荧光分析法

有些物质在吸收紫外-可见光后，可以发射比吸收光波长更长的光，并且随着照射光的消失也随之很快消失，这种光称为荧光。利用荧光对物质进行分析的方法叫荧光分析法。该方法常用仪器为荧光计和荧光分光光度计。

物质由于结构不同，其吸收的波长不同，发射的荧光波长也不同，这是荧光分析法对荧光物质进行定性分析的依据。实验表明，在稀溶液中，荧光强度与荧光物质的浓度成正比，这是荧光分析法对荧光物质进行定量分析的依据。

虽然能发射荧光的物质并不多，但许多重要的生化物质、药物及致癌物质（如许多稠环芳烃等）都有荧光现象。目前，已有众多技术（比如使用荧光衍生化试剂）可使本身不产生荧光的物质发射荧光，以进一步扩大荧光分析法的应用范围。荧光分析法选择性好，灵敏度高。一般紫外-可见分光光度法的检出限约为 10^{-7} g/mL，而荧光分析法的检出限可达到 10^{-10} g/mL，甚至 10^{-12} g/mL。在临床和医药分析中，荧光分析法起着重要作用。

一、分子荧光产生的基本原理

物质分子在选择性吸收特定紫外-可见光后，电子从基态跃迁到激发态。处于激发态的分子能量较高，很不稳定，可能通过辐射跃迁或非辐射跃迁等分子内去活化过程释放多余的能量而返回基态。图 10-7 是激发态分子返回基态的各种途径。

如图 10-7 所示，激发态分子在与其他分子碰撞时，以放热的形式损失掉部分振动能量，其电子返回同一电子激发态的最低振动能级的过程称为振动弛豫。在振动弛豫后，大多数物质仍继续以其他无辐射跃迁形式返回基态。当激发态分子经内部能量转换或振动弛豫到达第一电子激发单重态的最低振动能级后，以辐射的形式发射光量子回到基态的各振动能级上，这一过程称为荧光发射，发射的光量子即为荧光。由于激发态分子必须达到这一特定能级才能发射荧光，所以荧光光谱形状与激发光的波长无关。又由于激发态分子在返回基态的过程中，振动弛豫和内部能量转换损失了部分能量，因此发射

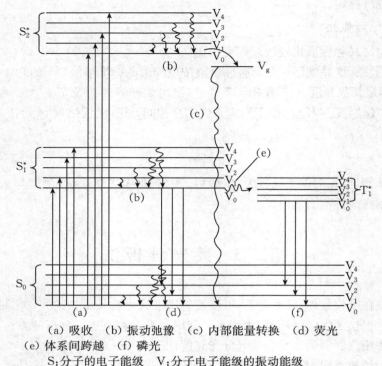

（a）吸收　（b）振动弛豫　（c）内部能量转换　（d）荧光
（e）体系间跨越　（f）磷光
S:分子的电子能级　V:分子电子能级的振动能级

图 10-7　分子荧光与磷光产生示意图

光量子的总能量小于激发时吸收的能量,因而荧光波长比吸收光的波长更长,这一现象称为斯托克斯位移。发射荧光的过程一般为 $10^{-9} \sim 10^{-7}$ s,照射光停止,荧光立即消失。如果激发态分子再通过体系间跨越,放出部分能量到达亚稳态,稍做逗留($10^{-4} \sim 10$ s)后,再发射光量子回落到基态某一振动能级上,此回落过程中的光称为磷光。将激发光从磷光样品移走后,还常可观察到发光现象。

由于物质的结构和所处环境不同,因此荧光强弱取决于分子吸光后回到基态各途径的相对快慢。如果无辐射跃迁途径具有更大的速率,则荧光将消失或荧光强度将减弱。相反,如果荧光途径回落得比其他途径更快,就可以观察到荧光现象。荧光物质的荧光效率可由式(10-11)计算。

$$\varphi_f = \frac{\text{发射荧光的量子数（荧光强度）}}{\text{吸收激发光的量子数（激发光强度）}} \tag{10-11}$$

荧光效率 φ_f 是指荧光分子将吸收的光能转变成荧光的百分率,即激发态分子中发射荧光的量子数占分子吸收激发光的量子总数的比例,与发射荧光光量子的数值成正比。φ_f 的数值介于 0 与 1 之间。例如,罗丹明 B 在乙醇中 $\varphi_f = 0.97$,荧光素在水中 $\varphi_f = 0.65$,蒽在乙醇中 $\varphi_f = 0.30$,菲在乙醇中 $\varphi_f = 0.10$ 等。

二、激发光谱和荧光光谱

荧光是一种光致发光现象,由于分子对光的选择性吸收,不同波长的激发光便具有不同的激发效率。

当固定荧光的发射波长(即测定波长),而不断改变激发光(即入射光)的波长,并记录相应的荧光强度,所得到的荧光强度对激发波长的谱图称为激发光谱。当固定激发光的波长和强度,不断改变荧光的测定波长时,所记录的荧光强度随荧光波长变化的关系曲线称为荧光光谱。图 10-8 给出了硫酸奎宁的激发光谱和荧光光谱,这两种光谱大体呈现镜像关系。激发光谱和荧光光谱可用来鉴别荧光物质,并作为进行荧光测定时选择适当波长的依据。通常,荧光物质在最大荧光波长 $\lambda_{em,max}$ 处测定是定量分析最灵敏的光谱条件。

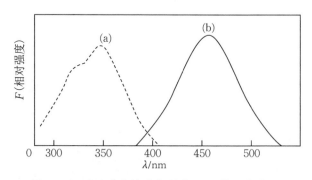

图 10-8 硫酸奎宁的激发光谱(a)和荧光光谱(b)

三、荧光分光光度计

绘制荧光物质的激发光谱和发射光谱需要借助荧光分光光度计。荧光分光光度计的种类很多,主要由激发光源、激发和发射单色器、样品池及检测器构成,其结构如图 10-9 所示。荧光分光光度计一般采用氙弧灯作光源,发射波长为 230~720 nm 的连续光谱,谱线强度大,且在 300~400 nm 波长的谱线强度几乎相等。激发光通过入射狭缝,经激发单色器分光后照射到样品池,发射的荧光再经发射单色器分光后用光电倍增管检测,并经信号放大系统放大后记录。荧光测定中所用的样品池由石英材料制成,四面通光。荧光分光光度计在使用之前需要做灵敏度校正、波长校正及激发光谱和荧光光谱的校正。

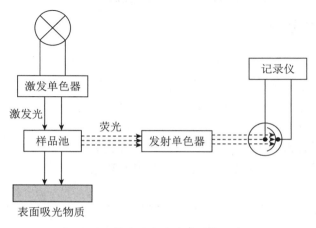

图 10-9 荧光分光光度计结构示意图

四、影响荧光强度的因素

(一) 分子结构

发荧光的有机荧光体大多是芳香族化合物或它们与金属离子形成的配合物。此类化合物都具有大 π 共轭体系,能在紫外-可见光区产生强吸收。共轭体系越大,激发光波长也越长,荧光效率也越高。有机荧光体多数具有刚性平面结构,共轭程度大,荧光效率高。

例如,荧光黄与酚酞的结构相近,荧光黄分子中的氧桥使其具有刚性平面结构,其荧光效率在 0.1 mol/L NaOH 溶液达 0.92;而酚酞分子没有氧桥,其分子不易保持平面性,不是荧光物质。

荧光黄   酚酞

类似的,吲哚、嘌呤及激素等均具有较强的荧光,蛋白质中含有色氨酸、酪氨酸和苯丙氨酸等残基时也具有荧光。苯环上的取代基对荧光强度也有较显著的影响。给电子基如—NH_2、—NHR、—NR_2、—OH、—OR 等能使荧光增强,而吸电子基—COOH、—CHO、—NO_2 及卤素等能使荧光减弱甚至熄灭。

(二) 外部因素

虽然物质产生荧光的能力主要取决于其分子结构,但是环境因素也是一个很重要的影响因素,主要有溶剂、介质酸度、温度等因素。通常溶剂极性增强,荧光物质的荧光波长红移,荧光强度也增大。当荧光物质为弱酸或弱碱时,其荧光强度强烈依赖溶液的pH。比如,苯胺为弱碱性物质,在 pH 7~12 的溶液中呈现蓝色荧光,但在较强酸性溶液 (pH<2) 中则无荧光。此外,环境温度降低,分子间碰撞机会减少,无辐射跃迁概率减少,溶液的荧光量子产率和荧光强度将增强。因此,荧光分析实验过程中,要选择合适的溶剂和测定温度,严格控制溶液 pH 等条件进行测定。

五、荧光定量分析

(一) 荧光强度与溶液浓度的关系

荧光物质吸收光能后被激发而发射荧光,所以溶液的荧光强度与该溶液中荧光物质吸收光能的程度及物质自身的荧光效率有关。溶液中的荧光物质被入射光 (I_0) 激发后,在溶液的各个方向可以观察到荧光强度 (F)。为了避免透射光对荧光测定的干扰,需在与激发光源垂直的方向上观测荧光 (图 10-10)。

研究表明,当荧光效率 (φ_f)、入射光强度 (I_0)、物质的摩尔吸光系数 (ε)、液层厚度 (l) 固定不变时,极稀溶液的荧光

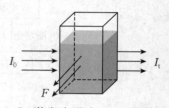

I_0:激发光强度 I_t:透射光强度 F:荧光强度

图 10-10　溶液荧光测定示意图

强度与溶液中荧光物质的浓度成线性关系,定量关系式如下:

$$F = 2.303\varphi_f I_0 \varepsilon cl = Kc \quad (K \text{ 和入射光强度 } I_0 \text{ 成正比}) \tag{10-12}$$

式(10-12)仅适用于 εcl(即吸光度 A)≤0.05 的稀溶液;对于 εcl>0.05 的浓溶液,荧光强度和浓度的线性关系将向浓度轴偏离。

从式(10-12)也可以看出,荧光分析法定量的依据是荧光强度与荧光物质浓度的线性关系。所测定的荧光强度取决于激发光的强度和检测器的灵敏度,所以增加入射光的强度,可以提高荧光强度;同时改进光电倍增管和放大系统,极微弱的荧光也能被检测到,这样就可以测定稀溶液的浓度。在紫外-可见分光光度法中,定量的依据是浓度与吸光度 A 成线性关系,所测得的是透射光强度和入射光强度的比值。当增加入射光信号时,透射光强度与入射光强度均被放大,透光率变化极小,增加入射光强度对提高检测灵敏度不起作用。因此,荧光分析法的灵敏度比紫外-可见分光光度法要高 3 个数量级左右。

（二）荧光定量分析方法

与紫外-可见分光光度法类似,荧光定量分析也用标准曲线法和标准对照法。差别在于荧光分析法更强调扣除空白溶液的影响。在实际操作中,当仪器调零后,先测定空白溶液的荧光强度 F_0,再测定溶液的荧光强度,后者减去前者,即为溶液本身的荧光强度。

1. 标准曲线法　标准曲线法是荧光分析法中最常用的分析方法。用已知量的标准物质经过和试样相同的处理之后,配成一系列标准溶液。扣除空白溶液的影响后,测定这些溶液的荧光强度 F,以荧光强度为纵坐标,标准溶液的浓度为横坐标绘制 $F - c$ 标准曲线。然后在同样条件下测定试样溶液的荧光强度,从标准曲线求出试样中荧光物质的含量。例如,尿液中色胺含量是色氨酸代谢的一个标志,色胺有天然荧光,激发最大波长为 285 nm,荧光发射最大波长为 360 nm,把尿液或组织液中的色胺萃取出来,就可以直接测定。

2. 标准对照法　当荧光物质的标准曲线经过原点时,可在其线性范围内,用标准对照法进行直接测定。方法为:配制一标准溶液,使其浓度(c_s)在线性范围之内,测定荧光强度(F_s);在同样条件下测定待测试样的荧光强度(F_x);按照比例关系计算试样中荧光物质的含量(c_x)。利用标准对照法进行计算时,应注意使待测试样的荧光强度控制在线性范围所对应的荧光强度范围之内。

$$F_s - F_0 = Kc_s \quad F_x - F_0 = Kc_x$$

对于同一种荧光物质,常数 K 一致,则

$$\frac{F_s - F_0}{F_x - F_0} = \frac{c_s}{c_x} \quad c_x = \frac{F_x - F_0}{F_s - F_0} c_s$$

第三节　红外吸收光谱法

红外吸收光谱法(infrared absorption spectroscopy)是利用物质对红外光的选择性

吸收特性来进行结构分析和定性分析的一种分析方法。当中红外光($400\sim4\ 000\ cm^{-1}$)照射有机物分子时,分子吸收红外光会发生振动-转动能级的跃迁,不同的化学键或官能团吸收频率不同,每个有机物分子只吸收与其分子振动、转动频率相一致的红外光,从而得到其特有的红外吸收光谱图。

有机物分子通常是多原子分子,受到红外光照射后能产生两类基本振动形式:一类称为伸缩振动(用符号 ν 表示),振动过程中两原子间化学键的长度不断变化。化学键两端的原子沿键轴方向同步伸缩的振动称为对称伸缩振动,沿键轴方向反向伸缩的振动称为不对称伸缩振动。伸缩振动所需的能量取决于化学键的强弱和两端相连的原子质量。另一类是弯曲振动或变形振动,振动过程中键长不变,键角发生周期性变化。在由几个原子所构成的平面内进行的弯曲振动,称为面内弯曲振动(用符号 β 表示),主要有面内剪式振动和面内摇摆振动;在垂直于由几个原子所组成的平面进行的弯曲振动称为面外弯曲振动(用符号 γ 表示),主要有面外摇摆振动和面外扭曲振动。图 10-11 以有机物中常见的 CH_2 基团为例,给出了 CH_2 基团在接受特定红外光后所发生的各种振动形式。

CH₂基团对称伸缩振动　CH₂基团不对称伸缩振动　CH₂基团面内剪式振动　CH₂基团面内摇摆

CH₂基团面外摇摆振动　CH₂基团面外扭曲振动

● C原子　● H原子

图 10-11　典型基团(CH_2 基团)的各种振动形式
箭头表示纸面上的运动,＋和－表示纸面前和后的运动

化合物中每一个具有红外活性的化学键(官能团)都存在多种振动形式,振动形式不同,所需要吸收的能量亦不同,所以在中红外区会产生一组相关吸收峰。借助红外光谱仪记录下这些变化,就可以获得某个特定化合物的红外吸收光谱图。图 10-12(a)是正戊烷的红外吸收光谱图,红外吸收光谱图是以波数为横坐标,透光率为纵坐标,记录随红外光频率的变化透光率的变化。$T\text{-}\sigma$ 曲线的“吸收谷”对应红外吸收光谱图上的吸收峰。

正戊烷分子($CH_3CH_2CH_2CH_2CH_3$)是由两个甲基和三个亚甲基构成的饱和烷烃,其红外吸收光谱图显示了源自 C—H 键的吸收峰。如图 10-12(a)所示,波数略低于 $3\ 000\ cm^{-1}$ 的吸收峰归属于 C—H 伸缩振动,$1\ 470\ cm^{-1}$ 和 $1\ 370\ cm^{-1}$ 吸收峰归属于 C—H 面内弯曲振动,$720\ cm^{-1}$ 吸收峰归属于 C—H 面外弯曲振动。

如果把正戊烷分子的一个甲基换成羟基,就得到正丁醇分子($CH_3CH_2CH_2CH_2$—OH)。相比于正戊烷分子,正丁醇分子结构中多了一个—OH 键和一个 C—O 键。如图 10-12(b)所示,正丁醇红外吸收光谱图变得更为复杂。与正戊烷的红外吸收光谱图相比,除了

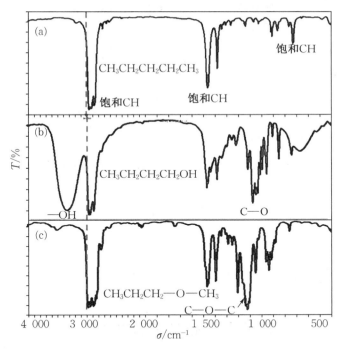

（a）正戊烷的红外吸收光谱图　（b）正丁醇的红外吸收光谱图　（c）甲基丙基醚的红外吸收光谱图

图 10-12　红外吸收光谱图

出现甲基和亚甲基的振动吸收峰，在波数大于 $3\,000\ cm^{-1}$ 处增加了一个宽而强的吸收峰，该吸收峰是—OH 典型的伸缩振动峰；$1\,050\ cm^{-1}$ 处出现的吸收峰归属于伯醇 C—O 伸缩振动。—OH 和 C—O 的伸缩振动峰是醇类的特征吸收峰。

　　同分异构现象在有机化合物中普遍存在。甲基丙基醚（$CH_3OCH_2CH_2CH_3$）与正丁醇是同分异构体，但属于醚类化合物，其分子结构中不含—OH 键，但含有 C—O—C 键。图 10-12（c）是甲基丙基醚的红外吸收光谱图。比较甲基丙基醚和正丁醇的红外吸收光谱图，可以发现甲基丙基醚在 $3\,000\ cm^{-1}$ 以上没有—OH 的伸缩振动峰，但在 $1\,120\ cm^{-1}$ 附近出现了 C—O—C 醚键的特征伸缩振动峰。

　　比较以上三种结构不同的化合物，可以发现它们各自具有独特的红外吸收光谱图。因此，红外吸收光谱法有如下特点：

　　1. 特征性强　物质的红外吸收光谱是其分子结构的客观反映，谱图中的吸收峰分别对应于分子中各基团的振动形式。表 10-4 给出了各官能团在红外吸收光谱的九大重要区段。对于特定的化合物，由于其官能团不同，几乎每一个有机化合物的红外吸收光谱图都有自己鲜明的特征。每个化合物都有其特征红外吸收光谱是有机化合物定性鉴别的有力手段。

　　2. 应用范围广　不受待测物形态的限制，可适用于固体、液体和气体样品的鉴别。在药学专业领域，红外吸收光谱法主要用于组分单一、结构明确的原料药，特别适合于用其他方法不易区分的同类药物，如磺胺类、甾体激素类和半合成抗生素类药品的鉴别，因而各国药典对有机原料药的鉴别都采用了红外吸收光谱法。

表 10-4　红外吸收光谱的九大重要区段

波数/cm^{-1}	波长/μm	振动类型
3 200～3 750	2.7～3.3	ν_{OH}、ν_{NH}
3 000～3 300	3.0～3.4	$\nu_{\equiv CH}$、$\nu_{=CH} \approx \nu_{ArH}$
2 700～3 000	3.3～3.7	ν_{CH}（—CH_3、饱和 CH_2 及 CH、—CHO）
2 100～2 400	4.2～4.9	$\nu_{C\equiv C}$、$\nu_{C\equiv N}$
1 650～1 900	5.3～6.1	$\nu_{C=O}$（酸酐、酰氯、酯、醛、酮、羧酸、酰胺）
1 500～1 675	5.9～6.2	$\nu_{C=C}$
1 300～1 475	6.8～7.7	β_{CH}（各种面内弯曲振动）
1 000～1 300	7.7～10.0	ν_{C-O}（酚、醇、醚、酯、羧酸）
650～1 000	10.0～15.4	γ_{-CH}（不饱和碳氢基团面外弯曲振动）

第四节　核磁共振波谱法

用无线电波（0.6～300 m）照射物质分子时，分子中某些具磁性质的原子核将吸收能量，从低能态跃迁到高能态，发生原子核的自旋能级跃迁。由于这种能级跃迁的能量差别极小，信号很弱，需要在外界强磁场的诱导下产生核磁共振吸收进行测定。这种磁性核在外磁场的作用下吸收一定波长的无线电波后发生核自旋能级跃迁的现象称为核磁共振（nuclear magnetic resonance，NMR）。这种利用核磁共振现象进行物质结构鉴定、定性和定量分析的方法称为核磁共振波谱法（NMR spectroscopy）。

一、原子核的自旋能级分裂

原子核具有质量并带有正电荷，它的自旋可以产生磁矩。然而，并非所有原子核自旋都产生磁矩，实验证明只有质量数（质子数和中子数之和）或原子序数为奇数的原子核自旋才有磁矩，如 ^{1}H、^{13}C、^{15}N、^{19}F 和 ^{31}P，这几种原子核的核自旋量子数 I 为 1/2，核电荷球形均匀分布于核表面，其核磁共振的谱线窄，最适宜检测，是核磁共振研究的主要对象。目前研究和应用较广泛的有 ^{1}H、^{13}C 和 ^{31}P 核磁共振波谱，尤其以 ^{1}H-NMR 应用最为广泛。

氢核（^{1}H）是磁性原子核，自然界中存在广泛。没有外加磁场时，所有氢核的自旋是无序的，没有能级分裂。如图 10-13 所示，当施加一个外加强磁场 H_0 后，氢核磁矩会有两种取向。一种氢核的磁矩和外磁场同向，能量低；另一种磁矩则与外磁场反向，能量高。两个能级之间的能量差为

$$\Delta E = E_2 - E_1 = \frac{\gamma h}{2\pi} H_0 \tag{10-13}$$

式中,h 为普朗克常数;γ 为磁旋比,对于特定的原子核,γ 为一常数(如氢核的磁旋比为 2.675 0);H_0 为外磁场强度。

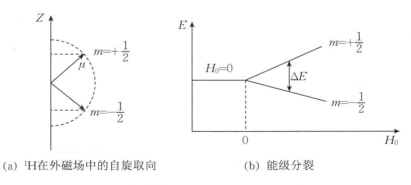

(a) ^{1}H在外磁场中的自旋取向　　　　　(b) 能级分裂

图 10-13　^{1}H$\left(I=\dfrac{1}{2}\right)$在外磁场中的自旋取向与能级分裂

从式(10-13)可以看出,两个能级之间的能量差与外加磁场的强度成正比关系。外加磁场(H_0)强度越大,两个能级差越大,采集得到图谱的信噪比就越高,使得图像质量的分辨率提高。

用电磁波照射自旋核,若无线电波能量($E=h\nu_0$)与核跃迁能量(ΔE)相等,即 $\Delta E=h\nu_0=\dfrac{\gamma h}{2\pi}H_0$,电磁波能量被核吸收,核从低能态向高能态跃迁,发生共振。此时,给定的无线电波频率为 $\nu_0=\dfrac{\gamma H_0}{2\pi}$。

二、化学位移

氢核并不是一个裸露的核,在氢原子的周围总有电子运动。在外磁场作用下,氢核自旋时,其周围的电子云也会随之转动,产生一个与外加磁场方向相反的感应磁场,使氢核受到的外磁场减弱,这种作用称为屏蔽效应(shielding)。当氢核邻近有吸电子基团存在时,其周围电子云密度降低,屏蔽效应减弱,共振吸收峰出现在低磁场。当氢核与给电子基相连时,其周围电子云密度增加,屏蔽效应增强,共振吸收峰出现在高磁场。

由于屏蔽效应的存在,不同化学环境氢核的共振频率存在差异,从而引起共振吸收峰的位移,这种现象称为化学位移(chemical shift)。由于屏蔽常数很小,不同化学环境氢核的共振频率相差很小,要精确测量其绝对值较困难,并且屏蔽作用引起的化学位移的大小与外磁场强度成正比,在磁场强度不同的仪器中测量的数据也不同。因此,^{1}H - NMR中常以四甲基硅烷[(CH$_3$)$_4$Si,简称 TMS]为标准物,规定其化学位移为 0,其他化合物中氢核的相对化学位移即为各氢核共振吸收峰相对于 TMS 的位置,求其相对差值,以此来表示化学位移,符号为 δ,单位为 ppm。这样使得不同仪器工作者拥有对照谱图的共同标准,化学位移是核磁共振波谱中的定性参数。不同类型氢核的典型化学位移(δ)范围如图 10-14 所示。

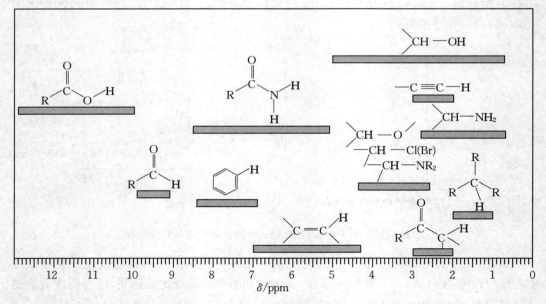

图 10-14 不同类型氢核(图中加粗的氢)的典型化学位移(δ)范围

三、核磁共振波谱法的应用

核磁共振波谱法主要应用于有机化合物和生化分子结构鉴定,在某些情况下,亦可用于定量测定。如图 10-15 所示,核磁共振波谱中质子的化学位移、峰面积积分曲线及峰的裂分分别提供了含氢官能团、氢分布及核间关系等三方面的信息。

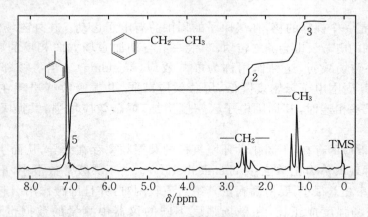

图 10-15 乙苯的 ^{1}H-NMR 谱

1. 化学位移 其大小能提供分子中氢核所处的官能团信息,用于鉴别化合物中的含氢基团。例如,乙苯中 δ 7.1 ppm 的氢归属于苯环上的氢,δ 2.5 ppm 和 δ 1.2 ppm 的氢归属于烷烃上的氢。

2. 各峰的相对面积 吸收峰的面积用积分曲线表示,它与相应的各组质子数成正比。通过对各峰的面积进行比较,可以决定各组质子的相对数目。例如,乙苯分子中有 3 种氢,氢谱中出现 3 组峰,各段积分曲线高度比为 5∶2∶3。

3. 峰的裂分 峰的裂分提供了相邻氢核的数目和成键情况等信息,可用于确定分子中基团之间的关系。例如,乙苯中 CH_2 氢核为四重峰,CH_3 氢核为三重峰,这两组氢核处于相邻位置。

第五节 高效液相色谱法

高效液相色谱法(high performance liquid chromatography,HPLC)是现代仪器分析中最重要的分离分析方法之一。它以经典液相色谱法为基础,引入气相色谱法(gas chromatography,GC)的理论和实验技术,采用高压输送,一般在室温操作即可满足分离分析的要求,具有分离效能高、分析速度快、灵敏度高及应用范围广等特点。高效液相色谱法不受被分析的试样的挥发性、热稳定性及相对分子质量的限制,特别适用于生理活性的大分子物质的分离,例如蛋白质、酶、核酸及氨基酸的分离,免疫学中抗原和抗体的分离,临床上血药浓度的测定和体内代谢物的测定等。

商品化的高效液相色谱仪的种类很多,从仪器构成功能上高效液相色谱仪包括输液系统、分离和进样系统、检测系统和数据记录处理系统。其典型结构示意图如图 10-16 所示。

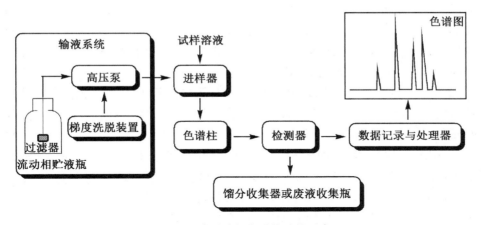

图 10-16 高效液相色谱仪结构示意图

其中,色谱柱(column)是高效液相色谱仪实现分离的核心部件,要求柱效高、柱容量大和性能稳定。商品化的液相色谱分析柱内径 2~5 mm,柱长 10~30 cm,所用填料多为粒径 3~5 mm 的球形固定相。为了制成耐溶剂冲洗、化学性能稳定、热稳定性好的固定相,通常通过化学反应将有机官能团键合在载体表面形成化学键合相。最常用的固定相是十八烷基硅烷键合硅胶(ODS),此时流动相常用甲醇-水或乙腈-水体系,适宜分离弱极性到中等极性的化合物。

检测器是高效液相色谱仪实现检测的核心部件,相当于高效液相色谱仪的"眼睛",反映了色谱过程中组分的量随时间的变化。目前,紫外检测器(UVD)是高效液相色谱法中应用最广泛的检测器,几乎所有 HPLC 都配备紫外检测器。紫外检测器适用于对紫外光(或可见光)有吸收性能的样品检测,基于被分析组分对特定波长光的选择性吸收,利用其吸光度与组分的浓度关系符合朗伯-比尔定律来进行定量分析。现代商品化的液质联用仪是将色谱与测定结构信息的质谱仪相连接,以质谱作为检测器,对流出的组分提供其结构信息,可实现在线分离和结构确证的目的。

经过高效液相色谱分析,借助数据记录软件就得到了组分的高效液相色谱图。如图10-17所示,色谱图反映了电信号强度对时间的变化,色谱图上突起的部分称为色谱峰。

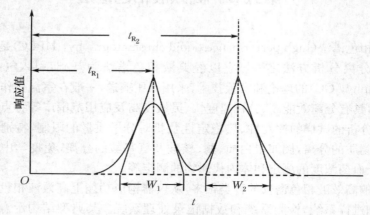

图 10-17　高效液相色谱图

根据高效液相色谱图,可以获得以下四方面信息:

1. 保留时间(retention time, t_R)　从进样开始到某个组分色谱峰顶点的时间间隔。保留时间是色谱法的基本定性参数。不同物质由于结构不同,在合适的色谱条件下,在色谱中的保留行为不同,保留时间不同。

2. 峰面积　色谱曲线与基线间包围的面积称为峰面积,峰面积是色谱法中最为常用的定量参数。目前商品化仪器带有的色谱工作站设置合适的参数后可以直接获得色谱峰的峰面积。

3. 区域宽度(W)　即色谱峰的宽度,是色谱峰的重要参数之一,用于衡量柱效,区域宽度越小,柱效越高。柱效越高,色谱柱分离效能越高。

4. 分离度(resolution, R)　色谱图中相邻两峰分离程度的量度。其定义为相邻两组分色谱峰保留时间之差与两色谱峰峰宽均值之比。《中华人民共和国药典》2020版规定,在进行定量分析时,为了获得较好的精密度与准确度,应使 $R \geqslant 1.5$。

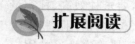 扩展阅读

磁 共 振 成 像

磁共振成像(magnetic resonance imaging,MRI)是利用核磁共振原理外加梯度磁场检测发射出的电磁波,据此绘制物体内的结构图,MRI检查已经成为医学上一种常见的影像学检查方式。MRI可对人体各部位多角度、多平面成像,其分辨力高,能更客观更具体地显示人体内的解剖组织及其相邻关系,对病灶进行定位定性。MRI对全身各系统疾病的诊断,尤其是早期肿瘤的诊断有很大的价值[1]。

目前,MRI检测的对象主要是体内的氢核(^1H)。人体各种组织含有大量水和碳氢

化合物,所以氢核的核磁共振谱信号强。核磁共振信号强度与样品中氢核密度有关,人体中各种组织间含水比例不同,即含氢核数不同,NMR信号强度有差异。利用这种差异作为特征量,把各种组织区分开,这就是氢核密度的核磁共振图像。人体不同组织之间、正常组织与该组织中病变组织之间的氢核密度、弛豫时间 T_1、弛豫时间 T_2 三个参数的差异,是 MRI 用于临床诊断最主要的物理基础。例如,癌细胞含水量比正常细胞高,可以通过细胞中质子的含量来诊断癌症。

从式(10-13)可以看出,核两个能级之间的能量差与外加磁场的强度成正比关系。外加磁场(H_0)强度越大,两个能级差越大,采集得到图谱的信噪比就越高,使图像质量的分辨率提高。20 世纪 90 年代,磁场强度为 1.5 T 的 NMR 仪器是临床 MRI 的主流。到了 21 世纪,医学已进入分子医学和基因医学时代,必然要求 MRI 能达到分子和细胞水平,如此高的分辨率需要在更高外加磁场下才能获得。近年来,由于磁体制造技术取得突破性进展,3 T MRI 也已进入临床应用阶段。

中国科学院院士郑海荣带领团队研发出我国首台 3.0 T 人体高场磁共振成像设备并实现了整机制造与应用,填补了国内相关领域的空白,打破了我国高端影像设备的进口依赖。"高场磁共振医学影像设备自主研制与产业化"项目荣获 2020 年度国家科学技术进步奖一等奖[2]。2022 年 8 月,全球首型 5.0 T 人体全身磁共振成像系统获得国家医疗器械注册审批。目前 5.0 T 超高场磁共振成像系统已在医院安装使用,突破了超高场磁共振局限于脑部成像的应用限制,实现了超高场高分辨全身临床普适成像[3]。

参考文献

[1] 俎栋林,高家红.核磁共振成像——生理参数测量和医学应用[M].北京:北京大学出版社.2014.

[2] 赵广立.一款高端医疗设备打破国际垄断的背后[EB/OL].(2021-11-17)[2024-03-24].https://news.sciencenet.cn/htmlnews/2021/11/469147.shtm.

[3] 实现国产替代后,他们向科技"无人区"进发[EB/OL].(2023-07-03)[2024-03-24].https://news.sciencenet.cn/htmlnews/2023/7/503971.shtm.

―――――――― 习　　题 ――――――――

1. 名词解释:
(1) 吸光度　(2) 透光率　(3) 吸光系数(摩尔吸光系数、百分吸光系数)　(4) 荧光

2. 所谓紫外光谱区,所指的波长范围是:　　　　　　　　　　　　　　　　( )
　　A. 200~400 nm　B. 400~760 nm　　C. 1 000 nm　　　D. 100~200 nm

3. 电子能级间隔越小,跃迁时吸收光子的:　　　　　　　　　　　　　　　( )
　　A. 能量越大　　B. 波长越长　　　C. 波数越大　　　D. 频率越高

4. 下列叙述正确的是:　　　　　　　　　　　　　　　　　　　　　　　　( )
　　A. 透光率与浓度成线性关系
　　B. 一定条件下,吸光系数随波长变化而变化
　　C. 浓度相等的 x、y 两物质,在同一波长下,其吸光度一定相等
　　D. 质量相等的 x、y 两物质,在同一波长下,其吸光系数一定相等

5. 已知某吸光物质($M_r = 180$)在波长 510 nm 处的 $\varepsilon = 6 \times 10^3$ L/(mol·cm),稀释 10 倍后,在 1 cm 吸收池中测得的吸光度为 0.30,则原溶液的质量浓度为: （　　）

    A. 90 mg/L　　　　B. 900 mg/L　　　　C. 9 mg/L　　　　D. 0.9 mg/L

6. 紫外-可见分光光度法中,通常选用 λ_{max} 进行测定的主要原因是: （　　）

    A. 与被测溶液的 pH 有关

    B. 可随意选用参比溶液

    C. 浓度的微小变化能引起吸光度的较大变化,提高了测定的灵敏度

    D. 仪器读数的微小变化不会引起吸光度的较大变化,提高了测定的精密度

7. 下列说法错误的是: （　　）

    A. 朗伯-比尔定律只适用于单色光

    B. 可见光区应选择的光源是氘灯

    C. 空白溶液是用来调节仪器的零点的

    D. 若改变入射光波长,则吸光度也会改变

8. 核磁共振氢谱能给出的信息是: （　　）

    A. 质子类型　　　B. 氢分布　　　C. 氢核间的关系　　　D. 以上都是

9. 用丁二酮肟分光光度法测定微量镍时,若镍的丁二酮肟配合物的浓度为 1.75×10^{-5} mol/L,在 470 nm 波长下用 2.0 cm 吸收池测得其透光率为 30.0%。计算该配合物在测定波长处的摩尔吸光系数。

10. 已知 K_2CrO_4 碱性溶液在 372 nm 有最大吸收。3.00×10^{-5} mol/L K_2CrO_4 碱性溶液在 372 nm 处用 1 cm 吸收池测得其 $T = 71.6\%$。求:

(1) 该溶液吸光度。

(2) K_2CrO_4 溶液的 ε_{max}。

(3) 当吸收池为 3 cm 时该溶液的 T。

（杨　静）

第十一章

有机化学概述

掌握：有机化合物和有机化学的概念，有机化合物的特点，有机化合物构造式的书写，同分异构现象，共价键的极性与极化，共价键的断裂及反应类型，有机化合物命名原则。

熟悉：共价键参数，有机化合物的分类，反应中间体，有机酸碱。

了解：分子间作用力。

一、有机化合物与有机化学

19 世纪前，人们把来源于矿物中的物质称为无机化合物或无机物，把来源于动植物的物质称为有机化合物或有机物，即"有生机之物"。在当时的条件下，人们看到了无机化合物和有机化合物在组成和性质上的巨大差别，发现以无机化合物为原料人工合成有机化合物无一成功，因此认为只有动植物依靠一种神秘的"生命力"参与，才能制造出有机化合物，在实验室内人工合成有机化合物是不可能的，这就是化学发展史上著名的"生命力学说"。1828 年，德国化学家武勒（F. Wöhler）在实验室无意中将无机化合物氰酸铵（$NH_4^+OCN^-$）加热转化为有机化合物——哺乳动物的代谢产物尿素（H_2NCONH_2），此后，化学家们在实验室内成功合成了许多有机化合物，这样"生命力学说"被彻底否定，而有机化合物这一名词因习惯一直沿用至今。

1848 年，德国化学家葛梅林（L. Gmelin）和凯库勒（A. Kekulé）把有机化合物定义为含碳化合物，但 CO、CO_2、碳酸盐、金属氰化物等含碳化合物，由于它们的组成和性质与无机化合物相似，故仍属于无机化合物范畴。组成有机化合物的元素除碳外，绝大多数含有氢，也常含有氧、硫、氮、卤素等。德国化学家肖莱马（C. Schorlemmer）提出，可以把碳氢化合物（烃）看作有机化合物的母体，把含有其他元素的有机化合物看作是烃的衍生物，因此他把有机化合物定义为"烃及其衍生物"。有机化学是研究有机化合物的结构、性质、合成、分离分析、应用及变化规律的一门学科。

有机化学是医学相关课程中的一门重要基础课，它为后续课程的学习奠定理论基础。医学科学的研究对象是复杂的人体，组成人体的物质除了水和一些无机盐，绝大部分是有机化合物，它们在人体内的化学反应、相互作用构成了生命运动的基础。防治疾病的药物大多为有机化合物，如屠呦呦等从青蒿中提取得到的抗疟药物青蒿素、国产抗新型冠状病毒药物阿兹夫定、治疗缺血性脑卒中的药物丁苯酞、抗癌药物紫杉醇等。因此，只有掌握了有机化合物的相关知识，才能研究生命物质的结构和功能，更好地探索生命的奥秘。

二、有机化合物的特点

碳元素在元素周期表中位于第二周期ⅣA族，为四价原子，可与碳或其他元素形成四个共价键,同时碳原子彼此之间既可以单键结合,也可以重键结合,生成稳定的、长短不一的直链、环状或含有侧链化合物。与无机化合物相比,有机化合物数目繁多、结构复杂,一般具有下列一些特点。

(一)同分异构现象普遍存在

具有相同分子式而结构和性质不同的化合物称为同分异构体,这种现象称为同分异构现象(isomerism)。例如,乙醇和甲醚的分子式都是 C_2H_6O,但理化性质完全不同,是两类不同的化合物,两者的不同在于分子中原子相互连接的次序不同。

乙醇　　　　　　　　甲醚

同分异构现象是有机化合物种类繁多、数量巨大的原因之一,它可分为构造异构和立体异构两大类。构造异构是分子中原子或基团相互连接的次序或方式不同而产生的异构现象,上述乙醇和甲醚互为构造异构体。立体异构是指化合物构造相同,但分子中原子或基团在空间的排列方式不同而产生的异构现象,它又可分为构型异构和构象异构,后续章节将陆续介绍。

(二)可燃性

绝大多数有机化合物可以燃烧,如烃可完全燃烧生成二氧化碳和水。灼烧实验可以初步区分有机化合物和无机化合物。

(三)熔点和沸点低

有机化合物的熔点都较低,一般不超过 400 ℃,常温下多数有机化合物为易挥发的气体、液体或低熔点的固体。同样,液体有机化合物的沸点也比较低。由于有机化合物的熔点、沸点都比较低且比较容易测定,故常据此鉴定有机化合物。

(四)难溶于水,易溶于有机溶剂

有机化合物一般为非极性或极性较弱的化合物,所以大多数不溶或难溶于水,而易溶于有机溶剂。

(五)反应慢且容易产生副产物

有机反应多数为分子间反应,反应要经历旧共价键断裂和新共价键形成的过程,反应速率往往很慢。有机化合物分子结构复杂,反应中心往往不局限于分子中的某一固定部位,这就使得反应产物比较复杂。在主要反应的同时,还常伴随一些副反应,故产率较低。为了加速反应或提高产率,常采用搅拌、加温、加压或加催化剂等措施。一般情况下,有机化学的反应式书写,只要求写出主要产物,无须配平,反应式中用箭头代替等号,以表示反应进行的方向。

需要指出,自金属有机化合物出现以后,有机化合物与无机化合物之间并没有严格的界限,以上特点只是相对而言。

三、有机化合物分子中的化学键——共价键

有机化合物的性质取决于其结构,有机化合物分子中原子或基团之间绝大多数是通过共价键相结合的。价键理论认为,当两个原子互相靠近到一定距离时,自旋方向相反的单电子相互配对(即两原子轨道重叠)形成共价键,使电子云密集于两核之间,体系能量降低。每个原子所形成共价键的数目取决于该原子中的单电子数,这就是共价键的饱和性。成键原子的原子轨道相互重叠得越多,核间电子云密度越大,形成的键就越稳定,这就是原子轨道最大重叠原理。共价键的形成必须尽可能地沿着原子轨道最大程度重叠的方向进行,这就是共价键的方向性。

共价键的饱和性和方向性决定了有机化合物分子是由一定数目的原子按一定方式结合而成,因而有机化合物分子具有特定的立体结构。例如,最简单的有机化合物甲烷 CH_4 为一个碳原子和四个氢原子构成的正四面体结构。

根据形成共价键时电子云重叠方式,共价键分成两种类型:σ键和π键。它们的主要特点见表 11-1。

表 11-1　σ键和π键的主要特点

σ键	π键
可以单独存在	不能单独存在,只能在双键或三键中与σ键共存
成键轨道沿键轴"头碰头"重叠,重叠程度较大,键能较大,键较稳定	成键轨道"肩并肩"平行重叠,重叠程度较小,键能较小,键不稳定
电子云呈柱状,沿键轴呈圆柱形对称。电子云密集于两原子之间,受核的约束大,键的极化度小	电子云呈块状,通过键轴有一对称平面,电子云分布在平面的上下方,受核的约束小,键的极化度大
成键的两个原子可以沿键轴自由旋转	成键的两个原子不能沿键轴自由旋转

碳原子基态电子排布为 $1s^2 2s^2 2p_x^1 2p_y^1$,最外层有两个未成对电子,根据价键理论,可以与两个原子形成共价键,与有机化合物中碳原子四价及甲烷分子正四面体结构等事实不符。1931 年,美国化学家鲍林(L. Pauling)在价键理论的基础上,提出了杂化轨道理论:原子在形成分子时,形成分子的各原子相互影响,使得同一原子内不同类型能量相近的原子轨道重新组合,形成能量、形状和空间方向与原来轨道不同的新轨道。这种原子轨道重新组合的过程称为杂化,所形成的新轨道称为杂化轨道。杂化轨道的数目等于参与杂化的原子轨道数目之和,并包含各原子轨道的成分,杂化轨道的方向性更强,可以形成更稳定的共价键。有机化合物中碳原子有 sp^3、sp^2、sp 三种杂化类型(表 11-2)。

表 11-2　碳原子的三种杂化类型

碳原子的杂化类型	用于杂化的原子轨道	杂化轨道的数目	杂化轨道的夹角	几何构型
sp^3	1个s轨道,3个p轨道	4个 sp^3 杂化轨道	109°28′	正四面体
sp^2	1个s轨道,2个p轨道	3个 sp^2 杂化轨道	120°	正三角形
sp	1个s轨道,1个p轨道	2个 sp 杂化轨道	180°	直线形

四、共价键的属性和分子间作用力

(一)共价键的属性和极化

共价键的键长、键角、键能和键的极性等统称共价键参数,是描述有机化合物结构和性质的基础。

共价键的极性是共价键的属性之一。电负性相同的原子形成的共价键为非极性共价键,成键的一对电子均等地分布在两个原子核之间;电负性不同的原子形成的共价键为极性共价键,成键电子云靠近电负性较大的原子,使其带部分负电荷(用 δ^- 表示),电负性较小的原子带部分正电荷(用 δ^+ 表示)。键的极性大小取决于两个成键原子电负性的差异,电负性相差越大,键的极性越大,如碳卤键的极性大小顺序为 C—F>C—Cl>C—Br>C—I。

在外界电场(如溶剂、试剂、极性容器等)作用下,共价键电子云的分布发生改变,这种在外界电场影响下,共价键的极性发生改变的现象称为共价键的极化。不同的共价键受外界影响极化的程度是不同的,这种键的极化难易程度称为极化度。键的极化度除了与成键原子的电负性及原子半径有关,还与外界电场强度有关。例如,碳卤键的极化度大小顺序为 C—I>C—Br>C—Cl>C—F;π 键的极化度比 σ 键的大。

键的极性与键的极化不同,键的极性取决于两个成键原子的电负性,是永久的现象;而键的极化是受外界电场影响产生的暂时现象,外界电场消失,键的极化也消失。共价键的极性和极化是有机化合物具有各种性质的内在因素。

(二)分子极性和分子间作用力

分子极性取决于该分子正、负电荷中心的相对位置,非极性分子两者重合,极性分子两者不重合。分子极性大小通常用偶极距来度量,偶极距越大,分子极性就越大,非极性分子的偶极距为零。双原子分子键的极性就是分子极性;两个以上原子组成的分子,其分子极性不仅取决于各个键的极性,还取决于键的方向及分子的空间结构。例如四氯化碳的碳氯键是极性键,但由于四个碳氯键是正四面体排列,键的极性相互抵消,因此分子是非极性的。

物质在凝聚态时,分子间存在较弱的相互吸引力,其决定了物质的熔点、沸点、溶解度等理化性质。分子间作用力的本质是分子中偶极(或瞬时偶极)之间的静电作用,包括取向力、诱导力和色散力,总称范德瓦耳斯力,其能量比化学键的键能要小一至二个数量级。

有机化合物分子间还广泛存在氢键和疏水作用等,它们在生物分子的分子识别、蛋白质和核酸的高级结构等方面起着极其重要的作用。

五、有机化合物构造的表示方式

无机化学中习惯用分子式来表示一个无机化合物,由于有机化合物同分异构现象的普遍存在,常采用构造式来表示分子中各原子间的排列次序和结合方式。构造式常用的书写方法有蛛网式、缩写式、键线式,例如:

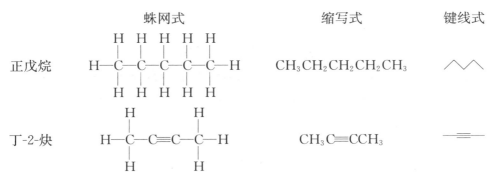

蛛网式中共价键用短线表示。略去短线的构造式为缩写式。更为简便的键线式不标出碳和氢的元素符号,键线的始端、末端、折角均表示碳原子,线上若不标明其他元素,就认为它是被氢原子所饱和,若有其他原子或基团,则需要标出。

采用键线式既方便又清楚,特别适用于环状化合物。熟练地掌握各种有机化合物构造式的书写方法,是学习有机化学的一个最基本的要求。

上述各种构造式只反映分子中各原子和基团相互连接的次序和方式,并没有反映分子中各原子和基团在空间的排布,它只能是有机化合物分子立体模型的平面投影式。例如,描述甘油醛分子中原子或基团在空间相互关系的一种立体结构式:

式中细实线表示的共价键处于纸平面,楔形虚线表示的共价键伸向纸平面的后方,楔形实线表示的共价键伸向纸平面的前方。

六、有机化合物的分类

有机化合物从结构上有两种分类方法:根据分子中碳链骨架来分类;根据反映有机化合物主要化学性质的特定官能团来分类。

(一)根据碳链骨架分类

1. 开链化合物　分子中碳原子互相连接成链状结构,由于开链化合物最初是在油脂中发现的,所以又称脂肪族化合物。例如:

$$CH_3CH_2CH_2CH_3 \qquad CH_3CH_2CH=CH_2$$
丁烷　　　　　　　丁-1-烯

2. 碳环化合物　碳原子互相连接成环,它们又分为以下两种:

(1)脂肪族环状化合物:这类化合物的碳原子互相连接成环,但其性质与开链化合物相似,故称为脂肪族环状化合物。例如:

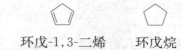

环戊-1,3-二烯　　环戊烷

(2) 芳香族化合物:分子中含有一个或多个苯环,具有特殊的芳香性,与脂肪族化合物的性质有较大区别。例如:

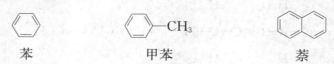

苯　　　　　　　甲苯　　　　　　　　萘

3. 杂环化合物　碳原子和其他元素的原子(称为杂原子)如 O、S、N 等共同构成环状化合物。例如:

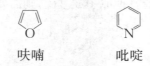

呋喃　　　　　吡啶

(二) 根据官能团分类

官能团(functional group)是指能对有机化合物的化学性质起决定性作用的原子或基团,有机化学反应主要发生在官能团上。一般情况,具有相同官能团的有机化合物具有相似的化学性质,按照官能团分类有机化合物有利于掌握有机化合物的共性。表 11-3 为常见的一些官能团。

表 11-3　常见官能团和有机化合物类别

官能团		有机化合物类别	有机化合物举例	
名称	基团结构		构造式	名称
碳碳双键	$\diagdown C=C \diagup$	烯烃	$CH_2=CH_2$	乙烯
碳碳三键	$-C\equiv C-$	炔烃	$CH\equiv CH$	乙炔
卤素	$-X$	卤代烃	CH_3-Cl	氯甲烷
羟基	$-OH$	醇	CH_3-OH	甲醇
		酚	C_6H_5-OH	苯酚
醚键	$-\overset{|}{C}-O-\overset{|}{C}-$	醚	$C_2H_5-O-C_2H_5$	乙醚
羰基	$\diagup C=O$	醛	$CH_3-\overset{O}{\overset{\|}{C}}-H$	乙醛
		酮	$CH_3-\overset{O}{\overset{\|}{C}}-CH_3$	丙酮
羧基	$-\overset{O}{\overset{\|}{C}}-OH$	羧酸	$CH_3-\overset{O}{\overset{\|}{C}}-OH$	乙酸

官能团		有机化合物类别	有机化合物举例	
名称	基团结构		构造式	名称
酯键	O‖ —C—O—	酯	O‖ CH₃—C—OCH₂CH₃	乙酸乙酯
酰胺键	O‖ | —C—N |	酰胺	O‖ CH₃—C—N(CH₃)₂	N,N-二甲基乙酰胺
酰卤键	O‖ —C—X	酰卤	O‖ CH₃—C—Cl	乙酰氯
酸酐	O O‖ ‖ —C—O—C—	酸酐	O O‖ ‖ H₃C—C—O—C—CH₃	乙酸酐
氨基	—NH₂	胺	CH₃—NH₂	甲胺
硝基	—NO₂	硝基化合物	C₆H₅—NO₂	硝基苯
巯基	—SH	硫醇	C₂H₅—SH	乙硫醇
磺酸基	—SO₃H	磺酸	C₆H₅—SO₃H	苯磺酸
氰基	—C≡N	腈	CH₃—C≡N	乙腈

七、共价键的断裂和反应类型

有机化学反应是旧键断裂和新键生成的过程。由于分子结构和反应条件的不同,共价键有两种不同的断裂方式:均裂和异裂。按共价键断裂方式的不同,有机化学反应分为自由基反应和离子型反应。

(一)均裂与自由基反应

共价键断裂时,成键的两个电子平均分给键合的两个原子或基团的断裂方式称为共价键的均裂。

带有单电子的原子或基团称为自由基(或游离基)。自由基由于含有一个未配对的电子,能量高且活泼,是反应过程中产生的一种反应中间体,寿命很短。这种通过共价键均裂进行的反应称为自由基反应。一般情况下,两键合原子的电负性相等或相差很小,光照(紫外光)、高温、引发剂(如过氧化物)、气相反应、非极性溶剂有利于均裂。

(二)异裂与离子型反应

共价键断裂时,成键的一对电子只归属于其中一个原子或基团,从而产生正离子和负离子,这种键的断裂方式称为异裂。

$$-\overset{|}{\underset{|}{C}}\vdots A \xrightarrow{\text{能量}} -\overset{|}{\underset{|}{C}}{}^{+} + \ \vdots A^{-}$$

碳正离子

$$-\overset{|}{\underset{|}{C}}\vdots A \xrightarrow{\text{能量}} -\overset{|}{\underset{|}{C}}\vdots + \ A^{+}$$

碳负离子

通常键合原子电负性相差较大,在酸、碱或极性条件下有利于异裂的发生。有机化合物经异裂产生的碳正离子和碳负离子寿命都很短,也是反应中间体,一旦生成立即和其他物质继续反应。按共价键异裂进行的反应称为离子型反应,它有别于无机化合物瞬间完成的离子反应。

有机反应中常把起进攻作用的反应物称为进攻试剂,受到进攻的反应物称为底物。一般说来,底物往往是有机分子或离子,而进攻试剂可以是无机或有机分子或离子。离子型反应根据进攻试剂性质的不同又可分为亲核反应和亲电反应两种反应类型。缺电子的碳正离子在反应时需与能提供电子的亲核试剂作用,由亲核试剂进攻而引起的反应称为亲核反应。亲核试剂包括负离子(如 OH^-、RO^-、CN^-)和含孤对电子的化合物(如 H_2O、ROH、NH_3、RNH_2)。相反,富电子的碳负离子易与缺电子的亲电试剂作用,由亲电试剂进攻而引起的反应称为亲电反应。亲电试剂包括 H^+、Cl^+、Br^+、NO_2^+、RN_2^+、R_3C^+ 等带正电荷的试剂。

上述有机化学反应中旧键断裂和新键形成不是同时进行的,反应过程中会生成反应中间体。此外,还有一类反应,它们不受溶剂极性或酸碱催化剂等影响,共价键的断裂和生成是同时发生的,没有反应中间体产生,此类反应称为周环反应。

八、有机酸碱

有机化学反应中的酸碱理论是理解有机化学反应最基本的概念之一,酸碱质子理论是有机化学中常用的酸碱理论,具体内容概括如下。

酸碱质子理论认为,凡能给出质子(H^+)的物质都是酸,能接受质子的物质都是碱,也就是说酸是质子的给予体,碱是质子的接受体。酸碱质子理论体现了酸与碱两者相互转化和相互依存的关系:酸给出质子后形成的为原来酸的共轭碱,酸越强,其共轭碱越弱;同样,碱接受质子后形成的为原来碱的共轭酸,碱越强,其共轭酸越弱。在酸碱反应中平衡总是有利于生成较弱的酸和较弱的碱。

一般在有机化合物中,与氧、硫、氮原子及与某些特定基团中碳原子相结合的氢原子可失去电子成为质子解离出来,显示酸性,如磺酸基、羧基、羟基、巯基等。有机碱的特征是分子中存在能与 H^+ 键合的含孤对电子的原子,如含氮的胺类化合物是最常见的有机碱,此外,含氧化合物与足够强的酸反应时也可作为碱。

九、有机化合物命名原则

有机化合物命名是学习与研究有机化学的基础,有机化合物常见的命名方法有俗名、普通命名法、国际纯粹与应用化学联合会(IUPAC)系统命名法等,本教材采用 2017

年中国化学会在 IUPAC 系统命名法基础上修订的《有机化合物命名原则》。

（一）有机化合物命名中的基本术语

母体氢化物是指无分叉的无环或环状结构，以及有半系统命名或俗名的无环或有环结构，其上仅连接有氢原子的有机化合物，包括饱和烃和不饱和烃，如乙烷、丙烯、环丁烷、苯。

特性基团分为三类：第一类为加在母体氢化物上的单个杂原子（如卤素—X、氧亚基 =O）；第二类为杂原子带一个或多个氢原子或其他杂原子的基团（如氨基—NH_2、羟基—OH、磺酸基—SO_3H）；第三类为单个或多个杂原子与一个碳原子组成的基团（如甲酰基—CHO、氰基—CN、羧基—COOH）。这里需要注意，碳碳双键 C=C 和碳碳三键 C≡C 官能团不作为特性基团，当官能团羰基作为特性基团时=O 称为氧亚基。

有机化合物若含有多个特性基团，命名时只能选择一个特性基团作为后缀，此特性基团称为主体基团，此时其余特性基团在名称中均作为前缀取代基。主体基团的选择按照羧酸、羧酸衍生物、醛、酮、醇、酚、醚等优先顺序，详见附录Ⅵ常见特性基团优先顺序，次序最高者为主体基团，特性基团中的硝基、卤素等在系统命名时，只能作为前缀取代基。

（二）系统命名实施的一般步骤

有机化合物系统名称由前缀、词根、后缀依次组成。前缀包含取代基的位次、数目、名称。词根为母体氢化物，碳原子数在十以内的母体氢化物用天干（甲、乙、丙、丁、戊、己、庚、辛、壬、癸）表示碳原子数，在十一个及以上则用汉字数字表示（十一、十二、十三……），母体氢化物若含有不饱和键，还需注明重键位次、数目、名称。后缀则由主体基团的位次、数目、名称组成。取代基、主体基团需要用阿拉伯数字"1、2、3……"标明位次，阿拉伯数字之间用英文逗号"，"隔开，阿拉伯数字与汉字之间用英文半字线"-"隔开，中文数字"一、二、三……"表示取代基、主体基团数目。例如：

$$\underset{\text{CH}_3}{\overset{\overset{\text{OH}}{|}\qquad\overset{\text{OH}}{|}\ \ \overset{\text{CH}_3}{|}}{\text{CH}_3\text{CH}_2\text{CHCH=CHCHCHCHCH}_2\text{OH}}}$$

2,3-二甲基壬-5-烯-1,4,7-三醇

（三）母体氢化物的命名

母体氢化物的命名包含选择主链、确定主链编号和写出正确名称三个步骤。首先选取最长的碳链作为母体氢化物的主链，其余支链作为取代基。例如：

$$\text{CH}_3\text{CH}_2-\boxed{\overset{\underset{|}{\text{CHCH}_2\text{CH}_2\text{CH}_2\text{CH}_3}}{\text{CH}_2\text{CH}_2\text{CH}_3}}$$

母体为辛烷

当最长碳链不止一种选择时，选取包含取代基最多的最长碳链作为主链。例如：

$$CH_3CH_2CHCH_2CHCH_2CH_2CH_2CH_3 \\ \overset{|}{CH_2CH_3}$$

$$CH_3CH_2CH_2{-}CHCH_2CHCH_3 \\ \overset{|}{CH_3}$$

母体为虚线框中的壬烷

将主链上的碳原子从靠近取代基的一端依次采用阿拉伯数字进行编号,确保取代基位次最低,例如:

$$\underset{1\quad2\quad3\quad4\quad5\quad6\quad7}{CH_3CHCH_2CH_2CH_2CH_2CH_3} \\ \overset{CH_3}{|}$$

2-甲基庚烷(不是 6-甲基庚烷)

当主链编号存在多种可能时,应选择取代基具有最低位次组的编号。即不同位次组相比较时,各组数字按由小及大进行排列,从首位开始,逐个比较取代基在几种编号系列中的位次,直至比出大小,小者位次组优先。例如:

$$\underset{1\quad2\quad3\quad4\quad5\quad6\quad7\quad8}{CH_3CHCH_2CH_2CH_2CCH_2CH_3}$$

2,6,6-三甲基辛烷(不是 3,3,7-三甲基辛烷)

当取代基最低位次组有选择时,应根据取代基的英文名称字母顺序,使字母排列在前的取代基具有较小的编号,例如:

$$\underset{1\quad2\quad3\quad4\quad5\quad6\quad7\quad8}{CH_3CH_2CHCH_2CH_2CHCH_2CH_3}$$

3-乙基-6-甲基辛烷(不是 3-甲基-6-乙基辛烷)

(四)含特性基团化合物的命名

依据特性基团优先顺序规则,选择含有主体基团且取代基最多的最长碳链作为主链,其余基团均作为取代基。编号时首先使主体基团位次最低,并遵循最低位次组原则。不同取代基列出时,按照其英文字母顺序依次写出名称。例如:

$$CH_3CHCHCH_2CH_3 \\ \overset{|\quad\ |}{OH\ CH_3}$$

3-甲基戊-2-醇

$$CH_3CH_2CCH_2COOH \\ \overset{\|}{O}$$

3-氧亚基戊酸

$$CH_3CHCH_2CH_2CHCOOH \\ \overset{|}{Br}\qquad\overset{|}{CH_3}$$

5-溴-2-甲基己酸

$$\underset{1\quad2\quad3\quad4\quad5\ 6\quad7\quad8}{CH_3CHCH_2CH_2CHCHCH_2CH_2} \\ \overset{|}{OH}\qquad\overset{|\ \ |}{OH\,OH}\ \overset{|}{Cl}$$

8-氯辛-2,5,6-三醇(不是 1-氯辛-3,4,7-三醇)

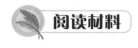

海 葵 毒 素

海葵毒素(palytoxin，PTX)最早是 1971 年报道从海洋腔肠动物中分离得到的，直到 1981 年才确定了其化学结构。海葵毒素分子式为 $C_{129}H_{223}N_3O_{54}$，是一复杂的超级长链聚醚类化合物，分子中含有 64 个手性中心和 7 个非末端双键，理论上立体异构体的数目为 2^{71} 个。哈佛大学 Kishi 研究团队经过 8 年不懈的努力，于 1989 年完成了海葵毒素的全合成[1]。他们首先合成 8 个关键结构片段，然后将这些片段通过立体选择性反应对接得到海葵毒素整个分子。合成这样庞大且手性中心众多的分子，引入双键对接分子片段是关键，同时各分子片段中的保护基团也十分重要。在完成最终的全合成之前，还必须通过不同方式脱去保护基团(共 8 种 42 个保护基)，工程之艰巨，可想而知。海葵毒素的全合成是人类到目前为止合成的相对分子质量最大、手性中心最多的天然产物之一，海葵毒素的全合成被誉为有机合成的珠穆朗玛峰。

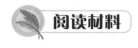

海葵毒素

海葵毒素是一种强效的海洋毒素，小鼠静脉注射的半数致死量(LD_{50})为 150 ng/kg 体重。药理学和电生理学研究表明，海葵毒素可充当溶血素，并通过多种作用机制改变细胞的功能。海葵毒素可选择性与 Na^+/K^+ 的 ATP 酶结合，并将细胞膜上的钠钾泵转变为可渗透的单价阳离子通道，这种作用机制可能对细胞产生多种影响，会导致平滑肌和心肌剧烈收缩、溶血、血小板聚集等药理作用[2]。海葵毒素对人类和动物具有潜在的毒性，它们可通过各种媒介对人类安全构成威胁，包括食用海鲜、接触海洋气溶胶等。目前这种毒素在全世界范围内受到高度关注，研究人员通过各种暴露途径(包括肌内、皮下、腹膜内、气管内、眼部等)研究其对猴子、狗、兔子、豚鼠、大鼠等的毒性[3,4]。

参考文献

[1] ARMSTRONG R W, BEAU J M, CHEON S H, et al. Total synthesis of palytoxin carboxylic acid and palytoxin amide [J]. J Am Chem Soc, 1989, 111(19): 7530-7533.

[2] PATOCKA J, NEPOVIMOVA E, WU Q, et al. Palytoxin congeners [J]. Arch Toxicol, 2018, 92(1): 143-156.

[3] DEEDS J R, SCHWARTZ M D. Human risk associated with palytoxin exposure [J]. Toxicon, 2010, 56(2): 150-162.

[4] SOSA S, PELIN M, PONTI C, et al. Acute toxicity by oral co-exposure to palytoxin and okadaic acid in mice [J]. Mar Drugs, 2022, 20(12): 735.

习　题

1. 什么是有机化合物？它具有哪些特点？

2. 名词解释：

(1) 同分异构体　　(2) 构造　　　(3) 官能团　　　(4) 键的极性与极化

(5) 均裂　　　　　(6) 异裂　　　(7) 游离基反应　(8) 离子型反应

(9) 亲电试剂　　　(10) 亲核试剂　(11) 母体氢化物　(12) 特性基团

3. 下列各组构造式是代表同一化合物,还是代表不同化合物？

(1)

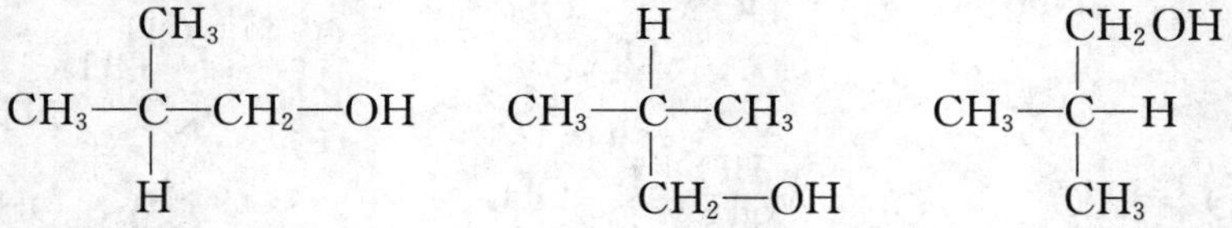

(2)

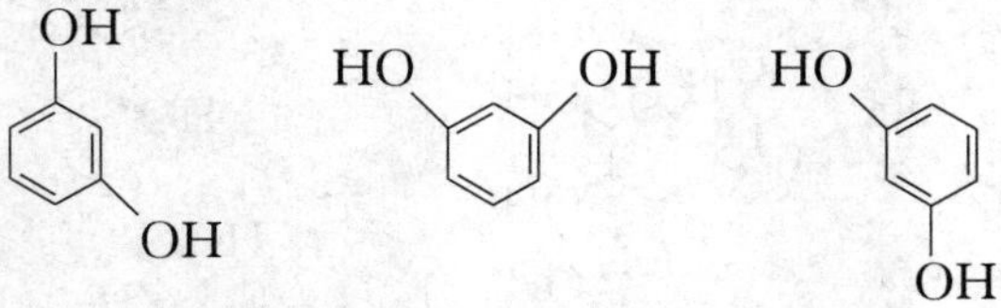

(3)

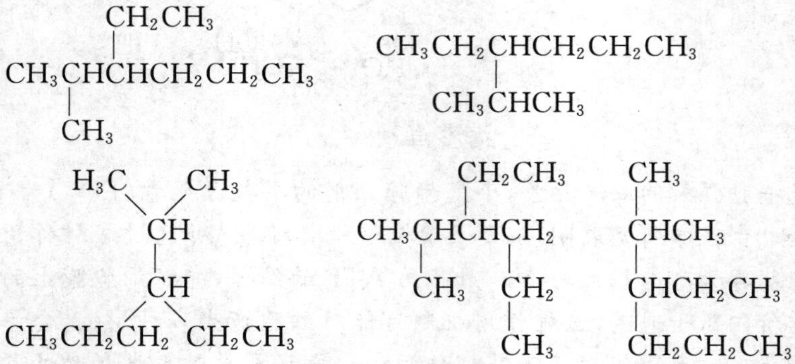

(4) 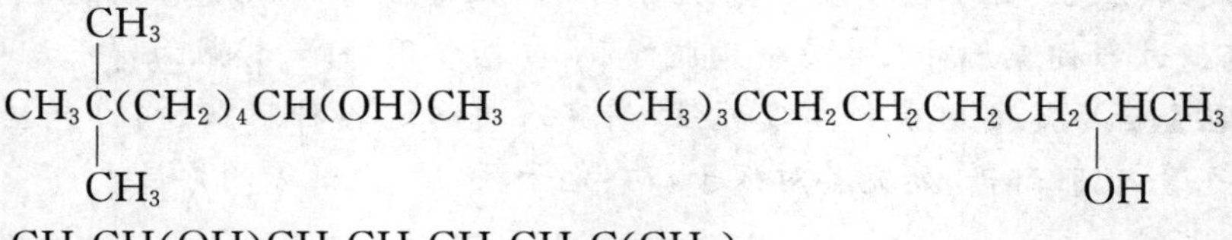 $CH_3C(CH_2)_4CH(OH)CH_3$　　$(CH_3)_3CCH_2CH_2CH_2CH_2CHCH_3$

$CH_3CH(OH)CH_2CH_2CH_2CH_2C(CH_3)_3$

4. 将下列缩写式改写成键线式或将键线式改写成缩写式。

(1) $(CH_3)_2CH(CH_2)_4CH(CH_3)C(CH_3)_2$　　(2)

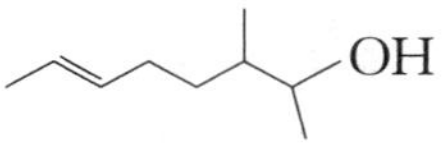

(3) 前列腺素 $PGF_{1\alpha}$

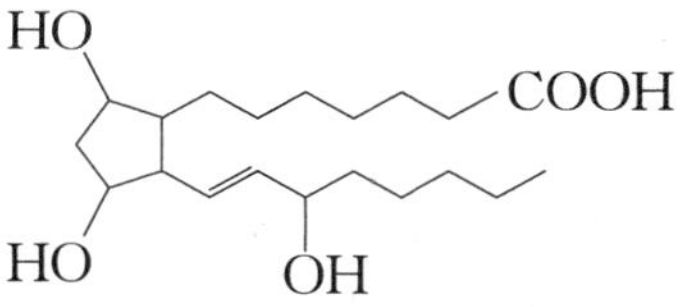

(4)

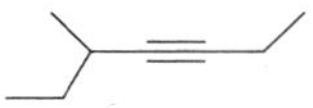

(5)

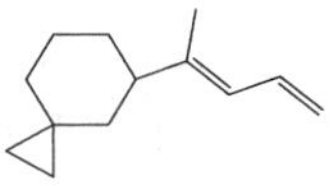

5. 下列各组化合物哪些是同分异构体？哪些不是？

(1) $CH_3CH_2OCH_3$　　　　$CH_3CH_2CH_2OH$　　　　$CH_3CH(OH)CH_3$

(2) $(CH_3)_2CHCHO$　　　　$CH_3COCH_2CH_3$　　　　$CH_2\!\!=\!\!CHOCH_2CH_3$

(3) 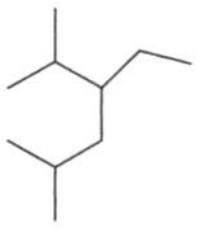 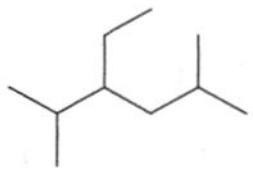 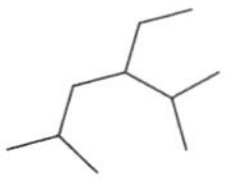 　　　　　　　　

(4) $CH_3CH_2CH_2NHCH_2CH_3$　　$\begin{array}{c}CH_3CHCH_2CH_3\\ |\\ CH_2NH_2\end{array}$　　$\begin{array}{c}CH_3\\ |\\ CH_3CH_2\!-\!N\!-\!CH_2CH_3\end{array}$

6. 指出下列化合物在系统命名时的后缀名称。

(1) 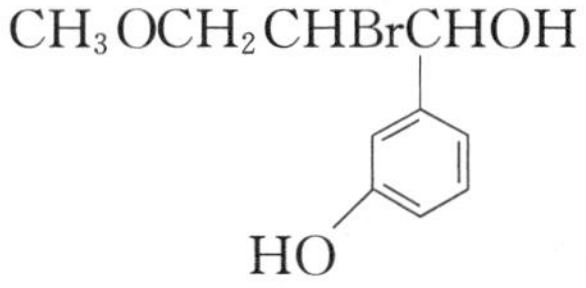 $CH_3OCH_2CHBrCHOH$

(2) $CH_3\overset{\displaystyle O}{\overset{\|}{C}}CH_2COOH$

(3)

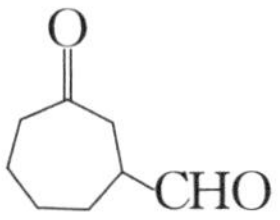

(4)

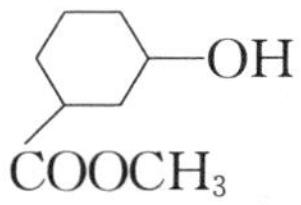

（吴　凡）

第十二章

立 体 化 学

学习要求 ·······························●

掌握:顺反异构体、构象异构体、对映异构体、非对映异构体、内消旋体、外消旋体的概念;顺反异构体构型的标记方法(*cis/trans* 标记、*Z/E* 标记),对映异构体构型的标记法(D/L 构型标记法、R/S 构型标记法)。

熟悉:环己烷及取代环己烷的优势构象,对映异构体的费歇尔投影式。

了解:立体异构在医学上的意义。

同分异构现象在有机化学中非常普遍。碳链异构、位置异构、官能团异构等属于构造异构,是由于分子中原子或基团相互连接的次序或方式不同而产生的异构现象。有些化合物原子互相连接的次序和方式相同,但空间的排列方式不同,由此产生的异构现象称为立体异构。在立体异构中,因分子内 σ 键旋转而产生的异构现象称为构象异构;顺反异构是由于某些烯烃或脂环化合物中原子或基团在空间排列方式不同而产生的异构,属于构型异构;构造相同、互呈镜像对映关系的立体异构称为对映异构,也属于构型异构。

第一节　构 象 异 构

一、烷烃的构象

由于碳碳单键的旋转,分子中的原子或基团在空间产生不同的排列形式,称为构象,由此产生的异构体称为构象异构体。构象异构体的分子构造相同、空间排列不同,因此构象异构是一种立体异构。

1. 乙烷的构象　乙烷分子中的两个碳原子围绕碳碳单键旋转时,两个碳上氢原子的相对位置随之变化,产生无数种空间排列,即产生无数种构象,其中交叉式和重叠式是两种典型构象。

构象的表示方法,一般采用透视式或纽曼(Newman)投影式。

透视式是从分子的侧面观察分子,可以比较直观地反映碳原子和氢原子在空间的排列情况,如图 12-1(a)所示乙烷典型构象的透视式。

纽曼投影式是在碳碳键的延长线上观察分子,从圆圈中心伸出的三条线表示离观察者近的碳原子上的价键,而从圆周向外伸出的三条短线表示离观察者远的碳原子上的价键,如图 12-1(b)所示乙烷典型构象的纽曼投影式。

重叠式　　　交叉式（优势构象）　　　重叠式　　　交叉式（优势构象）

（a）透视式　　　　　　　　　　（b）纽曼投影式

图 12-1　乙烷的典型构象

乙烷的重叠式构象中,两个碳原子上的氢原子距离最近,相互之间的排斥力最大,分子内能最高,重叠式构象是最不稳定的构象。在交叉式构象中,两个碳原子上的氢原子距离最远,相互之间的排斥力最小,分子内能最低,交叉式构象的势能比重叠式构象低约 12.5 kJ/mol。

在重叠式和交叉式两种典型构象之间,有无数种构象,其能量介于两者之间。乙烷的各种构象能量相差不大,在室温下就可以相互转化,因此乙烷分子体系通常是各种构象异构体的动态平衡混合物,无法分离出其中某一种构象,其中交叉式构象所占的比例较大,为优势构象。

2. 丁烷的构象　丁烷可以看作乙烷分子的两个碳原子上各一个氢原子被甲基取代的化合物,当丁烷绕 C2—C3 σ 键旋转时,会出现 4 种典型构象:全重叠式、部分重叠式、邻位交叉式和对位交叉式(图 12-2)。全重叠式构象中,两个大基团甲基重叠在一起,能量最高;对位交叉式构象中,两个甲基处于对位,能量最低。因此,它们的能量由高到低的顺序是全重叠式＞部分重叠式＞邻位交叉式＞对位交叉式,它们的稳定性顺序则相反,其中对位交叉式最稳定,为优势构象。

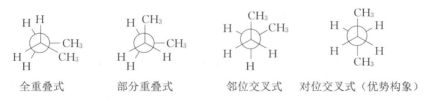

全重叠式　　　部分重叠式　　　邻位交叉式　　对位交叉式（优势构象）

图 12-2　正丁烷的典型构象

丁烷的 4 种典型构象的能量相差不大,所以丁烷也是由各种构象异构体组成,但主要是以对位交叉式和邻位交叉式构象存在,前者约占 70%,后者约占 30%,其他构象的比例很低。

二、环烷烃的构象

环己烷分子中的 6 个碳原子不在同一平面上,其分子自动折曲成不同构象,其中椅式构象和船式构象是环己烷的两种典型构象。

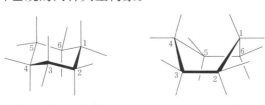

环己烷椅式构象　　　环己烷船式构象

常温下分子的热运动可使椅式和船式两种构象相互转变。船式构象中 C2—C3 和 C5—C6 两对碳原子的键处于完全重叠式；椅式构象中，两个相邻碳原子的键都处于邻位交叉式。另外，船式构象中 C1 和 C4 上氢原子距离较近，排斥作用大。因此，椅式构象比船式构象稳定，为环己烷的优势构象。

在环己烷的椅式构象中，6 个碳原子处于由 C1、C3、C5 和 C2、C4、C6 构成的两个平面上，这两个平面（又称环平面）相互平行。环己烷中的 12 个 C—H 键可以分成两类，6 个 C—H 键与环平面垂直，称为直立键（又称 a 键），其中 3 个竖直向上，3 个竖直向下；另外 6 个 C—H 键则与环平面成 ±19°28′ 夹角，称为平伏键（又称 e 键），其中 3 个向上倾斜，3 个向下倾斜。环己烷椅式构象中每个碳原子都有一个 a 键和一个 e 键。

室温下环己烷可通过环的翻转，从一种椅式构象（Ⅰ）转变成另一种椅式构象（Ⅱ），翻环需要 46 kJ/mol 能量。翻环后，构象（Ⅰ）中的 a 键转变为构象（Ⅱ）中的 e 键，构象（Ⅰ）中的 e 键转变为构象（Ⅱ）中的 a 键。

一取代环己烷存在 2 种椅式构象，一种是取代基位于 a 键，另一种是取代基位于 e 键，这两种构象经翻环可相互转变，形成动态平衡体系。以甲基环己烷为例，当甲基在 a 键时，和 C$_3$、C$_5$ 位 a 键上的氢原子由于空间拥挤产生较强的范德瓦耳斯斥力，分子内能较高；当甲基在 e 键时，甲基伸向环外，与 C$_3$、C$_5$ 位上的氢原子距离增大，相互斥力小，因此更稳定，是甲基环己烷的优势构象。

优势构象

多取代环己烷取代基相同时，通常 e 键上取代基多的构象为优势构象。例如，反-1,4-二甲基环己烷的优势构象为

多取代环己烷取代基不同时，则体积大的取代基处于 e 键上的为优势构象。例如，

1-叔丁基-1-甲基环己烷的优势构象为

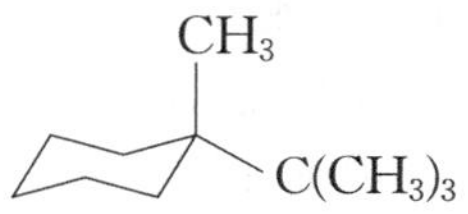

第二节 顺反异构

顺反异构属于立体异构中的构型异构,是由于分子中存在限制原子自由旋转的因素如双键或脂环结构,分子中原子或基团在空间有不同的排列方式,从而产生顺反异构。

一、烯烃的顺反异构

π 键的成键方式决定了它不能绕键轴自由旋转,否则会导致 p 轨道无法达到最大程度重叠。因此,在具有碳碳双键的化合物中,当两个双键碳原子上各连有不同的原子或基团时,可产生两种不同的空间构型。两个相同原子或基团处在双键同侧的称为顺式(*cis*),分处双键两侧的称为反式(*trans*)。例如,丁-2-烯有如下两种立体异构体:

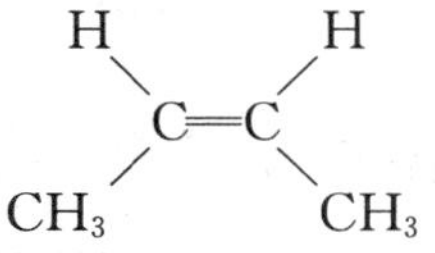

顺丁-2-烯   反丁-2-烯
沸点:3.7 ℃   沸点:1.0 ℃

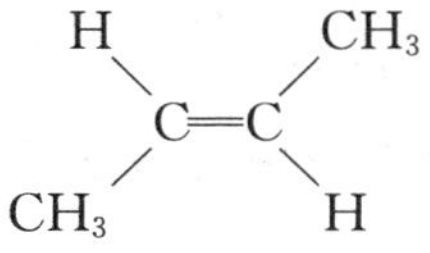

顺反异构体不仅在理化性质上存在差异,而且在生理活性上也存在差异。例如,维生素 A 的结构中存在 4 个双键,全部是反式构型,如果其中出现顺式构型,则生理活性大大降低。

并不是所有含碳碳双键的化合物都存在顺反异构,只有两个双键碳原子上均连有两个不同原子或基团时,才具有顺反异构。如果有一个双键碳原子连有两个相同原子或基团,则没有顺反异构。例如,丁-1-烯仅有一种空间排布方式,不存在顺反异构体。

因此,产生顺反异构必须同时具备以下两个条件:① 分子中存在限制原子自由旋转的因素,如双键或环(脂环)结构;② 每个不能旋转的原子必须连有两个不同的原子或基团。

当双键碳原子上连接四个不同原子或基团时,无法用顺/反命名法命名。例如:

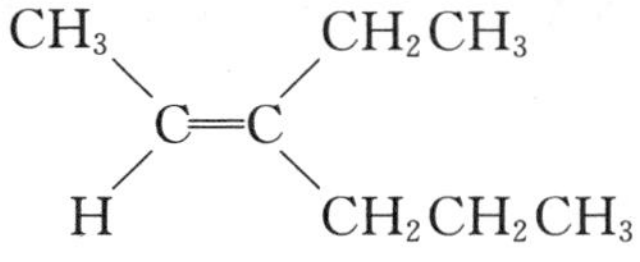

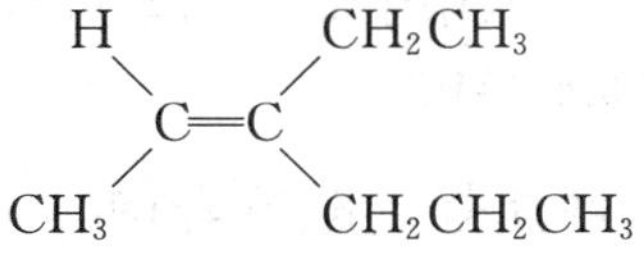

为解决这一问题,国际纯粹与应用化学联合会(IUPAC)提出了 *Z/E* 构型命名法。
用 *Z/E* 构型命名法标记不同异构体时,首先用次序规则确定双键两端碳原子上所连

接的两个原子或基团的优先次序,然后根据不同优先次序的两个原子或基团在双键两侧的排列来确定构型。若两个优先的原子或基团在双键同侧,则定为 Z 型(德文 zusammen,意相同);若处在双键异侧,则定为 E 型(德文 entgegen,意相反)。

各种取代基按照优先次序排列的规则如下:

(1) 按原子的原子序数大小排列,原子序数大者优先于小者,孤对电子的优先次序最小。原子序数相同的同位素,比较原子质量的大小,如 D(氘)优先于 H(氢)。

(2) 基团排序时,当两个基团的第一个原子完全一样时,就比较与其直接相连的原子,依次类推,直到比较出优先次序为止。例如,—CH_3 与 —Cl 相比,—Cl 的原子序数大于—CH_3 中与主链直接相连的 C 原子的原子序数,故—Cl 的优先次序大于—CH_3;再如 —CH_3 和 —CH_2CH_3 相比,—CH_3 中与 C 连接的是 H、H、H,而—CH_2CH_3 中与第一个 C 相连的是 C、H、H,故—CH_2CH_3 优先于—CH_3。

(3) 对于含有双键或三键的取代基,可以将其看作连接两个或三个相同原子。例如:

$$—CH{=}CH_2 \text{ 看作 } \begin{matrix} C & C \\ | & | \\ -C-C-H \\ | & | \\ H & H \end{matrix} \qquad —C{\equiv}CH \text{ 看作 } \begin{matrix} C & C \\ | & | \\ -C-C-H \\ | & | \\ C & C \end{matrix}$$

由此可得下列常见基团的优先次序:—I>—SH>—CH_2Cl>—COOH>—CHO>—CH_2OH>—CN>—$C(CH_3)_3$。

根据上述原则,用 Z/E 构型命名法可将下列化合物命名为

$$\begin{matrix} CH_3 & & CH_2CH_3 \\ & C{=}C & \\ H & & CH_2CH_2CH_3 \end{matrix} \qquad \begin{matrix} H & & CH_2CH_3 \\ & C{=}C & \\ CH_3 & & CH_2CH_2CH_3 \end{matrix}$$

(E)-3-乙基己-2-烯 $\qquad\qquad$ (Z)-3-乙基己-2-烯

Z/E 构型命名法适用于所有顺反异构体,由于两种命名使用的规则不同,不存在对应关系,即 Z 型不一定是顺式,E 型不一定是反式。例如:

$$\begin{matrix} Cl & & Br \\ & C{=}C & \\ CH_3 & & CH_3 \end{matrix} \qquad \begin{matrix} Cl & & H \\ & C{=}C & \\ CH_3 & & CH_3 \end{matrix}$$

(Z)-2-溴-3-氯丁-2-烯 $\qquad\quad$ (E)-2-氯丁-2-烯

顺-2-溴-3-氯丁-2-烯 $\qquad\quad$ 顺-2-氯丁-2-烯

顺反异构不仅仅限于烯烃和脂环烃,含 C═N 双键、N═N 双键或 C═S 双键的化合物也可能存在顺反异构。

二、取代环烷烃的顺反异构

在脂环烃中,环的结构也限制了碳原子的自由旋转,因此当环上两个或多个碳原子连接的原子或基团不相同时可产生不同的立体异构体。

在判断脂环烃顺反异构的构型时,相同(或相似)的基团在平面同侧称为顺式,在平面两侧称为反式,例如:

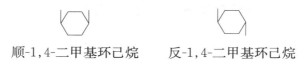

顺-1,4-二甲基环己烷　　　　反-1,4-二甲基环己烷

第三节　旋　光　异　构

在构型异构中除顺反异构外,还存在一种重要的异构现象,称为对映异构。例如,人们在剧烈运动后肌肉代谢会产生乳酸,而葡萄糖经过乳酸杆菌发酵后也能得到乳酸。实验表明,这两种乳酸的分子式和构造式都相同,它们的化学性质和绝大多数物理性质也相同,但两者对平面偏振光的作用却不同,好像物体和镜像一样互呈对映关系。像这种构造相同、构型不同、互呈镜像对映关系的立体异构现象称为对映异构,对映异构体之间不能互相重叠。由于对映异构体之间的旋光性不同,故对映异构又称旋光异构或光学异构。旋光性不同的异构体,对机体的作用常不同。例如,右旋维生素 C 有抗坏血病的作用,而左旋体则没有;左旋氯霉素治疗伤寒等疾病有效,右旋体则几乎无效。

一、旋光性、旋光仪、旋光度和比旋光度

光是电磁波,其振动方向与其前进方向垂直。普通光中含有各种波长的光,在垂直于前进方向的各个平面内振动。振动方向和光波前进方向构成的平面称为振动面,光的振动面只限于某一固定方向的称为平面偏振光,简称偏振光。

能使平面偏振光的偏振面旋转的性质称为旋光性。使平面偏振光向右旋转(顺时针方向)的物质称为右旋体,用符号(+)或 d 表示;使平面偏振光向左旋转(反时针方向)的物质称为左旋体,用符号(−)或 l 表示。

旋光物质使平面偏振光旋转的角度称为旋光度(又称旋光角)。旋光物质的旋光方向和旋光度都可用旋光仪来测定。

旋光仪的横截面示意图如图 12-3 所示。

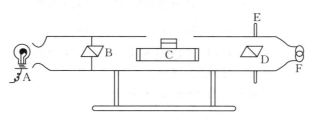

A. 光源　B. 起偏棱镜　C. 盛液管　D. 检偏棱镜　E. 回转刻度盘　F. 目镜

图 12-3　旋光仪构造示意图

旋光仪里有两个尼科尔棱镜,起偏棱镜(B)固定不动,其作用是把光源(A)投入的光变成平面偏振光,D 是检偏棱镜,它与回转刻度盘(E)相连,可以转动,用以测定振动平面

的旋转角度。C 为待测样品的盛液管,F 是观察用目镜。

　　旋光度的大小除与旋光物质本身的结构有关外,还与物质浓度、溶液厚度(即盛液管长度)、温度、光波长及溶剂性质有关,所以一般用比旋光度来表示。旋光度和比旋光度的关系可用下式表示:

$$[\alpha]_D^{25} = \frac{\alpha}{c \times l}$$

式中,$[\alpha]_D^{25}$ 为比旋光度;α 为旋光度;c 为浓度(g/mL),纯液体可用密度 ρ;l 为盛液管长度,单位为 dm;D 为光谱中的钠光 D 线($\lambda = 589.3$ nm)。

　　物质的比旋光度是当温度为 25 ℃,光源波长为钠光 D 线,盛液管长度为 1 dm,旋光物质浓度为 1 g/mL 时的旋光度。在描述一个物质的比旋光度时,应将测试条件全部表述清楚(包括溶剂)。

二、产生旋光异构现象的原因

　　物质的分子和它的镜像不能重叠,这种类似左、右手互为实物与镜像关系,彼此又不能重叠的性质称为手性(chirality)。凡与其镜像不能重合的分子称为手性分子(chiral molecule)。若与其镜像能够完全重叠,就不具有手性,这样的分子称为非手性分子(achiral molecule)。

　　分子的手性是由缺少对称因素引起的,因此确定一个分子是否有手性最根本的方法是判断分子的对称因素——对称面、对称中心等。

　　假想一个平面可以把分子切割成两部分,这两部分具有实物和镜像的关系,这个平面就是分子的对称面。如图 12-4 所示,反-1,2-二氯乙烯和二氯甲烷分子中都存在对称面,因而它们都不具有手性,是非手性分子。

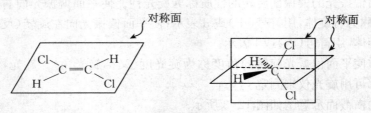

图 12-4　反-1,2-二氯乙烯和二氯甲烷的对称面

　　如果分子中有一个点,从分子的任一原子或基团向该点引一直线并延长至等距离处,总会遇到相同的原子或基团,则这个点称为分子的对称中心,对称中心的符号用 i 表示(图 12-5)。

　　通常,具有对称面和对称中心的分子是非手性分子,没有旋光性。

　　有机化合物分子具有手性的最常见情况是存在手性碳原子。手性碳原子是指与 4 个不相同的原子或基团相连的碳原子,常用 "*"号标出,例如:

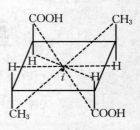

图 12-5　对称中心

$$CH_3-\overset{*}{C}H-COOH \qquad CH_3-\overset{*}{C}H-COOH$$
$$\qquad\quad| \qquad\qquad\qquad\qquad\quad |$$
$$\qquad\quad OH \qquad\qquad\qquad\qquad NH_2$$

必须指出的是,有手性碳原子的分子并不一定是手性分子,而没有手性碳原子的分子也并不一定不是手性分子。但当一个分子中只有一个手性碳原子时,则该分子一定是手性分子。

三、费歇尔投影式

旋光异构体中的原子或基团具有相同的连接次序和方式,但有不同的空间构型,采用传统的平面结构式不能清楚地表明其空间关系,而采用立体图式又非常不方便。这里介绍一种常用而简单的费歇尔(Fischer)投影式,它是将立体模型在纸平面上投影而得到的式子,投影的原则是"横前竖后"。以下面的(Ⅰ)式为例,手性碳原子处于中心,竖向的两个基团—COOH 和—CH₃ 指向纸平面的背后,横向的两个基团—OH 和—H 指向纸平面的前方。在费歇尔投影式中,通常省去 *C,而用十字交叉线表示。

使用"横前竖后"的原则,同一个化合物在形式上可出现多种费歇尔投影式,如下面的(Ⅱ)、(Ⅲ)、(Ⅳ)式,它们实际上是同一化合物。所以通常使用标准费歇尔投影式,即**按系统命名原则取其主链竖向排列,把"1"号碳原子放在上方。**如果投影式不处于此种情况时,可以采用下面两种方法对投影式进行调整。

(1)一个投影式不离开纸平面旋转180°(此时空间构型不变),若与另一投影式相同,则这两种投影式代表同一构型,如(Ⅰ)和(Ⅱ),(Ⅲ)和(Ⅳ)。必须注意,不能将投影式离开纸平面旋转。同时,投影式旋转 90°或 270°则其构型正好相反。

(2)将某一个投影式中手性碳原子上连接的原子或基团经偶次交换后,若得到的投影式与另一个投影式相同,则这两个投影式代表同一构型,如(Ⅰ)和(Ⅳ),(Ⅱ)和(Ⅲ)。只有经过偶次交换投影式的构型才保持不变,经过奇次交换则投影式的构型完全相反。注意这种交换只能在同一手性碳原子上进行。

根据上述两条原则,可非常简便地将(Ⅱ)、(Ⅲ)、(Ⅳ)式调整为标准费歇尔投影式(Ⅰ)。

四、对映体与外消旋体

含一个手性碳原子的化合物,有两种空间构型,如乳酸。

乳酸的立体模型　　　　　　　乳酸的费歇尔投影式

这两种空间构型之间存在实物与镜像的关系,它们之间两两对映而不能重叠,具有这种关系的两个旋光异构体称为对映异构体(简称对映体)。对映异构体通常理化性质相同,比旋光度大小也相同,但旋光方向正好相反(一个为左旋体,另一个为右旋体),生理活性也不同。

由等量左旋体和右旋体混合组成外消旋体(racemate),它们对平面偏振光的作用相互抵消,体系没有旋光性,用符号(±)或 dl 表示。药用氯霉素就是左旋氯霉素(有效体)与其对映体的等量混合物,没有旋光性,是外消旋体。

外消旋体与相应的左旋体或右旋体除旋光性能不同外,其他物理性质也有差异。例如,左、右旋乳酸的熔点为 53 ℃,而外消旋体的熔点为 18 ℃,但其化学性质基本相同。在生理作用方面,外消旋体仍发挥其所含左、右旋体的相应效能。

五、旋光异构体构型的标记方法

乳酸有两种构型分别代表旋光性不同的两种乳酸,但在 1951 年以前,人们并不知道乳酸的左旋体或右旋体究竟是哪一个,也没有实验方法测定手性分子中原子或基团在空间的真实排列情况(即分子的绝对构型)。因此,人为规定了以甘油醛为标准,来确定旋光性物质的构型。甘油醛的两种构型可用标准费歇尔投影式表达如下:

D-(＋)-甘油醛　　　　　　　L-(－)-甘油醛
（Ⅰ）　　　　　　　　　　　（Ⅱ）

规定右旋体甘油醛的构型以(Ⅰ)式表示,即手性碳原子上的羟基在投影式右边,为 D-型;左旋甘油醛的构型是(Ⅱ)式,为 L-型。这种人为规定的构型称为相对构型。D 和 L 分别表示构型,而(＋)和(－)分别表示旋光方向。

在此基础上,通过一定的化学方法,可将其他旋光性化合物与甘油醛联系起来,以确定其构型。例如:

$$\underset{\text{D-}(+)\text{-甘油醛}}{\overset{\displaystyle\text{CHO}}{\text{H}-\!\!\!-\!\!\!-\text{OH}\atop \text{CH}_2\text{OH}}} \xrightarrow{[O]} \underset{\text{D-}(-)\text{-甘油酸}}{\overset{\displaystyle\text{COOH}}{\text{H}-\!\!\!-\!\!\!-\text{OH}\atop \text{CH}_2\text{OH}}} \xrightarrow{[H]} \underset{\text{D-}(-)\text{-乳酸}}{\overset{\displaystyle\text{COOH}}{\text{H}-\!\!\!-\!\!\!-\text{OH}\atop \text{CH}_3}}$$

将右旋甘油醛氧化后再还原可得到乳酸,氧化及还原步骤中与手性碳原子相连的任何一个键都没有发生断裂,因此分子构型不变,得到的是 D-型乳酸,经测定其旋光方向是左旋,表示为 D-(-)-乳酸。

必须注意的是,旋光性化合物的旋光方向与构型之间没有固定的关联。例如,一个 D-型化合物可以是左旋,也可以是右旋。

以甘油醛为标准的 D/L 构型标记法中,费歇尔投影式必须按系统命名原则取其主链竖向排列,"1"号碳原子放在上方,这时手性碳原子上的—OH(也可以是氨基酸中的—NH$_2$)在右边的是 D 构型,左边的是 L 构型。如果投影式不符合这样的规定,应按前述两种方法加以调整。

D/L 构型标记法有一定的局限性,手性碳原子上既不连有 OH 又不连有 NH$_2$,或化合物含有多个连有 OH 或 NH$_2$ 的手性碳原子时,难以用 D/L 构型标记法来表示。

1970 年,IUPAC 建议采用 R/S 构型标记法,这种命名法根据化合物的实际构型(即绝对构型)进行构型标记。与 D/L 构型标记法相比,R/S 构型标记法能更完整、更准确地描述一个分子的空间构型。

R/S 构型标记法命名时,首先根据基团的次序规则,确定与手性碳原子相连的四个基团优先次序大小,假设顺序为 a>b>c>d。将优先次序最小的基团 d 置于远离自己的视线方向,然后依据朝向视线方向的三个基团的优先次序,观察它们在空间的排列顺序,a,b,c 顺序为顺时针排列规定为 R 构型(拉丁文 Rectus 的缩写),逆时针排列则定为 S 构型(拉丁文 Sinister 的缩写)(图 12-6)。

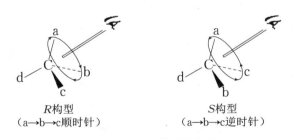

R构型
(a→b→c顺时针)　　　　　S构型
(a→b→c逆时针)

图 12-6　R/S 构型标记法

费歇尔投影式 $\overset{\displaystyle\text{CHO}}{\text{H}-\!\!\!-\!\!\!-\text{OH}\atop \text{CH}_2\text{OH}}$,四个基团的优先次序:—OH>—CHO>—CH$_2$OH

>—H,—H 和—OH 两个基团在费歇尔投影式的横键上,处于纸平面的前方,靠近观察者,—CHO 和—CH$_2$OH 在费歇尔投影式的竖键上,处于纸平面的后方,远离观察者,可以确定这是 R 构型。

费歇尔投影式和 R/S 构型可用下面的简单方法相关联。

（1）若优先次序最小的基团 d 位于费歇尔投影式的横键（不论在左或在右），则当 a→b→c为顺时针方向时，此手性中心的构型为 S，逆时针方向时为 R 构型。

$$
\begin{array}{c}
a \\
c \!-\!\!\!\!\text{---}\!\!\!\!- d \\
b
\end{array}
\qquad\qquad
\begin{array}{c}
c \\
d \!-\!\!\!\!\text{---}\!\!\!\!- b \\
a
\end{array}
$$

S 构型 $\qquad\qquad$ R 构型

（2）若优先次序最小的基团 d 位于费歇尔投影式的竖键（不论在上或在下），则当 a→b→c 为顺时针方向时，此手性中心的构型为 R，反之为 S 构型。

$$
\begin{array}{c}
b \\
a \!-\!\!\!\!\text{---}\!\!\!\!- c \\
d
\end{array}
\qquad\qquad
\begin{array}{c}
d \\
b \!-\!\!\!\!\text{---}\!\!\!\!- a \\
c
\end{array}
$$

R 构型 $\qquad\qquad$ S 构型

需要指出的是，D 和 R、L 和 S 并不一定一一对应，如半胱氨酸

$$
\begin{array}{c}
COOH \\
H \!-\!\!\!\!\text{---}\!\!\!\!- NH_2 \\
CH_2SH
\end{array}
$$

，它是 D 构型（—NH_2 在右侧），但由于优先次序为—NH_2＞—CH_2SH＞—$COOH$＞—H，故为 S 构型。

六、旋光异构体的数目与非对映体

含有一个手性碳原子的化合物有两个旋光异构体（一对对映体）和一个外消旋体。含有两个不相同手性碳原子的化合物有四个旋光异构体（两对对映体）和两个外消旋体，如 2-氯-3-羟基丁二酸的四个旋光异构体：

$$
\begin{array}{c}
COOH \\
H \!-\!\!\!\!\overset{2}{\text{---}}\!\!\!\!- Cl \\
H \!-\!\!\!\!\overset{3}{\text{---}}\!\!\!\!- OH \\
COOH
\end{array}
\quad
\begin{array}{c}
COOH \\
Cl \!-\!\!\!\!\overset{2}{\text{---}}\!\!\!\!- H \\
HO \!-\!\!\!\!\overset{3}{\text{---}}\!\!\!\!- H \\
COOH
\end{array}
\quad
\begin{array}{c}
COOH \\
H \!-\!\!\!\!\overset{2}{\text{---}}\!\!\!\!- Cl \\
HO \!-\!\!\!\!\overset{3}{\text{---}}\!\!\!\!- H \\
COOH
\end{array}
\quad
\begin{array}{c}
COOH \\
Cl \!-\!\!\!\!\overset{2}{\text{---}}\!\!\!\!- H \\
H \!-\!\!\!\!\overset{3}{\text{---}}\!\!\!\!- OH \\
COOH
\end{array}
$$

（Ⅰ） $\qquad$ （Ⅱ） $\qquad$ （Ⅲ） $\qquad$ （Ⅳ）

（2R,3R） $\qquad$ （2S,3S） $\qquad$ （2R,3S） $\qquad$ （2S,3R）

（Ⅰ）和（Ⅱ），（Ⅲ）和（Ⅳ）为两对对映体，其余则互为非对映体。非对映体之间虽然互为旋光异构体，但相互之间没有实物和镜像的关系，它们的旋光性、比旋光度、生理活性和物理性质都不相同。在化学性质上，它们虽然可发生类似的反应，但反应速率存在差异。

由上可见，手性分子中含有手性碳原子数目越多，旋光异构体数目也越多，含有 n 个不相同手性碳原子的化合物：

$$旋光异构体的数目 = 2^n$$

$$对映体的成对数目 = 2^n/2$$

$$外消旋体数目 = 2^n/2$$

七、内消旋体

实验证明,含有两个相同手性碳原子的化合物,它的旋光异构体的数目少于 2^n。如酒石酸:

COOH	COOH	COOH	COOH
H—2—OH	HO—2—H	H—2—OH	HO—2—H
HO—3—H	H—3—OH	H—3—OH	HO—3—H
COOH	COOH	COOH	COOH
（Ⅰ）	（Ⅱ）	（Ⅲ）	（Ⅳ）

（Ⅰ）和（Ⅱ）是一对对映体,（Ⅲ）和（Ⅳ）从表面上看是一对对映体,实际上为同一化合物,它们属于同一个构型。在（Ⅲ）或（Ⅳ）中,C2 和 C3 之间存在一个对称面,将分子分为实物和镜像两个部分,因此分子无手性。这种分子结构中含有多个相同的手性碳原子,其旋光性恰好相反且互相抵消,整个分子没有旋光性,称为内消旋体,用符号 m 或 meso 表示。因此,酒石酸实际上只有 3 个旋光异构体,即一对对映体和一个没有旋光性的内消旋体。由于分子内部产生对称因素,旋光异构体的数目少于 2^n。

内消旋体和外消旋体都没有旋光性,但两者有着本质的区别。前者是一个化合物,而后者是等量对映体的混合物,它可以分离出两种旋光性相反的化合物。在计算某一旋光性化合物的旋光异构体数目时,内消旋体算一种而外消旋体不计入内。

综上所述,分子的手性是分子产生旋光性的根本原因。一个分子存在手性碳原子,并不一定是手性分子,如内消旋酒石酸;而一个分子不存在手性碳原子,并不一定不是手性分子,如戊-2,3-二烯(丙二烯型分子),分子中不存在手性碳原子,但是分子既没有对称面也没有对称中心,所以戊-2,3-二烯是手性分子。

戊-2,3-二烯

八、对映异构体在医学上的意义

对映异构体可能有不同的生理或药理作用,如左旋麻黄碱的升压效能是右旋麻黄碱的 4 倍;左旋巴比妥钠对中枢神经有抑制作用,而右旋体则有兴奋作用;右旋维生素 C 有抗坏血病作用,而左旋体则无此作用;左旋氯霉素对治疗伤寒有效,而右旋体则无此作用等。这是因为药物首先与生物体内受体结合,而受体是一些具有特殊结构的生物大分子,往往具有手性,药物与受体的结合可因结合部位、结合点数目而影响药物产生的活性。对映异构体会因构型不同,与受体作用的有效部位不同,而显示出不同的生物效应(图 12-7)。非对映异构体的理化性质不同,在机体内的分布代谢、与受体的作用也就不同,故生物活性也不相同。

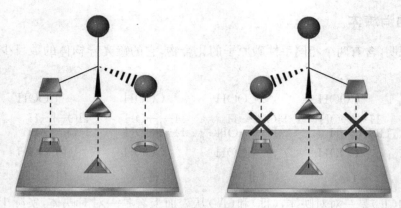

图 12-7 对映异构体与受体作用示意图

九、化合物的结构、构造、构型和构象

一般认为,如果一个具有确定构造的分子,它的原子或基团在空间有两种不同的三维空间排布,而这种排布仅仅借助于键的自由旋转就能相互转换,则为两种不同的构象;如果不能相互转换,则为两种不同的构型。构型和构象的区别可以简单地归纳如下:构型异构体可以相互分离,而构象异构体至今还不能用一定的化学方法将它们分离开来;构型异构体的相互转变要经过化学反应,涉及化学键的断裂和形成,需要较高的能量,而构象异构体的转变不涉及化学键的断裂和形成,仅仅通过键的旋转,一般在室温下即能完成。

构造规定了分子中原子或基团相互连接的次序和方式,同一分子组成可因构造不同而形成不同的构造异构体;同一构造也可因构型不同而形成构型异构体,如顺反异构体和旋光异构体;同一构型还可因键的旋转而形成多种构象异构体,以丁-2,3-二醇为例,它有两种较稳定的构象,即对位交叉式和邻位交叉式。

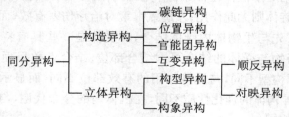

<table>
<tr><td>对位交叉式</td><td>邻位交叉式</td></tr>
</table>

由此可见,构造、构型和构象是逐步深入的不同层次概念,当描述一个分子结构时,除了分子的构造,还应包括构型和构象。

同分异构现象可以归纳如下:

```
                                    ┌── 碳链异构
                      ┌── 构造异构 ──┼── 位置异构
                      │             ├── 官能团异构
同分异构 ──┤             └── 互变异构         ┌── 顺反异构
          │                       ┌── 构型异构 ──┤
          └── 立体异构 ──┤                       └── 对映异构
                        └── 构象异构
```

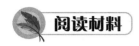

反式脂肪酸

反式脂肪酸是一类至少含有一个反式构型双键的直链不饱和脂肪酸。人类日常膳食中的反式脂肪酸有两类：微量天然反式脂肪酸(rTFA)和可观的反式脂肪酸(iTFA)。

工业中的反式脂肪酸主要来自植物油的氢化过程。为防止油脂酸败、延长保质期，20世纪60年代兴起的油脂氢化加工工艺生产出人造黄油、人造奶油、植物性起酥油等含有反式脂肪酸的加工食品。自然界中的反式脂肪酸来自反刍动物瘤胃的发酵过程，以及一些乳制品和肉类，其中主要的反式脂肪酸是十八碳烯酸和共轭亚油酸。此外，深度油炸也会促进反式脂肪酸的形成。

反式脂肪酸会对人体产生诸多不良影响，如冠心病、2型糖尿病。反式脂肪酸可影响血脂低密度脂蛋白和高密度脂蛋白的水平，提高两者的比值，同时还会增加血浆中甘油三酯的水平，增加冠心病的发病率。反式脂肪酸还会引起内皮细胞功能紊乱，增加动脉血栓形成的风险。反式脂肪酸可降低胰岛素的浓度导致胰岛素抗性。反式脂肪酸的摄入可增加体重，尤其体现在腹部脂肪的积累，最终导致肥胖。此外，反式脂肪酸还可通过减少ATP结合转运子ABCA-1的表达，增加巨噬细胞胆固醇含量，进而导致动脉粥样硬化的形成[1]。

基于此，减少日常饮食中反式脂肪酸的含量是迫切需要的。化学方法减少反式脂肪酸是减少食品加工过程中氢化植物油中反式脂肪酸的含量，最直接的方法就是修饰氢化过程及混合脂肪酸的酯化。一般可通过调节氢化过程中油的温度、氢化压力、搅拌速度、反应时间及催化剂的类型和浓度等参数来改变反式脂肪酸的产量。例如，在植物油的精炼过程中，反式脂肪酸的形成主要依赖于温度；油炸过程中反式脂肪酸的产生也主要依赖于温度及油的使用时间。因此，油炸过程中要避免油的重复使用及使用时间过长。脂肪酸的酯化是脂肪酸和甘油之间酯键形成的过程。此外，也可通过化学方法和酶催化方法使反式脂肪酸不再形成，以及不饱和脂肪酸水平最小化。通过化学方法酯化的脂肪酸较非酯化的脂肪酸对人体血液中脂类、葡萄糖、胰岛素的影响小。生物方法中最常见的是通过传统育种和基因工程技术修饰食用油种子中脂肪酸的成分。基因工程技术通过突变、杂交、基因表达调节来减少反式脂肪酸含量及不饱和脂肪酸含量（如增加油酸，减少亚麻酸的含量），产生高质量的食用油[2]。

参考文献

[1] 左丹,汪妮妮. 食品中反式脂肪酸的危害及减控技术研究进展[J]. 食品安全导刊,
    2020(18):40-43.

[2] MAO S, LIU Z, TIAN Y, et al. Branched-long-chain monomethyl fatty acids: are
    they hidden gems? [J]. J Agric Food Chem, 2023, 71(48):18674-18684.

—————————— 习 题 ——————————

1. 举一个属于下列异构体的例子。

(1) 构造异构体
(2) 顺反异构体
(3) 对映异构体
(4) 非对映异构体

2. 指出下列化合物有无对映异构体,若有,写出各异构体的费歇尔投影式,并用 R/S 表示手性碳原子的构型。

(1) 3-氯戊烷
(2) 2,3,4-三羟基丁醛
(3) 2-羟基丙-1,2,3-三甲酸
(4) 2,3-二溴丁二酸

3. 指出下列化合物中手性碳原子的 R/S 构型。

(1) 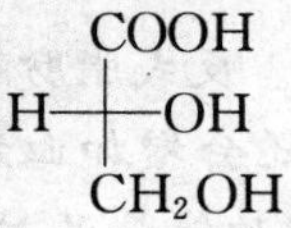
```
      COOH
H ——|—— OH
     CH₂OH
```

(2) 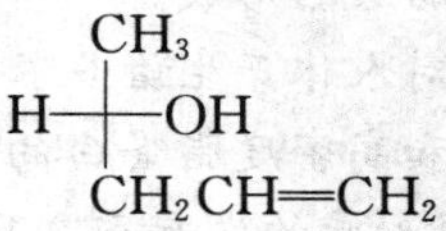
```
      CH₃
H ——|—— OH
  CH₂CH=CH₂
```

(3) 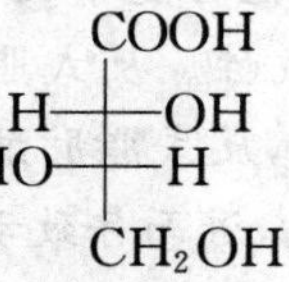
```
       COOH
 H ——|—— OH
HO ——|—— H
      CH₂OH
```

(4) 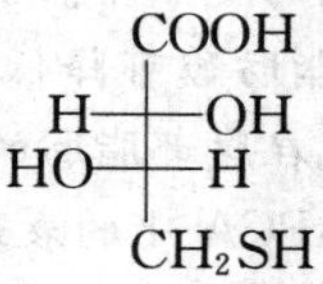
```
       COOH
 H ——|—— OH
HO ——|—— H
      CH₂SH
```

4. 假若 D-(+)-甘油醛经温和氧化生成相应的甘油酸,而此酸是左旋的,那么下列名称中哪一个是正确的?

(1) D-(+)-甘油酸
(2) D-(-)-甘油酸
(3) L-(+)-甘油酸
(4) L-(-)-甘油酸

5. 有一羟基酸分子式为 $C_3H_6O_3$,具有旋光性,试写出它的一对对映体的费歇尔投影式,并用 R/S 表示其构型。

6. 1,2-二氯环丙烷有多少可能的构型异构体?写出其所有的构型异构体,并标明构型。

7. 写出化合物 $ClCH_2CH_2Cl$ 的典型构象,并指出其中的优势构象。

(张振琴)

第十三章

脂 肪 烃

学习要求

掌握：烷烃、环烷烃、烯烃、炔烃、二烯烃的结构和命名；烷烃、环烷烃、烯烃、炔烃、二烯烃的化学性质，如烷烃的卤代反应、环烷烃的卤代反应和加成反应、烯烃和炔烃的加成反应及氧化反应、炔化物的生成、共轭二烯烃的加成反应；诱导效应和共轭效应。

熟悉：烯烃和炔烃的聚合反应。

了解：烷烃、烯烃、炔烃的物理性质。

只含碳、氢两种元素的有机化合物称为碳氢化合物，简称烃（hydrocarbon）。烃是有机化合物的母体，其他各类有机化合物都可看作烃的衍生物。

根据碳链骨架及碳原子间化学键的不同，烃分类如下：

$$
烃
\begin{cases}
开链烃（脂肪烃）
\begin{cases}
饱和烃（烷烃）\\
不饱和烃（烯烃、炔烃、二烯烃）
\end{cases}\\
闭链烃（环烃）
\begin{cases}
脂环烃（环烷烃、环烯烃、环炔烃）\\
芳香烃（苯型芳香烃、非苯型芳香烃）
\end{cases}
\end{cases}
$$

本章讨论脂肪烃（aliphatic hydrocarbon）的结构、命名和性质。因脂环烃（alicyclic hydrocarbon）性质与脂肪烃相似，相关内容也纳入本章。

第一节　烷烃、环烷烃、烯烃和炔烃的结构

一、烷烃的结构

烷烃（alkane）分子中碳原子采取 sp^3 杂化，碳与碳之间及碳与氢之间均以 σ 键结合。烷烃的分子通式为 C_nH_{2n+2}。具有同一通式、结构相似且组成上相差一个或多个 CH_2 的一系列化合物互称同系物，CH_2 称为系列差，同系物具有类似的化学性质。

甲烷是烷烃中结构最简单的分子。甲烷分子中碳原子的四个 sp^3 杂化轨道分别与四个氢原子的 1s 轨道沿键轴"头碰头"相互重叠，形成四个 C—H σ 键，C—H σ 键的键长为 0.110 nm，键角为 109.5°。甲烷分子的空间构型为正四面体，碳原子位于正四面体的中心，四个氢原子位于正四面体的四个顶点（图 13-1）。

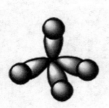 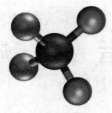

（a）电子云图　　　（b）球棍模型　　　（c）比例模型

图 13-1　甲烷的结构

乙烷等其他烷烃分子中的 C—C σ 键是由两个碳原子的 sp^3 杂化轨道"头碰头"重叠而成，C—C σ 键键长为 0.154 nm。图 13-2 和图 13-3 分别为乙烷和正丁烷的结构。

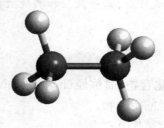　　　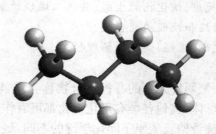

图 13-2　乙烷的结构　　　　　**图 13-3　正丁烷的结构**

二、环烷烃的结构

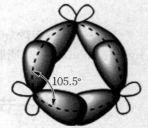

环丙烷的三个碳原子在同一平面上形成正三角形，碳原子之间的夹角只能为 60°，因此环丙烷相邻两个碳原子以 sp^3 杂化轨道形成 C—C 键时，不能沿两个碳原子核的连线实现最大程度的重叠，而是在碳碳连线的外侧以弯曲的方式重叠（称为弯曲键），形成的 C—C 键夹角为 105.5°（图 13-4）。这种键角与轨道夹角不一致而产生的应力称为角张力，角张力是影响环烷烃稳定性的因素之一。

图 13-4　环丙烷的弯曲键示意图

从环丁烷开始，组成环的碳原子不在同一平面上。环丁烷和环戊烷（图 13-5、图 13-6）仍具有一定的角张力，但比环丙烷小。环己烷中碳碳键键角约 109.5°，没有角张力。因此，环烷烃的稳定性顺序为环己烷＞环戊烷＞环丁烷＞环丙烷。

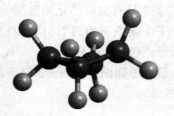　　　　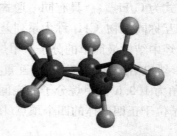

图 13-5　环丁烷的结构　　　**图 13-6　环戊烷的结构**

三、烯烃的结构

烯烃(alkene)是分子中含有碳碳双键的碳氢化合物,含一个碳碳双键的烯烃称为单烯烃,链状单烯烃的分子通式为 C_nH_{2n}。

最简单的烯烃为乙烯,其结构如图 13-7 所示。乙烯的两个碳原子采取 sp^2 杂化,碳原子各以一个 sp^2 杂化轨道"头碰头"重叠形成 C—C σ 键,每个碳原子的其余两个 sp^2 杂化轨道分别与氢原子的 1s 轨道重叠,形成 C—H σ键。这五个 σ 键均在同一平面上,键角为 $120°$。乙烯两个碳原子各余一个未参与杂化的 p 轨道,因 p 轨道的对称轴

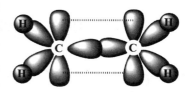

图 13-7 乙烯的结构

与 sp^2 杂化轨道所在平面垂直,故两个 p 轨道相互平行,它们"肩并肩"重叠形成碳碳 π 键,即碳碳双键由一个 σ 键及一个 π 键构成。π 键电子云呈块状分布在 σ 键所在平面的上下方,烯烃分子中碳碳双键的键长为 0.134 nm。

四、炔烃的结构

炔烃(alkyne)的结构特点是分子含有碳碳三键,碳碳三键由一个 σ 键和两个 π 键组成。链状单炔烃的分子通式为 C_nH_{2n-2}。

最简单的炔烃为乙炔,其结构如图 13-8 所示。乙炔分子中,两个碳原子各以一个 sp 杂化轨道"头碰头"重叠形成 C—C σ 键,以另一个 sp 杂化轨道与氢原子的 1s 轨道"头碰头"重叠形成 C—H 键。乙炔分子中的 C—C σ 键和两个 C—H σ 键在一条直线上,键角为 $180°$。每个碳原子两个相互垂直的未参与杂化的 p 轨道,分别"肩并肩"平

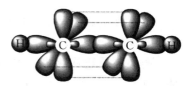

图 13-8 乙炔的结构

行重叠,形成两个相互垂直的 π 键。碳碳三键的键长为 0.120 nm。

第二节　烷烃、环烷烃、烯烃和炔烃的命名

一、烷烃、环烷烃的命名

烷烃的命名是其他各类有机化合物命名的基础,常用的有普通命名法和系统命名法。

(一)普通命名法

普通命名法仅适用于结构简单的烷烃。直链烷烃按分子中所含碳原子数称为"正某烷"(简称"某烷")。"某"指碳原子数,用甲、乙、丙、丁、戊、己、庚、辛、壬、癸分别表示 1～10 个碳原子,碳原子数大于 10,则用中文数字十一、十二、十三……表示,例如:

$$CH_3CH_2CH_3 \qquad CH_3CH_2CH_2CH_3 \qquad CH_3(CH_2)_{10}CH_3$$

（正)丙烷　　　　　　　（正)丁烷　　　　　　　（正)十二烷

含支链且碳数较少的烷烃也可以用普通命名法命名,例如,含五个碳原子的烷烃有正戊烷、异戊烷、新戊烷三种:

$$CH_3CH_2CH_2CH_2CH_3 \qquad\qquad CH_3\overset{\overset{\displaystyle CH_3}{|}}{C}HCH_2CH_3 \qquad\qquad CH_3\overset{\overset{\displaystyle CH_3}{|}}{\underset{\underset{\displaystyle CH_3}{|}}{C}}CH_3$$

$$\text{(正)戊烷} \qquad\qquad\qquad \text{异戊烷} \qquad\qquad\qquad \text{新戊烷}$$

(二)系统命名法

烷烃中的碳原子均为饱和碳原子,根据其所连碳原子数目的不同,可以分为伯(primary)碳原子、仲(secondary)碳原子、叔(tertiary)碳原子、季(quaternary)碳原子,也可称为一级碳原子、二级碳原子、三级碳原子、四级碳原子,分别用 $1°C$、$2°C$、$3°C$、$4°C$ 表示。例如:

$$H_3\overset{1°}{C}-\overset{\overset{\overset{1°}{CH_3}}{|}}{\underset{\underset{\underset{1°}{CH_3}}{|}}{\overset{4°}{C}}}-\overset{2°}{C}H_2-\overset{\overset{3°}{|}}{\underset{\underset{\underset{1°}{CH_3}}{|}}{C}}H-\overset{1°}{C}H_3$$

连接在伯碳原子、仲碳原子、叔碳原子上的氢原子,相应地称为伯氢($1°H$)、仲氢($2°H$)和叔氢($3°H$)。

母体氢化物从形式上去掉一个或多个氢原子后,形成带游离价键的结构单元称为基。烷烃、烯烃和炔烃分子去掉一个氢原子后形成的基团分别称为烷基、烯基和炔基,脂肪烃基常用 R— 表示。表 13-1 列出了常见烷烃去除一个氢原子后烷基的结构和名称。

表 13-1　常见烷基结构和名称

基团结构	名称
CH_3-	甲基(methyl,简写为 Me)
CH_3CH_2-	乙基(ethyl,简写为 Et)
$CH_3CH_2CH_2-$	丙基(propyl,简写为 Pr)
$(CH_3)_2CH-$	1-甲基乙基(1-methylethyl),俗名异丙基(isopropyl,简写为 i-Pr)
$CH_3CH_2CH_2CH_2-$	丁基(butyl,简写为 Bu)
$(CH_3)_2CHCH_2-$	2-甲基丙基(2-methylpropyl),俗名异丁基(isobutyl,简写为 i-Bu)
$CH_3CH_2\overset{\underset{\underset{\displaystyle CH_3}{|}}{}}{C}H-$	1-甲基丙基(1-methylpropyl),俗名仲丁基(sec-butyl,简写为 s-Bu)
$CH_3\overset{\overset{\displaystyle CH_3}{|}}{\underset{\underset{\displaystyle CH_3}{|}}{C}}-$	1,1-二甲基乙基(1,1-dimethylethyl),俗名叔丁基($tert$-butyl,简写为 t-Bu)

烷烃分子去除两个氢原子后所形成的二价取代基中,取代基以双键连接同一碳原子时,称为亚基;而取代基以两个单键连接两个碳原子时,则称为叉基。例如:

$$=CH_2$$

甲亚基(methylidene)

$$\diagdown_{CH_2}^{\diagup}$$

甲叉基(methanediyl)

常见的烯基和炔基有

$$CH_2=CH-$$

乙烯基(ethenyl)

$$CH\equiv C-$$

乙炔基(ethynyl)

$$CH_3CH=CH-$$

丙-1-烯基(prop-1-en-1-yl)

俗名丙烯基

$$CH_2=CHCH_2-$$

丙-2-烯基(prop-2-en-1-yl)

俗名烯丙基

环烷烃分子去掉一个氢原子形成的基团称为环烷基,英文前缀为 cyclo-。

环丙基(cyclopropyl)　　环己基(cyclohexyl)

对于复杂的取代基,可编号后进行命名,编号是从游离价键所在的碳原子开始,定为1位,其余按顺序编号,例如:

$$\begin{array}{c} CH_3 \\ | \\ CH_3CH_2CCH_2- \\ | \\ CH_3 \end{array}$$

2,2-二甲基丁基

烷烃的系统命名参照第十一章中的有机化合物命名原则。书写化合物名称时,需要依次写出取代基的位次、名称和母体"某烷"。取代基位次用阿拉伯数字表示,位次和名称之间加英文半字线"-"连接。分子中存在多个取代基时,每个取代基的位次均需标明,数字间用半角","隔开。相同的取代基合并,取代基的数目用二、三、四等表示(英文名称 di-,tri-,tetra-)。不同的取代基按英文字母排列顺序依次列出。注意 di-,tri-,tetra-,tert- 等不参与排序,仅前缀 iso-,cyclo-等参与排序。例如:

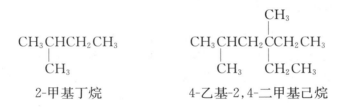

$$\begin{array}{c} CH_3CHCH_2CH_3 \\ | \\ CH_3 \end{array}$$

2-甲基丁烷

$$\begin{array}{c} CH_3 \\ | \\ CH_3CHCH_2CCH_2CH_3 \\ | \qquad | \\ CH_3 \quad CH_2CH_3 \end{array}$$

4-乙基-2,4-二甲基己烷

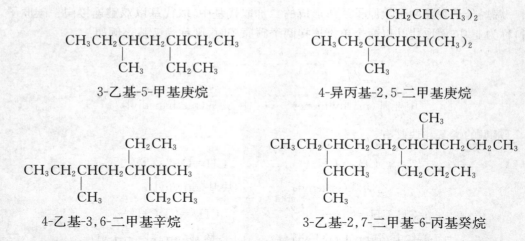

3-乙基-5-甲基庚烷   4-异丙基-2,5-二甲基庚烷

4-乙基-3,6-二甲基辛烷   3-乙基-2,7-二甲基-6-丙基癸烷

环烷烃的系统命名与烷烃相似,根据成环碳原子数称为"环某烷"(英文使用 cyclo- 作为前缀加在烷烃名称之前)。取代环烷烃则将环上的支链作为取代基,其名称放在"环某烷"之前。如果环上不止一个取代基,应根据最低位次组原则使取代基的编号尽可能小;如果取代基最低位次组有选择,应按照取代基英文名称字母顺序,使排列在前的取代基具有较小的编号。例如:

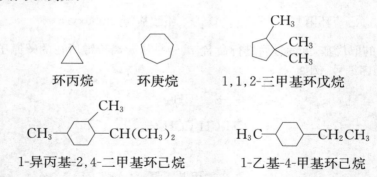

环丙烷   环庚烷   1,1,2-三甲基环戊烷

1-异丙基-2,4-二甲基环己烷   1-乙基-4-甲基环己烷

当环上的碳原子数比与环相连碳链的碳原子数少或碳链含有多个环时,通常以开链烷烃为母体,环作为取代基来命名。例如:

1-环丁基-3-甲基戊烷   1,2-二环丙基乙烷

二、烯烃和炔烃的命名

烯烃和炔烃的命名主要采用系统命名法,要点如下:

选择分子内最长碳链作为主链,支链作为取代基。若主链含有重键(双键或三键),根据主链所含碳原子数称为"某烯"或"某炔"。例如:

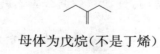

母体为戊烷(不是丁烯)

将主链上的碳原子按最低位次组原则编号。若主链含有重键,则应优先给予重键最小编号。重键的位次用两个碳原子中编号小的位次表示,写在"某烯"或"某炔"的"烯"或"炔"字之前,前后用英文半字线相连。

取代基的位次、数目、名称写在母体名称之前,其原则和书写格式与烷烃相同。若烯烃或炔烃主链的碳原子数多于 10 个时,命名时中文数字与"烯"或"炔"字之间加一个"碳"字。例如:

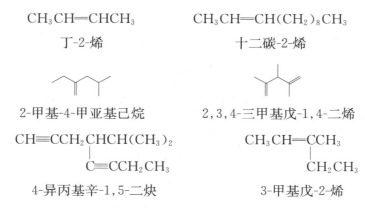

$$CH_3CH\!=\!CHCH_3$$

丁-2-烯

$$CH_3CH\!=\!CH(CH_2)_8CH_3$$

十二碳-2-烯

2-甲基-4-甲亚基己烷

2,3,4-三甲基戊-1,4-二烯

$$CH\!\equiv\!CCH_2CHCH(CH_3)_2$$
$$\quad\quad\quad\;\; C\!\equiv\!CCH_2CH_3$$

4-异丙基辛-1,5-二炔

$$CH_3CH\!=\!CCH_3$$
$$\quad\quad\quad CH_2CH_3$$

3-甲基戊-2-烯

不饱和脂环烃的命名与不饱和开链烃类似。例如:

3-甲基环戊(-1-)烯

1,6-二甲基环己-1,3-二烯

第三节　烷烃、环烷烃、烯烃和炔烃的物理性质

常温、常压下,含 1~4 个碳原子的烷烃均为气体,含 5~17 个碳原子的直链烷烃是液体,含 18 个碳原子及以上的直链烷烃是固体;低级环烷烃是气体(如环丙烷、环丁烷等)或液体(如环戊烷、环己烷等),高级环烷烃是固体。

4 个碳原子及以下的烯烃是气体,含 5~18 个碳原子的烯烃是液体,高级烯烃是固体。炔烃物理性质与烯烃类似。

直链烷烃、烯烃、炔烃的沸点和熔点随着碳原子数的增加而升高。

烷烃、烯烃、炔烃难溶于水,易溶于非极性有机溶剂。

第四节　烷烃、环烷烃、烯烃和炔烃的化学性质

一、烷烃的化学性质

烷烃分子中 C—C 键和 C—H 键是牢固的 σ 键,室温下烷烃具有高度稳定性,一般不

与强酸、强碱、强氧化剂、强还原剂反应,因此烷烃常用作溶剂或药物的基质。

在光照、高温或催化剂等外界条件下,烷烃也可以发生一些化学反应。

有机化合物分子中的原子或基团,被其他原子或基团取代的反应,称为取代反应(substitution reaction)。烷烃和卤素混合物在黑暗和室温条件下不发生反应,但在紫外光照射或加热至约 300 ℃时,烷烃分子中的氢原子会被卤原子取代,称为烷烃的卤代反应(halogenation reaction)。例如,甲烷和氯气在日光照射下剧烈反应,得到不同氯代烷的混合物。

$$CH_4 \xrightarrow[日光]{Cl_2} CH_3Cl \xrightarrow[日光]{Cl_2} CH_2Cl_2 \xrightarrow[日光]{Cl_2} CHCl_3 \xrightarrow[日光]{Cl_2} CCl_4$$

一氯甲烷　　　　二氯甲烷　　　　三氯甲烷　　　　四氯化碳

烷烃卤代反应的机制是自由基取代反应(又称游离基取代反应),包括链引发、链增长和链终止三个阶段。

以日光照射下甲烷氯代反应为例,其反应机制如下:

1. 链引发　氯分子吸收光能,Cl—Cl 键均裂产生两个氯自由基。

$$① \quad Cl \overset{\curvearrowright}{\cdot \cdot} Cl \xrightarrow[日光]{Cl_2} 2Cl\cdot$$

2. 链增长　活泼的氯自由基与体系中甲烷分子发生碰撞时,夺取甲烷分子中的一个氢原子,生成氯化氢分子,同时产生一个新的自由基——甲基自由基。接下来活泼的甲基自由基与体系中氯气分子发生碰撞,夺取氯气分子中的一个氯原子,生成一氯甲烷和氯自由基。新生成的氯自由基又可以进行如上反应。②和③两步循环往复地进行,称为自由基的链反应(free radical chain reaction)。

$$② \quad CH_4 + Cl\cdot \longrightarrow \cdot CH_3 + HCl$$
$$③ \quad \cdot CH_3 + Cl_2 \longrightarrow CH_3Cl + Cl\cdot$$

在链增长阶段还存在如下反应,使甲烷氯代反应产生二氯甲烷、三氯甲烷及四氯化碳等产物。

$$CH_3Cl + Cl\cdot \longrightarrow \cdot CH_2Cl + HCl$$
$$\cdot CH_2Cl + Cl_2 \longrightarrow CH_2Cl_2 + Cl\cdot$$
$$CH_2Cl_2 + Cl\cdot \longrightarrow \cdot CHCl_2 + HCl$$
$$\cdot CHCl_2 + Cl_2 \longrightarrow CHCl_3 + Cl\cdot$$
$$CHCl_3 + Cl\cdot \longrightarrow \cdot CCl_3 + HCl$$
$$\cdot CCl_3 + Cl_2 \longrightarrow CCl_4 + Cl\cdot$$

3. 链终止　随着反应进行,反应物的量逐渐减少,自由基与体系中可反应的有机化合物碰撞机会减少,自由基之间相遇的机会增大,自由基互相碰撞结合成分子,如反应④、⑤和⑥等。因为生成物为稳定分子,不会重复以上链反应,所以链反应终止。

$$④ \quad Cl\cdot + Cl\cdot \longrightarrow Cl_2$$
$$⑤ \quad Cl\cdot + \cdot CH_3 \longrightarrow CH_3Cl$$
$$⑥ \quad \cdot CH_3 + \cdot CH_3 \longrightarrow CH_3CH_3$$

甲烷的溴代反应及其他烷烃的卤代反应也是自由基取代反应。

不同卤素与烷烃的反应活性顺序为 $F_2 > Cl_2 > Br_2 > I_2$。甲烷的氟代反应十分剧烈，难以控制，强烈放热，反应所产生的热量可破坏大多数化学键，以致发生爆炸。相反，碘代反应难以进行。因此，烷烃的卤代反应一般指氯代反应和溴代反应。

含有不同类型氢原子的烷烃发生卤代反应时，生成多种取代烃的混合物。由于不同类型氢原子的解离速率不同，形成各卤代物的比例也不同。烷烃分子中不同类型氢发生自由基取代反应的活性顺序为叔氢＞仲氢＞伯氢。

二、环烷烃的化学性质

脂环烃的化学性质与开链烃相似。例如，环烷烃与酸、碱、氧化剂（如高锰酸钾）和还原剂（如金属钠）等一般都不反应；在光照、高温等条件下，可发生自由基取代反应。

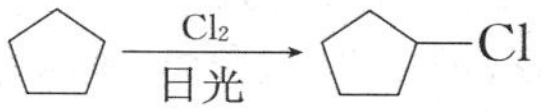

环烷烃中的三元环化合物和四元环化合物，由于分子中存在角张力，分子不稳定，容易发生开环反应。环丙烷在常温条件下可与卤素或卤化氢发生加成反应，而环丁烷则需要在加热条件下才能发生相应反应。例如：

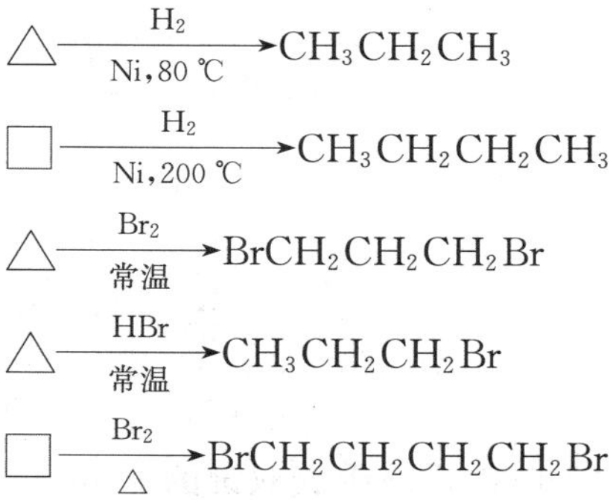

烷基取代的环丙烷（或环丁烷）发生开环加成反应时，环的断裂一般发生在含氢最多与含氢最少的两个碳原子之间。与卤化氢加成时，氢原子加在连氢原子较多的碳原子上，卤原子则加在连氢原子较少的碳原子上。例如：

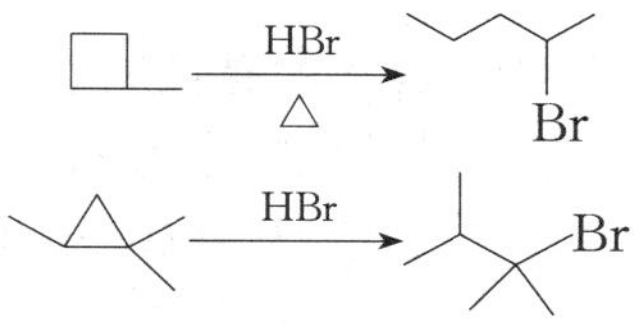

五元、六元环烷烃难以发生开环加成反应，因此可以使用红棕色的溴水区别五元、六元环烷烃与三元、四元环烷烃。

三、烯烃的化学性质

碳碳双键是烯烃的反应中心，双键中 π 键重叠程度小于 σ 键，π 键比 σ 键更易断裂，易发生加成反应和氧化反应。

（一）加成反应

有机化合物分子中 π 键断裂，试剂的两部分分别加到 π 键所在的两个碳原子上，这种反应称为加成反应。烯烃可以与氢气发生加成反应，也可以与卤素、卤化氢等发生亲电加成反应。

1. 与氢气加成　烯烃在金属催化剂 Ni、Pt 或 Pd 的作用下发生催化加氢反应，产物为烷烃。例如：

$$CH_3CH{=}CH_2 \xrightarrow[\triangle]{H_2/Pt} CH_3CH_2CH_3$$

2. 与卤素加成　氟与烯烃反应放出大量热，使烯烃分解，反应需在特殊条件下进行。碘与烯烃一般不发生离子型亲电加成反应。烯烃与卤素加成反应的产物为邻二卤代物。实验室常用烯烃和溴的加成反应进行烯烃的定性分析或定量测定。常用方法为烯烃中滴入浓度为 5% 溴的四氯化碳溶液，溴的红棕色立刻褪去，反应灵敏。例如：

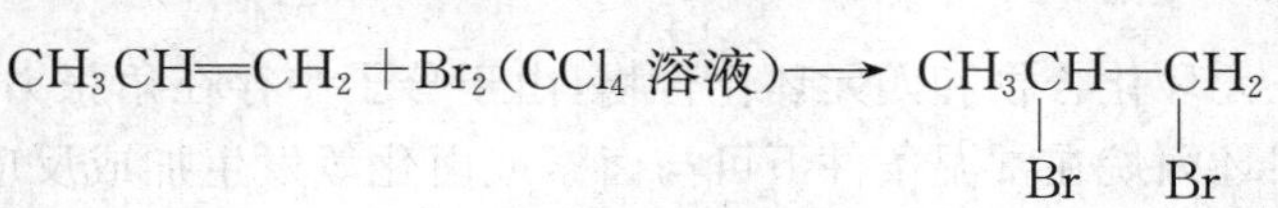

$$CH_3CH{=}CH_2 + Br_2(CCl_4\ 溶液)\longrightarrow \underset{\underset{Br}{|}\ \underset{Br}{|}}{CH_3CH{-}CH_2}$$

3. 与卤化氢加成　烯烃与 HX 加成是经由碳正离子的亲电加成反应，其反应机制如下：

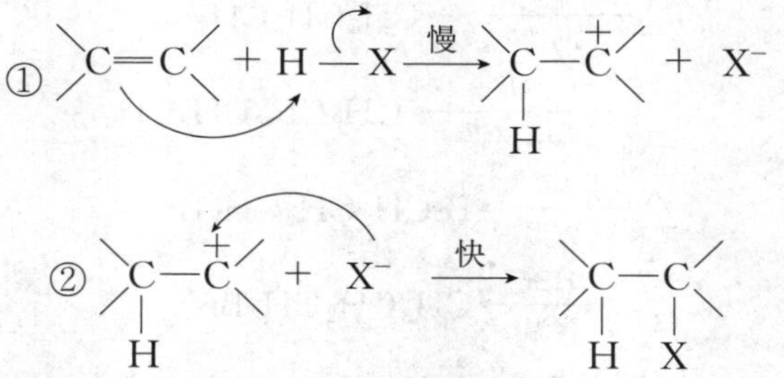

第一步，亲电试剂 HX 中的 H^+ 进攻碳碳双键的 π 电子，π 键断裂，形成碳正离子中间体（carbocation intermediate）；第二步，卤素负离子和碳正离子中间体结合生成亲电加成产物。在此过程中，第一步反应的反应速率慢，是整个反应的速率控制步骤。在速率控制步骤中，由于亲电试剂进攻烯烃 π 电子，因此烯烃与卤化氢的加成反应称为亲电加成反应。

由反应机制可知，烯烃双键上电子云密度越高，氢卤酸的酸性越强，反应越容易进行。不同卤化氢进行亲电加成反应时，其活性顺序为 HI＞HBr＞HCl＞HF。

结构对称的烯烃与卤化氢发生加成反应，只生成一种卤代物产物。例如：

$$CH_2{=}CH_2 \xrightarrow{HI} CH_3CH_2I$$

不对称烯烃与卤化氢加成可生成两种不同的加成产物，实验证明一般是以其中一种为主。1870 年，俄国化学家马尔可夫尼可夫（Markovnikov）总结了不对称烯烃与卤化氢加成的规律：HX 与不对称烯烃加成时，HX 中的 H^+ 总是加到双键中含氢较多的碳原子上，X^- 加到双键中含氢较少的碳原子上。此规律称为马尔可夫尼可夫规则（Markovnikov's rule，简称马氏规则）。例如：

$$CH_3CH\!=\!CH_2 + HCl \longrightarrow \underset{\underset{H}{|}}{\underset{\underset{Cl}{|}}{CH_3CH\!-\!CH_2}} + \underset{\underset{Cl}{|}}{\underset{\underset{H}{|}}{CH_3CH\!-\!CH_2}}$$

（主要产物）

上述反应以 2-氯丙烷为主要产物,主要是因为不对称的丙烯与乙烯不同,连接在双键碳原子上的甲基具有供电子作用,造成双键上电子云密度分布发生变化。这种由分子中原子或基团电负性不同而引起分子中电子云沿着分子链向某一方向偏移的效应称为诱导效应(inductive effect),用符号 I 表示。

诱导效应通常以 C—H 键作为比较标准,电负性大于氢的原子或基团称为吸电子基团,由此引起的诱导效应称为吸电子诱导效应,用"−I"表示;反之,电负性小于氢的原子或基团称为供电子基团,由此引起的诱导效应称为供电子诱导效应,用"＋I"表示。

$$-\!\overset{|}{\underset{|}{C}}\!\rightarrow X \qquad -\!\overset{|}{\underset{|}{C}}\!-\!H \qquad -\!\overset{|}{\underset{|}{C}}\!\leftarrow Y$$

$$-I \qquad\qquad 比较标准 \qquad\qquad +I$$

（电负性大小:—X＞—H＞—Y）

常见基团的电负性次序:—NO$_2$＞—F＞—Cl＞—Br＞—I＞—OR＞—NHCOR＞—C$_6$H$_5$＞—CH$_3$＞—CH$_2$CH$_3$＞—CH(CH$_3$)$_2$＞—C(CH$_3$)$_3$

诱导效应沿着分子碳链传递,并随着碳链的增长而迅速减弱,一般经过 3 个碳原子以后,影响极其微弱,通常忽略不计。例如:

$$-\!\overset{|}{\underset{|}{C}}\!\xrightarrow{\delta\delta\delta^+}\overset{|}{\underset{|}{C}}\!\xrightarrow{\delta\delta^+}\overset{|}{\underset{|}{C}}\!\xrightarrow{\delta^+}Cl$$

丙烯与氯化氢发生亲电加成反应时,分子中甲基是供电子基团,导致 π 电子云在双键碳原子上分布不均匀,试剂卤化氢中带正电荷的 H$^+$ 进攻带部分负电荷的双键碳原子,形成新的 σ 键,生成碳正离子中间体。随后,卤素负离子 X$^-$ 与碳正离子中间体结合,得到主要加成产物 2-氯丙烷。

$$CH_3 \longrightarrow CH\!-\!CH_2$$

$$CH_3 \longrightarrow \overset{\delta^+}{CH}\!=\!\overset{\delta^-}{CH_2} + H^+ \xrightarrow{慢} CH_3\overset{+}{C}HCH_3$$

$$CH_3\overset{+}{C}HCH_3 + Cl^- \xrightarrow{快} \underset{\underset{Cl}{|}}{CH_3CHCH_3}$$

又如,3,3,3-三氟丙-1-烯与 HBr 发生亲电加成反应,三氟甲基具有强吸电子诱导效应,导致双键中与之靠近的碳原子 π 电子云密度较高,试剂中带正电荷的 H$^+$ 易与之结合,反应的主产物为 3-溴-1,1,1-三氟丙烷。

$$CF_3 \xleftarrow{} \overset{\delta^-}{C}H \overset{\delta^+}{=} CH_2 + HBr \longrightarrow CF_3\underset{H}{C}H\underset{Br}{C}H_2$$

再如,不对称烯烃丙烯与试剂 IBr 反应时,试剂中带正电荷的 I^+ 易与末端双键碳原子结合,反应的主产物为 2-溴-1-碘丙烷。

$$CH_3 \xrightarrow{} \overset{\delta^+}{C}H \overset{\delta^-}{=} CH_2 + \overset{\delta^+}{I} \overset{\delta^-}{-} Br \longrightarrow CH_3\underset{Br}{C}H\underset{I}{C}H_2$$

从烯烃发生亲电加成反应的机制可知,速率控制步骤的反应速率取决于碳正离子中间体的稳定性,并决定了加成反应的主要产物。碳正离子中间体越稳定,相应的反应越容易进行。供电子基团使碳正离子的正电荷分散,体系稳定;反之,吸电子基团则使碳正离子稳定性降低。常见的碳正离子的稳定性顺序为叔碳正离子>仲碳正离子>伯碳正离子>甲基碳正离子

丙烯与 HBr 发生亲电加成反应,可生成两种碳正离子中间体。

$$CH_2=CHCH_3 \xrightarrow{HBr} \begin{cases} CH_3\overset{+}{C}HCH_3 \xrightarrow{Br^-} CH_3\underset{}{\overset{Br}{C}}HCH_3 \\ \quad\quad I（较稳定） \\ CH_3CH_2\overset{+}{C}H_2 \xrightarrow{Br^-} CH_3CH_2CH_2Br \\ \quad II \end{cases}$$

仲碳正离子 I 稳定性较伯碳正离子 II 稳定,故丙烯与 HBr 加成的主要产物为 2-溴丙烷。

(二) 氧化反应

在有机化学中,氧化反应通常指有机化合物分子中加氧或去氢的反应。

烯烃与诸如酸性高锰酸钾溶液反应时,不同结构的烯烃可以氧化生成酮、羧酸或二氧化碳。例如:

$$CH_3CH=CH_2 \xrightarrow[H_3O^+,\triangle]{KMnO_4} CH_3COOH + CO_2$$

$$CH_3CH_2CH=C(CH_3)_2 \xrightarrow[H_3O^+,\triangle]{KMnO_4} CH_3CH_2COOH + CH_3\underset{O}{\overset{\|}{C}}CH_3$$

$$\text{(环己烯)} \xrightarrow[H_3O^+,\triangle]{KMnO_4} CH_3\underset{O}{\overset{\|}{C}}(CH_2)_4COOH$$

通过产物结构分析,可以推断反应物烯烃的结构。反应现象为酸性高锰酸钾溶液的紫红色褪去,现象明显。由于烷烃和环烷烃不能被酸性高锰酸钾溶液氧化,常利用这一反应鉴别烯烃与烷烃或烯烃与环烷烃。

(三) 聚合反应

在一定条件下,由相对分子质量小的化合物相互作用生成相对分子质量大的化合物

的反应称为聚合反应(polymerization)。形成的大分子称为高分子化合物或聚合物(polymer),发生聚合反应的相对分子质量小的化合物称为单体(monomer)。例如,乙烯在高温、高压和催化剂存在下,聚合生成聚乙烯,其中 n 称为聚合度。

$$CH_2\!=\!CH_2 \xrightarrow[\text{高温、高压}]{\text{催化剂}} \ \text{\Large[}CH_2CH_2\text{\Large]}_n$$

四、共轭烯烃的化学性质

含有两个碳碳双键的不饱和烃称为二烯烃(dienes)。链状二烯烃通式为 C_nH_{2n-2},与链状单炔烃互为同分异构体。

根据两个双键的相对位置,二烯烃可分为三种类型:

聚集二烯烃(cumulative dienes,又称累积二烯烃):两个双键连在同一个碳原子上,如丙二烯,两个 π 键连在中间 sp 杂化的碳原子上,分子不稳定,在自然界中存在较少。

孤立二烯烃(isolated dienes,又称隔离二烯烃):两个双键被两个或两个以上单键隔开,如戊-1,4-二烯,两个双键距离较远,相互影像较小,其性质与单烯烃类似。

共轭二烯烃(conjugated dienes):两个双键被一个单键隔开,如丁-1,3-二烯。

共轭二烯烃的两个双键会相互影响,共轭二烯烃不仅具有单烯烃的性质,还具有一些特殊的性质。下面以丁-1,3-二烯为例,探讨共轭二烯烃的结构特点和特殊性质。

(一) 丁-1,3-二烯的结构

丁-1,3-二烯中四个碳原子均为 sp^2 杂化,如图 13-9 所示,分子中四个碳原子和六个氢原子共平面,所有 σ 键均在同一平面上,每个碳原子上未杂化的 p 轨道"肩并肩"相互平行重叠。丁-1,3-二烯分子中 C1—C2、C3—C4 的键长(0.134 nm)比单烯烃的双键键长(0.133 nm)略长,C2—C3 之间的键长(0.146 nm)明显小于烷烃中碳碳单键键长(0.154 nm)。

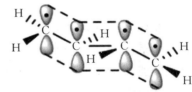

图 13-9 丁-1,3-二烯 π 键构成示意图

(二) 共轭体系

丁-1,3-二烯分子中,四个 π 电子并非两两分别定域在 C1—C2、C3—C4 两个双键碳原子之间,而是扩展到四个碳原子,这种现象称为电子的离域。电子的离域体现了分子内原子间相互影响的电子效应,这样的分子称为共轭分子。与丁-1,3-二烯分子结构类似,具有单双键交替排列的体系称为 π-π 共轭体系。共轭体系的存在,使丁-1,3-二烯中 π 电子有更大的运动空间,分子内能降低,稳定性增加。

共轭效应并不局限于 π-π 共轭体系,由 π 轨道与相邻原子的 p 轨道形成的体系也是一种共轭体系,即 p-π 共轭体系。p-π 共轭体系还可进一步分为多电子共轭、缺电子共轭和等电子共轭三种类型。

参与共轭的电子数多于参与共轭的原子数的体系称为多电子共轭体系。例如氯乙烯分子,氯原子未共用电子对占据的 p 轨道与相邻 π 键的 p 轨道侧面重叠,形成三中心四电子的共轭体系。

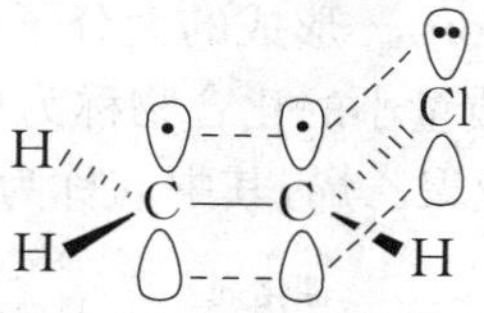

参与共轭的电子数少于参与共轭的原子数的体系称为缺电子共轭体系。例如烯丙基碳正离子,带正电荷的碳原子为 sp^2 杂化,没有参与杂化的空 p 轨道与相邻 π 键的 p 轨道侧面重叠,形成三中心两电子的共轭体系。

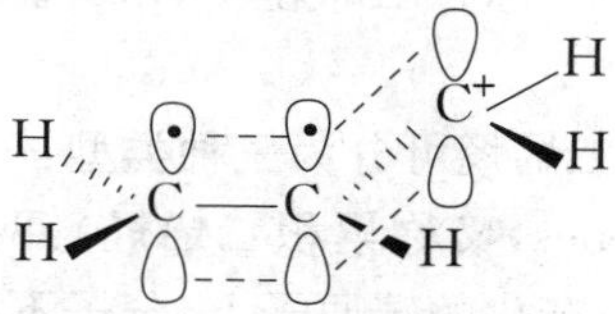

参与共轭的电子数与参与共轭的原子数相等的体系称为等电子共轭体系。例如烯丙基自由基,自由基的碳原子为 sp^2 杂化,单电子占据的 p 轨道与相邻 π 键的 p 轨道侧面重叠,形成三中心三电子的共轭体系。

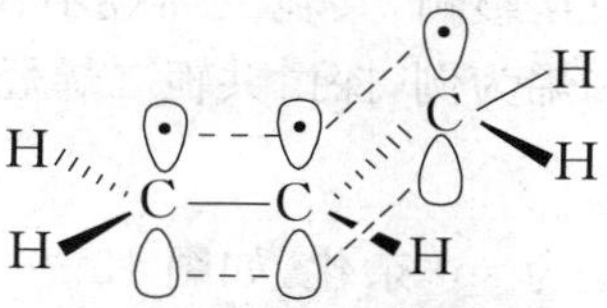

此外,C—H σ 键的轨道与相邻 π 键或相邻原子未杂化的 p 轨道有一定程度侧面重叠的体系,称为 σ-π 超共轭体系和 σ-p 超共轭体系。超共轭体系也能使分子内能降低,稳定性增加,但相比于 π-π 共轭体系和 p-π 共轭体系,σ-π 超共轭体系和 σ-p 超共轭体系重叠程度小得多。

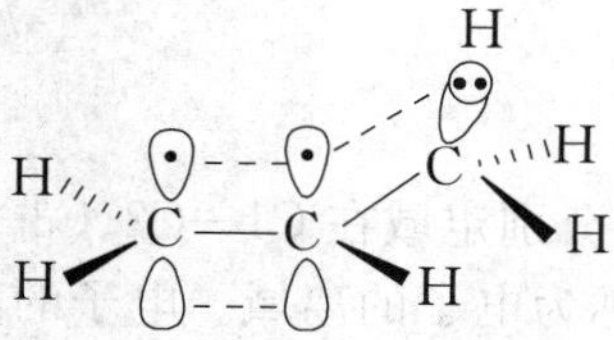

σ-π 超共轭体系 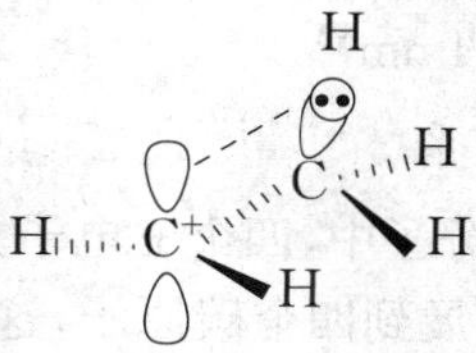   σ-p 超共轭体系

在共轭分子中,由于电子在整个体系中的离域,任何一个原子受到外界影响,均会影响到分子的其余部分,这种电子通过共轭体系传递的现象,称为共轭效应(conjugative effect),用 C 表示。根据使分子中其他部位的电子云密度增减的不同,共轭效应分为供电子共轭效应(+C 效应)和吸电子共轭效应(−C 效应)。

(三) 丁-1,3-二烯的性质

1. 丁-1,3-二烯与 HX 的加成反应   丁-1,3-二烯与 HX 反应生成两种产物,一种是试剂 HX 中的 H^+ 和 X^- 分别加在丁-1,3-二烯的 C1 和 C2 上,称为 1,2-加成产物;另一种是试剂 HX 中的 H^+ 和 X^- 分别加在丁-1,3-二烯的 C1 和 C4 上,称为 1,4-加成产物(又称共轭加成产物)。

$$CH_2\!=\!CHCH\!=\!CH_2 \xrightarrow{\ HX\ } \underset{\text{(1,2-加成)}}{\underset{\displaystyle\underset{X}{|}\ \ \underset{H}{|}}{CH_2\!=\!CHCH\!-\!CH_3}} + \underset{\text{(1,4-加成)}}{\underset{\displaystyle\underset{X}{|}\quad\ \ \underset{H}{|}}{CH_2CH\!=\!CHCH_2}}$$

2. 丁-1,3-二烯与 HX 加成产物的解释　丁-1,3-二烯的亲电加成是分步进行的,第一步是 HX 中的 H^+ 接近丁-1,3-二烯,此时丁-1,3-二烯共轭链上 π 电子云发生偏移,产生交替极化,H^+ 与 C1 结合,产生较稳定的碳正离子中间体(a)。通过 π 电子的运动,碳正离子中间体(a)可以转化为碳正离子中间体(b)。(a)与(b)都存在 p-π 共轭,能量相近,故(a)与(b)可以迅速发生相互转化。

$$\underset{4}{CH_2}\overset{\delta^+}{=}\underset{3}{CH}\overset{\frown}{}\overset{\delta^-}{}\underset{}{CH}\overset{\delta^+}{}\overset{\frown}{}\overset{\delta^-}{=}\underset{1}{CH_2}\xrightarrow{H^+}\begin{cases}CH_2\!=\!CH\overset{+}{C}H\!-\!CH_3 & \text{(a)}\\[4pt]\overset{+}{C}H_2CH\!=\!CHCH_3 & \text{(b)}\end{cases}$$

第二步是快反应,X^- 与(a)和(b)中的碳正离子结合,生成 1,2-加成产物和 1,4-加成产物。

$$CH_2\!=\!CH\overset{+}{C}H\!-\!CH_3 \xrightarrow{\ X^-\ } \underset{\underset{X}{|}\ \ \underset{H}{|}}{CH_2\!=\!CHCH\!-\!CH_2}\ \text{(1,2-加成产物)}$$

$$\overset{+}{C}H_2CH\!=\!CHCH_3 \xrightarrow{\ X^-\ } \underset{\underset{X}{|}\qquad\ \ \underset{H}{|}}{CH_2CH_2\!=\!CHCH_2}\ \text{(1,4-加成产物)}$$

五、炔烃的化学性质

炔烃分子中的 π 键比较活泼,易断裂而发生化学反应,可以与炔烃发生加成反应的试剂有氢气、卤素、卤化氢等。此外,端基炔中与碳碳三键相连的氢原子有弱酸性,可以与氨基钠、Ag^+ 或 Cu^+ 等反应,生成金属炔化物。

(一)催化加氢

炔烃在金属催化剂 Ni、Pd 或 Pt 的作用下与氢气发生加成反应,生成同碳原子数的烷烃。

$$R\!-\!C\!\equiv\!C\!-\!R' \xrightarrow[Pt,\triangle]{1\ mol\ H_2} RCH\!=\!CHR' \xrightarrow[Pt,\triangle]{1\ mol\ H_2} RCH_2\!-\!CH_2R'$$

(二)亲电加成反应

与烯烃类似,炔烃也可以与卤素、卤化氢等发生亲电加成反应,遵循马氏规则。

1. 与卤素加成　炔烃和卤素的亲电加成反应比烯烃与卤素的亲电加成反应略慢一些。若有足够的卤素,就能生成四卤代烷烃。

$$CH_3C\!\equiv\!CH + Cl_2 \longrightarrow CH_3CCl_2CHCl_2$$

分子中如果同时存在双键和三键,且双键和三键不共轭,如戊-1-烯-4-炔与 1 mol 卤素发生亲电加成反应时,反应优先发生在双键上。

$$CH\equiv CCH_2CH=CH_2 \xrightarrow[1\,mol]{Br_2} CH\equiv CCH_2CHBrCH_2Br$$

2. 与卤化氢加成　炔烃与卤化氢的亲电加成反应也遵循马氏规则。

$$CH\equiv CH \xrightarrow[1\,mol]{HBr} CH_2=CHBr \xrightarrow[1\,mol]{HBr} CH_3CHBr_2$$

（三）氧化反应

炔烃与酸性高锰酸钾等氧化剂反应,碳碳三键被氧化生成羧酸和二氧化碳。炔烃结构不同,氧化产物也会不同:连有烃基的三键碳被氧化成 RCOOH,连有 H 的三键碳被氧化成 CO_2。

$$HC\equiv CCH_2CH_3 \xrightarrow[H_3O^+,\triangle]{KMnO_4} CO_2+CH_3CH_2COOH$$

反应现象为高锰酸钾紫红色褪去,现象明显。因此,炔烃与酸性高锰酸钾的氧化反应可用于鉴别炔烃与烷烃或炔烃与环烷烃。也可根据氧化产物结构反推出反应物炔烃的结构。

（四）聚合反应

与烯烃类似,炔烃可以在高温、高压和催化剂存在下,发生聚合反应。

此外,炔烃还可以发生如下聚合反应:

$$3HC\equiv CH \xrightarrow[高温,高压]{催化剂} \bigcirc$$

（五）炔淦的生成

碳原子由于杂化态不同,轨道中的 s 成分不同,电负性大小也不同,三种杂化态的碳原子电负性大小为 $sp>sp^2>sp^3$。

炔烃中三键碳原子采取 sp 杂化,电负性较大,与之直接相连的氢原子(即炔氢)较容易离去,同时生成的碳负离子也较稳定,因此乙炔比乙烯和乙烷容易生成碳负离子,即乙炔的酸性比乙烯和乙烷强。

乙炔和端基炔与 Na、K 等碱金属或 $NaNH_2$ 等强碱发生反应,生成金属炔化物(又称炔淦)。炔氢还可以被 Ag^+、Cu^+ 等金属离子取代,生成金属炔化物沉淀,该反应灵敏,常用于鉴别端基炔。例如:

$$CH_3C\equiv CH \xrightarrow[或NaNH_2,液氨]{Na,110\,℃} CH_3C\equiv CNa$$

$$CH\equiv CH \xrightarrow[氨溶液]{AgNO_3} AgC\equiv CAg\downarrow$$

$$CH_3C\equiv CH \xrightarrow[氨溶液]{Cu_2Cl_2} CH_3C\equiv CCu\downarrow$$

重要化合物

甲烷是重要的燃料及工业原料。甲烷选择性部分氧化及无氧芳构化是制备甲醇、芳烃等重要工业品的关键反应。

$$CH_4 \xrightarrow[\text{催化剂}]{O_2} CH_3OH$$

乙烯是合成纤维、合成橡胶、合成塑料（聚乙烯及聚氯乙烯）、合成酒精（乙醇）等的基本化工原料。乙烯作为植物激素，常用作水果和蔬菜的催熟剂。

石蜡几乎完全由烃类组成，其中大多是直链烷烃或支链很少的烷烃，在临床上应用广泛。例如，液体石蜡作为润滑剂在吸痰时可以减少气道痰痂形成和气道阻塞，提高患者对机械通气治疗的耐受性；液体石蜡在肠内不被消化，且吸收少，在肠道中起润滑及阻止肠内水分吸收作用，故可作为泻药使用。

聚乙烯（polyethylene，简称 PE）是乙烯经聚合制得的一种热塑性树脂。聚乙烯具有优良的耐低温性能（最低使用温度可达－100～－70 ℃），化学稳定性好，能耐大多数酸碱的侵蚀（不耐具有氧化性质的酸）。聚乙烯塑料常用于制造食品包装袋、一次性注射器等。

聚丙烯（polypropylene，简称 PP）是无毒、无臭、无味的乳白色高结晶聚合物，是目前所有塑料中最轻的品种之一。聚丙烯塑料具有机械性能好、耐热性好且化学稳定性好等特点，广泛应用于制造机械设备的零部件、食品包装和医疗器材等方面，例如口罩核心材料熔喷布的主要原料就是聚丙烯。

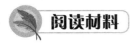 阅读材料

微 塑 料

微塑料是指直径小于 5 mm 由高分子化合物构成的塑料颗粒或纤维，具有轻质、难降解等特点，是一种新型全球性污染物[1]。微塑料具有颗粒直径微小、比表面积大、表面粗糙等特点，易吸附和释放重金属、多环芳烃等有毒污染物，且不能被生物体消化，因此微塑料对环境危害程度远比一般的不可降解塑料大。土壤中的微塑料污染影响土壤的理化性质，抑制植物根茎伸长；海水中的微塑料可随着食物链迁入更高级别的生物体内。

2022 年，科学家首次在人体血栓中发现了一定数量和不同类型的微塑料和染料颗粒，血液系统中微塑料等颗粒数量的增加可能会增加小血栓、血小板和颗粒之间碰撞的概率，从而加速血栓的形成[2]。微塑料严重危害人类身体健康，会导致炎症、组织损伤、纤维化，甚至癌症。

参考文献

[1] KUMAR M, CHEN H, SARSAIYA S, et al. Current research trends on micro- and nano-plastics as an emerging threat to global environment：a review [J]. J Hazard Mater，2021，409：124967.

[2] WU D, FENG Y, WANG R, et al. Pigment microparticles and microplastics found

in human thrombi based on Raman spectral evidence [J]. J Adv Res，2023，49：
140-151.

──────────────────── 习　　题 ────────────────────

1. 用系统命名法命名下列化合物。

(1) $CH_3CH_2CH_2CH(CH_3)_2$

(2)

(3) $(CH_3)_2CHC(CH_3)_3$

(4) $CH_2\!=\!CHCH(CH_3)_2$

(5) $CH_3CH_2CH_2CH_2\overset{\displaystyle \|}{\underset{\displaystyle CH_2}{C}}CH_2CH_2C\!\equiv\!CH$

(6) $CH\!\equiv\!CCH_2CH(CH_3)_2$

(7)

(8) $CH\!\equiv\!C\underset{\displaystyle CH(CH_3)_2}{CH}CH_2CH_2C\!\equiv\!CH$

(9)

(10) $CH_2\!=\!CH\overset{\displaystyle }{\underset{\displaystyle \|\ CH_2}{C}}CH_3$

(11)

(12) $\underset{\displaystyle H}{\overset{\displaystyle CH_3}{C}}\!=\!\underset{\displaystyle CH_3}{\overset{\displaystyle NO_2}{C}}$ （顺/反）

(13) $\underset{\displaystyle H}{\overset{\displaystyle CH_3}{C}}\!=\!\underset{\displaystyle CH(CH_2CH_3)_2}{\overset{\displaystyle H}{C}}$　(Z/E)

(14) $\underset{\displaystyle H}{\overset{\displaystyle CH_2=CH}{C}}\!=\!\underset{\displaystyle CH_3}{\overset{\displaystyle CH_2CH_2Cl}{C}}$　(Z/E)

(15) ▷—$\underset{\displaystyle CH_3}{CH}CH_2CH(CH_3)_2$

(16) $\underset{\displaystyle CH_2CH_2CH_3}{\overset{\displaystyle CH_2CH_3}{}}$　（顺/反）

2. 指出下列化合物中各个碳原子的杂化类型。

$$CH\!\equiv\!CCH_2CH\!=\!CHC\underset{\displaystyle CH_2}{\overset{\displaystyle CH_3}{C}}HCH\!=\!C\!=\!CH_2$$

3. 指出下列化合物中各个碳原子的类型（伯、仲、叔、季）。

$$CH_3\!-\!\underset{\displaystyle }{\overset{\displaystyle CH_3}{C}}H\!-\!\underset{\displaystyle CH_2CH_3}{\overset{\displaystyle CH_3}{C}}\!-\!CH_2CH_3$$

4. 写出分子式为 C_5H_{10} 的所有构造异构体。

5. 根据命名原则,将下列取代基按有机化合物名称中列出的顺序进行排列:

—Cl　—Br　—I　—OH　—NO_2　—CH_3　—CH_2CH_3　—$CH(CH_3)_2$　—$C(CH_3)_3$

6. 完成下列反应式。

(1) $CH_3CH_2CH{=}CHCH_3 \xrightarrow[Pt,\triangle]{H_2}$

(2) $(CH_3)_2CHCH{=}CH_2 \xrightarrow{HCl}$

(3) $CH{\equiv}CCH(CH_3)_2 \xrightarrow[Pt,\triangle]{H_2}$

(4) $CH_3CH_2CH_2C{\equiv}CH \xrightarrow{[Cu(NH_3)_2]Cl}$

(5) $CH_3C{\equiv}CCH_3 \xrightarrow[1\ mol]{HCl}$

(6) $CH_2{=}CHCHCH_2CH_2C{\equiv}CH \xrightarrow{1\ mol\ HBr}$
　　　　　$\underset{CH_2CH_3}{|}$

(7) $CH_2{=}CHCH{=}CH_2 \xrightarrow{1\ mol\ HCl}$

(8) $CH_2{=}CHCH_2C{=}CHCH_3 \xrightarrow[过量]{Br_2}$
　　　　　　　$\underset{CH_3}{|}$

(9) $CH_3CH{=}C(CH_2CH_3)_2 \xrightarrow[H_3O^+,\triangle]{KMnO_4}$

(10) $HC{\equiv}CCH_2CH(CH_3)_2 \xrightarrow[H_3O^+,\triangle]{KMnO_4}$

(11) ⬠ $\xrightarrow[日光]{Cl_2}$

(12) □⊿ $\xrightarrow[室温]{Br_2}$

(13) ⬡ $\xrightarrow[H_3O^+,\triangle]{KMnO_4}$

(14) ⬡ $\xrightarrow{Cl_2}$

(15) ◇$={}CHCH_2CH_3 \xrightarrow[H_3O^+,\triangle]{KMnO_4}$

7. 写出下列二烯烃的结构式,并指出所属的类型。

(1) 2-甲基己-1,4-二烯　(2) (2E,4E)-己-2,4-二烯　(3) 2,4-二甲基己-2,3-二烯

8. 用简单的化学方法鉴别下列各组化合物。

(1) $CH_3CH{=}CHCH_2CH_3$ 和 $CH_2{=}CHCH_2CH_2CH_3$

(2) $CH_3C{\equiv}CCH_2CH_3$ 和 $CH{\equiv}CCH_2CH_2CH_3$

(3) 2-甲基丁烷、3-甲基丁-1-炔和3-甲基丁-1-烯

9. 同分异构体 A 和 B(分子式均为 C_4H_6)都能使溴水褪色。A 与银氨溶液反应可以生成白色沉淀,而 B 不能。A 能与热的高锰酸钾溶液反应生成 CO_2 和 CH_3CH_2COOH,B 与热的高锰酸钾溶液反应则生成 CO_2 和 $HOOCCOOH$。试写出 A 和 B 可能的结

构式。

10. 分子式为 C_4H_8 的两种开链化合物分别与 HBr 反应时,主产物为同一种卤代烷,试写出它们可能的结构式。

11. 具有相同分子式的两个化合物 A 和 B 催化加氢后都可以生成 2-甲基丁烷。A 和 B 可与两分子溴加成,分别生成 C 和 D。A 可与硝酸银的氨水溶液作用产生白色沉淀,B 则没有沉淀生成。试写出 A、B、C 和 D 可能的结构式。

12. 化合物 A,分子式为 C_5H_{10},可以使溴水和酸性高锰酸钾溶液褪色,它与酸性高锰酸钾溶液反应可得 B(分子式为 C_4H_8O)和一种可使澄清石灰水混浊的气体。试写出 A 和 B 可能的结构式。

(朱 荔)

第十四章

芳 香 烃

学习要求

掌握：苯的结构；苯型芳香烃的命名和化学性质，如芳环的亲电取代反应、芳环侧链的取代反应及氧化反应。

熟悉：稠环芳香烃的命名。

了解：稠环芳香烃的结构，休克尔规则。

芳香族化合物（aromatics）最初是指一类从植物树脂和香精油中提取出来且具有芳香气味的物质。后来的研究发现多数芳香族化合物没有香味，"芳香"一词已经失去原有的意义，但芳香族化合物的名称仍被沿用下来。

芳香烃（aromatic hydrocarbon）是芳香族化合物的母体，多数芳香烃含有苯环，称为苯型芳香烃；少数芳香烃虽然不含苯环，但与苯环有相似的环状结构和理化性质，称为非苯型芳香烃。

根据分子中是否含有苯环、所含苯环的数目及苯环间的连接方式不同，芳香烃分类如下：

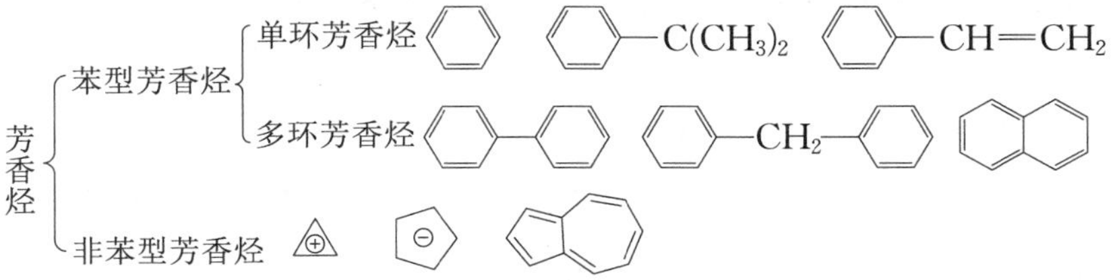

第一节　苯及其同系物

一、苯的结构

苯（benzene）是最简单的芳香烃，由法拉第（M. Faraday）于 1825 年从煤焦油中首先分馏得到。近代物理方法证明，在苯分子中，六个碳原子和六个氢原子在同一平面上，六个碳原子组成平面正六边形，碳碳键的键长为 140 pm，介于碳碳双键和碳碳单键之间。

现代价键理论认为，苯分子中的六个碳原子均为 sp^2 杂化，每个碳原子都以三个杂化轨道分别与相邻的两个碳原子和一个氢原子形成三个 σ 键，每个碳原子都有一个没有参

与杂化的 p 轨道,彼此平行重叠,形成包含六个碳原子的闭合大 π 键
(图 14-1)。

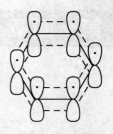

由于存在离域 π 键,苯具有特殊的稳定性,不容易发生破坏苯环的
加成反应和氧化反应。苯环中 C—C σ 键组成的六边形为正六边形,电
子云密度完全平均化,构成苯环的六个碳原子完全相同,没有单双键之
分,键长也完全平均化。因此,目前苯除了常用苯的凯库勒式表示外
(Ⅰ和Ⅱ相同),也常用正六边形中间加个圆圈表示(Ⅲ),中心的圆圈可
以直观地表示环状大 π 键。

图 14-1　苯的结构

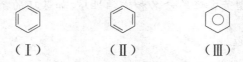

（Ⅰ）　　　　　　（Ⅱ）　　　　　　（Ⅲ）

二、苯同系物及其衍生物的命名

苯同系物可看作苯环上的氢原子被烷基取代的产物。命名时,连有简单烷基的化合
物以苯环为母体,烷基为取代基,称为"某苯"。例如:

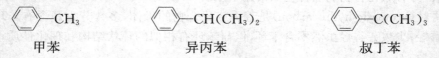

甲苯　　　　　　　　异丙苯　　　　　　　　　叔丁苯

二烷基苯及三烷基苯,因烷基在苯环上的相对位置不同,存在位置异构。

二烷基苯有三种异构体,命名时需标明两个烷基在苯环上的位置,除了用阿拉伯数
字表示取代基的位次外,也可用汉字"邻""间""对"或用简写符号"o""m""p"表示两个烷
基的相对位置。例如:

1,2-二甲苯　　　　　　1,3-二甲苯　　　　　　1,4-二甲苯
邻二甲苯　　　　　　　间二甲苯　　　　　　　对二甲苯
o-二甲苯　　　　　　　m-二甲苯　　　　　　　p-二甲苯

三烷基苯若三个烷基相同,则有三种位置异构体,如三甲苯的三种异构体及其名称
如下:

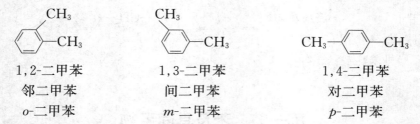

1,2,3-三甲苯　　　　　1,2,4-三甲苯　　　　　1,3,5-三甲苯
连三甲苯　　　　　　　偏三甲苯　　　　　　　均三甲苯

当苯环上连有特性基团卤素、硝基时,命名原则同烷基苯。例如:

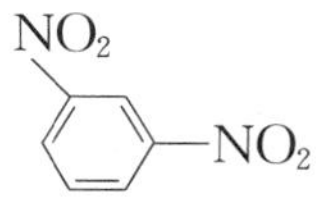

1,3-二硝基苯 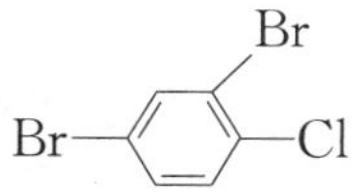　　　　　2,4-二溴-1-氯苯

当苯环上连有复杂烷基,或连有羟基、醛基、羧基等特性基团时,以苯环为取代基命名。例如:

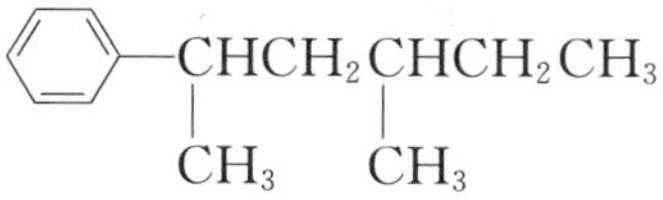

4-甲基-2-苯基己烷 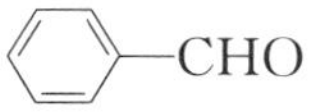　　　　　　苯甲醛

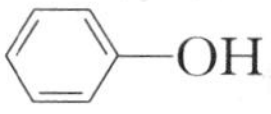

苯酚 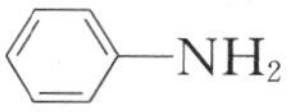　　　　　苯胺 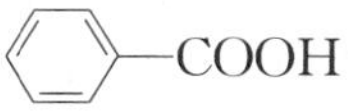　　　　　苯甲酸

芳香烃分子在形式上去除一个氢原子后剩余的部分称为芳香烃基(aryl),用 Ar 表示;苯基(phenyl)用 Ph 或 Φ 表示。常见的芳香烃基有

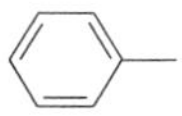

苯基 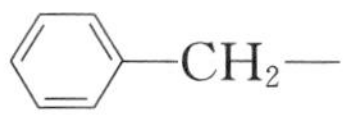　　　　苯甲基(苄基) 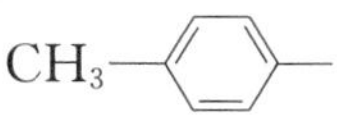　　　　对甲苯基 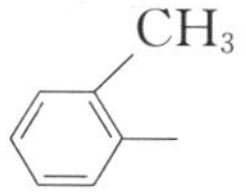　　　　邻甲苯基

三、苯及其同系物的物理性质

苯及其同系物多为无色液体,有芳香气味,密度比水小,但比相对分子质量相近的烷烃、环烷烃或烯烃大,不溶于水,易溶于乙醚、四氯化碳等有机溶剂。

单环芳香烃沸点随相对分子质量增加而增高,每增加一个 CH_2,沸点升高约 30 ℃。含相同碳原子数的位置异构体沸点差别不大,如邻二甲苯、间二甲苯和对二甲苯沸点分别为 144.4 ℃、139.1 ℃、138.4 ℃。

芳香烃的熔点与相对分子质量和分子形状等因素有关,如二甲苯三种异构体中,对二甲苯的对称性高,其熔点为 13.2 ℃,远高于邻二甲苯(−25.2 ℃)和间二甲苯(−47.9 ℃)。

四、苯及其同系物的化学性质

苯及其同系物虽然是高度不饱和化合物,但由于其具有闭合离域 π 键,稳定性高,一般情况下,难以发生加成反应和氧化反应。芳环是富电子结构,容易受到亲电试剂的进攻,发生亲电取代反应(electrophilic substitution reaction)。易亲电取代、不易加成与氧化是芳香族化合物的通性,称为芳香性(aromaticity)。

（一）苯环的亲电取代反应

苯环的亲电取代反应有卤代反应(halogenation reaction)、硝化反应(nitration reaction)、磺化反应(sulfonation reaction)、弗里德-克拉夫茨(Friedel-Crafts)烷基化反应(alkylation reaction)和酰基化反应(acylation reaction)等。

反应机制如下：

首先在催化剂作用下，产生亲电试剂（E^+）

$$E\text{—}Nu \xrightarrow{\text{催化剂}} E^+ + Nu^-$$

E^+ 进攻芳环，生成碳正离子中间体（又称 σ 络合物），这一步活化能高，是反应的速率控制步骤：

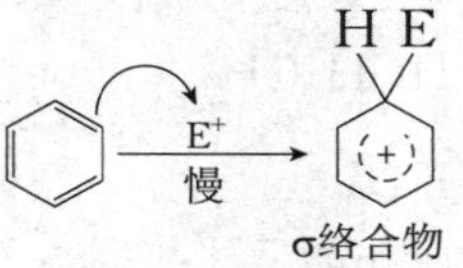

σ络合物

由于芳环原有的大 π 键被破坏，所以碳正离子中间体内能较高，不稳定，容易失去一个质子，生成苯的亲电取代产物，恢复成稳定的闭合离域 π 键结构：

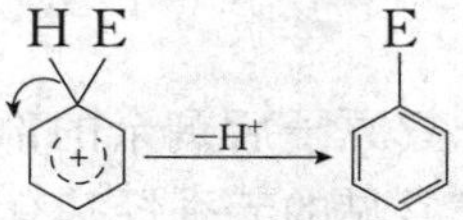

1. 卤代反应　在三卤化铁或铁粉的催化下，苯环上氢原子可以被卤原子取代。例如：

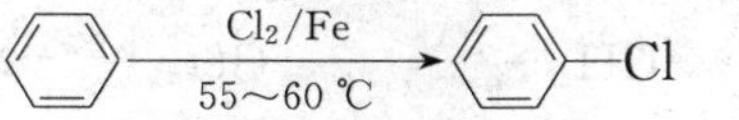

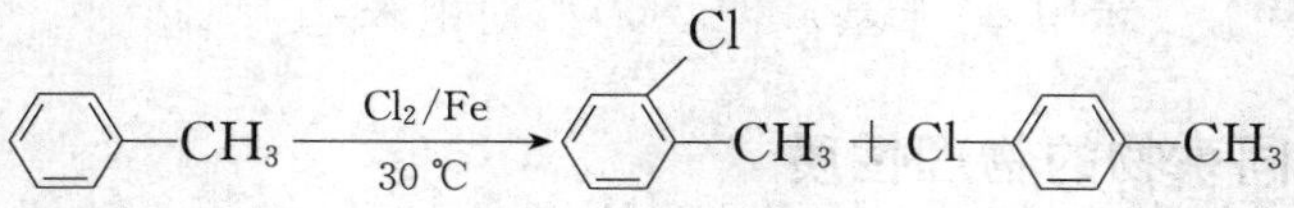

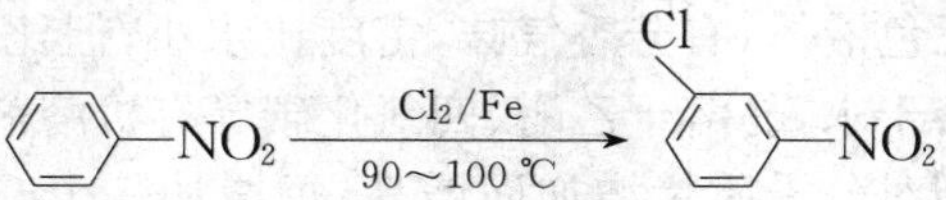

2. 硝化反应　浓硝酸和浓硫酸的混合物（工业上称为混酸）作用下，苯环上的氢被硝基取代。例如：

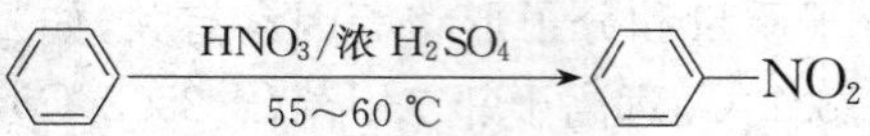

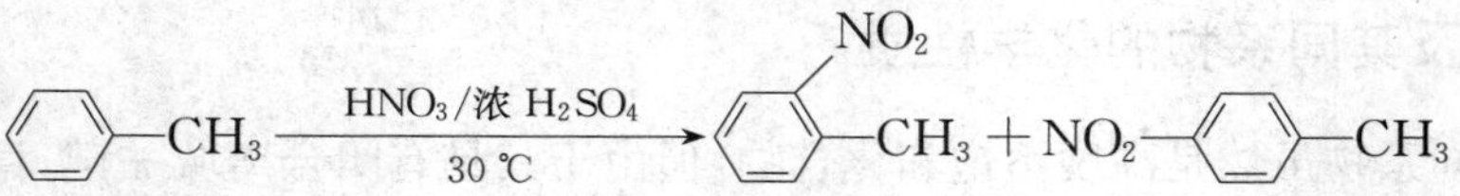

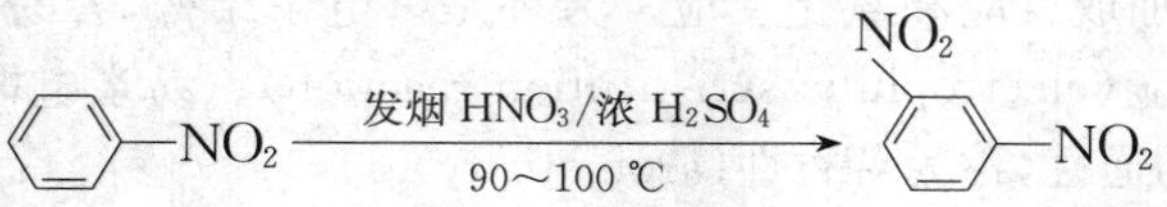

3. 磺化反应　在发烟硫酸（含有三氧化硫的浓硫酸）的作用下，苯环上的氢原子被磺酸基取代生成苯磺酸。

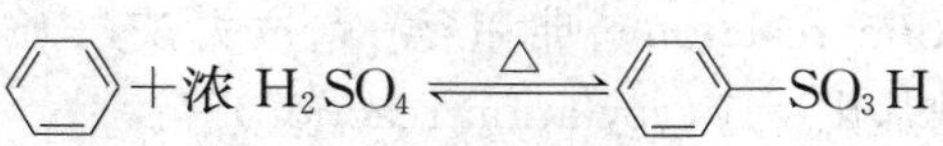

磺化反应是可逆反应,苯磺酸与过热水蒸气作用时,可水解脱去磺酸基又生成苯。这种可逆反应,在芳香族化合物的分离提纯及有机合成中有重要的意义。

4. 弗里德-克拉夫茨(Friedel-Crafts)反应 在无水三氯化铝等催化剂的作用下,苯与卤代烷、酰卤或酸酐反应,苯环上的氢原子被烷基或酰基取代,称为弗里德-克拉夫茨(Friedel-Crafts)烷基化或酰基化反应,分别生成烷基苯或芳酮。例如:

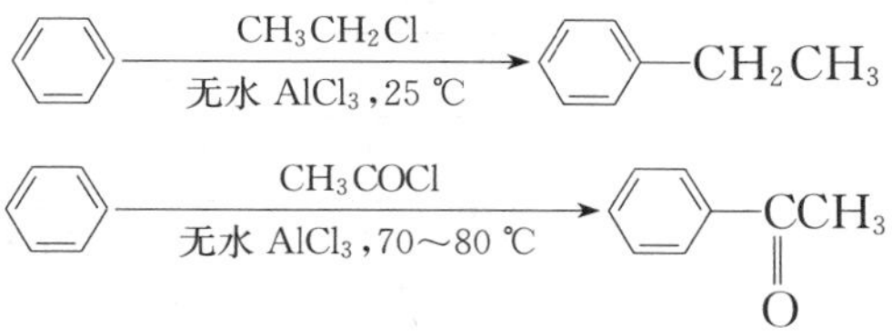

当苯环上连有强吸电子基团如硝基、磺酸基、酰基和氰基等,一般不发生该反应。在烷基化反应中,卤代烷首先在无水三氯化铝作用下生成烷基碳正离子中间体,然后再与苯环结合。由于碳正离子中间体形成后可能会发生重排,因此当烷基化试剂含有三个或三个以上碳原子时,烷基往往发生异构化;而酰基化反应中的酰基正离子中间体则不会发生重排。例如:

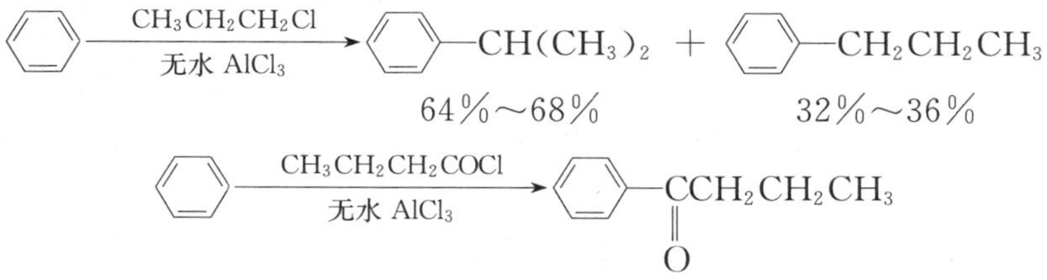

(二)亲电取代反应的定位规律

一取代苯再进行亲电取代反应时,取代反应可发生在原取代基的邻位、间位和对位,生成三种异构体:

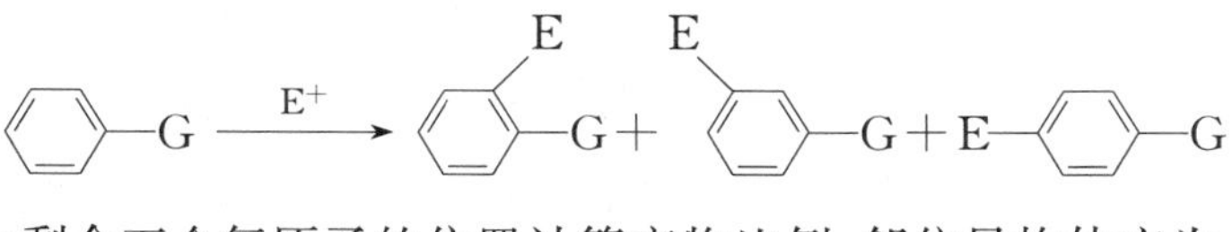

仅按苯环上剩余五个氢原子的位置计算产物比例,邻位异构体应为 40%,间位异构体应为 40%,对位异构体应为 20%。然而,实验结果表明,甲苯发生亲电取代反应,不仅比苯容易进行,而且主要产物为烷基邻位和对位取代产物;而硝基苯发生亲电取代反应较苯难,主要产物为硝基间位取代产物。

不同取代苯进行亲电取代反应时,第二个基团进入苯环的位置及难易程度取决于原有取代基的种类和性质,与新进入基团的种类和性质无关。这种已有基团对新引入基团进入苯环位置的制约作用称为定位效应(orienting effect),苯环上原有的取代基称为定位基(director)。

根据定位效应,可将定位基分为两类:邻、对位定位基(邻位和对位异构体之和大于60%)和间位定位基(间位异构体大于40%)。以苯的反应速率为标准,能使亲电取代反应速率提高的取代基称为活化基团(activating group),而使苯环亲电取代反应速率降低的取代基称为钝化基团(deactivating group)。常见定位基及定位效应见表14-1。

表 14-1　定位基类型

邻、对位定位基	强致活基	$-O^-$，$-NH_2$，$-NHR$，$-OH$
	中等致活基	$-OR$，$-\underset{\underset{O}{\parallel}}{NHCR}$，$-\underset{\underset{O}{\parallel}}{OCR}$
	弱致活基	$-CH_3$，$-C_6H_5$
	弱致钝基	$-X$
间位定位基	中等致钝基	$-\underset{\underset{O}{\parallel}}{CR}$，$-\underset{\underset{O}{\parallel}}{COH}$，$-\underset{\underset{O}{\parallel}}{CNH_2}$，$-CN$，$-SO_3H$
	强致钝基	$-CF_3$，$-NO_2$，$-\overset{+}{N}H_3$

　　由于电子效应的影响,连接在苯环上的取代基使苯环电子云密度发生变化,导致取代苯发生亲电取代反应的活性随之改变;同时,苯环上其他碳原子的相对电子云密度也不再均一化,取代产物的比例也随之改变。活化基团使苯环电子云密度增大,活化基团邻、对位碳原子的相对电子云密度更高,更容易与亲电试剂结合,所以活化基团均为邻、对位定位基。与之相反,钝化基团使苯环电子云密度下降,如$-NO_2$、$-CHO$、$-COOH$等具有吸电子共轭效应和吸电子诱导效应,$-CF_3$、$-NH_3^+$等为具有强吸电子诱导效应的基团,这些基团均使其间位碳原子的相对电子云密度较高,因此钝化基团是间位定位基。

　　对于卤苯,卤素的吸电子诱导效应强于供电子共轭效应,使得苯环电子云密度下降,因此卤素属于钝化基团。卤素供电子共轭效应使卤素邻、对位电子云密度比间位高,亲电取代反应主要发生在卤素的邻位和对位,即卤素是钝化苯环的邻、对位定位基。

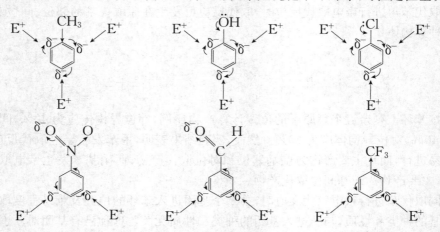

　　二取代苯与亲电试剂反应时,可以根据环上原有两个取代基的定位效应预测第三个基团进入苯环的位置。苯环上原有的两个取代基定位作用一致时,第三个取代基进入苯环的位置由其原有定位规律决定。当两个取代基属于同种类型,但定位作用强弱不一致时,第三个基团进入苯环位置主要由定位效应强的取代基决定。当两个取代基属于不同类型时,第三个基团进入苯环位置主要由邻、对位定位基决定。例如,下列化合物发生亲

电取代反应时,第三个基团主要进入箭头所示位置。

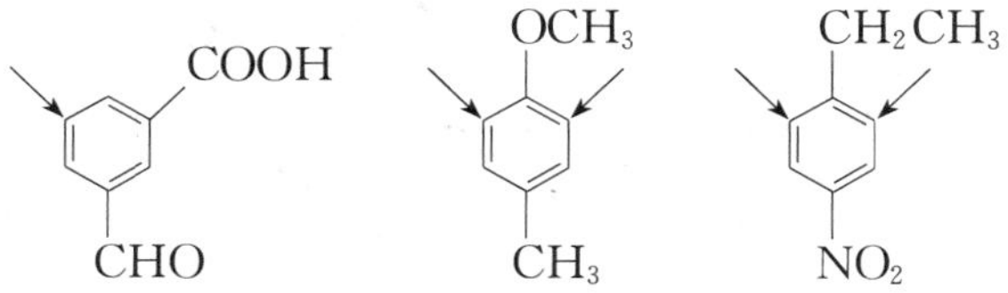

此外,1,3-二取代苯由于空间位阻效应,第三个基团很难进入这两个取代基中间的位置。例如,下例化合物亲电取代反应时,第三个基团主要进入实线箭头所指位置。

（三）烷基苯侧链的反应

与苯环直接相连的碳原子称为 α-碳原子,所连接的氢原子称为 α-氢原子。烷基苯的 α-氢原子比较活泼,可以发生氧化、自由基取代等反应。

1. 烷基苯侧链的氧化反应　含有 α-氢原子的烷基苯(如甲苯、乙苯等)可以被酸性高锰酸钾或重铬酸钾等氧化,生成苯甲酸。没有 α-氢原子的烷基苯(如叔丁基苯等)则不能发生类似反应。

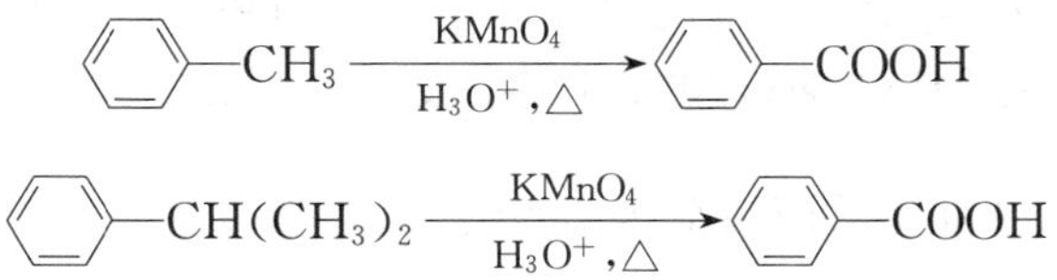

2. 烷基苯侧链的卤代反应　在光照、高温或自由基引发剂(如过氧化苯甲酰等)存在下,烷基苯侧链上的氢原子可以被卤素原子取代。

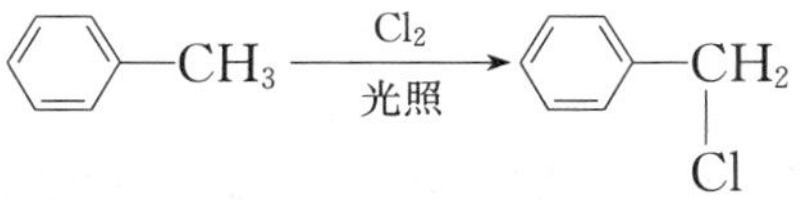

当侧链烷基较长时,α-氢原子优先被取代,原因是反应中间体为苄基自由基,稳定性较好。例如:

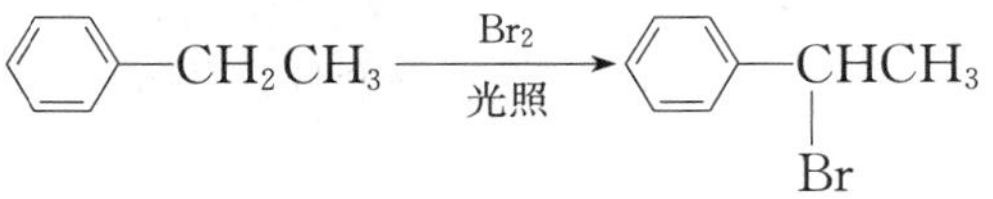

苯的氧化和加成反应

苯环一般很难发生加成、氧化和还原等反应,只有在某些特殊条件下(如高温、高压、催化剂、光照等),上述反应才能发生。

例如,苯在常温条件下不能与卤素发生加成反应,但在紫外线照射下,苯和氯气发生加成反应,生成 1,2,3,4,5,6-六氯环己烷(常称为"六六六"或"六氯化苯")。六六六是广谱杀虫剂,虽然强效持久,但因其高残毒,现在已被禁用。

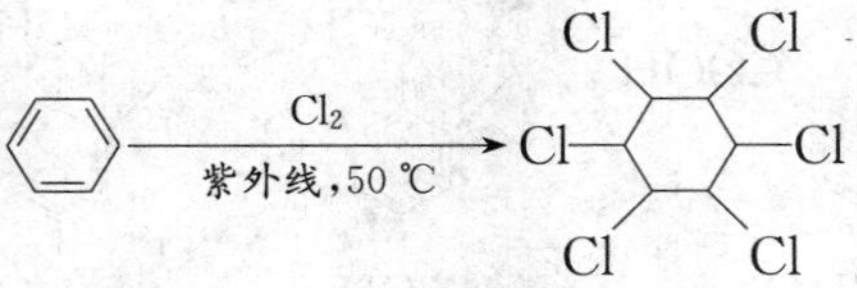

$$\text{苯} \xrightarrow[\text{紫外线,50 ℃}]{Cl_2} \text{六氯环己烷(Cl}_6\text{)}$$

常见的氧化剂酸性高锰酸钾、铬酸等不能氧化苯环,在高温和五氧化二钒催化剂存在条件下,苯环会被氧化成顺丁烯二酸酐:

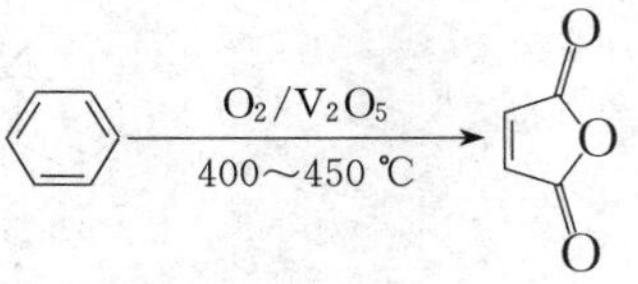

$$\text{苯} \xrightarrow[\text{400~450 ℃}]{O_2/V_2O_5} \text{顺丁烯二酸酐}$$

在较高温度时,苯可以在镍、钯和铂等催化剂条件下与氢气反应,得到还原产物环己烷:

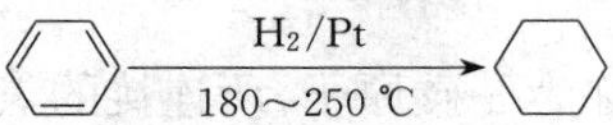

$$\text{苯} \xrightarrow[\text{180~250 ℃}]{H_2/Pt} \text{环己烷}$$

第二节　稠环芳香烃

多环芳香烃是指分子中含有两个或两个以上苯环的芳香烃。根据苯环间连接方式不同,多环芳香烃可以分成稠环芳香烃、联苯和多苯取代脂肪烃。本节主要讨论稠环芳香烃。

多环芳香烃 { 稠环芳香烃(苯环间共用两个相邻的碳原子) 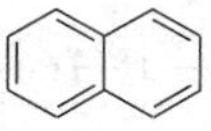
联苯(苯环间以单键相连) 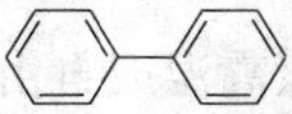
多苯取代脂肪烃(苯环间间隔至少一个脂肪族碳原子)—CH₂

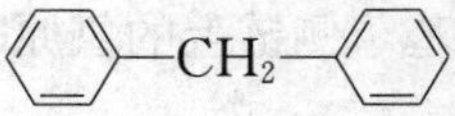

(一)萘

萘是由两个苯环稠合而成的,组成萘环的十个碳原子都是 sp^2 杂化,所有碳原子共平面,每个碳原子上各有一个未杂化的 p 轨道与分子平面垂直,形成一个闭合的共轭体系。萘有芳香性,其化学性质和苯类似。

萘及其衍生物命名时,两个环共用的碳原子不编号,余下 8 个碳原子,从与共用碳原子相邻的碳原子开始编号,编完一个环再编另一个环。萘分子中 1、4、5、8 位称为 α 位,2、3、6、7 位称为 β 位。

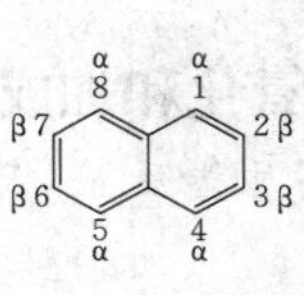

取代萘的编号从与取代基临近的 α 碳原子开始,若有不同选择,按最低位次组原则进行编号。

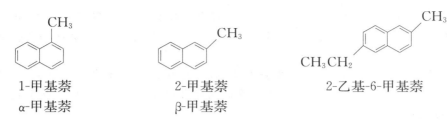

1-甲基萘　　　　　2-甲基萘　　　　　2-乙基-6-甲基萘
α-甲基萘　　　　　β-甲基萘

（二）蒽和菲

蒽和菲分子中碳原子有 α、β、γ 三种位置。

菲完全氢化后的产物称为多氢菲，多氢菲与环戊烷稠合后的产物称为环戊烷多氢菲。环戊烷多氢菲是甾族化合物的基本骨架。

多氢菲　　　　　环戊烷多氢菲

非苯型芳香烃

苯分子中六个碳原子的 p 轨道形成闭合大 π 键，它具有与一般链状共轭体系不同的性质——芳香性。除苯外，还有一些化合物，有芳香性但不具有苯环结构，称为非苯型芳香烃。

（一）休克尔规则

1931 年德国物理学家休克尔（Hückel）根据分子轨道理论计算，提出判定化合物是否具有芳香性的规则：一个单环闭合共轭体系中，当成环原子处于同一平面且 π 电子数为 $4n+2$（n 为 0 或正整数）时，该体系具有芳香性。该规则称为休克尔规则，又称 $4n+2$ 规则。

根据此规则，[18]-轮烯、䓬等分子，以及环丙烯正离子、环戊二烯负离子等都具有芳香性。

（二）非苯型芳香烃实例

轮烯（annulene）是环上碳原子数大于或等于 10 的单环共轭多烯烃。此类单环多烯烃常用"轮烯"作为母体命名，并将环上碳原子总数加方括号置于母体名称前。例如，环癸五烯称为[10]-轮烯，环十八碳九烯称为[18]-轮烯。

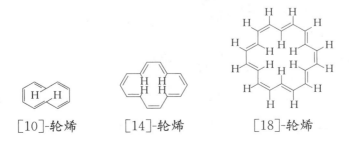

[10]-轮烯　　　　[14]-轮烯　　　　[18]-轮烯

[10]-轮烯、[14]-轮烯和[18]-轮烯的 π 电子数都符合 $4n+2$,但[10]-轮烯和[14]-轮烯分子中的碳原子不在同一平面上,不符合休克尔规则,因此[10]-轮烯和[14]-轮烯不具有芳香性。

一些具有共轭体系的离子也具有芳香性,如环丙烯正离子、环戊二烯负离子、环庚三烯正离子和环辛四烯二负离子,都形成了平面的闭合环状共轭结构,且 π 电子数均符合 $4n+2$,因此这些离子都具有芳香性。

环丙烯正离子　　环戊二烯负离子　　环庚三烯正离子　　环辛四烯二负离子

薁又称蓝烃,可以看作环庚三烯正离子和环戊二烯负离子稠合而成,分子中有 10 个 π 电子,符合休克尔规则,具有芳香性。

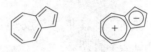

薁

重要化合物

苯在常温下为无色、有甜味的透明液体,且具有强烈的芳香气味。苯可燃,有毒,也是一种致癌物质。苯是一种石油化工基本原料,苯与乙烯生成乙苯,后者可以用来生产塑料的原料苯乙烯;苯与丙烯生成异丙苯,后者可以经异丙苯法来生产丙酮和苯酚。

萘是无色晶体,熔点 80.5 ℃,易挥发,有特殊气味,可以驱虫。萘是工业上最重要的稠环芳香烃之一,常用于制造染料、橡胶助剂和杀虫剂等。萘曾用作防霉除虫的卫生球,但由于萘会导致肝和神经系统损伤,还可能导致喉癌和大肠癌,现在防霉除虫用品中已经禁止使用萘。

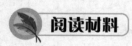 **阅读材料**

致癌芳香烃

多环芳香烃(polycyclic aromatic hydrocarbons,PAHs)是一类含有两个或两个以上苯环的碳氢化合物。多环芳香烃分布广泛,煤焦油、沥青等含有多环芳香烃,木材、垃圾或烟草不完全燃烧时也会生成多环芳香烃。致癌芳香烃(carcinogenic aromatic hydrocarbon)是一类可引起癌症的多环芳香烃。大量多环芳香烃都有致癌、致突变的危害,特别是三环以上的多环芳香烃,多数具有致癌性。人类接触多环芳香烃的途径主要是吸入、皮肤接触和摄入等,暴露于多环芳香烃下会增加患肺癌、口腔癌、食管癌及膀胱癌等癌症的发病率[1]。

下列多环芳香烃均为致癌芳香烃:

9,10-二甲基蒽　　　　1,2,9,10-四甲基菲　　　　3,4-苯并芘

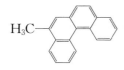　　　　　　　　　　　　　　　　　　　　　　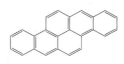

2-甲基-3,4-苯并菲　　　　1,2,5,6-二苯并蒽　　　　3,4,8,9-二苯并芘

3,4-苯并芘又称苯并(a)芘,是强致癌物[2]。食品中芘类化合物含量极少,但在加工、贮运、烹调过程中可能会受到污染,增加食物中芘类化合物的含量,如榨油过程中机油滴落造成污染;烧烤肉类时油脂滴落到炭火上,产生的多环芳香烃随烟挥发并吸附在食品表面造成食品污染等。

减少污染可采取以下措施:改进生产工艺,减少工业"三废"对水体、土壤和空气的污染;少食用烧烤和熏制的肉制品,不食用烤焦炭化的肉制品;尽量不吸烟等。此外,微生物修复技术也是去除多环芳香烃污染环境的一种方法,比如将芽孢杆菌等用于苯并芘的降解,效果良好。

参考文献

[1] MALLAH M A, CHANGXING L, MALLAH M A. Polycyclic aromatic hydrocarbon and its effects on human health: an overeview [J]. Chemosphere, 2022, 296:133948.
[2] 世界卫生组织国际癌症研究机构致癌物清单[EB/OL]. (2017-10-30)[2024-02-21]. https://www.nmpa.gov.cn/xxgk/mtbd/20171030163101383.html.

——————————————— 习　　题 ———————————————

1. 用系统命名法命名下列化合物。

(1) 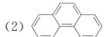　　　　　　　　　(2)

(3) 　　　　　　　　　　　　　　　　(4)

　　　　　　　　　　　　　　　　　　　　COOH

(5) 　　　　　　　　　　(6) O₂N—〈〉—CH₃ (NO₂上下)

(7) CH₃—〈〉—CHO　　　　(8) Br—〈〉—CH₂CH₃ (NO₂)

(9) 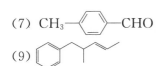　　　　　　　　　(10)

2. 写出下列化合物中存在哪种共轭(或超共轭)效应。

(1) 〈〉—CH₂⁺　　(2) 〈〉—Br　　(3)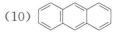

3. 比较下列化合物与 Br_2/Fe 反应的相对速率,按由大到小排列。

(1) 苯甲酸 　(2) 甲苯 　(3) 溴苯 　(4) 对二甲苯 　(5) 对苯二甲酸

4. 完成下列反应式。

(1)
$$C_6H_5-NO_2 \xrightarrow[\text{浓 } H_2SO_4, \triangle]{\text{发烟 } HNO_3}$$

(2)
$$C_6H_5-CH=CH_2 \xrightarrow{HBr}$$

(3)
$$C_6H_5-CCl_3 \xrightarrow[FeCl_3, \triangle]{Cl_2}$$

(4)
$$C_6H_5-C\equiv CH \xrightarrow[NH_3]{AgNO_3}$$

(5)
$$C_6H_5- \xrightarrow[\text{无水 } AlCl_3, \triangle]{CH_3CH_2CH_2COCl}$$

(6)
$$\text{(indane)} \xrightarrow[H_3O^+, \triangle]{KMnO_4}$$

(7)
$$C_6H_5-CH_2CH_3 \xrightarrow[\text{日光}]{Cl_2}$$

(8)
$$C_6H_5-CH_3 \xrightarrow[\triangle]{\text{浓 } H_2SO_4}$$

(9)
$$C_6H_5-CH(CH_3)_2 \xrightarrow[Fe, \triangle]{Br_2}$$

(10)
$$(H_3C)_3C-C_6H_4-CH(CH_3)_2 \xrightarrow[H_3O^+, \triangle]{KMnO_4}$$

5. 用箭头表示芳环发生亲电取代反应时,亲电试剂进攻的位置。

(1) $C_6H_5-CH_2CH_3$ 　　　　(2) C_6H_5-Br

(3) $C_6H_5-NHCH_3$ 　　　　(4) C_6H_5-COOH

6. 下列各组化合物中哪个物质硝化反应活性大。

(1) 苯和硝基苯 　(2) 甲苯和氯苯

7. 间硝基苯甲酸是常用的医药、染料中间体,可以用于合成血管对比剂胆影酸等。下列由苯合成间硝基苯甲酸的路线是否合理,若不合理,指出其错因,并给出合理路线。

(1)
$$C_6H_6 \xrightarrow[\text{无水 } AlCl_3, \triangle]{CH_3I} \underset{(a)}{C_6H_5-CH_3} \xrightarrow[\text{浓 } H_2SO_4, \triangle]{\text{发烟 } HNO_3} \underset{(b)}{\underset{NO_2}{C_6H_4}-CH_3}$$

$$\xrightarrow[H_3O^+, \triangle]{KMnO_4} \underset{(c)}{\underset{NO_2}{C_6H_4}-COOH}$$

(2)
$$C_6H_6 \xrightarrow[\text{浓 } H_2SO_4, \triangle]{\text{发烟 } HNO_3} \underset{(a)}{C_6H_5-NO_2} \xrightarrow[\text{无水 } AlCl_3, \triangle]{CH_3I} \underset{(b)}{\underset{NO_2}{C_6H_4}-CH_3}$$

$$\xrightarrow[H_3O^+, \triangle]{KMnO_4} \underset{(c)}{\underset{NO_2}{C_6H_4}-COOH}$$

8. 用简单的化学方法鉴别下列各组化合物。

（1）苯、甲苯和苯乙炔

（2）环戊烷、环丙烷和苯乙烯

9. 化合物 A 分子式为 $C_{16}H_{16}$，存在顺反异构，能使溴水褪色。A 与酸性高锰酸钾反应生成二元羧酸 B，B 的分子式为 $C_8H_6O_4$，B 进行溴代反应只生成一种产物。试推测 A 和 B 可能的结构。

10. A、B 和 C 三种芳香烃的分子式都是 C_9H_{12}。进行氧化时，A 得到一元酸，B 得到二元酸，C 得到三元酸。进行硝化时，A 和 B 分别主要得到两种一硝基化合物，C 只得到一种一硝基化合物。试推测 A、B 和 C 可能的结构。

（朱　荔）

第十五章

卤 代 烃

学习要求

掌握：卤代烃的系统命名，卤代烃的亲核取代反应、消除反应及查依采夫规则。
熟悉：卤代烃的分类。
了解：重要的卤代烃。

卤代烃可看作烃分子中一个或多个氢被卤原子取代后所生成的化合物。卤原子是卤代烃的官能团。卤代烃以氯代烃和溴代烃最常见。氟代烃由于制法、性质和用途与其他卤代烃相差较多，故通常单独讨论。

第一节　卤代烃的分类和命名

一、卤代烃的分类

根据卤代烃分子中所含卤原子的种类，卤代烃可分为氟代烃、氯代烃、溴代烃和碘代烃。

根据卤代烃分子中所含卤原子的数目，卤代烃可分为一卤代烃和多卤代烃。

根据卤代烃分子中所含烃基的类型，卤代烃可分为脂肪族卤代烃（饱和卤代烃和不饱和卤代烃）、脂环族卤代烃、芳香族卤代烃。

根据与卤原子直接相连的碳原子的类型，卤代烃可分为三种，即与卤素直接相连的碳原子是一级、二级、三级碳原子时，卤代烃分别称为伯卤代烃、仲卤代烃和叔卤代烃。

$$R-CH_2-X \qquad \begin{matrix} R \\ | \\ CH-X \\ | \\ R \end{matrix} \qquad R_3C-X$$

伯卤代烃　　　　　仲卤代烃　　　　　叔卤代烃

不饱和卤代烃中，卤素与碳碳双键直接相连的卤代烃称为乙烯型卤代烃，卤素与碳碳双键间隔一个 σ 键的卤代烃称为烯丙基型卤代烃，卤素与碳碳双键间隔两个或两个以上 σ 键的卤代烃称为孤立型卤代烃。

$$R-CH=CH-X \qquad R-CH=CH-CH_2-X \qquad \begin{matrix} R-CH=CH-(CH_2)_n-X \\ n \geqslant 2 \end{matrix}$$

乙烯型卤代烃　　　　烯丙基型卤代烃　　　　　　孤立型卤代烃

卤代芳烃中,卤素与苯环直接相连的卤代烃称为苯基型卤代烃,与芳环间隔一个 σ 键的卤代烃称为苄基型卤代烃,与芳环间隔两个或两个以上 σ 键的卤代烃称为孤立型卤代烃。

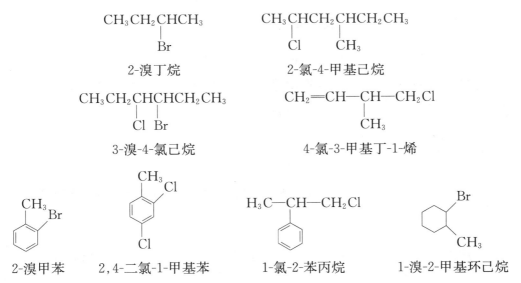

| 苯基型卤代烃 | 苄基型卤代烃 | 孤立型卤代烃 |

二、卤代烃的命名

对于简单卤代烃的命名,一般是由烃基的名称加上卤原子的名称,称为卤代某烃或某基卤。例如:

CH_3Cl　　　　　　　　　　　　　　　　　　　CH_2Cl

氯甲烷　　　　溴代异丙烷　　　　氯代叔丁烷　　　　氯化苄

（甲基氯）　　（异丙基溴）　　（叔丁基氯）　　（苄基氯）

对于结构复杂的卤代烃,采用系统命名法命名,具体方法与相应烃的命名类似,特性基团卤原子在命名时,只能作为前缀取代基。例如:

$CH_3CH_2CHCH_3$
　　　　$|$
　　　　Br

2-溴丁烷

$CH_3CHCH_2CHCH_2CH_3$
　　$|$　　　$|$
　　Cl　　CH_3

2-氯-4-甲基己烷

$CH_3CH_2CHCHCH_2CH_3$
　　　　$|$　$|$
　　　　Cl　Br

3-溴-4-氯己烷

$CH_2{=}CH{-}CH{-}CH_2Cl$
　　　　　　　$|$
　　　　　　CH_3

4-氯-3-甲基丁-1-烯

2-溴甲苯　　　　2,4-二氯-1-甲基苯　　　　1-氯-2-苯丙烷　　　　1-溴-2-甲基环己烷

第二节　卤代烃的性质

一、卤代烃的物理性质

在室温下,除氟甲烷、氟乙烷、氟丙烷、氯甲烷、氯乙烷及溴甲烷是气体外,其他常见

的卤代烷烃都是液体。

一卤代烷具有令人不悦的气味,其蒸气有毒,应尽量避免吸入。

卤代烃的沸点随着碳原子数的增加而升高。由于 C—X 键具有极性,增加了分子间作用力,因此卤代烃的沸点较相应的烷烃高。

卤代烃的密度通常比水大。

二、卤代烃的化学性质

卤代烃化学性质活泼,这是由官能团卤原子引起的。卤代烃分子中的碳卤键(C—X)是极性共价键,卤素原子带部分负电荷,碳原子带部分正电荷,与其他极性试剂作用时,卤代烃可以发生亲核取代反应、消除反应等。

1. 亲核取代反应   卤代烃中带部分正电荷的碳原子容易受到带负电荷的 OH^-、RO^-、CN^- 等或具有未共用电子对的 NH_3 等亲核试剂(nucleophile,用 Nu：或 Nu^- 表示)的进攻,发生亲核取代反应。亲核取代反应是卤代烷的典型反应,可用通式表示如下:

$$R—L + :Nu \longrightarrow R—Nu + :L$$

卤代烃发生亲核取代反应后,可转化成各种其他类型化合物,因而被广泛应用于有机合成。例如,卤代烃在碱性条件下水解生成醇:

$$RX + NaOH \xrightarrow{水} ROH(醇)$$

卤代烃与 NaCN(或 KCN)在醇溶液中生成腈:

$$RX + NaCN \xrightarrow{醇} RCN(腈)$$

卤代烃与醇钠 $NaOR'$ 生成醚,此方法称为威廉姆森(Williamson)醚合成法:

$$RX + NaOR' \longrightarrow ROR'(醚)$$

与氨反应合成胺类物质:

$$RX + NH_3 \longrightarrow RNH_2(胺)$$

此外,卤代烃还可与硝酸银的醇溶液发生取代反应,生成硝酸酯和卤化银沉淀:

$$RX + AgNO_3 \xrightarrow{醇} RONO_2 + AgX \downarrow$$

相同条件下,叔卤代烃与硝酸银的反应速率最快,伯卤代烃最慢。根据卤代烃与硝酸银反应产生卤化银沉淀的快慢,可用来鉴别不同类型的卤代烃。

亲核取代反应中,碳卤键断裂的难易程度从易到难为 C—I>C—Br>C—Cl。氟代烷难发生取代反应。

不饱和卤代烃、卤代芳烃发生亲核取代反应时,卤素的活性取决于卤素与 π 键的相对位置。

乙烯型卤代烃和苯基型卤代烃中,与卤素相连的碳原子极不活泼。这是由于卤原子的 p 轨道与 π 键形成 p-π 共轭,碳卤键电子云密度增加,卤原子与碳原子结合得更牢固。乙烯型卤代烃和苯基型卤代烃不易发生取代反应,与硝酸银醇溶液共热,无卤化银沉淀产生。

$$\overset{\frown}{CH_2}=CH-\overset{\frown}{X} \qquad \overset{\frown}{\underset{\smile}{\bigcirc}}-\overset{\frown}{X}$$

烯丙基型卤代烃和苄基型卤代烃中,卤原子与 π 键之间不存在共轭效应,卤原子易离去;且卤原子离去后,转变为烯丙基碳正离子和苄基碳正离子,这两种碳正离子带正电荷的碳原子 p 轨道与相邻 π 键形成 p-π 共轭,使正电荷分散,碳正离子趋向稳定,有利于取代反应的进行。烯丙基型卤代烃和苄基型卤代烃在室温下即可与硝酸银醇溶液发生反应,生成卤化银沉淀。

$$RCH=CH-\overset{+}{CH_2}$$

$$\overset{+}{\bigcirc}-\overset{+}{CH_2}$$

三类卤代烯烃卤原子的亲核取代反应活性顺序:烯丙基型卤代烃＞孤立型卤代烃＞乙烯型卤代烃。

三类卤代芳烃卤原子的亲核取代反应活性顺序:苄基型卤代烃＞孤立型卤代烃＞苯基型卤代烃。

2. 消除反应　卤代烃中 β-碳原子上的氢原子受到卤素吸电子诱导效应的影响而显酸性,与氢氧化钠(或氢氧化钾)等强碱的醇溶液共热,脱去 β-氢原子和卤素原子生成烯烃。这种在有机化合物分子中脱去小分子(如水、氯化氢等)形成不饱和结构的反应称为消除反应。例如:

$$R-\underset{\underset{H}{|}}{CH}-\underset{\underset{X}{|}}{CH_2}+NaOH \xrightarrow[\triangle]{醇} R-CH=CH_2+NaX+H_2O$$

由于消除的是卤原子和 β-C 上的氢原子,故又称 β-消除反应。有些仲卤代烷和叔卤代烷含多个 β-C,发生消除反应时会有不同的消除取向,生成不同的烯烃。实验证明,消除反应优先消除含氢原子较少的 β-C 上的氢原子,主要生成双键碳原子上连有最多烃基的烯烃,即生成最稳定的烯烃。这一经验规律称为查依采夫(Saytzeff)规则。例如:

$$CH_3CH_2CH_2\underset{\underset{Br}{|}}{CH}CH_3 \xrightarrow[\triangle]{KOH,乙醇} \underset{69\%}{CH_3CH_2CH=CHCH_3} + \underset{31\%}{CH_3(CH_2)_2CH=CH_2}$$

$$CH_3CH_2\underset{\underset{Br}{|}}{\overset{\overset{CH_3}{|}}{C}}CH_3 \xrightarrow[\triangle]{KOH,乙醇} CH_3CH=\overset{\overset{CH_3}{|}}{C}CH_3 + CH_3CH_2\overset{\overset{CH_3}{|}}{C}=CH_2$$
$$71\% \qquad\qquad 29\%$$

卤代烯烃或卤代芳烃消除时总是倾向于生成稳定的 π-π 共轭体系。

$$CH_2=CH-CH_2-\underset{\underset{Br}{|}}{\overset{\overset{CH_3}{|}}{C}}-CH(CH_3)_2 \xrightarrow{-HBr} CH_2=CH-CH=\overset{\overset{CH_3}{|}}{C}-CH(CH_3)_2$$

$-CH_2-\underset{\underset{Cl}{|}}{CH}-CH(CH_3)_2 \xrightarrow{-HCl}$ $-CH=CH-CH(CH_3)_2$

重要的卤代烃

三氯甲烷($CHCl_3$)俗名氯仿,是一种常用的有机溶剂,也是麻醉剂。

三氯甲烷在光和空气中能逐渐被氧化生成剧毒的光气:

$$CHCl_3 + O_2 \xrightarrow{日光} \underset{Cl}{\overset{Cl}{C}}=O + HCl$$
$$光气$$

医用氯仿必需十分纯净,所以需要保存在密封的棕色瓶中,常加入 1% 的乙醇以破坏可能生成的光气。

$$O=C\overset{Cl}{\underset{Cl}{}} + \overset{H-OC_2H_5}{\underset{H-OC_2H_5}{}} \longrightarrow O=C\overset{OC_2H_5}{\underset{OC_2H_5}{}} + 2HCl$$
$$光气 \qquad\qquad\qquad 碳酸二乙酯(无毒)$$

甲状腺素为四碘甲状腺原氨酸,有 D-型和 L-型之分,可从动物甲状腺中提取,亦可由 3,5-二碘-L-酪氨酸为原料制取。甲状腺素有促进细胞代谢,增加氧消耗,刺激组织生长、成熟和分化等功能。体内甲状腺素过高或过低均可能导致疾病。L-甲状腺素的生理活性是外消旋体的 2 倍,D-甲状腺素生理活性很低。

氯苯是重要的化工原料,可以用于合成一类早期使用的有机氯杀虫剂,如 4,4'-二氯二苯基三氯乙烷(DDT,又叫二二三)和六六六。

4,4′-二氯二苯基三氯乙烷　　　　　　　　六六六

DDT 为白色晶体，具有较广泛的杀虫效率，由于它在光或空气下不易分解变质，残留药效期长，易造成积累和污染环境，现已禁止使用。

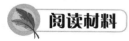 **阅读材料**

吸入性麻醉剂

吸入性麻醉剂是一类挥发性液体或气体麻醉剂，通过呼吸道进入人体，经过肺泡进入血液，随着血液循环透过血脑屏障最后到达脑部，进入中枢神经系统，阻断神经传导，从而发挥由浅至深的麻醉作用。吸入性麻醉剂的特点是麻醉功能强，可控性高。吸入性麻醉剂在全身麻醉及麻醉的维持过程中占据主导地位[1]。

目前临床上应用广泛的吸入性麻醉剂有氟烷、地氟烷、七氟烷等。

氟烷　　　　　　　地氟烷　　　　　　　七氟烷

氟烷，化学名为 2-溴-2-氯-1,1,1-三氟乙烷。氟烷对黏膜无刺激性，麻醉诱导期短，不易引起分泌物过多、咳嗽、吼痉挛等症状，常用于全身麻醉及诱导麻醉。氟烷麻醉作用较强，极易引起麻醉过深，出现呼吸抑制、心搏缓慢、心律失常等。若呼吸运动趋弱和肺通气量减少，应立即给氧和人工呼吸，并迅速减浅麻醉。氟烷对心肌有直接抑制作用，且易使心肌对肾上腺素及去甲肾上腺素的作用敏感，因此禁止与此两种药物联合使用，否则易引起室性心动过速或心室纤颤[2]。

地氟烷，化学名为 2-二氟甲氧基-1,1,1,2-四氟乙烷。地氟烷是吸入性全身麻醉剂，可使人暂时意识消失，缓解及消除多种伤害性刺激的应激反应，达到完全镇痛。地氟烷常用于成人住院和门诊手术时的诱导和维持麻醉，也可用于婴儿和儿童的维持麻醉，不可作为婴儿和儿童的诱导麻醉。

七氟烷，化学名为 1,1,1,3,3,3-六氟-2-(氟甲氧基)丙烷。七氟烷气管刺激性较小，麻醉诱导和觉醒平稳而迅速，麻醉深度容易调节，主要用作吸入性麻醉剂，用于全身麻醉。

参考文献

[1] 董传斌. 吸入性麻醉剂与脑缺血及神经保护的研究进展[J]. 中国老年医学杂志，2021,8(41):3615-3620.

[2] JING Y X, ZHANG Y G, PAN R, et al. Effect of inhalation anesthetics on tumor metastasis [J]. Technol Cancer Res Treat, 2022, 21: 1-20.

习　题

1. 用系统命名法命名下列化合物。

(1) $(CH_3)_2CCH_2C(CH_3)_3$
　　　　　$|$
　　　　Br

(2) $CH_3-\overset{\overset{\displaystyle CH_3}{|}}{\underset{\underset{\displaystyle Br}{|}}{C}}-CH_2CH_2\overset{}{\underset{\underset{\displaystyle Cl}{|}}{CH}}-CH_3$

(3) $CH_3-CH=CH-CH_2-\overset{}{\underset{\underset{\displaystyle Br}{|}}{C}}=CH_2$

(4) $CH_3-CH=CHBr$

(5)

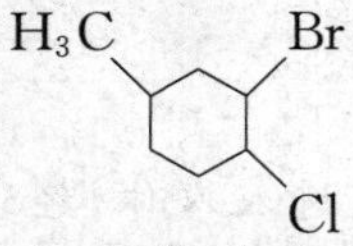

2. 写出符合下列名称的结构式。

(1) 叔丁基氯

(2) 烯丙基溴

(3) 苄基氯

(4) 对氯苄基氯

3. 完成下列反应式。

(1) $CH_3CH_2Cl+NaCN\longrightarrow$

(2) $CH_3CH=CHCH_2Br+AgNO_3\longrightarrow$

(3) $CH_3CH_2CH_2Br+NaOH\xrightarrow[\triangle]{H_2O}$

(4) $CH_3I+CH_3CH_2CH_2ONa\longrightarrow$

(5) $H_3CCH_2\underset{\underset{\displaystyle Cl}{|}}{\overset{\overset{\displaystyle C_6H_{11}}{|}}{CH}}CHCH_3\xrightarrow[\triangle]{NaOH,EtOH}$

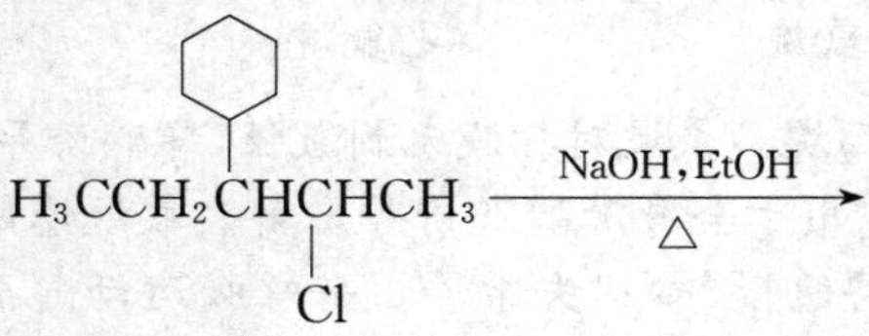

(6) $H_3CCH=CHCH_2\underset{\underset{\displaystyle Cl}{|}}{CH}CH(CH_3)_2\xrightarrow[\triangle]{NaOH,EtOH}$

4. 哪些卤代烷脱卤化氢后可产生下列烯烃。

(1)

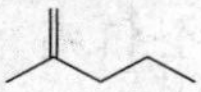

(2)

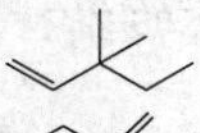

(3)

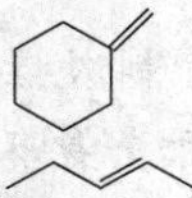

(4)

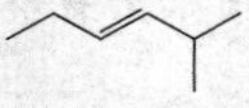

5. 某卤代烃 A 分子式为 C_3H_7Cl，与氢氧化钾醇溶液共热得到 B，B 的分子式为 C_3H_6，B 与氯化氢作用得到 A 的异构体 C。试推测 A、B 和 C 的结构式。

（张振琴）

第十六章

醇、酚、醚

学习要求 ....●

掌握：醇、硫醇、酚、醚的命名；醇的结构及化学性质（与活泼金属的反应、卤代反应、脱水反应、酯化反应、氧化反应）；酚的结构及化学性质（弱酸性、显色反应、氧化反应）；醚的结构。

熟悉：邻二醇的鉴别，硫醇、硫醚的结构，醚的化学性质。

了解：硫醇、硫醚的性质。

醇(alcohol)、酚(phenol)、醚(ether)都属于烃的含氧衍生物。醇可看作烃分子中 sp^3 杂化的碳原子上的氢被羟基(—OH, hydroxyl group)取代的化合物；酚是芳环上的氢被羟基取代的化合物。醇和酚含有的羟基官能团分别称为醇羟基和酚羟基。醚可以看作醇或酚羟基上的氢原子被烃基或芳烃基取代的化合物，分子中的 C—O—C 键称为醚键。这三类含有碳氧单键的化合物广泛存在于自然界，在工业、医药等领域中也有着重要用途。

醇、酚、醚的通式可表示为

$$R—OH \qquad Ar—OH \qquad (Ar)R—O—R'(Ar')$$

醇　　　　　　酚　　　　　　　　醚

第一节　醇

一、醇的结构、分类和命名

醇分子中的氧原子为 sp^3 杂化，分别与碳原子及氢原子结合形成 σ 键，氧原子的两对孤对电子位于余下的两个 sp^3 杂化轨道中。由于氧原子的电负性较强，醇分子中的 O—H 键和 C—O 键都具有较强的极性，醇是极性分子。

（一）醇的分类

根据羟基所连烃基的不同，可将醇分为饱和醇、不饱和醇、脂环醇和芳香醇。

CH_3CH_2OH　　　　CH_2=$CHCH_2OH$　　　　⬡—OH　　　　⬡—CH_2OH
乙醇（饱和醇）　　烯丙醇（不饱和醇）　　环己醇（脂环醇） 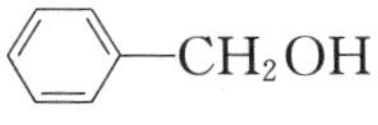　　苄醇（芳香醇）

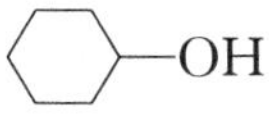

根据所含羟基的数目,醇可分为一元醇、二元醇、三元醇等,含两个及两个以上羟基的醇统称多元醇。

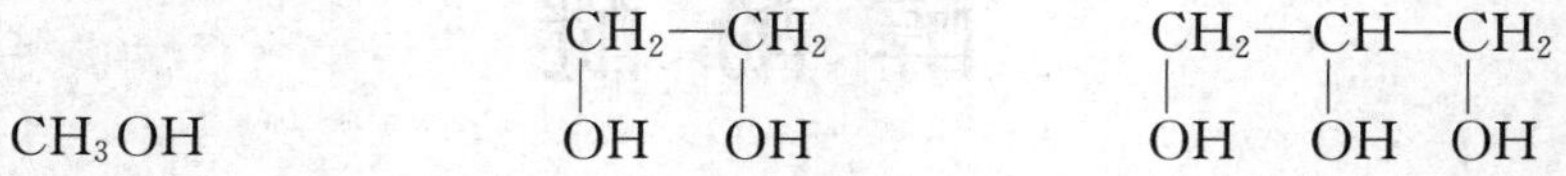

$$CH_3OH$$

甲醇(一元醇)

$$\begin{array}{cc} CH_2 & CH_2 \\ | & | \\ OH & OH \end{array}$$

乙二醇(二元醇)

$$\begin{array}{ccc} CH_2 & CH & CH_2 \\ | & | & | \\ OH & OH & OH \end{array}$$

丙三醇(三元醇)

多元醇中的羟基一般与不同的碳原子连接,两个或三个羟基连接在同一碳原子上的结构不稳定,易脱水成稳定的醛、酮或羧酸。

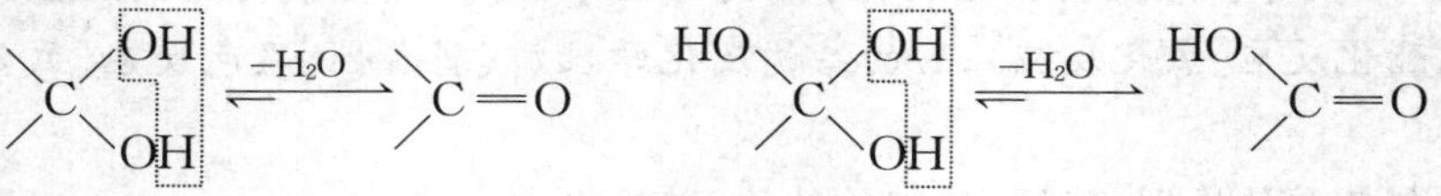

根据羟基所连饱和碳原子的类型,醇还可分为伯醇(1°醇)、仲醇(2°醇)和叔醇(3°醇)。

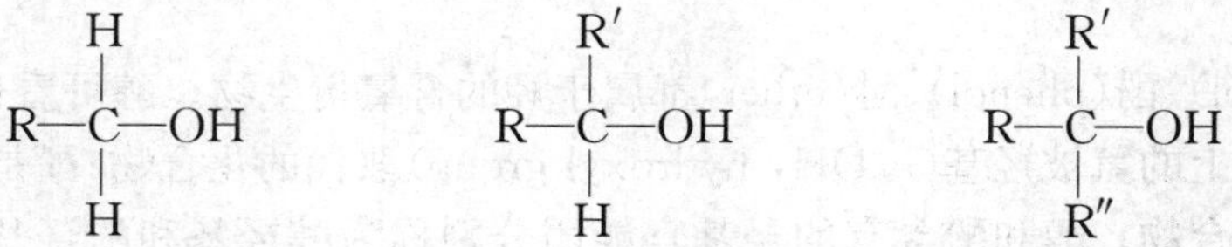

$$\begin{array}{c} H \\ | \\ R-C-OH \\ | \\ H \end{array}$$

伯醇

$$\begin{array}{c} R' \\ | \\ R-C-OH \\ | \\ H \end{array}$$

仲醇

$$\begin{array}{c} R' \\ | \\ R-C-OH \\ | \\ R'' \end{array}$$

叔醇

羟基直接连接在双键碳原子上的醇称为烯醇(enol),一般情况下烯醇不稳定,易发生异构化,重排成较稳定的醛或酮。

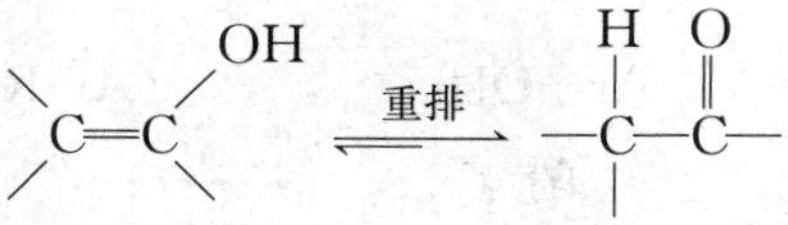

(二) 醇的命名

对于结构简单的一元醇,可用普通命名法命名,通常是在"醇"字前加上烃基的名称。

$$CH_3OH \qquad (CH_3)_2CHOH \qquad (CH_3)_3COH$$

甲醇   异丙醇   叔丁醇

对于结构复杂的醇,采用系统命名法命名。当羟基为主体基团时,将后缀"-醇""-二醇"等加在母体氢化物名称后进行命名。对于一元醇,应选择连有羟基的最长碳链为主链,从靠近羟基的一端开始编号,按取代基英文名称顺序依次标出取代基的位次、数目和名称,羟基的位次应放在后缀"醇"字之前。当分子中还含有优先顺序比羟基更优先的特性基团作母体时,用前缀"羟基"表示羟基取代基。

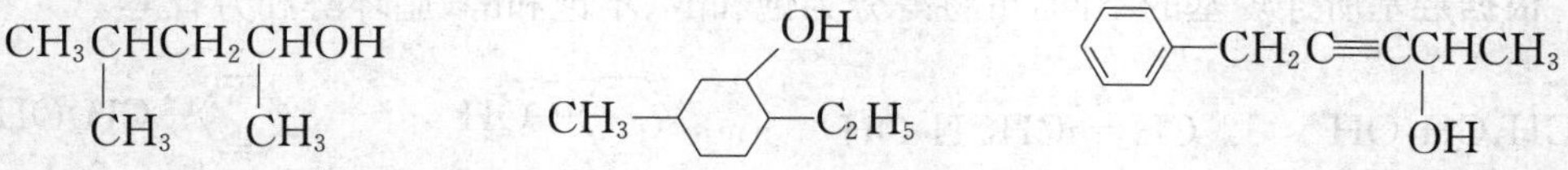

$$\begin{array}{c} CH_3CHCH_2CHOH \\ | \qquad | \\ CH_3 \quad CH_3 \end{array}$$

4-甲基戊-2-醇

2-乙基-5-甲基环己-1-醇

5-苯基戊-3-炔-2-醇

6-甲基环己-3-烯-1-醇 丙-1,2,3-三醇(甘油) 3-甲基丁-1,2,4-三醇

二、醇的物理性质

低级饱和一元醇中,4 个及以下碳原子的醇为具有特殊气味和辛辣味道的液体,含 5~11 个碳原子的醇为具有令人不悦气味的油状液体,12 个及以上碳原子的醇为无嗅无味的蜡状固体。

低级醇的沸点比和它相对分子质量相近的烷烃要高得多,如甲醇(相对分子质量 32)的沸点为 64.7 ℃,而乙烷(相对分子质量 30)的沸点为－88.6 ℃。这是由于醇分子间可形成氢键,当醇由液态变为气态时,不仅要破坏分子间的范德瓦耳斯力,还必须消耗一定的能量来破坏氢键,故醇的沸点要比相对分子质量相近的烷烃高得多。

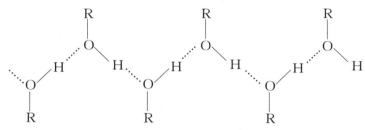

醇羟基间形成的氢键

由于醇羟基可以与水形成氢键,因此低级醇如甲醇、乙醇、丙醇等可与水以任意比例互溶。当醇分子中烃基增大时,醇羟基与水形成氢键的能力相应减小,醇在水中的溶解度也随之降低。多元醇因羟基多,在水中的溶解度较大。

三、醇的化学性质

醇的化学性质主要由羟基决定,醇分子中的 C—O 键和 O—H 键都具有较大的极性,所以醇的反应主要发生在这两个部位。此外,醇羟基所连 α-C 上有氢原子时,还容易被氧化。

(一)与活泼金属的反应

醇羟基的 O—H 键是极性共价键,易发生断裂,表现出一定的酸性,醇可与活泼金属如钠、钾等反应并生成氢气。

$$ROH + Na \longrightarrow RONa + H_2 \uparrow$$

醇与金属钠的反应比水要温和得多,说明醇的酸性比水弱,这是由于醇分子中烃基的供电子诱导效应降低了羟基极性。

醇钠为白色固体,遇水即水解,生成醇和氢氧化钠,在有机合成中,常作为强碱使用。

$$RONa + H_2O \longleftrightarrow ROH + NaOH$$

（二）与无机含氧酸的酯化反应

醇与酸作用脱去一分子水所得的产物称为酯，这种反应称为酯化反应。若酸为无机含氧酸（如硝酸、亚硝酸、硫酸、磷酸），产物则称为无机酸酯，例如：

$$(CH_3)_2CHCH_2CH_2OH + HONO \rightleftharpoons (CH_3)_2CHCH_2CH_2ONO + H_2O$$

$\quad\quad$ 异戊醇 $\quad\quad\quad\quad$ 亚硝酸 $\quad\quad\quad\quad\quad$ 亚硝酸异戊酯

亚硝酸异戊酯、硝酸甘油等在临床上用作扩张血管和治疗心绞痛的药物，硝酸甘油遇到震动会发生剧烈爆炸，诺贝尔将其与一些惰性材料混合发明了安全炸药，提高了其稳定性。

硫酸是二元酸，可形成酸性酯和中性酯。硫酸二甲酯和硫酸二乙酯是很好的烷基化试剂。高级醇（$C_8 \sim C_{18}$）的硫酸氢酯盐是一种阴离子表面活性剂，可作为洗涤剂的原料。人体软骨含有硫酸酯结构的硫酸软骨素。

$$CH_3CH_2OSO_2OH \quad\quad\quad\quad CH_3CH_2OSO_2OCH_2CH_3$$

$\quad\quad$ 硫酸氢乙酯（酸性酯）$\quad\quad\quad\quad$ 硫酸二乙酯（中性酯）

磷酸是三元酸，可以形成不同的磷酸酯。磷酸酯是有机体生长和代谢中极为重要的物质，如卵磷脂、脑磷脂、三磷酸腺苷及核酸等均含有磷酸酯的结构。

$$\underset{\text{磷酸烷基二氢酯}}{RO-\overset{\displaystyle O}{\underset{\displaystyle OH}{P}}-OH} \quad\quad \underset{\text{磷酸二烷基氢酯}}{RO-\overset{\displaystyle O}{\underset{\displaystyle OH}{P}}-OR} \quad\quad \underset{\text{磷酸三烷基酯}}{RO-\overset{\displaystyle O}{\underset{\displaystyle OR}{P}}-OR}$$

（三）与氢卤酸的反应

醇与氢卤酸发生亲核取代反应生成卤代烃，这是卤代烷碱性水解的逆反应。

$$ROH + HX \underset{OH^-}{\overset{H^+}{\rightleftharpoons}} RX + H_2O$$

反应活性与氢卤酸的种类及醇的结构有关。醇的活性顺序为烯丙基型醇＞叔醇＞仲醇＞伯醇＞甲醇，氢卤酸的活性顺序为 HI＞HBr＞HCl。HCl 与醇的反应活性较低，需加无水氯化锌作为催化剂。浓盐酸与无水氯化锌的混合物称为卢卡斯（Lucas）试剂，6个碳以下的低级醇能溶于卢卡斯试剂，而相应的氯代烷则不溶。烯丙基型醇、叔醇与卢卡斯试剂在室温下就能反应，出现混浊后分层；仲醇则作用较慢，静置数分钟后才有明显的混浊出现；而伯醇在室温下很难发生作用，需加热才能反应。利用卢卡斯试剂可以区分 6 个碳以下的一元伯醇、仲醇、叔醇。

（四）脱水反应

醇与脱水剂（如浓酸等）共热发生脱水反应，脱水方式随反应温度而异。例如，乙醇与浓硫酸共热至 140 ℃，发生分子间脱水生成乙醚（$C_2H_5OC_2H_5$）；而共热至 170 ℃，则发生分子内脱水生成乙烯。醇分子内脱水反应是 β-消除反应，产物遵循查依采夫（Saytzeff）规则。

（五）氧化反应

伯醇或仲醇分子中的 α-H 可以被酸性高锰酸钾或重铬酸钾等氧化剂氧化，伯醇首先被氧化成醛，再进一步氧化为羧酸，仲醇氧化后生成酮。叔醇没有 α-H，一般不被上述氧化剂氧化。

醇的氧化反应除利用氧化剂外，还可直接用催化脱氢的方法进行。

（六）多元醇的特性反应

多元醇除具有一元醇的一般性质外，由于多个羟基间的相互影响，还具有其特殊的性质。例如，邻二醇可与氢氧化铜反应，使氢氧化铜沉淀溶解，变成深蓝色溶液，实验室中可利用此反应来鉴别具有两个相邻羟基的多元醇。

甘油铜

重 要 的 醇

甲醇为无色透明液体，最初是从木材干馏得到的，故又称木醇。甲醇有毒，可直接侵害人的细胞组织，特别是侵害视网膜，内服少量（10 mL）可致人失明，量多（30 mL）可致死。这是因为甲醇在人体内氧化分解很慢，并有蓄积作用，其氧化产生的甲醛或甲酸在体内不能被很快利用而导致中毒。

乙醇为无色透明液体，临床上使用其 70%～75% 的水溶液作为外用消毒剂。用乙醇作溶剂溶解药品所制成的制剂称为酊剂，如碘酊等。乙醇在生物体内的氧化过程（主要发生在肝）是在酶催化下分步进行的：乙醇首先被肝转化为乙醛，此后再转化为乙酸，产生的乙酸可供身体中的细胞利用，这就是人们可以适量饮酒的原因。但过量饮酒会抑制中枢神经系统，甚至发生乙醇中毒，酒后驾驶最容易引发交通事故。

丙三醇俗称甘油，为带有甜味的无色黏稠液体，能以任何比例与水混溶。甘油吸湿性很强，对皮肤有刺激性，故用以润滑皮肤时，一般需先稀释。甘油在药剂上可用作溶剂，如酚甘油、碘甘油等；对便秘患者，常用甘油栓或 50% 甘油溶液灌肠，它既有润滑作用，又能产生高渗透压，刺激肠壁引起排便反射。甘油三硝酸酯（俗称硝酸甘油）为浅黄色油状液体，是一种烈性炸药，稍微碰撞就会引起爆炸，历史上硝酸甘油的商品化生产引起许多死亡事故，直到 1866 年诺贝尔（A. Nobel）发明安全炸药——硝酸甘油和细粉状硅藻土或锯屑的混合物才使此问题得到解决。硝酸甘油也是一种药物,其生理功能是扩张冠状动脉和松弛平滑肌,可缓解心绞痛。

维生素 A 为不饱和一元醇,包括维生素 A_1 和维生素 A_2 两种。维生素 A_1 又称视黄醇,为黄色片状结晶,存在于鱼肝油、蛋黄、乳汁中。维生素 A_2 为维生素 A_1 的 3,4-二脱氢衍生物,其生物活性约为维生素 A_1 的一半。机体缺乏维生素 A 不仅会患夜盲症,而且会影响正常的生长发育。

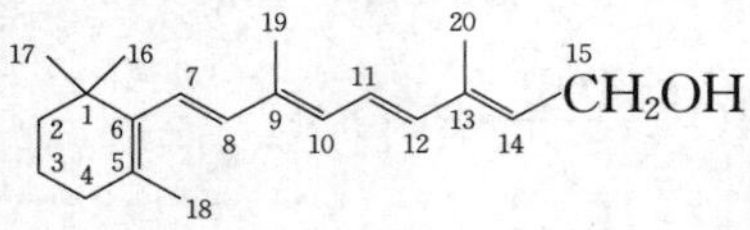

维生素 A_1 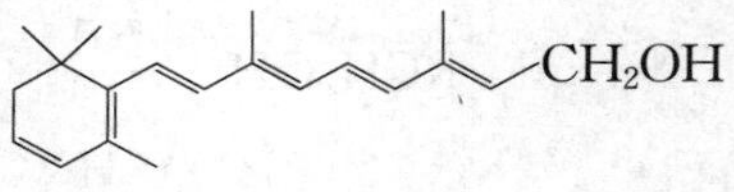   维生素 A_2

甘露醇和山梨醇互为同分异构体,仅 2 位手性碳原子的构型不同,均为白色易溶于水的固体,甜度大约是蔗糖的 50%,是无蔗糖甜食的甜味剂,适用于糖尿病患者等食糖代用品。

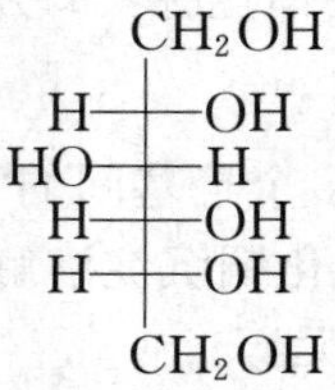

甘露醇 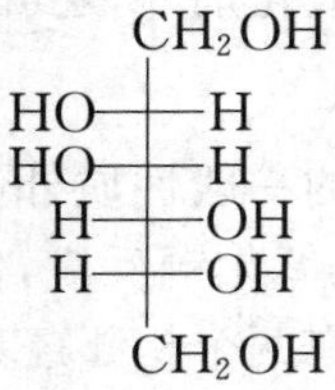   山梨醇

甘露醇在医药上具有降压、脱水、利尿的作用,用于防治水肿和早期急性肾功能不全,可降低颅内压和眼内压。甘露醇注射液作为高渗降压药是临床抢救(特别是脑部疾患抢救)的常用药。甘露醇无吸湿性,干燥快,可用作药物的赋形剂和填充剂,在食品方面常用于麦芽糖、口香糖、年糕等食品的防黏粉。

山梨醇又称葡萄糖醇,也具有利尿脱水的特性,适用于治疗脑水肿及青光眼等。山梨醇除用作药物的固体分散剂、填充剂、稀释剂外,还是日化行业中比较好的保湿剂和表面活性剂。此外,山梨醇经发酵和化学合成可制备维生素 C。

肌醇又称环己六醇,为治疗肝及心血管系统疾病的药物,是一种生物体内不可缺少的具有光学活性及生物活性的环状化合物,能促进细胞新陈代谢、改善细胞营养、促进发育、促进脂肪代谢、降低血脂、抑制胆固醇的生成及动脉硬化。由肌醇形成的肌醇磷脂是生物细胞的第二信使,对机体代谢、信号转导等起着重要的调节和控制作用。

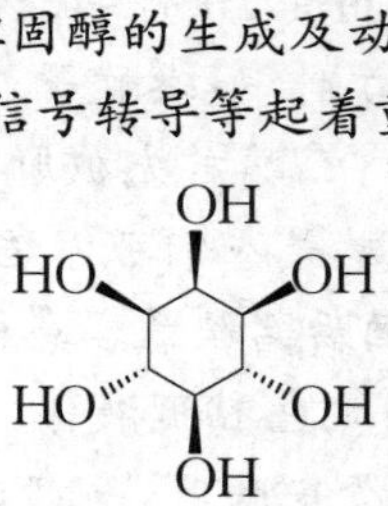

肌醇

紫杉醇是从红豆杉属植物(如太平洋紫杉)中提取的一种具有独特抗癌作用的二萜类化合物,对肿瘤细胞产生细胞毒性,导致细胞死亡,抑制肿瘤生长,广泛应用于乳腺癌、卵巢癌、非小细胞肺癌、前列腺癌等。但紫杉醇及其类似物由于来源稀缺、水溶性极低、

口服无效且易引起过敏等,其在临床上的应用受到了极大的限制。近年来对紫杉醇及其制剂的研究主要集中在缓释、长效、靶向等新剂型研究及化学半合成等。

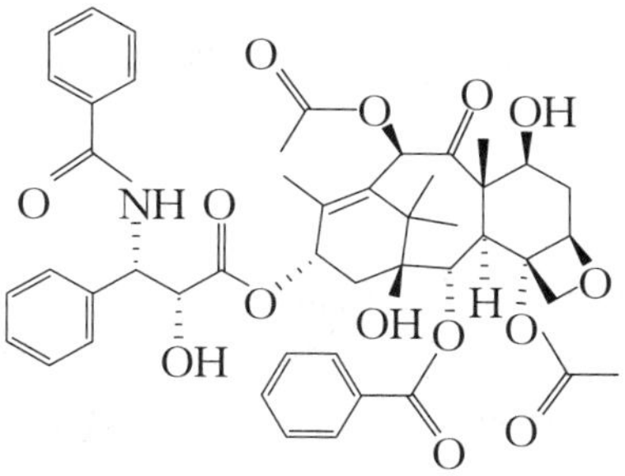

紫杉醇

第二节 酚

一、酚的结构、分类和命名

酚(Ar—OH)是羟基直接与芳环相连的一类化合物。苯酚羟基中的氧原子为 sp^2 杂化,氧原子的两对孤对电子,一对占据 sp^2 杂化轨道;另一对占据未参与杂化的 p 轨道,与苯环的大 π 键形成 p-π 共轭体系(图 16-1)。由于 p-π 共轭效应,酚羟基氧原子上 p 轨道的电子向芳环偏移,使苯环上的电子云密度增加,有利于苯环上亲电取代反应的进行;而 C—O 键间电子云密度增大,使酚羟基与苯环键合更为牢固,酚羟基不像醇羟基易被取代;同时 O—H 键的极性增强,酚羟基的氢原子易离解为质子,使酚的酸性较醇强。

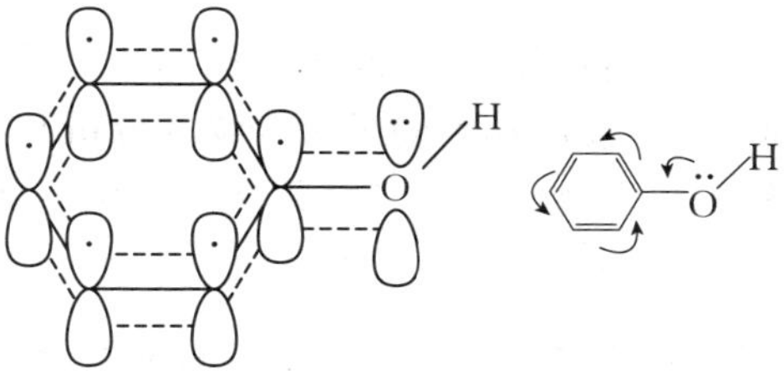

图 16-1 苯酚分子中的 p-π 共轭体系

酚可根据芳烃基的不同,分为苯酚、萘酚等;也可根据酚羟基的数目分为一元酚、二元酚、三元酚等,含两个及以上酚羟基的酚统称多元酚。

酚的系统命名是以芳环名称加"酚"字为母体,但当芳环上连有更优先的特性基团时,酚羟基作为取代基命名。

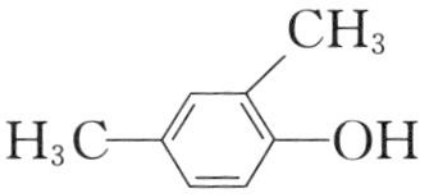

2,4-二甲基苯酚 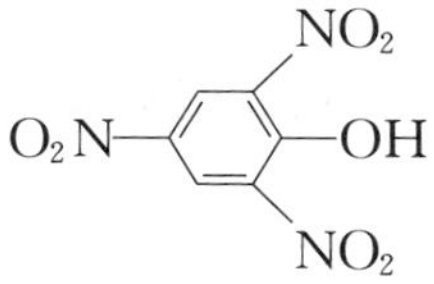　　　　2,4,6-三硝基苯酚(苦味酸) 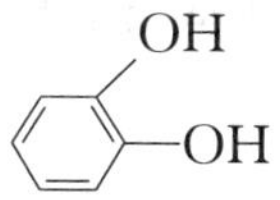　　　　苯-1,2-二酚(儿茶酚)

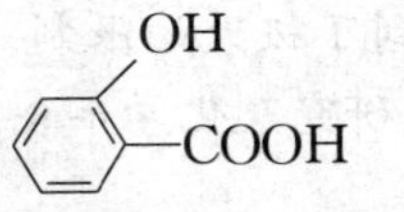

OH

CH₃O

——COOH   HO———CHO

2-羟基苯甲酸(水杨酸) 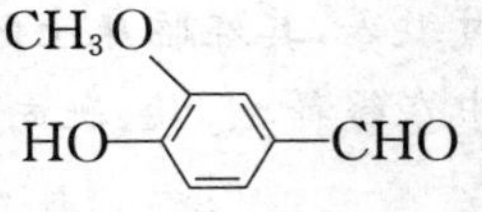   4-羟基-3-甲氧基苯甲醛

二、酚的物理性质

酚大多为固体,少数烷基酚为高沸点的液体,由于酚分子间可形成氢键,所以沸点较高。酚羟基能与水分子形成氢键,酚类化合物在水中有一定的溶解度,并随羟基数目的增多,溶解度增大。纯的酚类化合物无色,但往往由于被氧化而带有红色或褐色。

三、酚的化学性质

酚类化合物分子中含有酚羟基和芳环,具有羟基和芳环所具有的性质。酚羟基与芳环直接相连,受芳环的影响,其性质与醇羟基有一定的区别,表现出更强的酸性及不易发生碳氧键的断裂反应。此外,酚的芳环也比相应的芳烃更容易发生亲电取代反应。

(一)酸性

酚类化合物呈弱酸性,酸性较水和醇强,苯酚可以溶于氢氧化钠溶液生成酚钠。

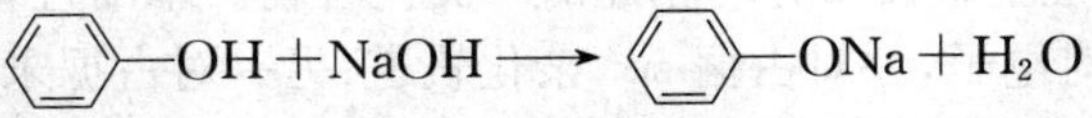

$$\text{——OH} + NaOH \longrightarrow \text{——ONa} + H_2O$$

苯酚的酸性比碳酸弱,向酚钠溶液中通入二氧化碳,苯酚就游离析出。

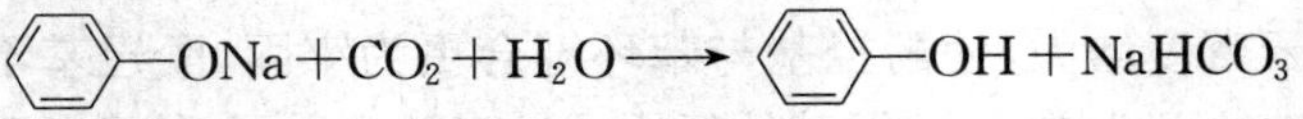

$$\text{——ONa} + CO_2 + H_2O \longrightarrow \text{——OH} + NaHCO_3$$

(二)与三氯化铁的显色反应

多数酚与三氯化铁作用时显色,如苯酚、间苯二酚与三氯化铁溶液作用都产生紫色,对苯二酚显暗绿色。常利用这些反应作为酚类化合物的分析和鉴定。

除酚外,具有烯醇结构的化合物也能与三氯化铁产生显色反应。

(三)芳环上的亲电取代反应

酚羟基是强的邻、对位定位基,能使苯环活化,容易发生芳环上的亲电取代反应。例如,苯酚在室温下与溴水能迅速反应生成2,4,6-三溴苯酚的白色沉淀,此反应非常灵敏,常用作苯酚的定性检验和定量测定。

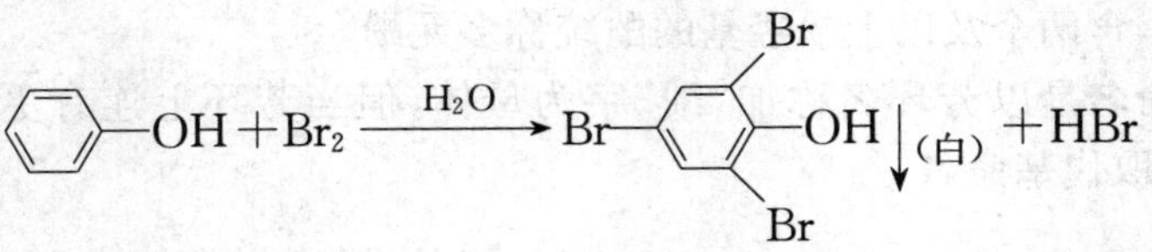

$$\text{——OH} + Br_2 \xrightarrow{H_2O} Br\text{——OH} (白) + HBr$$

苯酚在室温下与稀硝酸就能作用生成邻硝基苯酚和对硝基苯酚的混合物。

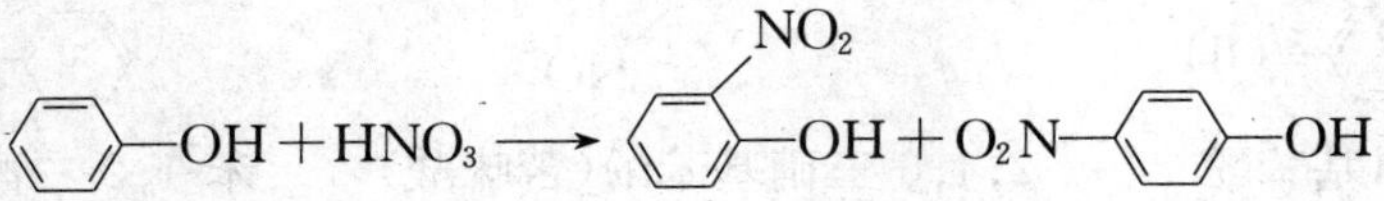

$$\text{——OH} + HNO_3 \longrightarrow \text{——OH} + O_2N\text{——OH}$$

（四）酚的氧化反应

酚比醇容易被氧化，但过程复杂。酚类化合物在空气中放置被氧气缓慢氧化的过程称为酚的自氧化反应，因此某些酚类化合物在食品、药品等工业上被广泛用作抗氧化剂，以减缓产品的氧化变质，如 2,6-二叔丁基-4-甲基苯酚等。

苯酚被氧化剂氧化后生成对苯醌，邻苯二酚则被氧化为邻苯醌。

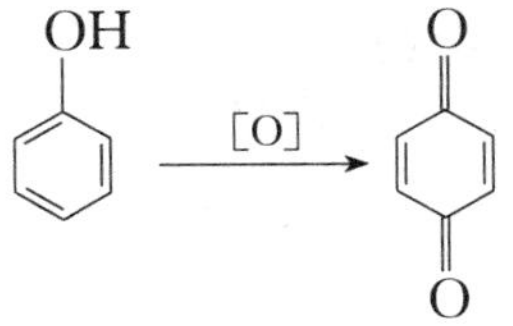

1,4-苯醌　　　　　　　　　　　　　1,2-苯醌
（对苯醌，黄色）　　　　　　　　　（邻苯醌，红色）

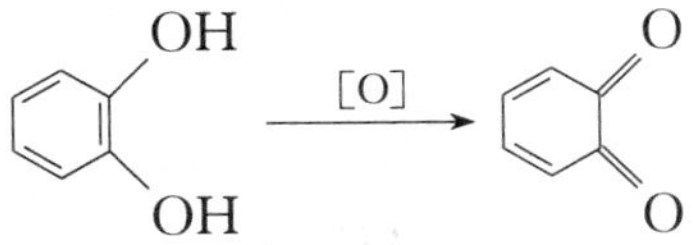

醌是一类特殊的环状不饱和二酮，凡醌类化合物都具有 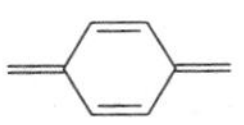 或 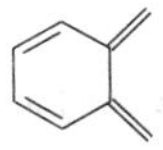 的结构单位，称为醌型结构。醌类化合物中的碳碳双键和碳氧双键形成 π-π 共轭体系，所以醌类化合物通常都有颜色。

对苯醌是金黄色结晶，熔点 115.7 ℃，有毒性，能腐蚀皮肤，可溶于醇和醚中。若将对苯醌的乙醇溶液和对苯二酚（又称氢醌）的乙醇溶液混合，即有深绿色的醌氢醌晶体析出，这主要是由于两个环系中 π 电子相互作用，电子离域形成电荷转移配合物。

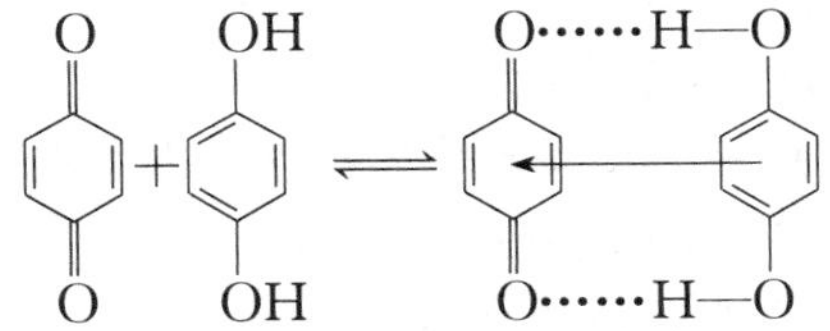

醌氢醌

醌氢醌溶于热水，在溶液中大量解离又生成对苯醌及对苯二酚。在醌氢醌的缓冲溶液中插入一铂片，即可组成醌氢醌电极，这个电极的电位与氢离子浓度有关，故可用于测定溶液的 pH。

维生素 K_1 和维生素 K_2 均是 α-萘醌的衍生物，其差别只在于支链，维生素 K_2 的支链较维生素 K_1 的支链多 10 个碳原子。维生素 K_1 和维生素 K_2 广泛存在于自然界，以猪肝和苜蓿中含量最多。维生素 K_1 和维生素 K_2 都能促进血液凝固，可用作止血剂。人工合成的 2-甲基-1,4-萘醌也具有凝血作用，且凝血能力更强，称为维生素 K_3，临床一般使用它和亚硫酸氢钠的加成产物——亚硫酸氢钠甲萘醌。

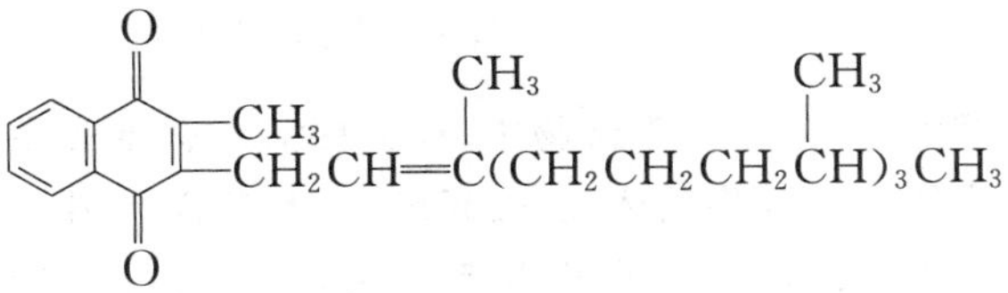

维生素 K_1

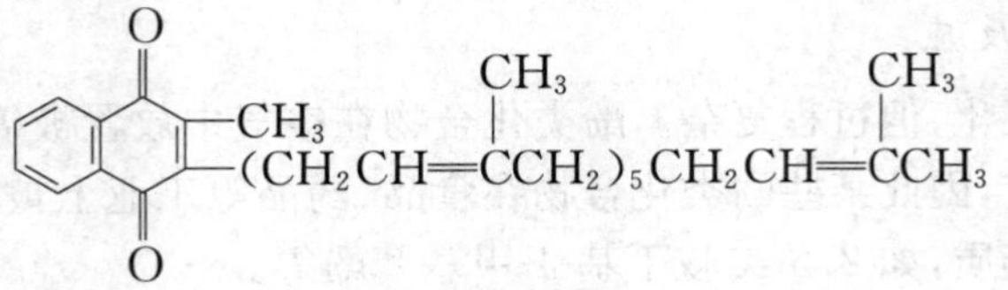

维生素 K₂

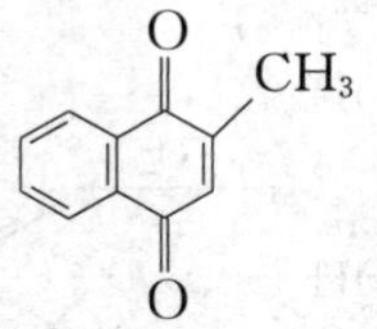

2-甲基-1,4-萘醌(维生素 K₃)   亚硫酸氢钠甲萘醌

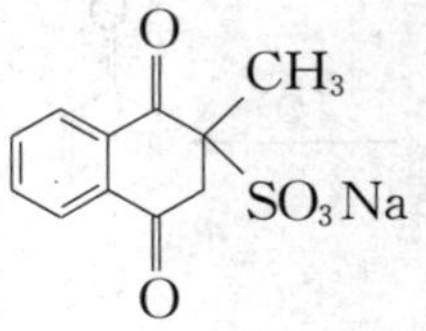

重 要 的 酚

苯酚俗称石炭酸,纯净的苯酚为无色菱形结晶,有特殊气味,在空气中放置因氧化而变成红色。苯酚在室温时稍溶于水,65 ℃以上可与水混溶,也易溶于乙醇、乙醚、苯等有机溶剂。苯酚能凝固蛋白质,因此对皮肤有腐蚀性,并有杀菌效力,是外科最早使用的消毒剂。因其有毒,故现已不用。但至今消毒剂的杀菌效力仍以苯酚系数来衡量:若某一消毒剂 A 的苯酚系数为 5,则表示在同一时间内,A 浓度为苯酚浓度 1/5 时,具有与苯酚同等的杀菌效力。

甲苯酚又称煤酚,有邻、间、对三种异构体。除间位异构体为液体外,其他两种异构体为低熔点固体,三种异构体都有苯酚气味,其杀菌效力比苯酚强。目前医药上使用的消毒剂煤酚皂溶液是含有 47%～53% 三种甲苯酚异构体的肥皂水溶液,俗称来苏儿(Lysol),它对人体也是有毒的,可以透过皮肤进入人体。

邻苯二酚又称儿茶酚,在生物体内常以衍生物状态存在。例如,人体代谢中间体 3,4-二羟基苯丙氨酸(又名多巴,DOPA)和常用的急救药物肾上腺素中均含有儿茶酚结构。肾上腺素与去甲肾上腺素是体内肾上腺髓质分泌的主要激素,一般用于支气管哮喘、过敏性休克及其他过敏性反应的急救;异丙肾上腺素是人工合成的拟肾上腺素药,可用于平喘。

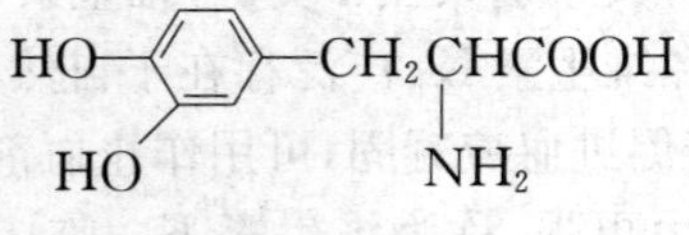

多巴

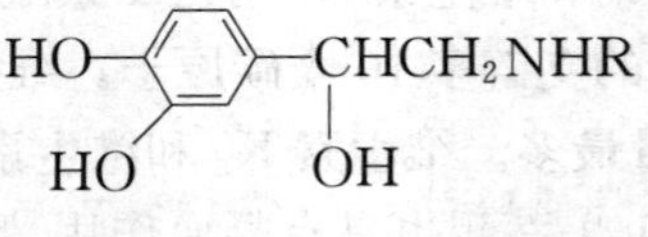

R＝—CH₃   肾上腺素
R＝—H   去甲肾上腺素
R＝—CH(CH₃)₂   异丙肾上腺素

维生素 E 又名生育酚,广泛存在于植物中,以麦胚油中含量最高,豆类及蔬菜中也颇丰富。维生素 E 在自然界有多种异构体(α-生育酚、β-生育酚、γ-生育酚、δ-生育酚等),其中 α-生育酚的生理活性最高。维生素 E 为黄色油状物,在无氧条件下,对热稳定。由于它与动物生殖有关,临床上常用以治疗先兆流产和习惯性流产,也用以治疗痔疮、冻疮、

胃十二指肠溃疡等。此外,维生素 E 可作为自由基清除剂,以减少自由基对机体的损害。

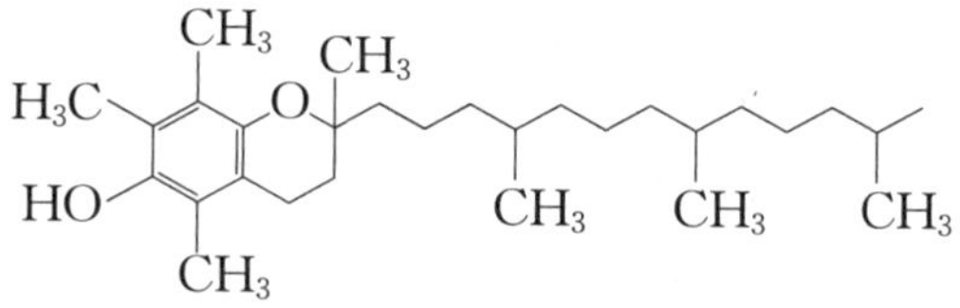

α-生育酚

酚类抗氧化剂广泛用于食品及药物等的生产、贮藏过程,其目的是防止或延缓氧化导致的变质,其中受阻酚类抗氧化剂是无污染、效率高、应用范围最广的一类,如:

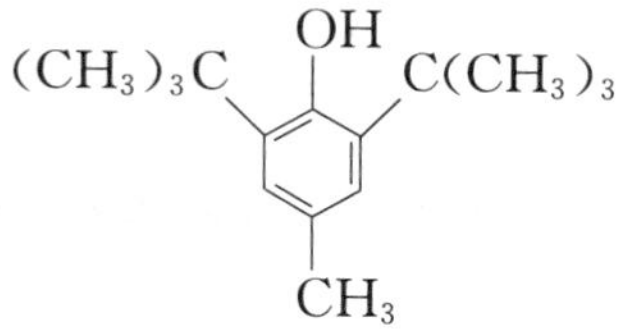

2,6-二叔丁基-4-甲基苯酚

白藜芦醇是一种生物活性很强的天然多酚类物质,又称芪三酚,存在顺式和反式两种异构体,它以游离态和糖苷结合态两种形式在植物(如花生、葡萄、虎杖、桑葚等)中分布,有抗氧化效能。白藜芦醇可降低血液黏稠度,抑制血小板凝结和血管舒张,保持血液畅通,也可预防癌症的发生及发展。

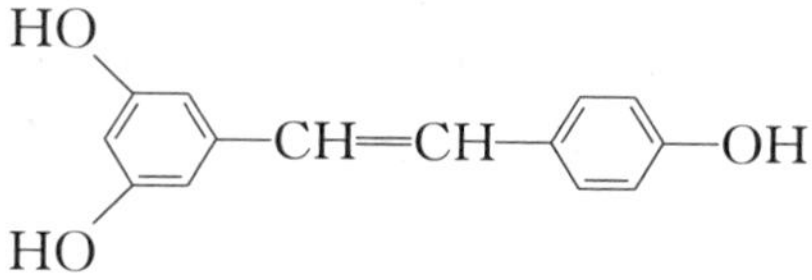

白藜芦醇

植物多酚是一类存在于植物体内的多羟基酚类化合物的总称,主要包括黄酮类、单宁类、花色苷类、酚酸类等,广泛存在于常见植物及植物性加工食品中,如茶叶、水果、蔬菜、谷物、葡萄酒、茶饮品、橄榄油、果汁、巧克力、咖啡等,是植物体内复杂酚类的次生代谢产物。研究表明,植物多酚具有抗氧化等多种生物活性,如清除自由基、抗癌、抗辐射、抗菌、降血脂、抗衰老、保护神经和提高机体免疫力等。

第三节　醚

一、醚的结构、分类和命名

醚可看作醇或酚分子中羟基上的氢原子被烃基取代的化合物,醚的官能团是醚键(C—O—C),烷基醚中氧原子为 sp^3 不等性杂化。

醚可分为单醚和混醚,两个烃基相同的醚称为单醚,两个烃基不同的醚称为混醚。

根据两个烃基的类别,醚还可以分为脂肪醚和芳香醚。

对于结构简单的醚,多按烃基命名。若两个烃基不同,则按英文名称顺序依次列出。

单醚　　　$C_2H_5\text{—}O\text{—}C_2H_5$　　　　　　　$C_6H_5\text{—}O\text{—}C_6H_5$
　　　　　　　（二）乙醚　　　　　　　　　　　二苯醚

混醚　　　$CH_3\text{—}O\text{—}C_2H_5$　　　　　　　$C_6H_5\text{—}O\text{—}CH_3$
　　　　　　乙基甲基醚　　　　　　　　　　甲基苯基醚

对于结构比较复杂的醚,常把较简单的烃氧基(—OR)作为取代基来命名,例如:

$$CH_3CH_2CH_2\underset{\underset{OCH_3}{|}}{C}HCH_3 \qquad\qquad CH_3CH_2OCH_2CH_2\underset{\underset{OH}{|}}{C}HCH_3$$

2-甲氧基戊烷　　　　　　　　　　　4-乙氧基丁-2-醇

对于具有环状结构的环醚,通常采用俗名或命名为"氧杂环某烷"。

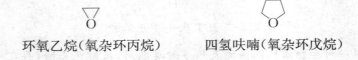

环氧乙烷(氧杂环丙烷)　　　四氢呋喃(氧杂环戊烷)

二、醚的物理性质

大多数醚在常温下为液体,沸点比醇低得多,而与相对分子质量相当的烷烃相近,这是由于醚分子间不存在氢键。低级醚挥发性强,易燃,使用时要注意通风及避免使用明火和电器。醚在水中的溶解度比烷烃大,并能溶于许多极性溶剂中,如常用的四氢呋喃能和水完全互溶,这是由于电负性较强的氧原子可与水形成氢键。

三、醚的化学性质

醚较稳定,其稳定性仅次于烷烃,它与强碱、氧化剂、还原剂及活泼金属均不起作用,在有机反应中常用作溶剂。例如,四氢呋喃为无色透明的液体,能与水、醇、醚、酯和烃类等混溶,是非常优良的有机溶剂。

(一) 锌盐的生成

与醇或水相似,醚中氧原子上的孤对电子能接受质子,生成锌盐。

$$R\text{—}\overset{\cdot\cdot}{\underset{\cdot\cdot}{O}}\text{—}R' + HCl \longrightarrow \left[\ R\text{—}\underset{\underset{H}{\cdot\cdot}}{\overset{\cdot\cdot}{O}}\text{—}R'\ \right]^{+}Cl^{-}$$

醚接受质子的能力很弱,必须与浓强酸(如浓 HX 或 H_2SO_4)在较低温度下才能形成锌盐。醚生成锌盐后能溶解于浓强酸中,可利用此现象区别醚与烷烃或卤代烃。

加热醚与浓氢卤酸(浓 HI 或 HBr)生成的锌盐,可发生 C—O 键断裂,生成卤代烃和醇。若氢卤酸过量,生成的醇则继续作用,生成另一分子卤代烃。

$$C_2H_5\text{—}O\text{—}C_2H_5 + HI \xrightarrow{\triangle} C_2H_5OH + C_2H_5I$$
$$\qquad\qquad\qquad\qquad\qquad \Big\downarrow HI$$
$$\qquad\qquad\qquad\qquad\qquad C_2H_5I$$

（二）形成过氧化物

醚对氧化剂很稳定,但若长期与空气接触,其 α-H 可被氧化生成过氧化物,例如：

$$C_2H_5-O-C_2H_5 + O_2 \longrightarrow C_2H_5-O-\underset{\underset{O-O-H}{|}}{CH}-CH_3$$

过氧乙醚

过氧化物不易挥发,并且在受热或受到摩擦等情况下,非常容易爆炸。在蒸馏乙醚时,低沸点的乙醚被蒸出后,蒸馏瓶中便积存了高沸点的过氧化物,若继续加热便会猛烈爆炸。因此,在蒸馏乙醚前必须检验是否含有过氧化物,并用还原剂如硫酸亚铁、亚硫酸钠或碘化钠等处理。贮存乙醚时,应放在棕色瓶中,市售的乙醚中常添加少量抗氧化剂。

重要的醚

乙醚为无色透明液体,极易挥发,有特殊刺激性气味,在空气的作用下能氧化成过氧化物、醛和乙酸,暴露于光线下也能促进其氧化。当乙醚中含有过氧化物时,蒸发后所分离残留的过氧化物加热到 100 ℃ 以上能引起强烈爆炸,这些过氧化物可加 5‰ 硫酸亚铁水溶液振摇除去。乙醚在医药工业中用作药物生产的萃取剂和医疗上的麻醉剂。

乙醚是人类最早使用的一种吸入性麻醉剂。医用麻醉剂主要分为静脉麻醉剂、吸入性麻醉剂、局部麻醉剂三大类。静脉麻醉剂属于非挥发性全身麻醉剂,包括丙泊酚、氯胺酮、硫喷妥钠、依托咪酯等;局部麻醉剂包括普鲁卡因、丁卡因、阿替卡因、利多卡因、布比卡因、罗哌卡因及甲哌卡因等;吸入性麻醉剂包括乙醚、氧化亚氮、氯仿、氟烷类等,目前临床上常使用的氟烷类,如恩氟烷 CHF_2OCF_2CHClF、异氟烷 $CF_3CHClOCHF_2$、地氟烷 $CF_3CHFOCHF_2$、七氟烷 $(CF_3)_2CHOCH_2F$ 等均属于醚类化合物。

第四节 硫醇和硫醚

硫和氧处于元素周期表中的同一主族,含硫有机化合物与含氧有机化合物性质相似,硫也能形成与醇、醚类似的化合物——硫醇(thiol)和硫醚(thioether)。

R—SH   R—S—R′

硫醇   硫醚

一、硫醇的结构和性质

硫醇可看作硫化氢分子中的一个氢原子被烃基取代的化合物,—SH 称为硫羟基或巯基,它是硫醇的官能团。生物体内存在很多含有巯基的重要物质,如半胱氨酸、辅酶中的谷胱甘肽及辅酶 A 等,这些物质的生理作用与巯基密切相关。

硫醇的命名与醇相似,只要用"硫醇"为后缀,如：

CH_3CH_2SH

乙硫醇

低级硫醇具有极难闻的臭味,工业上常在燃料气中加入少量叔丁硫醇或乙硫醇作为臭味剂,用来提示煤气管道是否泄漏。随着相对分子质量的增大,硫醇的臭味逐渐减弱,含 9 个碳原子以上的硫醇反而具有香气。硫醇形成氢键的能力比醇弱得多,因此硫醇的沸点和在水中的溶解度都要比相应的醇低得多。

硫醇的化学性质与醇相似,具有弱酸性,硫醇可溶于氢氧化钠溶液而生成硫醇钠。

$$RSH + NaOH \longrightarrow RSNa + H_2O$$

硫醇可与汞、铅、砷等重金属氧化物或盐作用,生成不溶于水的硫醇盐。

$$R{-}SH + HgO \longrightarrow \begin{array}{c} RS \\ | \\ Hg\downarrow \\ | \\ RS \end{array} + H_2O$$

许多重金属盐能引起人畜中毒,这是由于这些金属能与机体内某些酶中的巯基结合,使酶丧失其正常的生理功能。下列硫醇类化合物能与重金属形成不易解离、无毒性的水溶性配合物由尿排出,常作为重金属盐类中毒的解毒剂。

$$\begin{array}{cccc} CH_2{-}CH{-}CH_2 \\ | \quad | \quad | \\ SH \quad SH \quad OH \end{array} \qquad \begin{array}{ccc} CH_2{-}CH{-}CH_2 \\ | \quad | \quad | \\ SH \quad SH \quad SO_3Na \cdot H_2O \end{array} \qquad \begin{array}{c} NaOOC{-}CH{-}CH{-}COONa \\ | \quad | \\ SH \quad SH \end{array}$$

二巯基丙醇(BAL)　　　　　二巯基丙磺酸钠　　　　　二巯基丁二酸钠

硫醇容易被氧化,在空气中或与弱氧化剂(如空气中的氧、过氧化氢、碘等)作用,可生成二硫化物。

$$R{-}SH \underset{[H]}{\overset{[O]}{\rightleftharpoons}} R{-}S{-}S{-}R$$

在生物体中,巯基与二硫键之间的氧化还原反应是一个非常重要的生理过程,二硫键对于保护蛋白质分子的高级结构起着重要的作用。

在强氧化剂作用下,硫醇可被氧化生成亚磺酸 RSO_2H,进一步氧化生成磺酸 RSO_3H。

二、硫醚的结构和性质

硫醚可看作硫化氢分子中两个氢原子被烃基取代的化合物,例如:

$$CH_3{-}S{-}C_2H_5 \qquad 乙甲硫醚$$

硫醚的物理性质和硫醇相似,但臭味不如硫醇强烈。硫醚因分子中的硫原子上有两对孤对电子,故可以进一步与氧作用,氧化成亚砜,亚砜又进一步氧化成砜。

$$R{-}\overset{..}{\underset{..}{S}}{-}R' \overset{[O]}{\longrightarrow} R{-}\overset{O}{\underset{..}{S}}{-}R' \overset{[O]}{\longrightarrow} R{-}\overset{O}{\underset{O}{S}}{-}R'$$
亚砜　　　　　砜

重要的含硫化合物

二甲基亚砜(dimethyl sulfoxide，DMSO，CH_3SOCH_3)为无色、无臭的透明液体，凝固点 18.45 ℃，沸点 189 ℃。DMSO 具有极性，并且热稳定性好、毒性低。它是一种非质子极性溶剂，能与水、乙醇、丙酮、乙醚、苯、氯仿等任意混溶，不仅能溶解水溶性物质，还能溶解脂溶性物质，被称为"万能溶媒"。DMSO 对许多药物具有溶解性、渗透性，本身具有消炎、止痛、促进血液循环和伤口愈合、利尿、镇静作用，能增加药物吸收和提高疗效，因此很多药物溶解在 DMSO 中，不用口服和注射，直接涂在皮肤上就能渗入体内，更重要的是提高了局部药物浓度，降低药物对其他器官的危害。由于其渗透性强，在使用过程中必须戴手套，以防有毒物质以 DMSO 为载体进入机体，引起中毒。

很多有机硫化合物具有抑癌和杀菌作用，如大蒜中的大蒜素，十字花科蔬菜(甘蓝类、白菜类、萝卜类等)中的硫代葡萄糖苷(又称芥子油苷)，萝卜硫素及其降解产物异硫氰酸盐衍生物等。新鲜大蒜中并不含有大蒜素，而含有它的前体蒜氨酸。蒜氨酸以不稳定无臭的形式存在于大蒜中。新鲜大蒜中的蒜氨酸经切片或破碎后蒜酶活化，催化蒜氨酸形成大蒜素，大蒜素进一步分解后形成具有强烈臭味的硫化物。

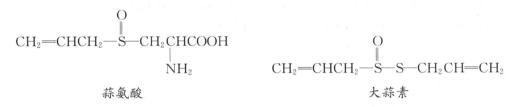

蒜氨酸　　　　　　　　　　　　　　　大蒜素

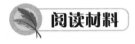

明星信号分子 NO

一百多年来，硝酸甘油一直是心脏病患者的常备药物。直至 1987 年，经佛契哥特(Robert F. Furchgott)、伊格纳罗(Louis J. Ignarro)及穆拉德(Ferid Murad)三位科学家的共同努力，内源性一氧化氮的存在和意义被证明，才揭开了硝酸甘油之谜：硝酸甘油进入机体后，能产生信号分子一氧化氮(NO)，使血管周围的平滑肌舒张，血管扩张，从而使缺血心肌恢复血液供应，缓解症状[1,2]。1992 年，NO 被《科学》(Science)杂志评为"明星分子"。1998 年，三位科学家也因发现"NO 作为心血管系统的信号分子"而获得诺贝尔生理学或医学奖。

NO 在哺乳动物体内分布广泛，遍及脑、血管、肺等多种器官。人体内的 NO 是经由如下途径合成：在左旋精氨酸(L-Arginine)、氧、还原型烟酰胺腺嘌呤二核苷酸磷酸(NADPH)等底物的存在下，以黄素腺嘌呤二核苷酸(FDA)、黄素单核苷酸(FMN)、血红素、四氢叶酸(THFA)、钙调节蛋白(CaM)为辅基，通过一氧化氮合成酶(NOS)催化合成。NO 可以透过细胞膜并传递特定的信息或生物信号以调节细胞的活动，并指导机体完成某种特定功能。在其诸多功能中，以血管舒张作用最为重要。NO 可舒张血管，确保心脏的足够血供，同时也可阻止血栓形成。NO 的另一个重要作用就是减慢动脉粥样硬化斑块在血管壁的沉积。免疫系统利用 NO 来抵御传染性细菌、病毒和寄生虫的侵袭。

此外,NO 在参与传递神经信号、抗血小板聚集、抗溃疡、储存和恢复长期记忆等方面也发挥着重要作用[3]。

参考文献

[1] PALMER R M, FERRIGE A G, MONCADA S. Nitric oxide release accounts for the biological activity of endothelium-derived relaxing factor [J]. Nature, 1987, 327(6122): 524-526.

[2] IGNARRO L J, BUGA G M, WOOD K S, et al. Endothelium-derived relaxing factor produced and released from artery and vein is nitric oxide [J]. Proc Natl Acad Sci USA, 1987, 84(24): 9265-9269.

[3] LUNDBERG J O, WEITZBERG E. Nitric oxide signaling in health and disease [J]. Cell, 2022, 185(16): 2853-2878.

习 题

1. 用系统命名法命名下列化合物。

(1) $(CH_3)_2CHCH_2CH(OH)CH_2CH_3$

(2) $CH_2\!\!=\!\!CHCH_2CH_2OH$

(3) $HOCH_2CH_2CHCH_2OH$
$\quad\quad\quad\quad\quad\;|$
$\quad\quad\quad\quad\;OH$

(4) $(CH_3)_2CHOCH_3$

(5)

(6)

(7) $(CH_3)_3C\!-\!O\!-\!C_6H_5$

(8) $C_6H_5CH_2SH$

(9) $C_2H_5SC_2H_5$

(10)

2. 完成下列反应式。

(1)

(2) $(CH_3)_2CCH_2CH_2CH_2CH_2OH \xrightarrow[H_2SO_4]{K_2Cr_2O_7}$
$\quad\quad\quad\quad|$
$\quad\quad\quad OH$

(3) $C_6H_5\!-\!CH_2CHCH_2CH_3 \xrightarrow[\triangle]{H_2SO_4}$
$\quad\quad\quad\quad\quad\quad|$
$\quad\quad\quad\quad\quad OH$

(4) $CH_3CH_2CCH_3 \xrightarrow[\text{无水 } ZnCl_2]{\text{浓 HCl}}$
$\quad\quad\quad\;|$
$\quad\quad\;OH$
$\quad\quad\quad|$
$\quad\quad CH_3$

(5) 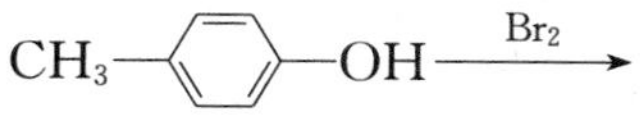 $CH_3-\boxed{}-OH \xrightarrow{Br_2}$

(6) $HOCH_2CH(OH)CH_2OH + 3HNO_3 \xrightarrow{H_2SO_4}$

3. 芥子气($ClCH_2CH_2-S-CH_2CH_2Cl$)是一种持久性糜烂性毒剂,对皮肤有腐蚀作用,沾在皮肤上可引起难以治愈的溃疡。芥子气为硫醚衍生物,可利用漂白粉的氧化作用将其氧化成毒性较小的砜类化合物,请用反应方程式表示其解毒机制。

4. 用简单的化学方法鉴别下列各组化合物。

(1) 乙醇、丙-1,2,3-三醇、苯酚

(2) 正丁醇、丁-2-醇、2-甲基丙-2-醇

(3) 正己烷、乙醚、正丁醇

5. 化合物 A 的分子式为 $C_6H_{10}O$,能与金属钠反应放出 H_2,并能使高锰酸钾溶液和 Br_2/CCl_4 溶液褪色。A 经催化加氢后得到 $B(C_6H_{12}O)$,B 经氧化后得到 C,C 的分子式与 A 相同。B 与浓硫酸共热得到 D,D 经还原后得到环己烷。试推测 A、B、C、D 可能的结构。

（姜慧君）

第十七章

醛 和 酮

学习要求

掌握：醛、酮的系统命名，醛、酮的主要化学性质（亲核加成反应、α-氢原子的反应、氧化反应、还原反应等）。

熟悉：羰基的结构。

了解：亲核加成反应机制。

醛（aldehyde）和酮（ketone）都含有羰基（$\diagup C=O$）。醛分子中的羰基一端与氢原子相连，另一端与烃基相连，通式为 RCHO（甲醛的羰基与两个氢原子相连），—CHO 称为醛基，位于分子的一端。酮分子中的羰基与两个烃基相连，其通式为 RCOR′，酮分子中的羰基位于碳链的中间，又称酮羰基。醛和酮的理化性质有很多相似之处，但又存在差别。在有机合成和医药工业上，羰基化合物具有重要的用途。

第一节　醛、酮的分类和命名

醛、酮根据分子中所含羰基的数目，可分为一元醛、一元酮和多元醛、多元酮；根据烃基中是否含有不饱和键，可分为饱和醛、饱和酮和不饱和醛、不饱和酮；根据烃基的种类，可分为脂肪族醛、脂肪族酮，脂环族醛、脂环族酮和芳香族醛、芳香族酮。本章主要讨论一元醛、一元酮。

命名脂肪族醛、脂肪族酮时，选择含有羰基碳原子的最长碳链为主链，从靠近羰基的一端开始编号。醛羰基总是在碳链一端，不用标明它的位次；而酮的羰基位次通常需要标明（简单的丙酮、丁酮例外）。例如：

$$CH_3CHO \qquad CH_3CHCH_2CHO \qquad CH_2=CHCH_2CHO$$
$$\underset{CH_3}{}$$

乙醛　　　　　　　3-甲基丁醛　　　　　　丁-3-烯醛

$$CH_3\overset{O}{\overset{\|}{C}}CH_2CH_3 \qquad CH_2=CH\overset{O}{\overset{\|}{C}}CH_3 \qquad CH_3\overset{O}{\overset{\|}{C}}CH_2\overset{O}{\overset{\|}{C}}CH_3$$

丁-2-酮　　　　　　丁-3-烯-2-酮　　　　　戊-2,4-二酮

脂环族醛和芳香族醛的命名，通常采用脂环烃或芳香烃名称与醛名称直接加合在一

起的命名方式;脂环族酮和芳香族酮则将芳基作为取代基来命名。例如:

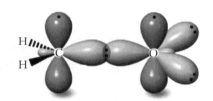

苯乙醛　　　　　　　　环己烷甲醛　　　　　　环己酮

第二节　羰基的结构

羰基是由碳原子和氧原子以双键结合而成的基团,羰基中的碳原子和氧原子均为 sp^2 杂化,碳原子的三个 sp^2 杂化轨道形成的 σ 键在同一个平面上,键角约为 $120°$。碳和氧原子未参与杂化的 p 轨道与 σ 键所在的平面垂直,两个 p 轨道平行重叠形成碳氧 π 键。最简单的羰基化合物甲醛的结构如图 17-1 所示。

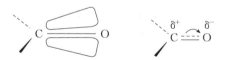

图 17-1　甲醛碳氧双键中 σ 键和 π 键示意图

醛、酮中羰基的碳氧双键和烯烃中的碳碳双键不同,羰基中氧原子的电负性大于碳原子,碳氧之间的电子云偏向氧原子,使氧原子附近的电子云密度增加,碳原子附近的电子云密度降低,羰基碳带部分正电荷,氧原子带部分负电荷,如图 17-2 所示。

图 17-2　羰基 π 电子云分布示意图

羰基具有极性,故羰基化合物是极性分子。极性的羰基是醛、酮的反应中心,并影响羰基的 α-H,使其活性增加而发生反应。

第三节　醛、酮的性质

一、醛、酮的物理性质

常温下除甲醛是气体外,低级和中级饱和一元醛、酮为液体,高级醛、高级酮大多为固体。低级醛具有特殊的刺激性气味,中级醛、中级酮和一些芳香族醛常具有特殊的香味。醛、酮分子之间不能形成氢键,其沸点低于相应的醇或酚;羰基具有较强的极性,分子间静电引力较大,沸点通常比相对分子质量相近的烷烃高。

醛、酮易溶于有机溶剂,分子中羰基氧原子能与水分子形成氢键,低级醛、低级酮可溶于水,随着碳原子数增加,水溶性会逐渐降低。

二、醛、酮的化学性质

醛、酮的化学性质主要取决于其官能团羰基,故两者具有很多相似的化学性质。醛基和酮基在结构上存在差别,其化学性质也有差异。通常醛比酮具有更大的反应活性,某些醛能进行的反应,酮不能或难以进行。

1. 羰基的亲核加成反应　醛、酮分子中的羰基具有极性,易发生亲核加成反应。极性分子与羰基化合物发生加成反应时,羰基中 π 键被打开,极性分子中带负电荷的部分加到羰基碳原子上,带正电荷的部分加到羰基氧原子上。整个反应可概括如下:

$$(H)R'—\overset{\delta^+}{C}\overset{\delta^-}{=}\overset{\delta^+}{O} + \overset{\delta^-}{A}—B \xrightarrow{\text{慢}} \left[(H)R'—\overset{R}{\underset{B}{\overset{|}{\underset{|}{C}}}}—O^-\right] + A^+ \xrightarrow{\text{快}} (H)R'—\overset{R}{\underset{B}{\overset{|}{\underset{|}{C}}}}—O—A$$

醛、酮可与氢氰酸、醇、羟胺等亲核试剂发生亲核加成反应。反应产物中,亲核试剂中的氢原子与羰基的氧原子相连,其余部分与羰基的碳原子相连。

$$\overset{\delta^-}{O}=\overset{\delta^+}{C}\diagup$$

氢氰酸	H—CN
醇	H—OR
羟胺	H—NHOH
苯肼	H—NHNHC$_6$H$_5$

(1) 与氢氰酸的加成:醛和某些酮(脂肪族的甲基酮及碳原子数小于 8 的脂环族酮)可与氢氰酸发生加成反应,生成 α-羟基腈(α-氰醇)。

$$(R')H—\overset{R}{\overset{|}{C}}=O+HCN \Longrightarrow (R')H—\overset{R}{\underset{CN}{\overset{|}{\underset{|}{C}}}}—OH$$

反应产物比反应物增加了一个碳原子,此反应可用来增长碳链。反应产物 α-羟基腈是一类比较活泼的化合物,易于转化成其他许多化合物。

实验表明,强酸的存在使反应变慢,强碱或氰化钠的存在则使反应加快。这证明反应中起决定作用的是 CN$^-$。强酸的存在抑制了氢氰酸的解离,使 CN$^-$ 浓度降低;强碱或氰化钠的存在能增加 CN$^-$ 浓度。反应过程如下:

$$\overset{(R')H}{\underset{R}{\overset{|}{C}}}\overset{\delta^+}{=}\overset{\delta^-}{O}+CN^- \xrightarrow{\text{慢}} \overset{(R')H}{\underset{R}{\underset{CN}{\overset{|}{\underset{|}{C}}}}}—O^-$$

$$\underset{R}{\overset{(R')H}{\diagdown}}\overset{|}{\underset{CN}{C}}-O^- + H_2O \underset{快}{\overset{}{\rightleftharpoons}} \underset{R}{\overset{(R')H}{\diagdown}}\overset{|}{\underset{CN}{C}}-OH + OH^-$$

反应分两步进行,第一步是速率控制步骤,带负电荷的 CN^- 进攻羰基带部分正电荷的碳原子,这种由亲核试剂进攻引发的加成反应称为亲核加成反应。

羰基碳原子的电子云密度越低,正电荷密度越高,越易吸引亲核试剂进攻;羰基碳原子上连接的烃基位阻越小,亲核试剂进攻越容易。

酮羰基两侧各连有一个烃基,醛羰基只有一侧连烃基,烃基通常有供电子诱导效应,醛羰基碳原子的电子云密度较酮羰基低;同时,醛羰基一侧是氢原子,其位阻小于烃基。故相同条件下,通常醛亲核加成反应活性大于酮。

脂肪族甲基酮的空间位阻通常较小,碳原子数小于 8 的脂环族酮的空间位阻也较小,其活性大于同碳原子数的脂肪族酮。

在相同亲核试剂进攻时,醛、酮发生加成反应的难易程度取决于分子中原子间的电子效应和空间效应。其反应活性的一般次序如下:

$$HCHO > CH_3CHO > RCHO > C_6H_5CHO > RCOCH_3 > RCOR' > RCOAr$$

(2)与醇的加成:醛与无水醇在干燥氯化氢的催化下,可发生加成反应,生成半缩醛。链状半缩醛不稳定,可与另一分子醇继续反应,脱水生成稳定的缩醛。例如:

$$\underset{}{\overset{H}{\underset{}{R-\overset{|}{\underset{\parallel}{C}}=O}}} + R'OH \underset{}{\overset{无水\ HCl}{\rightleftharpoons}} \underset{半缩醛}{\overset{OH}{R-\overset{|}{CH}-OR'}}$$

$$\underset{}{\overset{OH}{R-\overset{|}{CH}-OR'}} + R'OH \underset{}{\overset{无水\ HCl}{\rightleftharpoons}} \underset{缩醛}{\overset{OR'}{R-\overset{|}{CH}-OR'}}$$

缩醛在碱性溶液中较稳定,在稀酸中容易分解成原来的醛。有机合成中常利用此特性来保护醛基,避免活泼的醛基在反应中被破坏。

酮在相同条件下,不易生成缩酮。

(3)与氨的衍生物的加成:氨分子中的氢原子被其他基团取代后的产物称为氨的衍生物,如羟胺、苯肼、2,4-二硝基苯肼等,可与羰基化合物醛、酮发生加成反应。以 NH_2—Y 表示氨的衍生物,其反应可用通式表示如下:

$$\underset{(R')H}{\overset{R}{\diagdown}}C=O + NH_2-Y \overset{H^+}{\longrightarrow} \left[\underset{(R')H}{\overset{R}{\diagdown}}\overset{|}{\underset{OHH}{C}}-N-Y\right] \overset{-H_2O}{\longrightarrow} \underset{(R')H}{\overset{R}{\diagdown}}C=N-Y$$

部分氨的衍生物及其与醛、酮反应产物的结构和名称见表 17-1。

表 17-1　氨的衍生物及其与醛、酮反应产物的结构和名称

氨的衍生物	结构式	缩合产物结构式	缩合产物名称
伯胺	$H_2N{-}R$	$\underset{(R')H}{\overset{R}{>}}C{=}N{-}R$	席夫(Schiff)碱
羟胺	$H_2N{-}OH$	$\underset{(R')H}{\overset{R}{>}}C{=}N{-}OH$	肟(oxime)
肼	$H_2N{-}NH_2$	$\underset{(R')H}{\overset{R}{>}}C{=}N{-}NH_2$	腙(hydrazone)
苯肼	$H_2N{-}NH{-}C_6H_5$	$\underset{(R')H}{\overset{R}{>}}C{=}N{-}NH{-}C_6H_5$	苯腙(phenylhydrazone)
2,4-二硝基苯肼	$NH_2{-}NH{-}C_6H_3(NO_2)_2$	$\underset{(R')H}{\overset{R}{>}}C{=}N{-}NH{-}C_6H_3(NO_2)_2$	2,4-二硝基苯腙 (2,4-dinitrophenylhydrazone)

　　醛、酮与氨的衍生物反应生成的肟、腙等大都为结晶,具有固定的熔点,可用来鉴别醛、酮。肟、腙等化合物在稀酸作用下,可水解生成原来的醛或酮,常用于醛或酮的分离和提纯。

　　2. α-氢原子的反应　醛、酮分子中与羰基碳原子直接相连的碳原子为 α-碳原子,α-碳原子上所连的氢原子为 α-氢原子。α-氢原子受羰基的影响,比较活泼,能发生卤代反应和羟醛缩合反应。

　　α-氢原子受羰基的吸电子诱导效应影响,且羰基与 α-氢原子可形成 σ-π 超共轭,使 α-碳原子上的 C—H 键极性增加,在强碱的作用下,较易失去一个 α-氢原子而形成碳负离子中间体。碳负离子中间体的孤对电子与羰基形成 p-π 共轭,负电荷被分散而使体系能量降低,稳定性增加。

　　(1)卤代反应:醛、酮的 α-氢原子容易被卤素取代,生成 α-卤代醛、α-卤代酮。例如:

$$RCH_2CHO + Cl_2 \longrightarrow \underset{\underset{Cl}{|}}{R}CHCHO$$

$$RCOCH_3 + Cl_2 \longrightarrow RCOCH_2Cl$$

反应可以继续进行生成二卤代物或三卤代物。

　　醛、酮的卤代反应可以被酸、碱催化。在碱性条件下,当具有三个 α-氢原子的醛或酮(如乙醛、甲基酮等)进行卤代反应时,生成的三卤代物在碱性溶液中不稳定而分解,最终生成卤仿(三卤甲烷)和羧酸盐,此反应又称卤仿反应。

$$X_2 + NaOH \longrightarrow NaOX + NaX + H_2O$$

$$CH_3{\overset{\overset{O}{\|}}{C}}{-}H(R) + NaOX \longrightarrow CX_3{\overset{\overset{O}{\|}}{C}}{-}H(R)$$

$$CX_3-\overset{\overset{\displaystyle O}{\|}}{C}-H(R)+NaOH \longrightarrow CHX_3+H(R)-\overset{\overset{\displaystyle O}{\|}}{C}-ONa$$

只有具有 $CH_3-\overset{\overset{\displaystyle O}{\|}}{C}-H(R)$ 结构的醛或酮与卤素在碱性溶液（次卤酸钠溶液）作用时，才能发生卤仿反应。

次卤酸钠是氧化剂，能将结构为 $CH_3-\overset{\overset{\displaystyle OH}{|}}{C}H-H(R)$ 的醇氧化成具有结构为 $CH_3-\overset{\overset{\displaystyle O}{\|}}{C}-H(R)$ 的醛、酮，故结构为 $CH_3-\overset{\overset{\displaystyle OH}{|}}{C}H-$ 的醇也能发生卤仿反应。

在卤仿反应中，常用试剂是碘的碱溶液，生成不溶于水的黄色固体碘仿（CHI_3），故又称碘仿反应。常用碘仿反应鉴别具有这类结构特征的醛、酮和醇。

（2）羟醛缩合反应：稀碱作用下，具有 α-氢原子的醛（酮）可与另一分子醛（酮）的羰基发生加成反应，生成 β-羟基醛（酮），该反应称为羟醛缩合反应。例如：

$$CH_3-\overset{\overset{\displaystyle O}{\|}}{C}-H+\overset{\overset{\displaystyle H}{|}}{C}H_2-\overset{\overset{\displaystyle O}{\|}}{C}-H \xrightarrow{\text{稀 }OH^-} CH_3-\overset{\overset{\displaystyle OH}{|}}{C}H-CH_2CHO$$

无 α-氢原子的醛（酮）不能发生自身的羟醛缩合反应。

产物 β-羟基醛分子中的 α-氢原子同时受羰基和羟基的影响，比较活泼，稍受热即可发生分子内脱水反应，生成 α,β-不饱和醛。

$$CH_3-\overset{\overset{\displaystyle OH}{|}}{C}H-CH_2CHO \xrightarrow{-H_2O} CH_3CH=CHCHO$$

3. 氧化反应和还原反应

（1）氧化反应：通常醛比酮更容易被氧化，弱氧化剂也能使部分醛发生氧化。常用的弱氧化剂有托伦（Tollens）试剂、斐林（Fehling）试剂和班氏（Benedict）试剂。醛能与托伦试剂发生反应，而酮不能，故托伦试剂常被用来鉴别醛和酮。脂肪族醛能与斐林试剂、班氏试剂作用，而芳香族醛不能，故可用斐林试剂或班氏试剂来区分脂肪族醛与芳香族醛。

托伦试剂为氢氧化银的氨溶液，它与醛的反应如下：

$$RCHO+[Ag(NH_3)_2]^+OH^- \xrightarrow{\triangle} RCOONH_4+Ag\downarrow+NH_3+H_2O$$

此反应中生成的金属银附着在容器内壁上，光亮如镜，故该反应称为银镜反应。

斐林试剂为硫酸铜、氢氧化钠和酒石酸钾钠组成的蓝色混合液，作为氧化剂的是 Cu^{2+}，反应生成砖红色的氧化亚铜沉淀。

$$RCHO+Cu^{2+}+NaOH \xrightarrow{\triangle} RCOONH_4+Cu_2O\downarrow+H_2O$$

班氏试剂为硫酸铜、碳酸钠和柠檬酸钠组成的混合液，与醛反应同样生成砖红色氧化亚铜沉淀。班氏试剂比斐林试剂更稳定，常用于尿糖和血糖的临床检验。

（2）还原反应：醛、酮均可被还原，还原剂不同或条件不同，产物不同。例如，醛、酮在金属催化剂 Ni、Pd、Pt 的催化下,可分别被氢气还原为伯醇和仲醇。

$$RCHO + H_2 \xrightarrow{\text{Ni}} RCH_2OH$$
$$\text{伯醇}$$

$$RCOR' + H_2 \xrightarrow{\text{Ni}} R\underset{\underset{\text{仲醇}}{|}}{\overset{\overset{OH}{|}}{CH}}R'$$

重要的醛和酮

甲醛(HCHO)又称蚁醛,为具有强烈刺激性气味的无色气体,易溶于水。甲醛能使蛋白质凝固,可用作消毒剂和防腐剂。40%甲醛水溶液称为福尔马林(formalin),常用于外科器械、传染病房的消毒和解剖标本的防腐。甲醛化学性质活泼,易发生氧化反应和聚合反应。甲醛水溶液长期放置可产生混浊或出现白色沉淀,这是因为甲醛聚合生成多聚甲醛。为防止甲醛水溶液发生聚合,常加入少量甲醇或乙醇。

甲醛与氨作用可得环六亚甲基四胺,药物名为乌洛托品(urotropine),临床上作为尿道消毒剂,治疗肾及尿道感染。乌洛托品在体内缓慢水解,生成少量甲醛,由尿道排出时,将尿道内的细菌杀死。

乙醛(CH₃CHO)是无色液体,具有刺激性臭味,易溶于水、乙醇和乙醚中。将氯气通入乙醛可生成三氯乙醛,三氯乙醛易与水加成得到水合三氯乙醛,简称水合氯醛。

$$CCl_3 - CHO + H_2O \longrightarrow CCl_3 - \underset{\underset{OH}{|}}{\overset{\overset{OH}{|}}{CH}}$$

水合氯醛为无色透明结晶,具有刺激性臭味,易溶于水、乙醇和乙醚,是一种比较安全的镇静催眠药,常用作催眠,或灌肠给药,可治疗小儿惊厥。

丙酮是无色、具有特殊香味的液体,能与水及几乎所有有机溶剂互溶,广泛用作溶剂及有机合成原料。糖尿病患者由于代谢紊乱,体内常有过量丙酮产生,从尿中排出。尿中丙酮的检出,临床常有两种方法,一种是碘仿反应,另一种是滴加亚硝酰铁氰化钠和氨水于尿中,若有丙酮存在,溶液就呈鲜红色。

樟脑是一种脂环族酮类化合物,学名莰-2-酮,结构为

樟脑是无色半透明结晶,具有穿透性的特殊芳香,有清凉感,常温下可挥发。医药上樟脑用作呼吸循环兴奋剂,10%樟脑乙醇溶液用于冻疮的治疗。清凉油、十滴水、风油精、消炎镇痛膏等均含樟脑,樟脑也可用于驱虫防蛀。

视黄醛又称维生素A醛,是视黄醇氧化后的衍生物,为视紫红质的辅基,能与视蛋白组成视色素,启动对大脑的神经脉冲,从而形成视觉。视黄醛的结构为

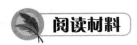

视 觉 化 学

人的视觉系统是一个非常复杂的功能系统,其功能的形成需要多组织器官、维生素、微量元素等参与,涉及光化学、生物化学及电生理等。

人的眼睛是重要的感光器官,是由角膜、虹膜、晶状体、视网膜和视神经等组成。视觉的光化学作用发生在人眼的视网膜中,视网膜里含有感光细胞,包括视杆细胞、视锥细胞和视网膜神经节细胞。人类视网膜里有约 600 万视锥细胞和 1.25 亿视杆细胞,视锥细胞在比较亮的环境下工作,可以分辨颜色,视杆细胞在比较暗的环境下工作,不能分辨颜色,或分辨率较低[1]。

人类等高等灵长类动物有三种不同的视锥细胞,其他哺乳动物则缺少能分辨红色的视锥细胞,对颜色的分辨能力比较差,如猫只能分辨蓝绿色调,狗只能分辨黄蓝色调。若一些人缺乏能分辨红色、蓝色或绿色的视锥细胞,就形成了不同的色盲。

视觉是如何产生的? 视杆细胞和视锥细胞将感受到的光转化为神经信号,被视网膜上的其他神经细胞处理后,转变为视网膜神经节细胞的动作电位,通过视神经管传入大脑,导致视觉冲动,传送到大脑皮质的视觉中枢产生视觉。

每个视锥细胞暴露在光线之下的部分,都充满了含有光敏分子的视蛋白,以及连接在一起的 11-顺式视黄醛,两者一起组成视色素。当合适能量的光落在分子上时,11-顺式视黄醛吸收光子后异构为全反式视黄醛,激活视紫红质,启动对大脑的神经脉冲,从而产生一系列下游反应形成视觉[2]。

参考文献

[1] SHU X, ZHANG L, SUN Y, et al. Host-parasite: graph LSTM-in-LSTM for group activity recognition [J]. IEEE Trans Neural Netw Learn Syst, 2021, 32(2): 663-674.

[2] SHI C, NIE F, HU Y, et al. An interactive visual tool to support direction selection in interdisciplinary experimental research of medicinal chemistry [J]. IEEE Trans Vis Comput Graph, 2023, 29(1): 63-73.

—————————— 习 题 ——————————

1. 用系统命名法命名下列化合物。

(1) $(CH_3)_3CCHO$

(2) $(CH_3)_2CHCOCH_3$

(3) 邻-OCH_3,CHO苯

(4) 苯$-CH_2CH_2COCH_3$

(5) $CH_3CH_2COCH_2CH(CH_3)_2$

(6) $(CH_3)_2C{=}CHCHO$

(7) $CH_3COCH_2COCH_2CH_3$

(8) (环己烯酮带CH3和O)

2. 完成下列反应式。

(1) $CH_3COCH_3 + NH_2OH \longrightarrow$

(2) $CH_3CH_2CHO + HCN \longrightarrow$

(3) $2CH_3CH_2CHO \xrightarrow{\text{稀 NaOH}}$

(4) $CH_3CHO + HOCH_2CH_2OH \xrightarrow{\text{干 HCl}}$

(5) $CH_3COCH_2CH_3 \xrightarrow{I_2/NaOH}$

(6) 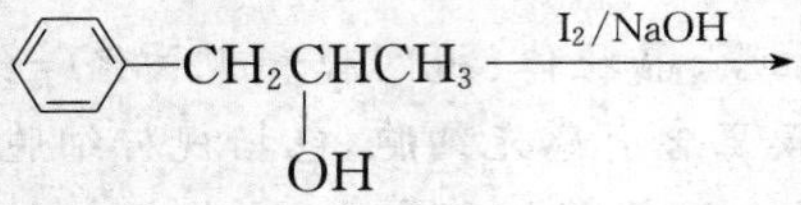 ⬡$-CH_2CHCH_3$ $\xrightarrow{I_2/NaOH}$
     $|$
     OH

(7) 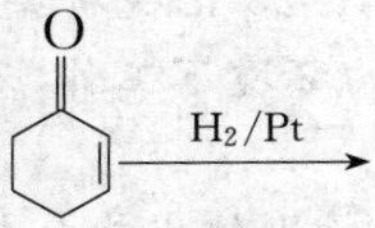 [环己烯酮结构] $\xrightarrow{H_2/Pt}$

(8) 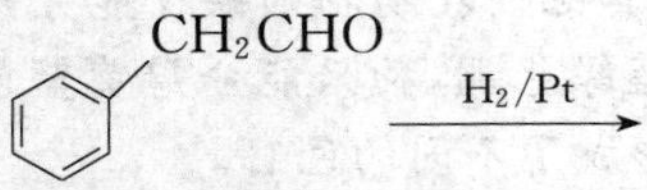 ⬡$-CH_2CHO$ $\xrightarrow{H_2/Pt}$

3. 用简单的化学方法鉴别下列各组化合物。

(1) 戊-2-酮、戊-3-酮

(2) 苯甲醛、苯甲醇

(3) 丙-2-醇、丙醛、丙酮

4. 将下列各组化合物按羰基活性由大到小的顺序排列。

(1) $(CH_3)_3CCOC(CH_3)_3$、$CH_3COCH_2CH_3$、$(CH_3)_3CCHO$、CH_3CHO

(2) CH_3COCH_3、C_6H_5CHO、$C_6H_5COC_6H_5$

5. 下列化合物中,哪些能发生碘仿反应?

(1) CH_3COCH_3 (2) CH_3CH_2CHO (3) CH_3CHO

(4) CH_3CH_2OH (5) $C_6H_5CH_2CHO$ (6) $CH_3CH(OH)CH_2CH_3$

(7) $C_6H_5COCH_3$ (8) $CH_3CH_2COCH_2CH_3$ (9) $HCHO$

6. 下列化合物中:

①$HCHO$、②CH_3CHO、③CH_3CH_2CHO、④C_6H_5CHO、⑤CH_3COCH_3、
⑥$CH_3COCH_2CH_3$、⑦$C_6H_5COCH_3$、⑧CH_3CH_2OH、⑨$CH_3CH_2CH_2OH$、
⑩$CH_3CH(OH)CH_3$

(1) 能与 HCN 反应的有哪些?

(2) 不与氨的衍生物发生反应的有哪些?

(3) 能与托伦试剂反应的有哪些?

(4) 遇斐林试剂有砖红色沉淀的有哪些?

7. 某化合物 A($C_5H_{12}O$),氧化后得到 B($C_5H_{10}O$),B 能与苯肼反应,并能与碘的碱溶液发生碘仿反应。A 与浓硫酸共热生成 C(C_5H_{10}),C 与酸性高锰酸钾反应得到丙酮和乙酸。试推断 A、B、C 可能的结构。

8. 某化合物 A 的分子式为 C_3H_8O,A 能与金属钠发生反应放出氢气。A 经氧化得到 B(C_3H_6O),B 能发生碘仿反应,但是不与托伦试剂反应。试推断 A、B 可能的结构。

(居一春)

羧酸、取代羧酸、羧酸衍生物

掌握：羧酸、羟基酸、羰基酸、羧酸衍生物的命名，羧酸的结构及化学性质（酸性、成酯反应、脱羧反应），羟基酸的化学性质（酸性、氧化反应、脱水反应），羰基酸的化学性质（酸性、酮式分解）。

熟悉：二元羧酸受热反应，酮式和烯醇式的互变异构现象。

了解：重要羧酸、羟基酸和羰基酸，羰基酸的酸式分解，羧酸衍生物的亲核取代反应（水解、醇解、氨解）。

羧酸（carboxylic acid）是一类具有酸性的有机化合物，官能团是羧基（—COOH）。一元羧酸的结构通式可表示为 RCOOH（甲酸除外）。

羧酸分子中，烃基上的氢原子被其他原子或基团取代后的化合物称为取代羧酸，简称取代酸。根据取代基的种类，取代羧酸可分为卤代酸、羟基酸、羰基酸和氨基酸等。例如：

Cl	OH	O	NH$_2$
CH$_2$COOH	CH$_3$CHCOOH	CH$_3$CCOOH	CH$_3$CHCOOH
氯乙酸	乳酸	丙酮酸	丙氨酸

羧酸衍生物是指羧酸分子中羧基中的羟基被其他基团取代后的产物，其结构通式为 R—COL，主要有

O	O O	O	O
R—C—X	R—C—O—C—R′	R—C—OR′	R—C—NH$_2$
酰卤	酸酐	酯	酰胺

羧酸、取代羧酸及羧酸衍生物广泛存在于动植物中，有些是生物体内重要的代谢物质，与人类生活及医药卫生有着十分密切的关系。

第一节　羧　　酸

一、羧酸的分类和命名

根据烃基的不同、羧基的数目，羧酸分类见表 18-1。

表 18-1　羧酸的分类

分类		一元羧酸	二元羧酸
脂肪族羧酸	饱和羧酸	CH_3COOH 乙酸	$HOOCCOOH$ 乙二酸
	不饱和羧酸	$CH_2=CHCOOH$ 丙烯酸	$HOOCCH=CHCOOH$ 丁烯二酸
脂环族羧酸		⬡—COOH 环己烷甲酸	$HOOC$—⬡—$COOH$ 环己烷-1,4-二甲酸
芳香族羧酸		⬡COOH 苯甲酸	⬡(COOH)(COOH) 邻苯二甲酸

　　羧酸常用俗名或系统命名法进行命名。俗名常根据其来源而命名,如 CH_3COOH 称为醋酸,因其来源于食醋而得名。

　　对脂肪族羧酸进行系统命名时,选择分子中含有羧基的最长碳链作主链,编号从羧基碳原子开始。简单的羧酸有时也常用希腊字母表示取代基的位次,与羧基直接相连的碳原子为 α,其余依次为 β、γ、δ 等。若某直链烃直接与两个以上羧基相连,命名时可看作母体氢化物中的氢原子被羧基取代,采用诸如"-三甲酸"等后缀进行命名。例如:

$$CH_3CH_2CH_2COOH$$
丁酸

$$CH_3CH_2\overset{\underset{\displaystyle CH_3}{|}}{C}H\overset{\underset{\displaystyle CH_3}{|}}{C}HCOOH$$
2,3-二甲基戊酸
(α,β-二甲基戊酸)

$$CH_3CH=CH\overset{\underset{\displaystyle CH_3}{|}}{C}HCOOH$$
2-甲基戊-3-烯酸

$$CH_2=\overset{\underset{\displaystyle CH_2CH_3}{|}}{C}COOH$$
2-甲亚基丁酸

$$HOOC\overset{\underset{\displaystyle OH}{|}}{C}HCH_2COOH$$
2-羟基丁二酸

$$HOOCCH_2CH_2\overset{\underset{\displaystyle CH_2COOH}{|}}{C}HCH_2CH_2COOH$$
戊-1,3,5-三甲酸

　　对脂环族羧酸和芳香族羧酸命名时,若羧基直接与环相连,则在脂环烃或芳香烃名称之后加后缀"甲酸"。若羧基与侧链相连,通常以脂肪酸为母体,脂环或芳香环作为取代基来命名。

⬡(COOH)(COOH)
环己烷-1,2-二甲酸

⬡CH_2CH_2COOH
3-苯基丙酸

二、羧酸的物理性质

甲酸、乙酸、丙酸、丁酸易溶于水,其余羧酸随相对分子质量的增加溶解度逐渐减小。由于羧酸分子间可以通过氢键形成稳定的双分子缔合体,所以羧酸的沸点比相对分子质量相当的醇的沸点高。

三、羧酸的结构

羧酸的主要化学性质是由官能团羧基决定的。羧基由羰基和羟基组成,但非羰基与羟基的简单加合,而是一整体基团,表现出其自身的特性。

羧基中的碳原子是 sp^2 杂化状态,它的三个杂化轨道分别与两个氧原子和一个碳原子(在甲酸中为氢原子)形成三个 σ 键,余下一个 p 轨道与羰基氧原子的 p 轨道形成 π 键。羧基中羟基氧 p 轨道上有一对孤对电子,与羰基中的 π 键形成 p-π 共轭体系(图 18-1)。

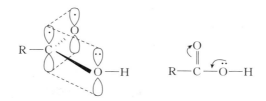

图 18-1 羧基中 p-π 共轭示意图

p-π 共轭使电子云密度分布平均化,从而导致键长的平均化。p-π 共轭降低了羧基中羰基碳原子的正电性,不利于羰基上亲核反应的发生,故羧基中羰基发生亲核加成反应的活性远低于醛、酮中的羰基;此外,p-π 共轭使羧基中羟基上氧原子的电子云偏向羰基,从而导致羟基的 O—H 键极性增加,酸性增强。

四、羧酸的化学性质

(一)酸性

$$R-\overset{\overset{\displaystyle O}{\|}}{C}-OH \rightleftharpoons R-\overset{\overset{\displaystyle O}{\|}}{C}-O^- + H^+$$

羧酸一般都属于弱酸,其 K_a 为 $10^{-5} \sim 10^{-4}$,比碳酸和苯酚的酸性强。羧酸能分解碳酸氢钠,放出二氧化碳,而酚不能。利用此性质可以区别羧酸与酚。

$$RCOOH + NaHCO_3 \longrightarrow RCOONa + CO_2\uparrow + H_2O$$

羧酸的钾盐、钠盐易溶于水,因此常将难溶于水的含羧基的药物与碱作用制成可溶性盐,以利于机体吸收。

(二)羧基中羟基的取代反应

羧基中的羟基可被卤原子(—X)、烃氧基(—OR)、酰氧基(—OCOR)和氨基(—NH₂)等取代,生成酰卤、酯、酸酐和酰胺等羧酸衍生物。

1. **酰卤的生成** 羧酸可与 PCl_3、PCl_5、$SOCl_2$ 等化学试剂反应生成酰卤,即羧基中的羟基被卤原子取代。

$$R-\overset{\overset{\displaystyle O}{\|}}{C}-OH + \begin{cases} PCl_3 \\ PCl_5 \\ SOCl_2 \end{cases} \longrightarrow R-\overset{\overset{\displaystyle O}{\|}}{C}-Cl + \begin{cases} H_3PO_3 \\ POCl_3 + HCl \\ HCl + SO_2 \end{cases}$$

例如：

$$CH_3COOH + PCl_3 \xrightarrow{50\ ℃} CH_3COCl$$

2. 酸酐的生成　一元羧酸与脱水剂 P_2O_5 等共热，两个羧酸分子间脱水生成酸酐，即羧基中的羟基被酰氧基取代。

$$\begin{array}{c} R-\overset{\overset{\displaystyle O}{\|}}{C}-OH \\ R-\underset{\underset{\displaystyle O}{\|}}{C}-OH \end{array} \xrightarrow[\triangle]{P_2O_5} \begin{array}{c} R-\overset{\overset{\displaystyle O}{\|}}{C} \\ R-\underset{\underset{\displaystyle O}{\|}}{C} \end{array}\!\!\!O + H_2O$$

两个羧基相隔 2 个或 3 个碳原子的二元羧酸，易受热生成五元环或六元环的环状酸酐。

3. 酯的生成　羧酸可与醇反应生成酯和水，该反应称为酯化反应。酯化反应通式为

$$R-\overset{\overset{\displaystyle O}{\|}}{C}-OH + R'-OH \underset{}{\overset{H^+}{\rightleftharpoons}} R-\overset{\overset{\displaystyle O}{\|}}{C}-OR' + H_2O$$

羧酸和醇的酯化反应中，一般由羧酸中的羟基与醇羟基中的氢结合生成水。用含有同位素 ^{18}O 的乙醇与醋酸进行酯化反应，实验发现生成的酯分子中有 ^{18}O 存在。

$$CH_3-\overset{\overset{\displaystyle O}{\|}}{C}\!-\!\overline{OH + H}\!-\!{}^{18}OCH_2CH_3 \underset{}{\overset{H^+}{\rightleftharpoons}} CH_3-\overset{\overset{\displaystyle O}{\|}}{C}-{}^{18}OCH_2CH_3 + H_2O$$

4. 酰胺的生成　羧酸与氨反应得到羧酸铵，再加热脱去一分子水生成酰胺，即羧基中的羟基被氨基取代。

$$R-\overset{\overset{\displaystyle O}{\|}}{C}-OH + NH_3 \longrightarrow R-\overset{\overset{\displaystyle O}{\|}}{C}-ONH_4 \xrightarrow{\triangle} R-\overset{\overset{\displaystyle O}{\|}}{C}-NH_2$$

（三）脱羧反应

羧酸分子中羧基脱去二氧化碳的反应称为脱羧反应。其反应通式为

$$A-\overset{\overset{\displaystyle O}{\|}}{C}-OH \longrightarrow A-H+CO_2\uparrow$$

（A 代表各种基团）

一般一元羧酸很难直接脱羧。当羧酸分子中 α-碳原子上连有吸电子取代基时,如 $-NO_2$、$-X$、$-CN$,脱羧反应比较容易进行。例如:

$$Cl_3CCOOH \xrightarrow{\ 50\ ℃\ } CHCl_3+CO_2\uparrow$$

在生物体内,羧酸可在脱羧酶的作用下直接脱羧。

$$RCOCH_2COOH \xrightarrow{\ 脱羧酶\ } RCOCH_3+CO_2\uparrow$$

脱羧反应是人体产生 CO_2 的主要代谢反应。

（四）二元羧酸受热时的特殊反应

二元羧酸受热时,随着两个羧基间距离不同而发生不同的反应。

两个羧基直接相连或只间隔一个碳原子,受热发生脱羧反应,生成一元羧酸。

$$HOOCCOOH \xrightarrow{\ \triangle\ } HCOOH+CO_2\uparrow$$

$$HOOCCH_2COOH \xrightarrow{\ \triangle\ } CH_3COOH+CO_2\uparrow$$

两个羧基间隔 2 个或 3 个碳原子,受热发生脱水反应,生成环酐。

$$HOOCCH_2CH_2COOH \xrightarrow{\ \triangle\ }$$

$$HOOCCH_2CH_2CH_2COOH \xrightarrow{\ \triangle\ }$$

两个羧基间隔 4 个或 5 个碳原子,受热发生脱水脱羧反应,生成环酮。

$$HOOCCH_2CH_2CH_2CH_2COOH \xrightarrow{\ \triangle\ } \bigcirc\!\!=\!O+H_2O+CO_2\uparrow$$

$$HOOCCH_2CH_2CH_2CH_2CH_2COOH \xrightarrow{\ \triangle\ } \bigcirc\!\!=\!O+H_2O+CO_2\uparrow$$

两个羧基间隔 5 个以上碳原子,在高温时发生脱水反应,生成高分子链状酸酐。

重要的羧酸

甲酸俗名蚁酸,无色液体,具刺激性臭味,能腐蚀皮肤。甲酸结构特殊,分子中既有羧基,又有醛基;既有羧酸的性质,又有醛的性质。甲酸能发生银镜反应,也易被一般氧化剂氧化,氧化产物为 CO_2 和水。

醛基 ←————— $H-\overset{\displaystyle O}{\overset{\|}{C}}-OH$ ————→ 羧基

$$H-\overset{\displaystyle O}{\overset{\|}{C}}-OH \xrightarrow{[O]} HO-\overset{\displaystyle O}{\overset{\|}{C}}-OH \longrightarrow CO_2\uparrow + H_2O$$

乙酸俗名醋酸,又称冰醋酸。乙酸的稀溶液常用作消毒防腐剂,熏蒸食醋可进行空气消毒。

过氧乙酸(CH_3COOOH)又称过醋酸,是一种强氧化剂,具有较强的腐蚀性,也是一种高效广谱杀菌剂。

乙二酸($HOOC-COOH$)俗名草酸,无色晶体,有毒,易溶于水。草酸酸性比甲酸强,且具有还原性,可被高锰酸钾氧化为二氧化碳和水。

苯甲酸(C_6H_5COOH)又名安息香酸,白色固体,可用于制药、染料和香料工业。苯甲酸可以抑制真菌生长,常用于防腐。

花生四烯酸(5,8,11,14-二十碳四烯酸),结构简式为

$$CH_3(CH_2)_4CH{=}CHCH_2CH{=}CHCH_2CH{=}CHCH_2CH{=}CH(CH_2)_3COOH$$

花生四烯酸在人体内能转化为前列腺素(PG),体内较重要的前列腺素是 PGE 和 PGF,具有降血脂作用。

第二节 取 代 羧 酸

羧酸分子中,烃基上的氢原子被其他原子或基团取代而生成的衍生物称为取代羧酸,简称取代酸。根据取代基的种类,取代羧酸可分为卤代酸、羟基酸、羰基酸和氨基酸等。本节主要讨论羟基酸和羰基酸,氨基酸将在后面章节中讨论。

一、羟基酸

（一）羟基酸的分类和命名

羟基酸包括醇酸和酚酸。羟基酸分子中羟基连在脂肪烃基上的称为醇酸，羟基直接连在芳环上的称为酚酸。

羟基酸的系统命名是以羧基为主体基团，羟基为取代基来命名。取代基的位置可用阿拉伯数字或希腊字母表示。由于许多羟基酸是天然产物，也常根据其来源采用俗名。例如：

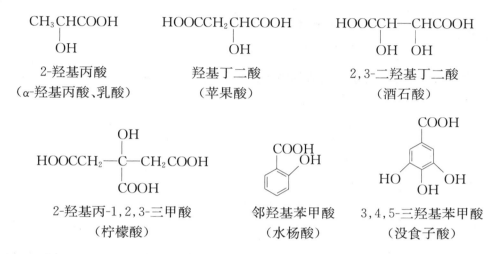

$CH_3CHCOOH$ 　| 　OH	$HOOCCH_2CHCOOH$ 　　　　| 　　　　OH	$HOOCCH—CHCOOH$ 　　　|　　| 　　　OH　OH
2-羟基丙酸 （α-羟基丙酸、乳酸）	羟基丁二酸 （苹果酸）	2,3-二羟基丁二酸 （酒石酸）

2-羟基丙-1,2,3-三甲酸
（柠檬酸）

邻羟基苯甲酸
（水杨酸）

3,4,5-三羟基苯甲酸
（没食子酸）

（二）羟基酸的性质

1. 物理性质　醇酸一般是黏稠状液体或晶体，在水中的溶解度大于相应的脂肪酸和醇，在乙醇中溶解度则较小。许多醇酸具有手性碳原子，因而具有旋光性。

酚酸是结晶状固体，其熔点比相应的芳香酸高。

2. 化学性质　羟基酸含有两种官能团，具有酸和醇的典型性质。例如，羟基可酯化，可氧化成羰基；酚羟基与三氯化铁溶液显色；羧基可成盐，可成羧酸衍生物等。羟基酸分子中两种官能团相互影响，也表现出其特有的性质。

（1）酸性：由于羟基的吸电子诱导效应，醇酸的酸性比相应的羧酸强。诱导效应随传递距离的增长而减弱，因此 α-羟基酸酸性强于 β-羟基酸。例如：

$$CH_3CH_2COOH \qquad CH_2CH_2COOH \qquad CH_3CHCOOH$$
$$\qquad\qquad\qquad\qquad\quad |\qquad\qquad\qquad\qquad\quad |$$
$$\qquad\qquad\qquad\qquad\quad OH\qquad\qquad\qquad\qquad OH$$

pK_a 　　4.88　　　　　　　4.51　　　　　　　3.86

（2）氧化反应：醇酸中的羟基比醇中的羟基易氧化。例如，稀硝酸不能氧化醇，但能氧化醇酸。

$$CH_3CHCOOH \xrightarrow{\text{稀 } HNO_3} CH_3CCOOH$$
$$\qquad |\qquad\qquad\qquad\qquad\qquad\qquad \|$$
$$\qquad OH\qquad\qquad\qquad\qquad\qquad\quad O$$

(3) 脱水反应:醇酸受热易发生脱水反应,产物随羟基与羧基的相对位置不同而异。α-羟基酸受热时,两分子间交叉酯化,脱去两分子水而形成交酯。例如:

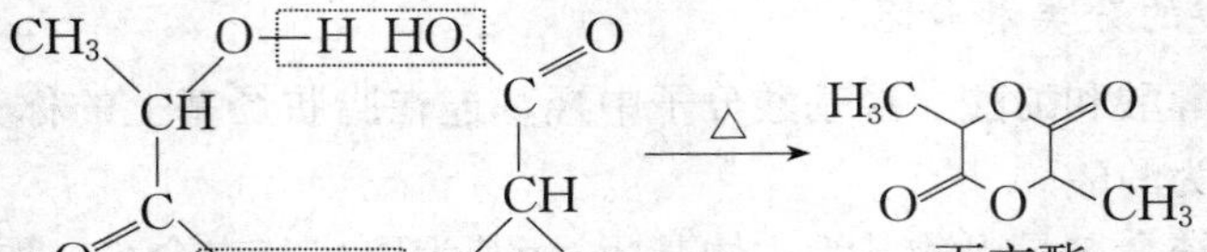

丙交酯

β-羟基酸受热时,分子内脱水生成 α,β-不饱和酸。例如:

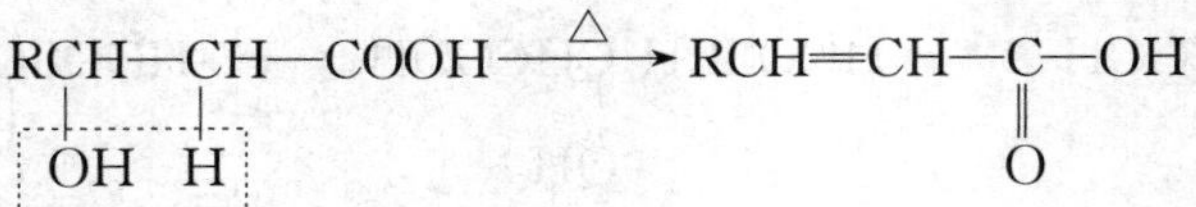

γ-羟基酸分子中的羟基和羧基在常温下即可脱水生成五元环的 γ-内酯。例如:

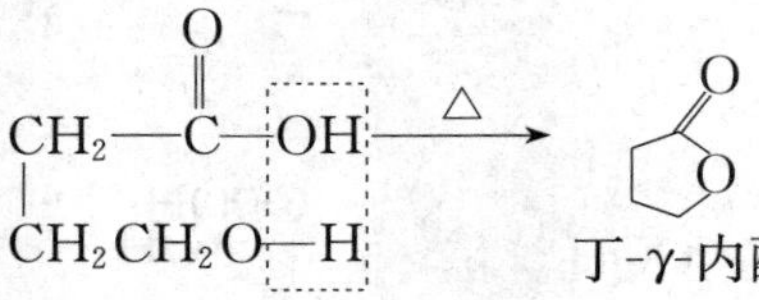

丁-γ-内酯

δ-羟基酸也能脱水生成六元环的 δ-内酯。

当羟基和羧基间隔四个以上碳原子时,可发生分子间脱水生成链状聚酯。

重要的羟基酸

乳酸,无色黏稠液体,能溶于水、乙醇、乙醚。乳酸钙$[(CH_3CHOHCOO)_2Ca \cdot 5H_2O]$为白色无臭粉末,不溶于水,临床上用作治疗佝偻病、肺结核等缺钙病的辅助药物。乳酸钠在临床上常用作酸中毒的解毒剂。

柠檬酸(2-羟基丙-1,2,3-三甲酸)又名枸橼酸,为无色结晶,常用作调味剂,有防止血液凝固和利尿作用。柠檬酸铁铵溶于水,用作补血剂。

乙酰水杨酸又名阿司匹林(aspirin),具有解热、镇痛、抗血栓形成及抗风湿的作用,刺激性较水杨酸小,是内服解热镇痛药。

对氨基水杨酸英文简称 PAS,为抗结核药。

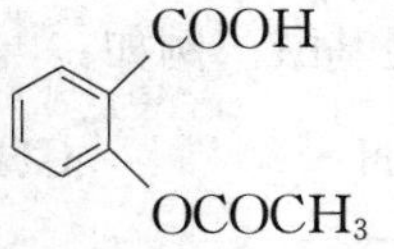

乙酰水杨酸 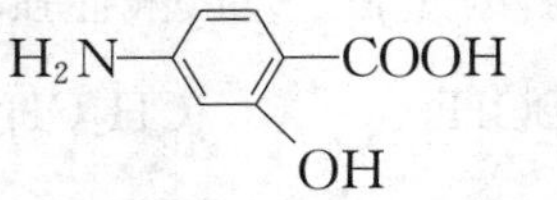   对氨基水杨酸

二、羰基酸

(一)羰基酸的命名

在羰基酸中,羰基在分子碳链末端的是醛酸,在分子中间的是酮酸。

羰基酸命名时与羟基酸类似,羧基为主体基团,氧亚基为取代基。例如:

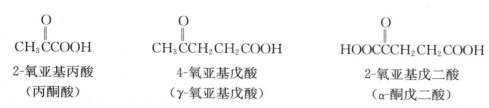

2-氧亚基丙酸　　　　　　　　4-氧亚基戊酸　　　　　　　　2-氧亚基戊二酸
（丙酮酸）　　　　　　　　（γ-氧亚基戊酸）　　　　　　　（α-酮戊二酸）

（二）羰基酸的化学性质

羰基酸分子中含有羧基和酮羰基，它既有羧酸的性质，如成盐、成酯等反应，也有酮羰基的性质，如与 2,4-二硝基苯肼等发生亲核加成反应。此外，它还有两种官能团相互影响引起的脱羧反应和分解反应。

1. 羰基酸的脱羧反应　羰基酸受热生成少一个碳原子的醛（或酮）和二氧化碳，其中 α-羰基酸还需稀硫酸催化。

$$R-\overset{\overset{O}{\|}}{C}-COOH \xrightarrow[\triangle]{稀\ H_2SO_4} R-\overset{\overset{O}{\|}}{C}-H + CO_2\uparrow$$

$$R-\overset{\overset{O}{\|}}{C}-CH_2COOH \xrightarrow{微热} R-\overset{\overset{O}{\|}}{C}-CH_3 + CO_2\uparrow$$

β-羰基酸比 α-羰基酸更容易发生脱羧反应，通常将 β-羰基酸的受热脱羧反应称为酮式分解。

2. 羰基酸的分解反应　β-羰基酸与浓碱共热时，在 α-碳原子和 β-碳原子之间发生断裂，生成两分子羧酸盐。

$$R-\overset{\overset{O}{\|}}{C}-CH_2-COOH \xrightarrow[\triangle]{浓\ NaOH} R-\overset{\overset{O}{\|}}{C}-ONa + CH_3COONa$$

β-羰基酸与浓碱共热的分解反应称为酸式分解。

β-羰基酸分子中羰基与羧基同时影响 α-碳原子，使其电子云密度降低，与羧基或酮羰基之间的 σ 键均易断裂，因条件不同而发生酮式分解或酸式分解。

$$R-\overset{\overset{O}{\|}}{C}\!\vdots\!CH_2\!\vdots\!\overset{\overset{O}{\|}}{C}-OH$$
酸式分解　　　酮式分解

（三）酮式-烯醇式互变异构现象

乙酰乙酸乙酯是一种无色具有香味的液体，沸点为 180 ℃，微溶于水，易溶于乙醇和乙醚，是有机合成上的重要原料。

乙酰乙酸乙酯的化学性质比较特殊，它除了具有酯和酮的性质，还具有烯醇的性质。例如，它能和氢氰酸等发生加成反应，能和金属钠作用放出氢气，能使溴水褪色，使三氯化铁溶液显色。这是因为乙酰乙酸乙酯分子中存在酮式和烯醇式两种结构，乙酰乙酸乙酯是酮式和烯醇式两种异构体的混合物，两种异构体相互转变形成动态平衡体系：

$$CH_3-\overset{\overset{O}{\|}}{C}-CH_2-\overset{\overset{O}{\|}}{C}-O-C_2H_5 \rightleftharpoons CH_3-\overset{\overset{OH}{|}}{C}=CH-\overset{\overset{O}{\|}}{C}-O-C_2H_5$$

能够互相转变的两种异构体之间存在的动态平衡现象称为互变异构现象（tautomerism），互相转变的异构体称为互变异构体（tautomer）。互变异构现象不仅限于酮式-烯醇式的动态平衡，还存在其他类型的互变异构现象。

理论上，具有 $-\overset{\overset{O}{\|}}{C}-\overset{\overset{H}{|}}{C}-$ 结构的化合物都存在酮式-烯醇式互变异构现象，但它们的烯醇式含量的比例差别较大。例如，丙酮中的烯醇式仅为 0.000 25%，而戊-2,4-二酮中的烯醇式高达 76%，可见烯醇式含量与分子结构有关。

通常，分子中具有 $-\overset{\overset{O}{\|}}{C}-CH_2-\overset{\overset{O}{\|}}{C}-$ 结构，并且其中至少有一个是酮羰基的化合物，烯醇式比例比较高，因为烯醇式结构中含有 π-π 共轭体系，分子内氢键的形成更增加了烯醇式结构的稳定性。

$$CH_3-\overset{\overset{O-H\cdots\cdots O}{}}{C}=CH-\overset{}{C}-O-C_2H_5$$

除乙酰乙酸乙酯外，还有许多物质也都能产生互变异构现象，如某些糖类、某些含氮化合物等。

$$-\overset{\overset{H}{|}}{N}-\overset{\overset{O}{\|}}{C}- \rightleftharpoons -N=\overset{\overset{OH}{|}}{C}-$$

$$-CH_2-N=O \rightleftharpoons -CH=N-OH$$

重要的酮酸

丙酮酸可由乳酸氧化而得，也能还原生成乳酸。

$$CH_3-\underset{\underset{OH}{|}}{CH}-COOH \underset{[H]}{\overset{[O]}{\rightleftharpoons}} CH_3-\underset{\underset{O}{\|}}{C}-COOH$$

乙酰乙酸、β-羟基丁酸和丙酮三者在医学上统称酮体（ketone bodies）。临床上检验酮体主要是对酮体中丙酮进行测定。

草酰乙酸（β-氧亚基丁二酸）是人体内物质代谢的重要中间产物。

$$HOOC-\underset{\underset{O}{\|}}{C}-CH_2-COOH \underset{羧化酶}{\overset{脱羧酶}{\rightleftharpoons}} HOOC-\underset{\underset{O}{\|}}{C}-CH_3 + CO_2 \uparrow$$

α-酮戊二酸（α-氧亚基戊二酸）的结构式为 $HOOCCOCH_2CH_2COOH$，在酶的催化下,发生氧化脱羧后生成琥珀酸。

$$
\begin{array}{c}
COCOOH \\
| \\
CH_2CH_2COOH
\end{array}
\xrightarrow[\text{[O]}]{-CO_2}
\begin{array}{c}
CH_2COOH \\
| \\
CH_2COOH
\end{array}
$$

     α-酮戊二酸   琥珀酸

第三节 羧酸衍生物

  羧酸衍生物通常是指羧酸分子中羧基中的羟基被其他基团取代后的产物,其结构通式为 RCOL,主要有

$$
\underset{\text{酰卤}}{R-\overset{\overset{\displaystyle O}{\|}}{C}-X}
\qquad
\underset{\text{酸酐}}{R-\overset{\overset{\displaystyle O}{\|}}{C}-O-\overset{\overset{\displaystyle O}{\|}}{C}-R'}
\qquad
\underset{\text{酯}}{R-\overset{\overset{\displaystyle O}{\|}}{C}-OR'}
\qquad
\underset{\text{酰胺}}{R-\overset{\overset{\displaystyle O}{\|}}{C}-NH_2}
$$

  羧酸衍生物结构上共同点是分子中都含有酰基 $R-\overset{\overset{\displaystyle O}{\|}}{C}-$ 。

  酰基是羧酸分子中去掉羧基中的羟基所剩余的基团。命名时把相应的羧酸名称中的"酸"字改为"酰基"即可。例如:

$$
\underset{\text{乙酰基}}{CH_3-\overset{\overset{\displaystyle O}{\|}}{C}-}
\qquad\qquad
\underset{\text{苯甲酰基}}{C_6H_5-\overset{\overset{\displaystyle O}{\|}}{C}-}
\qquad\qquad
\underset{\text{甲酰基}}{H-\overset{\overset{\displaystyle O}{\|}}{C}-}
$$

  其他含氧酸也可有相应的酰基,例如:

$$
\underset{\text{苯磺酸}}{\bigcirc\!\!\!-SO_3H}
\qquad\qquad
\underset{\text{苯磺酰基}}{\bigcirc\!\!\!-SO_2-}
$$

本节讨论酰卤、酸酐和酯,酰胺将在含氮有机化合物一章中讨论。

一、羧酸衍生物的命名

对酰卤命名时,根据其所含的酰基和卤原子的名称,称为"某酰卤"。例如:

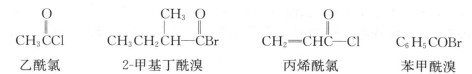

  乙酰氯   2-甲基丁酰溴   丙烯酰氯   苯甲酰溴

对酸酐命名时,根据生成酸酐的羧酸的名称,称为"某酸酐"或"某某酸酐",酸字可省略。例如:

乙(酸)酐　　　　　乙丙(酸)酐　　　　丁二(酸)酐　　　邻苯二甲(酸)酐

对酯命名时,根据生成酯的羧酸和醇的名称,称为"某酸某(醇)酯",其中"醇"字省略。例如:

CH_3COOCH_3　　　$HCOOCH_2CH_3$　　　$CH_3COOCH_2C_6H_5$　　　$C_6H_5COOCH_2C_6H_5$

乙酸甲酯　　　　　甲酸乙酯　　　　乙酸苯甲酯　　　　苯甲酸苄酯
　　　　　　　　　　　　　　　　　（乙酸苄酯）

由二元羧酸生成的酯有两种:只有一个羧基被酯化的是酸性酯;两个羧基都被酯化的是中性酯。例如:

$$\begin{array}{ccc} COOH & COOCH_3 & COOC_2H_5 \\ | & | & | \\ COOC_2H_5 & COOC_2H_5 & COOC_2H_5 \end{array}$$

乙二酸单乙酯　　乙二酸乙甲酯　　乙二酸二乙酯

二、物理性质

低级酯是无色液体,具有水果香味。酯在水中溶解度大多都很小,但能溶于一般有机溶剂。低级酯能溶解许多有机物,故常用作有机溶剂。

酰卤、酸酐不溶于水,低级酰卤、低级酸酐是具有刺激性气味的液体,遇水分解。

三、化学性质

羧酸衍生物与亲核试剂水、醇、氨(或胺)的反应,依次称为羧酸衍生物的水解、醇解、氨解。反应通式为

反应是亲核试剂 HNu 中电负性部分进攻羧酸衍生物羰基碳原子,最终导致羧酸衍生物中的 L 被亲核试剂电负性部分所取代。该反应是加成-消除反应,其历程可简单表示为

羧酸衍生物发生亲核取代反应活性次序为酰卤＞酸酐＞酯＞酰胺。

（一）水解

$$R-\overset{O}{\underset{|}{C}}-X+H-OH \longrightarrow R-\overset{O}{\underset{|}{C}}-OH+HX$$

$$R-\overset{O}{\underset{|}{C}}-O-\overset{O}{\underset{|}{C}}-R'+H-OH \longrightarrow R-\overset{O}{\underset{|}{C}}-OH+R'COOH$$

$$R-\overset{O}{\underset{|}{C}}-OR'+H-OH \rightleftharpoons R-\overset{O}{\underset{|}{C}}-OH+R'OH$$

羧酸衍生物都能水解生成相应的羧酸。例如,乙酰氯遇水发生猛烈的放热反应,乙酐遇水加热时才迅速反应,乙酸乙酯的水解需要酸或碱的催化并加热回流才能顺利进行。

（二）醇解

$$R-\overset{O}{\underset{|}{C}}-X+H-OR'' \longrightarrow R-\overset{O}{\underset{|}{C}}-OR''+HX$$

$$R-\overset{O}{\underset{|}{C}}-O-\overset{O}{\underset{|}{C}}-R'+H-OR'' \longrightarrow R-\overset{O}{\underset{|}{C}}-OR''+R'COOH$$

$$R-\overset{O}{\underset{|}{C}}-OR'+H-OR'' \rightleftharpoons R-\overset{O}{\underset{|}{C}}-OR''+R'OH$$

酯的醇解又称酯交换反应,其反应特征是由一种酯和醇反应生成另一种酯和醇。该反应可逆,需要酸或醇钠催化。

对氨基苯甲酸乙酯 　　　　　　　　普鲁卡因

（三）氨解

$$R-\overset{O}{\underset{|}{C}}-X+H-\overset{R_1}{\underset{R_2}{N}} \longrightarrow R-\overset{O}{\underset{|}{C}}-\overset{R_1}{\underset{R_2}{N}}+HX$$

$$R-\overset{O}{\underset{|}{C}}-O-\overset{O}{\underset{|}{C}}-R'+H-\overset{R_1}{\underset{R_2}{N}} \longrightarrow R-\overset{O}{\underset{|}{C}}-\overset{R_1}{\underset{R_2}{N}}+R'COOH$$

$$R-\overset{\overset{\displaystyle O}{\|}}{C}-OR' + H-\overset{\overset{\displaystyle R_1}{|}}{\underset{\underset{\displaystyle R_2}{|}}{N}} \rightleftharpoons R-\overset{\overset{\displaystyle O}{\|}}{C}-\overset{\overset{\displaystyle R_1}{|}}{\underset{\underset{\displaystyle R_2}{|}}{N}} + R'OH$$

氨解反应较水解、醇解容易进行，一般不需催化剂。此外，叔胺因氮原子上无氢原子，故不能发生氨解。

羧酸衍生物水解时都产生羧酸，醇解时都产生酯，氨解时都产生酰胺。这类反应又称酰化反应或酰基转移反应，羧酸衍生物称为酰化剂。其中，乙酰氯、乙酸酐是常用的乙酰化试剂。

羧酸衍生物发生酰化反应的活性强弱次序为酰卤＞酸酐＞酯＞酰胺。

酰化反应在药物合成中具有重要的意义，在某些药物分子中引进一个酰基，常可增加药物的脂溶性，改善其在体内的吸收，降低药物的毒性，延长或提高药效。例如：

HO—⟨ ⟩—NH₂ $\xrightarrow{\text{乙酰化}}$ HO—⟨ ⟩—NHCOCH₃
对乙酰氨基酚（扑热息痛）

OH / COOH $\xrightarrow{\text{乙酰化}}$ OCOCH₃ / COOH
阿司匹林

重要化合物

乙酐俗名醋酐，遇水逐渐水解成乙酸，用于合成醋酸纤维，也用于药物、染料、香料等的制造。

光气是碳酸的二酰氯，是一种窒息性毒剂，性质活泼，能与水、醇、氨作用而分解。

蜡是高级一元羧酸与高级一元醇形成的酯。存在于动植物中，有白蜡、蜂蜡和棕榈蜡等，蜡可用于制造纸、蜡模、软膏、防水剂和光滑剂等。

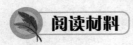 阅读材料

酮体与糖尿病酮症酸中毒

在肝中，脂肪酸氧化分解的中间产物乙酰乙酸、β-羟基丁酸及丙酮，三者统称酮体（ketone bodies）。肝具有较强的合成酮体的酶系，但却缺乏利用酮体的酶系。酮体容易被肝外组织转化为乙酰辅酶A，然后进入三羧酸循环，被线粒体氧化产生能量。在大脑中，酮体通过乙酰辅酶A转化为长链脂肪酸。

酮体在肝细胞的线粒体中合成，合成原料为脂肪酸β-氧化产生的乙酰辅酶A。肝细胞线粒体内含有各种合成酮体的酶类。乙酰乙酸和β-羟基丁酸在肝外线粒体中被代谢，低浓度丙酮由肝解毒产生乳酸。当血中酮体显著增高时，丙酮也可从肺直接呼出，使呼出气体有烂苹果味。

在正常情况下，机体产生少量酮体，血中酮体浓度很低，尿中也测不到酮体。当体内胰岛素不足或体内缺乏糖，脂肪分解过多时，酮体浓度增高，一部分酮体可通过尿液排出体外，形成酮尿。酮体是酸性物质，在血液中积蓄过多时，可使血液变酸而引起酸中毒，

称为糖尿病酮症酸中毒(DKA)。

DKA 是可危及生命的糖尿病并发症之一,以高血糖、高血清酮体和代谢性酸中毒为主要表现,1 型糖尿病和 2 型糖尿病均可发病(1 型糖尿病多发)。

DKA 是人体内分解代谢和合成代谢的平衡遭到破坏后的一种代谢紊乱状态。在发生过程中,胰岛素或出现分泌缺乏,机体或出现葡萄糖的储存减少,糖原储存故障,肝和肾中葡萄糖的合成增加,最终导致机体处于高血糖状态。

多种诱因可增加 DKA 发生的风险,如急性感染、心肌梗死、中毒、妊娠或卒中均会引起机体对胰岛素需求的增加,同时使胰腺分泌胰岛素的动力下降。当然,饮食不当和药物使用不当也可诱发 DKA。

临床上,DKA 起病急,病程通常小于 24 小时。根据酸中毒的程度不同,DKA 可以分为轻度、中度和重度。DKA 的症状包括多尿、烦渴、恶心、呕吐、头疼、呼吸深快、烂苹果味呼吸等,严重脱水可引起意识障碍、休克。少数患者可伴有腹痛不适。在儿童中甚至有 DKA 引起急性肾损伤的报道[1]。DKA 与高钾血症有关,高钾血症会导致心电图的变化,甚至表现为 ST 段抬高的假性梗死模式[2]。

参考文献

[1] GLASER N S, MYERS S R, NIGROVIC L E. Pyuria in children with diabetic ketoacidosis [J]. J Pediatr, 2023, 252: 204-207.

[2] SHARMA E, DAHAL S, SHARMA P. A case of pseudoinfarction pattern in diabetic ketoacidosis: a diagnostic and therapeutic dilemma [J]. Cardiol Res, 2018, 9(4): 250-252.

──────── 习　题 ────────

1. 用系统命名法命名下列化合物。

$$(1)\ CH_3CHCHCOOH$$ (with CH_3 above the second carbon and CH_2CH_3 below)

$$(2)\ C_6H_5-C=CHCHCOOH$$ (with CH_3 above, CH_3 below the C)

(3) ⬠—COOH

(4) ⬡—COCl (with CH_3 substituent)

$$(5)\ HOOCCH=CCOOH$$ (with CH_3 above)

$$(6)\ CH_3CH_2CH=CHCHCOOH$$ (with OH above)

$$(7)\ CH_3COCH_2CH_2COOH$$

$$(8)\ HOOCCOCH_2CH_2COOH$$

(9) (phthalic anhydride structure)

$$(10)\ C_6H_5CH_2OCH$$ (with =O above)

(11)

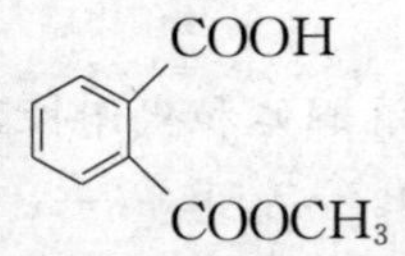

2. 完成下列反应式。

(1) 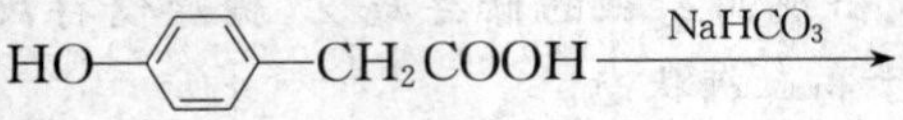 $HO{-}\bigcirc{-}CH_2COOH \xrightarrow{NaHCO_3}$

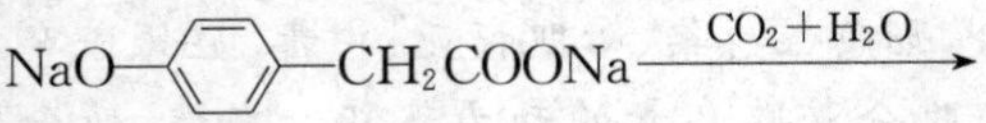

(2) $NaO{-}\bigcirc{-}CH_2COONa \xrightarrow{CO_2+H_2O}$

(3) $\bigcirc{-}COOH+CH_3CH_2OH \xrightarrow[\triangle]{H_2SO_4}$

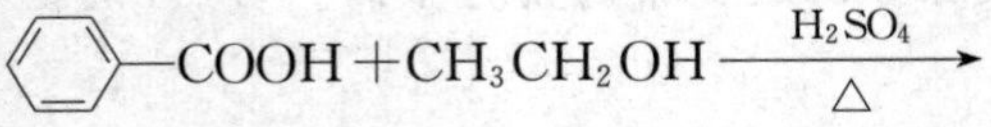

(4) $HOOC{-}\underset{\underset{CH_3}{|}}{CH}{-}COOH \xrightarrow{\triangle}$

(5) 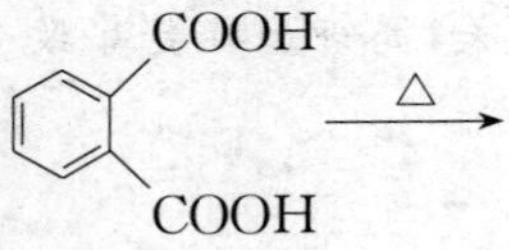 $\xrightarrow{\triangle}$

(6) 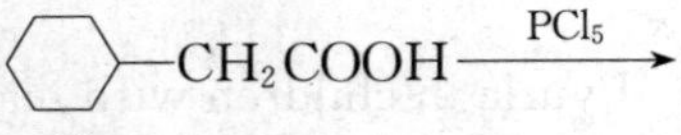 $\bigcirc{-}CH_2COOH \xrightarrow{PCl_5}$

(7) 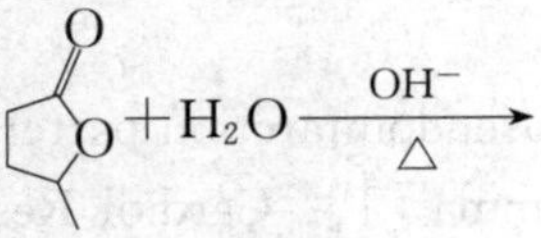 $+H_2O \xrightarrow[\triangle]{OH^-}$

(8) 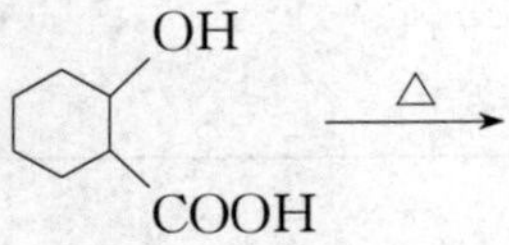 $\xrightarrow{\triangle}$

(9) 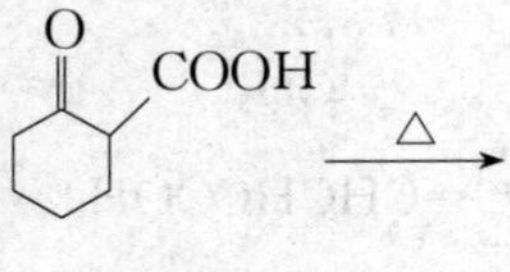 $\xrightarrow{\triangle}$

(10) $HOOCCH_2CH_2CH_2CH_2COOH \xrightarrow{\triangle}$

(11) 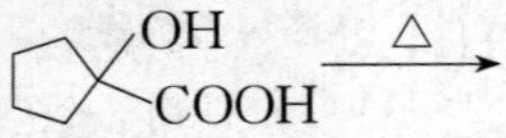 $\xrightarrow{\triangle}$

(12) $CH_3\underset{\underset{OH}{|}}{CH}CH_2CH_2COOH \xrightarrow{\triangle}$

3. 将下列各组化合物按酸性由强到弱的顺序排列。

(1) 甲酸、乙酸、三氯乙酸、苯甲酸

(2) $HCOOH$、$HOOC{-}COOH$、$HOOC{-}COO^-$

(3) CH_3CH_2COOH、$CH_3CHClCOOH$、CH_2ClCH_2COOH、CH_2BrCH_2COOH

(4) 乙酸、苯酚、碳酸、醇、水

4. 用简单的化学方法鉴别下列各组化合物。

(1) 甲酸、乙酸、丙二酸

（2）乙酸、乙二酸、乙酸乙酯

5. 某化合物分子式为 $C_4H_8O_3$，能与 $NaHCO_3$ 反应放出 CO_2，受热时易失去一分子水，若与 I_2 的 $NaOH$ 溶液作用，则有黄色沉淀生成。试写出该化合物的结构式。

6. 某化合物 A(C_9H_9OBr)不能发生碘仿反应，但能与 2,4-二硝基苯肼作用。A 经还原得到化合物 B($C_9H_{11}OBr$)，B 与浓 H_2SO_4 共热得到化合物 C(C_9H_9Br)，C 具有顺反异构体，且氧化可得对溴苯甲酸。试推断 A、B、C 的结构式。

（何广武）

第十九章

含氮有机化合物

学习要求

掌握：胺的分类、命名和化学性质（碱性、与亚硝酸反应），酰胺的命名和化学性质（水解反应）。

熟悉：胺的化学性质（酰化反应），一些重要的胺、酰胺衍生物（尿素、磺胺类药物、胆碱、胆胺等）。

了解：胺、酰胺的结构，丙二酰脲、胍的结构。

含氮有机化合物是指分子中具有碳氮键的化合物，可看作烃分子中的一个或几个氢原子被含氮原子的官能团取代的化合物。含氮有机化合物在自然界中分布范围广，与医学关系密切，如生命的物质基础蛋白质和核酸，正常生理过程中不可缺少的血红素、B族维生素，一些重要的药物如肾上腺素、青霉素及磺胺类药物等，都属于含氮有机化合物。本章主要讨论胺（amine）、酰胺（amide）及其重要衍生物。

第一节 胺

一、胺的分类、命名和结构

1. **分类** 胺可看作氨分子中的氢原子被烃基取代的化合物。根据氮原子连接的烃基数目不同，胺可分为伯（1°）胺、仲（2°）胺和叔（3°）胺。伯胺、仲胺、叔胺中分别含有氨基（—NH_2）、氨叉基（ $>NH$ ）和氨爪基（—$N<$ ）。

NH_3	RNH_2	R_2NH	R_3N
氨	伯胺（1°胺）	仲胺（2°胺）	叔胺（3°胺）

伯胺、仲胺、叔胺的分类方法与伯醇、仲醇、叔醇不同。伯醇、仲醇、叔醇是指羟基分别与伯碳原子、仲碳原子、叔碳原子相连接，而伯胺、仲胺、叔胺是根据氮原子所连烃基数目来确定。例如，叔丁醇和叔丁胺，两者都具有叔丁基，但前者是叔醇，而后者则属于伯胺。

$$CH_3-\overset{\overset{CH_3}{|}}{\underset{\underset{CH_3}{|}}{C}}-OH \qquad CH_3-\overset{\overset{CH_3}{|}}{\underset{\underset{CH_3}{|}}{C}}-NH_2$$

叔丁醇（叔醇）　　　　叔丁胺（伯胺）

胺也可根据氮原子连接的烃基种类不同,分为脂肪胺和芳香胺。与脂肪烃基相连的为脂肪胺,与芳环直接相连的为芳香胺。

脂肪胺:　　　CH_3NH_2 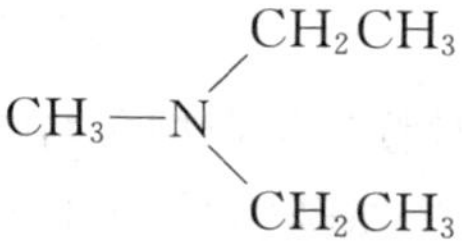 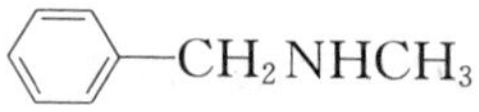　　　　　　

芳香胺: 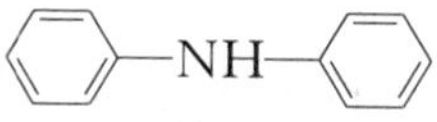 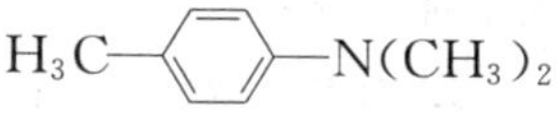 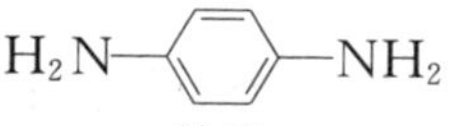　　　　　　　
　　　　　　伯胺　　　　　　　　　　仲胺　　　　　　　　　　叔胺

与无机铵类相似,四个相同或不同的烃基与氮原子相连的化合物称为季铵化合物。

$$R_4N^+X^- \qquad\qquad R_4N^+OH^-$$
　　　　季铵盐　　　　　　　　　　季铵碱

2. 命名　对于烃基结构比较简单的胺,可用烃基名称加上"胺"字来命名,相同的烃基用"二"或"三"表明其数目。

$$CH_3NH_2 \qquad (CH_3)_2NH \qquad (CH_3)_3N$$
　　甲胺　　　　　　　二甲胺　　　　　　三甲胺

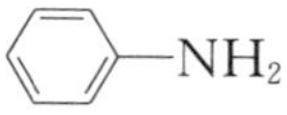

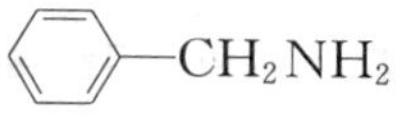

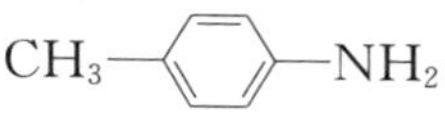

　　苯胺　　　　　　苯甲胺(苄胺)　　　　对甲苯胺

对于烃基结构较复杂的伯胺,将后缀"-胺"加在母体氢化物名称后进行命名,氨基的位次应放在后缀之前。

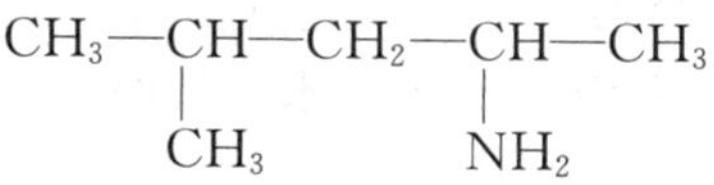

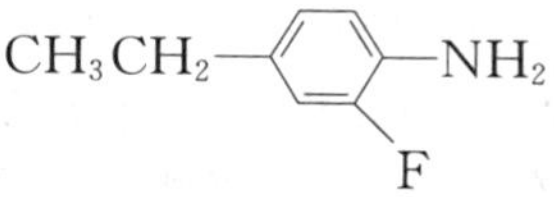

　　2-甲基戊-4-胺　　　　　　　　4-乙基-2-氟苯胺

仲胺或叔胺则作为伯胺的 *N*-取代衍生物进行命名,先确定母体氢化物,其余基团作为 *N*-取代基。

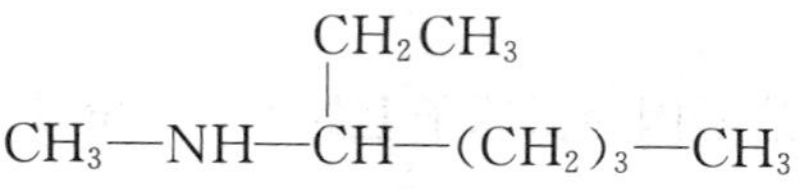

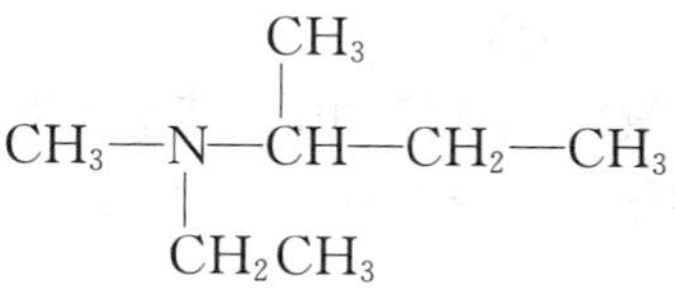

　　N-甲基庚-3-胺　　　　　　　　*N*-乙基-*N*-甲基丁-2-胺

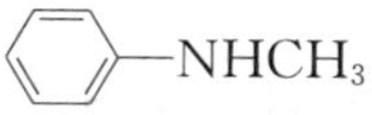

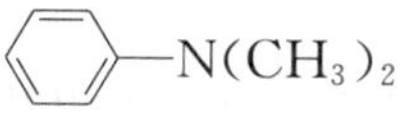

　　N-甲基苯胺　　　　　　*N*,*N*-二甲基苯胺

当分子中还连有其他特性基团时,应遵循多特性基团化合物命名原则。

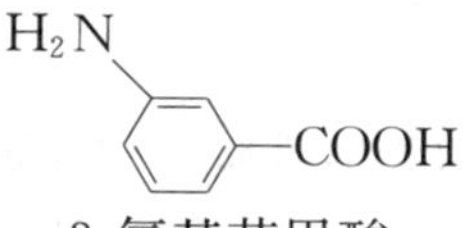

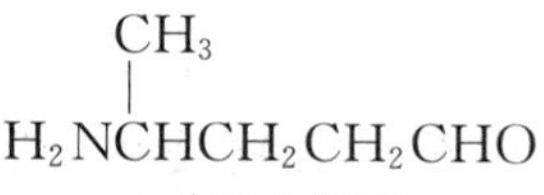

　　3-氨基苯甲酸　　　　　　　4-氨基戊醛

季铵化合物的命名与无机铵类化合物相似。

$$[(CH_3)_3NC_2H_5]^+OH^- \qquad\qquad (CH_3)_4N^+Cl^-$$

氢氧化乙基三甲基铵   氯化四甲基铵

对胺类化合物命名时,应注意"氨""胺"和"铵"字的用法。在表示基团时用"氨",如氨基、甲氨基(CH_3NH—)等;表示氨的烃基衍生物时用"胺";表示季铵类化合物或胺的盐时则用"铵"。

3. 结构　氨分子中有 3 个 N—H σ键,分别由氮原子的 3 个 sp^3 杂化轨道与氢原子的 1s 轨道构成,此外,尚有一对未共用电子占有另一个 sp^3 杂化轨道。胺分子具有与氨类似的棱锥形空间结构。氨分子中氢原子被烃基取代形成的脂肪胺分子具有与氨分子类似的棱锥形空间结构,仅键长和键角稍有差异。氨、甲胺和三甲胺的结构如图 19-1 所示。

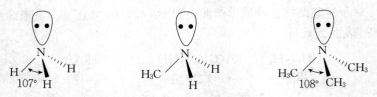

图 19-1　氨、甲胺和三甲胺结构

胺类氮原子上所具有的未共用电子对对它们的物理化学性质起着重要作用。

二、胺的性质

1. 物理性质　脂肪胺中,甲胺、二甲胺、三甲胺和乙胺都是气体,丙胺等三个碳以上的胺是液体,高级胺是固体。低级胺溶于水而高级胺不溶于水。低级胺的气味与氨相似,有的还具有鱼腥味,高级胺几乎没有气味。

伯胺和仲胺能形成分子间氢键,沸点比相对分子质量相近的烷烃要高,叔胺氮原子上无氢原子,不能形成氢键,沸点与相对分子质量相近的烷烃相近。

芳香胺是高沸点液体或固体,具有特殊的臭味,并有毒性。

2. 化学性质

(1) 碱性:胺和氨相似,其水溶液显碱性。这是因为氮原子上的未共用电子对易与水中的氢离子结合使 OH^- 浓度增加。

$$\overset{..}{N}H_3+HOH \rightleftharpoons NH_4^+ +OH^-$$

$$R—\overset{..}{N}H_2+HOH \rightleftharpoons R—NH_3^+ +OH^-$$

氨和几种胺的 pK_b 比较如下:

	$(CH_3)_2NH$	CH_3NH_2	$(CH_3)_3N$	NH_3	$C_6H_5NH_2$
pK_b	3.3	3.4	4.2	4.7	9.4

由上面 pK_b 可以看出,脂肪胺的碱性略强于氨,而芳香胺的碱性则比氨弱。

胺的碱性与结构关系密切,胺之所以具有碱性在于胺分子中氮原子上有未共用电子对,能接受质子。因此,氮原子上电子云密度大小标志着胺接受质子能力的大小,即碱性的强弱。

胺的碱性强弱由电子效应、溶剂化效应和空间效应共同决定。

从电子效应看,胺中氮原子上烷基越多,碱性就越强。若仅考虑电子效应的影响,胺的碱性强弱顺序应为

$$叔胺 > 仲胺 > 伯胺$$

铵正离子中与氮原子相连的氢原子越多,铵正离子越易被水分子包围,铵正离子也越稳定,这就是溶剂化效应。胺分子中与氮相连的烃基越多,胺在水中的溶剂化效应越小,胺的碱性越弱。若仅考虑溶剂化效应,胺的碱性强弱顺序应为

$$伯胺 > 仲胺 > 叔胺$$

胺分子中与氮相连的烃基越多越复杂,越阻碍水中质子与氮原子接近,这种空间阻碍会降低胺的碱性。

在脂肪胺中,氮原子所连的烃基为供电子基团,它使氮原子上的电子云密度增大,接受质子的能力增强,因而脂肪胺的碱性比氨强。

芳香胺由于氮原子上未共用电子对与苯环之间存在供电子共轭效应,如图 19-2 所示,氮原子上的电子云密度降低,与质子结合的能力减弱,并由于苯环的空间阻碍,故芳香胺的碱性比氨弱。

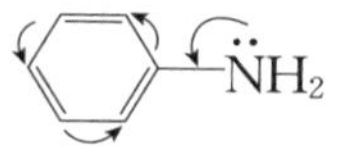

图 19-2 苯胺的结构

水溶液中胺的碱性是多种因素共同影响的结果。各类胺的碱性强弱大致如下:

$$脂肪仲胺 > \begin{matrix}脂伯胺\\脂肪叔胺\end{matrix} > 芳香伯胺 > 芳香仲胺 > 芳香叔胺$$

胺具有碱性,可与酸形成盐。芳香胺碱性较弱,只能与强酸成盐。例如:

$$(CH_3)_3N + HCl \longrightarrow [(CH_3)_3NH]^+Cl^- 或 (CH_3)_3N \cdot HCl$$

氯化三甲铵　　　　　　盐酸三甲胺

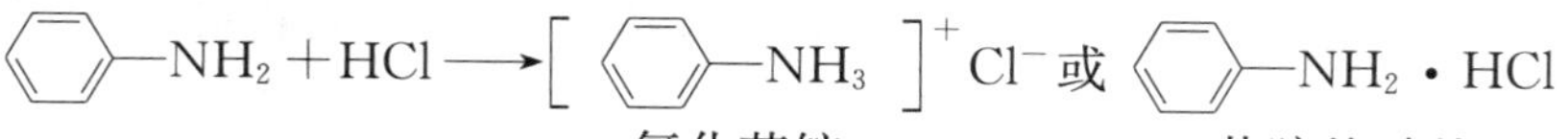

氯化苯铵　　　　　　苯胺盐酸盐

铵盐是结晶状固体,易溶于水,性质比胺稳定。在制药工业中,常将难溶于水的胺类药物通过与酸成盐增加水溶性,以供药用。例如,局部麻醉剂普鲁卡因在水中溶解度小,且不稳定,通常制成易溶于水的盐酸普鲁卡因,以利于人体吸收。

(2) 酰化反应:伯胺和仲胺都能与酰氯或酸酐反应。反应时胺中氮上氢原子被酰基取代生成酰胺。例如:

$$\text{C}_6\text{H}_5-\text{NH}_2 + \text{CH}_3\text{COCl} \longrightarrow \text{C}_6\text{H}_5-\text{NHCOCH}_3 + \text{HCl}$$

乙酰苯胺

$$\underset{\text{CH}_3}{\overset{\text{CH}_3}{\text{N}}}\text{H} + (\text{CH}_3\text{CO})_2\text{O} \longrightarrow \underset{\text{CH}_3}{\overset{\text{CH}_3}{\text{N}}}-\text{COCH}_3 + \text{CH}_3\text{COOH}$$

N,N-二甲基乙酰胺

叔胺氮上没有氢原子,所以不发生酰化反应。

大多数胺是液体,经过酰化后得到的酰胺是结晶状固体,有一定的熔点且比较稳定,所以常用酰化反应分离提纯伯胺和仲胺。

胺的毒性大且易被氧化,药物分子经酰化后可降低毒性,延长或提高疗效,在药物合成中有重要意义。例如:

$$\text{HO}-\text{C}_6\text{H}_4-\text{NH}_2 \xrightarrow{(\text{CH}_3\text{CO})_2\text{O}} \text{HO}-\text{C}_6\text{H}_4-\text{NHCOCH}_3$$

对羟基苯胺　　　　　　　　　对羟基乙酰苯胺(对乙酰氨基酚,扑热息痛)

对羟基苯胺具有解热镇痛作用,但因毒性大而不宜用于临床,乙酰化后得到的对羟基乙酰苯胺不仅降低了毒性,还增强了疗效。

伯胺和仲胺还可与苯磺酰氯或对甲苯磺酰氯反应,生成相应的磺酰胺。由伯胺生成的磺酰胺氮上的氢受磺酰基影响呈弱酸性,可与碱成盐而溶于水;仲胺形成的磺酰胺氮上没有氢,不与碱成盐而在水溶液中呈固体析出;叔胺不被磺酰化,在酸水溶液中成盐溶解。常利用三类胺与苯磺酰氯反应产物在酸碱溶液中的溶解情况鉴别三类胺,此反应称为兴斯堡(Hinsberg)试验。

$$\left.\begin{array}{l}\text{C}_2\text{H}_5\text{NH}_2 \\[1em] (\text{C}_2\text{H}_5)_2\text{NH}\end{array}\right\} \xrightarrow{\text{H}_3\text{C}-\text{C}_6\text{H}_4-\text{SO}_2\text{Cl}} \left\{\begin{array}{l}\text{H}_3\text{C}-\text{C}_6\text{H}_4-\text{SO}_2\text{NHC}_2\text{H}_5 \downarrow \\[1em] \text{H}_3\text{C}-\text{C}_6\text{H}_4-\text{SO}_2\text{N}(\text{C}_2\text{H}_5)_2 \downarrow\end{array}\right.$$

$$\xrightarrow{\text{NaOH}} \left\{\begin{array}{l}\text{H}_3\text{C}-\text{C}_6\text{H}_4-\text{SO}_2\overset{-}{\text{N}}\text{C}_2\text{H}_5\text{Na}^+ \text{(溶)} \\[1em] \text{H}_3\text{C}-\text{C}_6\text{H}_4-\text{SO}_2\text{N}(\text{C}_2\text{H}_5)_2 \text{(不溶)}\end{array}\right.$$

(3) 与亚硝酸反应:亚硝酸不稳定,在实际反应中所使用的亚硝酸是由亚硝酸钠和盐酸或硫酸作用制得。伯胺、仲胺、叔胺与亚硝酸反应各不相同,脂肪胺、芳香胺与亚硝酸反应也不相同。

脂肪伯胺与亚硝酸反应,定量放出氮气,因此可用于氨基(—NH$_2$)的定量测定。

$$\text{R}-\text{NH}_2 + \text{HNO}_2 \longrightarrow \text{R}-\text{OH} + \text{N}_2 \uparrow + \text{H}_2\text{O}$$

芳香伯胺与亚硝酸在低温(一般小于 5 ℃)及强酸水溶液中反应生成芳香重氮盐,这个反应称为重氮化反应。

$$\text{C}_6\text{H}_5-\text{NH}_2 + \text{NaNO}_2 + \text{HCl} \xrightarrow{0\text{ ℃}\sim 5\text{ ℃}} \left[\text{C}_6\text{H}_5-\text{N}\equiv\text{N}\right]^+\text{Cl}^- + \text{NaCl} + \text{H}_2\text{O}$$

氯化重氮苯(重氮苯盐酸盐)

脂肪仲胺、芳香仲胺与亚硝酸作用,都生成 N-亚硝胺。

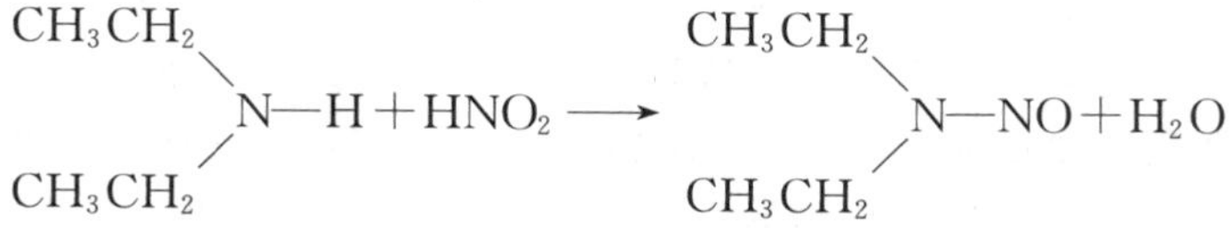

N-亚硝基二乙胺

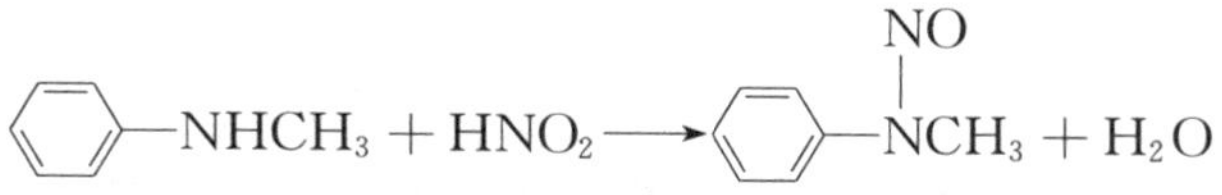

N-甲基-N-亚硝基苯胺

动物实验已证实亚硝胺有强烈的致癌作用,可引起动物多种器官和组织的肿瘤,现已被列为化学致癌物。

某些食品防腐剂中的亚硝酸盐,以及天然存在的硝酸盐还原产生的亚硝酸盐,在肠道中会与仲胺作用生成亚硝胺。因此,亚硝酸盐、硝酸盐和能发生亚硝基化的胺类化合物进入人体内,都存在潜在的危险。

脂肪叔胺氮上无氢原子,与亚硝酸作用生成不稳定易水解的盐。

$$(CH_3)_3N + HNO_2 \longrightarrow (CH_3)_3NH^+ NO_3^-$$

芳香叔胺与亚硝酸作用时,发生芳香环的亲电取代反应,苯环对位上的氢原子被亚硝基取代,生成对亚硝基胺。

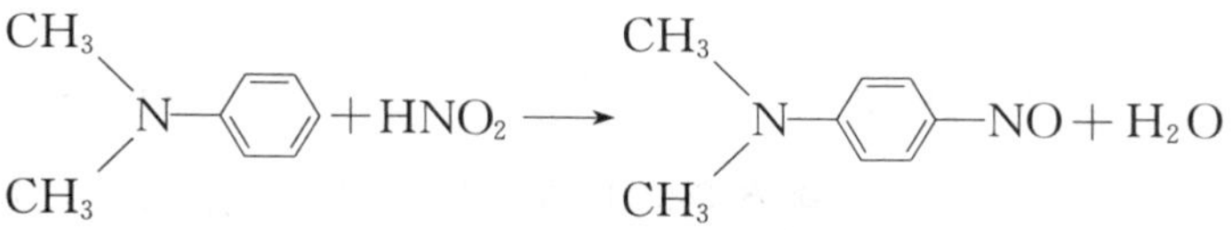

N,N-二甲基对亚硝基苯胺

N,N-二甲基对亚硝基苯胺为绿色晶体,由于反应是在强酸条件下进行,实际产物是以红色的盐酸盐形式存在,溶液在水中冷却,可析出黄色晶体。

由于亚硝酸与各类胺的反应生成产物和现象不同,因此可以用该反应来鉴别伯胺、仲胺和叔胺。

(4) 芳胺的取代反应:在苯胺分子中,由于氨基与苯环形成共轭体系,苯环电子云密度升高,容易发生亲电取代反应。例如,苯胺在水溶液中与溴水反应,可立即生成 2,4,6-三溴苯胺白色沉淀。此反应定量完成,可用于苯胺的定性检验和定量测定。

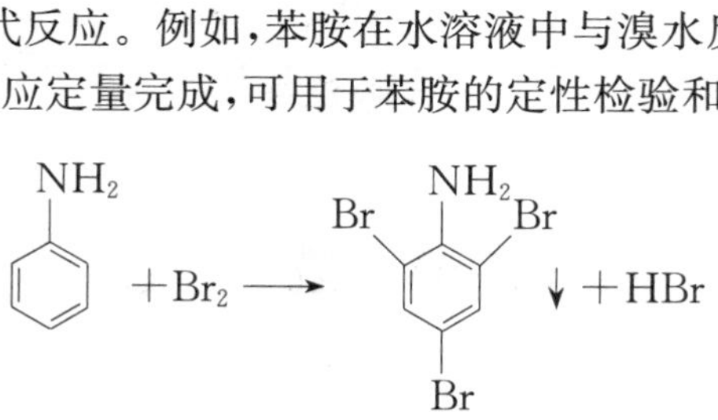

重 要 的 胺

苯胺($C_6H_5NH_2$)为无色油状液体,微溶于水,易溶于乙醇和醚。苯胺有毒,会破坏血红素,在空气中含量达万分之一时,几小时后人就会出现中毒症状,如头晕、皮肤苍白、全身无力。

胆碱[HOCH$_2$CH$_2$N$^+$(CH$_3$)$_3$OH$^-$]是广泛存在于生物体中的季铵碱,因最早发现于胆汁中而得名。胆碱为无色或白色结晶,吸湿性强,易溶于水和乙醇,不溶于乙醚和氯仿。胆碱是卵磷脂的组成成分,在体内参与脂肪代谢,有抗脂肪肝的功能。

胆碱与乙酸形成的酯称为乙酰胆碱,是神经传导的重要物质,具有重要的生理作用。其结构式如下:

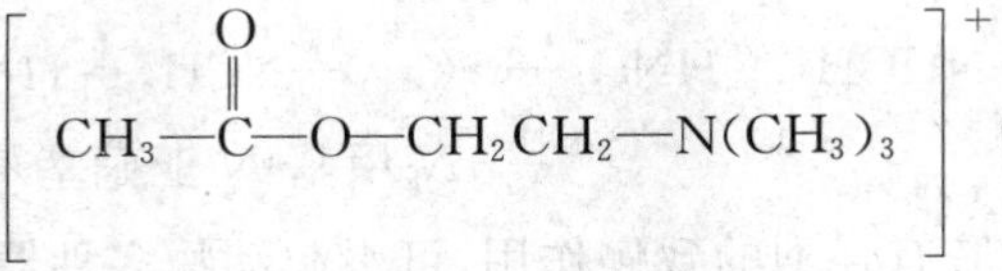

$$\left[CH_3-\overset{\displaystyle O}{\overset{\displaystyle \|}{C}}-O-CH_2CH_2-N(CH_3)_3 \right]^+ OH^-$$

胆胺(HOCH$_2$CH$_2$NH$_2$)又名 2-羟基乙胺或乙醇胺,为无色黏稠液体,是脑磷脂水解产物之一,它是以结合状态存在于动植物体内的胺类化合物。

肾上腺素和去甲肾上腺素是儿茶酚胺类物质,可从肾上腺髓质中提取、分离出来。肾上腺素是白色或淡棕色结晶粉末,无臭,味稍苦,微溶于水和醇,易溶于盐酸及氢氧化钠溶液中。肾上腺素具有升高血压、加速心率、舒张支气管、加强新陈代谢等作用,临床用作升压及止咳药。去甲肾上腺素常用于神经源性和中毒性休克的早期治疗,以升高血压,改善循环。

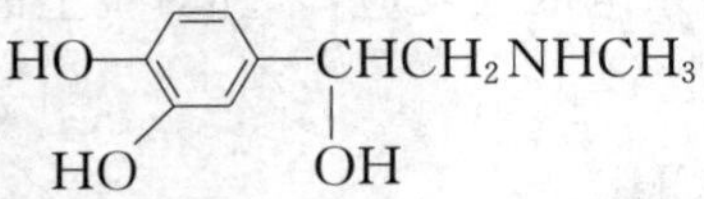

肾上腺素 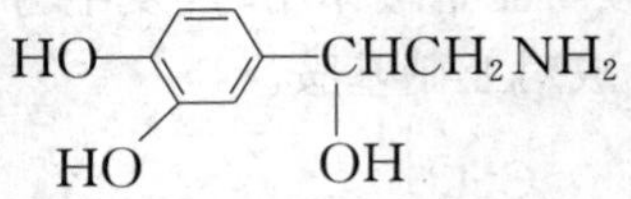　　　　　　去甲肾上腺素

苯扎溴铵(新洁尔灭)化学名称为溴化十二烷基二甲基苄基铵,常温下为微黄色黏稠液体,吸湿性强,易溶于水,芳香而味苦,无刺激性。它是一种季铵盐阳离子表面活性剂,因而具有较强的杀菌和去污能力。临床上常用于皮肤、黏膜、创面、手术器械及术前手的消毒等。

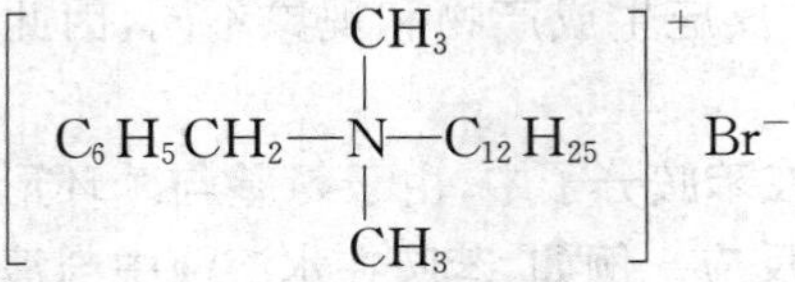

$$\left[C_6H_5CH_2-\overset{\displaystyle CH_3}{\underset{\displaystyle CH_3}{N}}-C_{12}H_{25} \right]^+ Br^-$$

苯扎溴铵

第二节　酰　　胺

一、酰胺的结构和命名

酰胺可看作氨、伯胺或仲胺的氮原子上的氢被酰基取代所形成的化合物,具有下列结构通式:

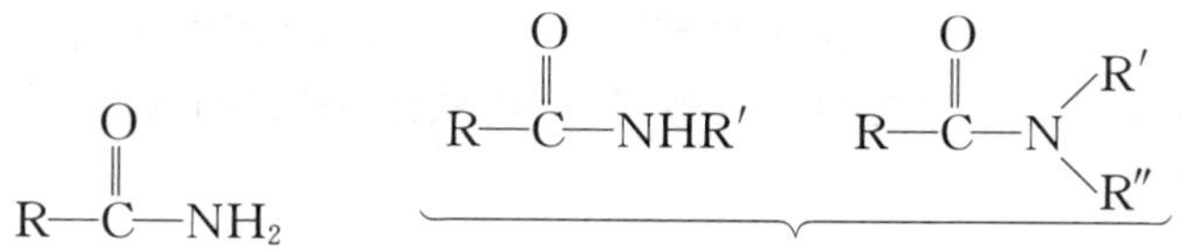

简单酰胺　　　　　　取代酰胺

对简单酰胺命名时,在酰基名称之后加上"胺"字。例如:

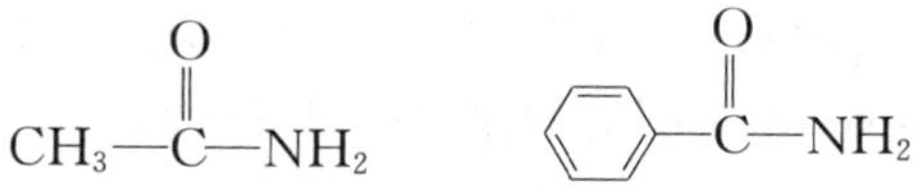

乙酰胺　　　　　　　苯甲酰胺

若酰胺氮原子上连有取代基,则在取代基前冠以"*N*-"或"*N*,*N*-",表示该取代基与氮原子相连接。例如:

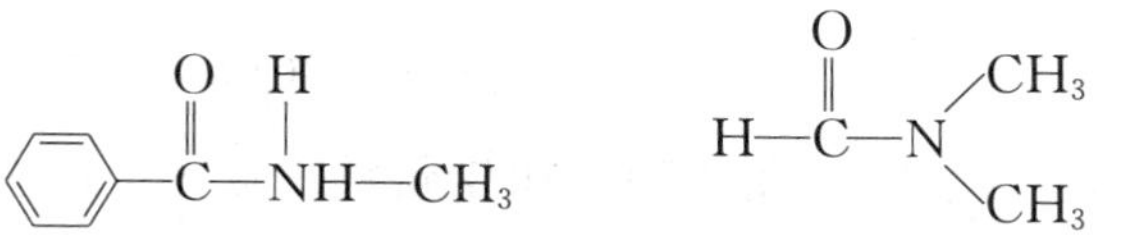

N-甲基苯甲酰胺　　　　　*N*,*N*-二甲基甲酰胺

二、酰胺的化学性质

1. 酸碱性　酰胺虽有氨基,但其在水溶液中不显碱性,而是近于中性。这是由于酰胺分子中氨基直接与羰基相连,氮原子上的未共用电子对与碳氧双键形成 p-π 共轭体系,氮原子上的电子云向羰基转移,氮原子上的电子云密度降低,接受质子的能力减弱。

2. 水解反应　酰胺在酸、碱或酶的催化下可发生水解反应,生成羧酸(盐)及氨或胺(铵)。

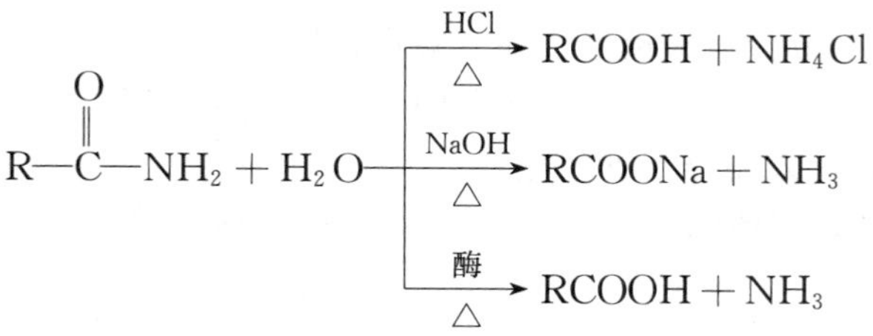

三、重要的酰胺衍生物

1. 尿素　简称脲,在结构上看作碳酸中两个羟基被两个氨基取代后所形成的碳酸的二酰胺,其结构式如下:

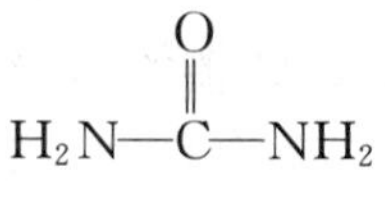

尿素是人类等哺乳动物蛋白质代谢的产物,存在于尿中,成人每天约排出 30 g 尿素。

尿素具有酰胺的通性,但因两个氨基连在同一羰基上,因而还具有一些特殊性质。

(1) 弱碱性:尿素分子中有两个氨基,具有弱碱性,但它的水溶液不能使石蕊试纸变色,只能与强酸成盐。

$$H_2N-\overset{\overset{\displaystyle O}{\|}}{C}-NH_2 + HNO_3 \longrightarrow H_2N-\overset{\overset{\displaystyle O}{\|}}{C}-NH_2 \cdot HNO_3 \downarrow$$
硝酸脲(白色)

尿素的硝酸盐和草酸盐难溶于水而易结晶,借此可从尿中提取尿素。

(2) 水解反应:尿素在酸、碱或脲酶的作用下可发生水解反应。

$$H_2N-\overset{\overset{\displaystyle O}{\|}}{C}-NH_2 + H_2O \longrightarrow \begin{cases} \overset{HCl}{\underset{\triangle}{\longrightarrow}} CO_2 + NH_4Cl \\ \overset{NaOH}{\underset{\triangle}{\longrightarrow}} CO_3^{2-} + NH_3 \\ \overset{酶}{\longrightarrow} CO_2 + NH_3 \end{cases}$$

(3) 与亚硝酸反应:尿素与亚硝酸反应,可定量放出氮气。通过测定氮气的体积,可定量测定尿素的含量。

$$H_2N-\overset{\overset{\displaystyle O}{\|}}{C}-NH_2 + HNO_2 \longrightarrow CO_2 + N_2 + H_2O$$

(4) 缩二脲反应:将固体尿素缓慢加热至 150~160 ℃(温度过高则分解),两分子尿素失去一分子氨生成缩二脲。

$$H_2N-\overset{\overset{\displaystyle O}{\|}}{C}-NH_3 + H_2N-\overset{\overset{\displaystyle O}{\|}}{C}-NH_2 \overset{\triangle}{\longrightarrow} H_2N-\overset{\overset{\displaystyle O}{\|}}{C}-NH-\overset{\overset{\displaystyle O}{\|}}{C}-NH_3 + NH_3$$
缩二脲

缩二脲难溶于水,易溶于碱溶液。缩二脲在碱性溶液中与极稀的硫酸铜溶液作用产生紫红色,这个反应称为缩二脲反应。分子中含两个或两个以上酰胺键(肽键)的化合物(如多肽和蛋白质)都能发生缩二脲反应。

2. 丙二酰脲　丙二酰脲是尿素和丙二酰氯或丙二酸酯通过酰化反应生成的化合物。

丙二酰脲

丙二酰脲为无色晶体,熔点为 245 ℃,微溶于水。分子中含有一个活泼的亚甲基和两个二酰亚氨基($-\overset{\overset{\displaystyle O}{\|}}{C}-NH-\overset{\overset{\displaystyle O}{\|}}{C}-$),存在下列酮式-烯醇式互变异构:

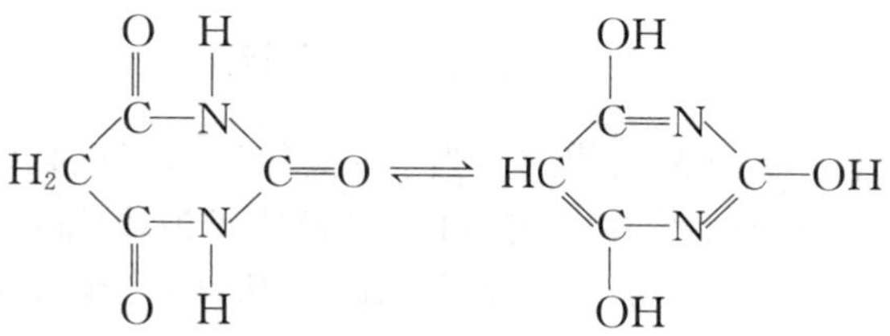

$$\text{酮式} \rightleftharpoons \text{烯醇式}$$

烯醇式烃基上的氢在水溶液中易解离出 H^+，因而呈酸性，故丙二酰脲的烯醇式又称巴比妥酸。巴比妥酸本身无药理作用，但 C5 亚甲基上两个氢原子被烃基取代得到的取代物，具有不同程度的镇静、催眠作用，总称为巴比妥类药物，其通式为

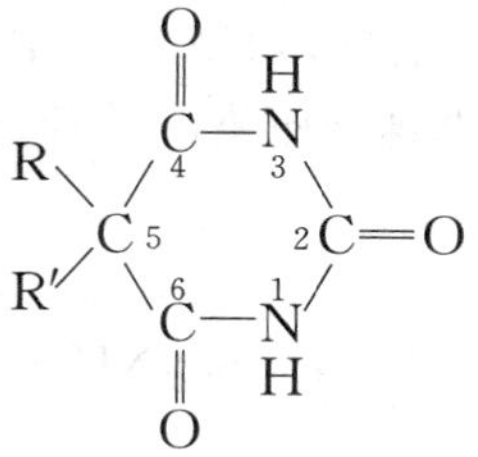

巴比妥类药物是结晶或粉末，难溶于水，但由于存在酮式-烯醇式互变异构，其烯醇式钠盐易溶于水，临床上注射时常用其可溶性钠盐。巴比妥类药物有成瘾性，用量过大会危及生命。

3. **胍**　可看作尿素分子中的氧原子被氨亚基（＝NH）取代后的产物。胍为无色晶体，熔点为 50 ℃，易溶于水，具有强碱性，在空气中能吸收二氧化碳生成碳酸盐。

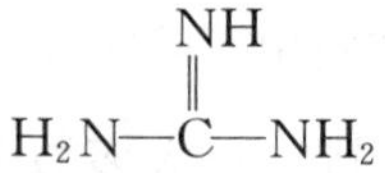

含胍结构的药物很多，如降糖药苯乙双胍。

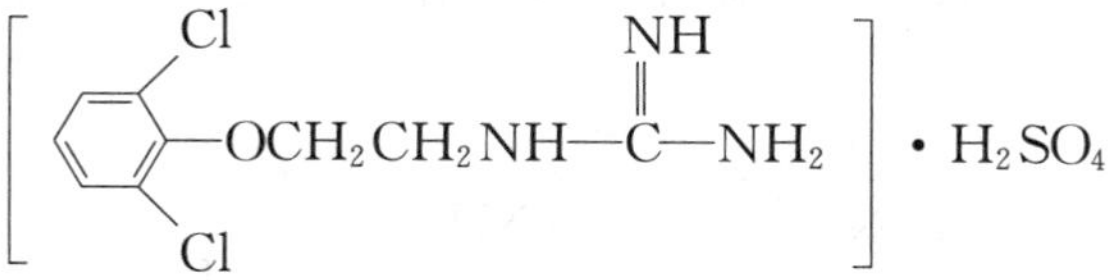

硫酸胍氯酚

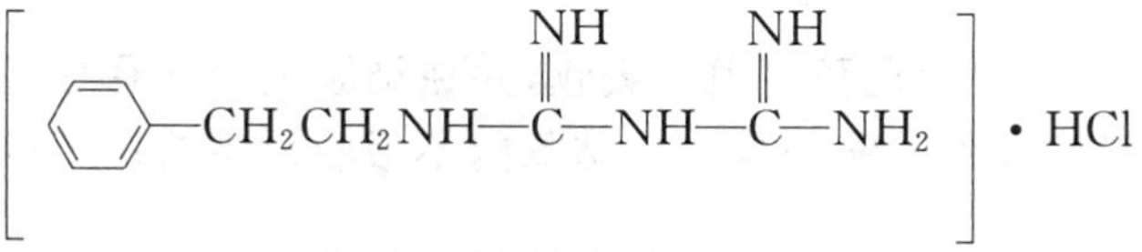

苯乙双胍盐酸盐

4. **磺胺类药物**　为一类化学抗菌药，能抑制多种细菌的生长和繁殖，它具有抗菌谱广、可以口服、吸收迅速、稳定不易变质等优点。

磺胺类药物的基本结构是对氨基苯磺酰胺，简称磺胺（sulfanilamide，缩写为 SN）。基本结构中有两个氮原子，一般将氨基的氮原子称为 N4，磺酰胺基中的氮原子称为 N1。

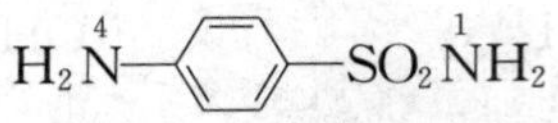

$$H_2\overset{4}{N}--SO_2\overset{1}{N}H_2$$

对氨基苯磺酰胺本身具有抑菌作用。当 N1 上的氢原子被某些基团取代,特别是被某些杂环取代时,能增强其抑菌作用。当 N4 上的氢原子被取代时,其抑菌作用减弱或丧失,但 N4 上取代基能在体内分解而恢复成原来的氨基,仍将具有原来的抑菌作用,所以游离的氨基对于发挥抑菌作用是必要的。

磺胺类药物为白色或淡黄色结晶粉末,无臭、无味或微苦,难溶于水,能溶于酸或碱。磺胺类药物为两性化合物,分子中对位氨基呈现碱性,能与酸成盐,故能溶于酸中;分子中磺酰胺基上的氢具有酸性,能与碱成盐,故能溶于碱中。常见的磺胺类药物如下:

磺胺嘧啶具有广谱及较强抗菌活性,对革兰氏阳性菌及革兰氏阴性菌均有抑制作用,可用于脑膜炎球菌、肺炎球菌、淋球菌感染的治疗,能通过血脑屏障进入脑脊液,用于治疗流行性脑脊髓膜炎。

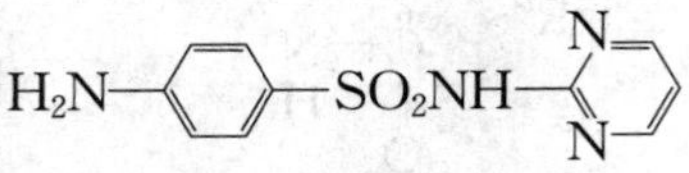

$$H_2N--SO_2NH-$$

磺胺嘧啶(SD)

磺胺对甲氧嘧啶用于治疗敏感菌所致的尿路感染、慢性支气管炎、肠道感染和皮肤软组织感染。

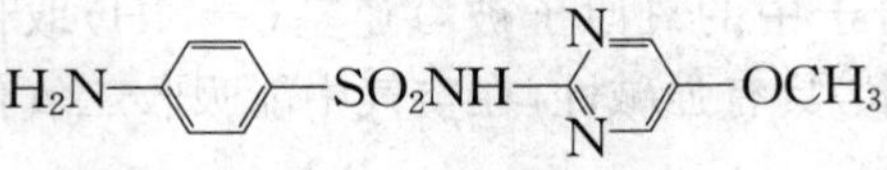

$$H_2N--SO_2NH--OCH_3$$

磺胺对甲氧嘧啶(SMD)

磺胺甲噁唑抗菌谱广,抗菌作用强,对大多数革兰氏阳性菌及革兰氏阴性菌均有抑菌作用。磺胺甲噁唑适用于呼吸系统感染、泌尿系统感染及肠道感染等,能阻碍细菌生长,对金黄色葡萄球菌及大肠埃希菌作用特别强。用作饲料添加剂对禽霍乱效果好。

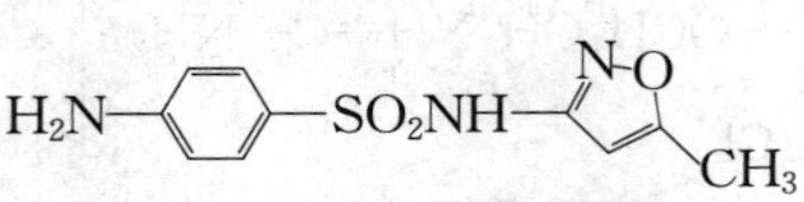

$$H_2N--SO_2NH--CH_3$$

磺胺甲噁唑(新诺明,SMZ)

琥珀酰磺胺噻唑口服后在肠内很少吸收,并在结肠内分解释放出磺胺噻唑,而产生抑菌作用,疗效较磺胺脒强。磺胺噻唑在结肠内不吸收。主要用于肠炎、菌痢及肠管手术前准备,毒性较小。

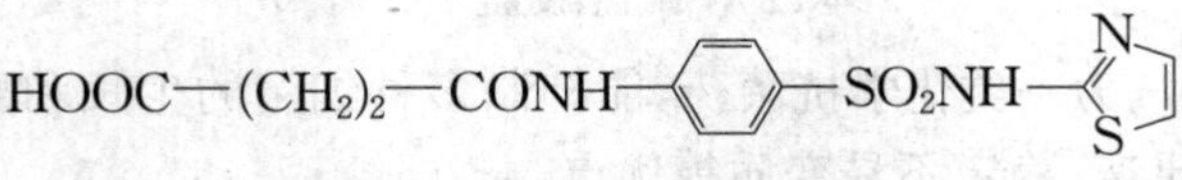

$$HOOC-(CH_2)_2-CONH--SO_2NH-$$

琥珀酰磺胺噻唑(SST)

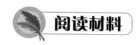

N-亚硝胺

N-亚硝胺在基因毒性杂质研究中发挥重要作用,其结构为 $\begin{matrix} R \\ \diagdown \\ N-NO \\ \diagup \\ R' \end{matrix}$ 。

　　人体接触 N-亚硝胺的来源可分为内源和外源两种。内源性 N-亚硝胺可以由其前体在体内形成,这些前体包括一系列亚硝酸盐、硝酸盐和胺类。细菌在内源性来源中的作用是我们最值得注意的,细菌不但会产生一些前体物质,还会代谢出一些还原酶将硝酸盐还原成亚硝酸盐。外源性 N-亚硝胺广泛地存在于我们的日常生活当中,常见的包括鱼、肉制品中的亚硝胺、蔬菜水果中的二甲基亚硝胺等[1]。此外,化妆品、日用品、饮用水中也都或多或少地存在 N-亚硝胺。

　　N-亚硝胺本身不会使人体组织或细胞直接癌变,其在人体内的 pH 环境中能够稳定存在,但是经过一系列代谢作用后就会产生具有各种致癌作用的副产物。目前,较为主流的观点认为,其致癌作用是通过细胞内 P450 酶催化代谢,造成其结构改变,产生强亲电性物质对 DNA 造成破坏。首先 P450 酶会催化同 N 原子连接的 α-碳原子,形成 α-羟基亚硝胺,然后继续在体内代谢生成 α-羟基偶氮化合物。α-羟基偶氮化合物本身就具有强烈的致癌作用,而且其还会进一步解离生成亲电性强的重氮化合物,与 DNA 结合从而使碱基对发生烷基化产生致癌作用[2]。

参考文献

[1] 詹健,朱登文,张甲利,等. N-亚硝胺类化合物检测研究进展[J]. 分析化学进展,2023,13(4):513-522.

[2] DEVECI G, TEK N A. N-nitrosamines:a potential hazard in processed meat products [J]. J Sci Food Agric,2024,104(5):2551-2560.

习　题

1. 写出下列化合物的结构式。

(1) 氢氧化乙三甲铵　　　　　　　　(2) 苄胺

(3) 脲　　　　　　　　　　　　　　(4) N,N-二甲基苯胺

(5) 苯甲酰胺　　　　　　　　　　　(6) 缩二脲

2. 用系统命名法命名下列化合物。

(1) （苯环上连 NHC(CH$_3$)$_3$）

(2) $[(CH_3CH_3)_2\overset{+}{N}(CH_3)_2]Br^-$

(3) $(CH_3)_3C-C(C_2H_5)_2NH_2$

(4) （环己基上连 N,N 连 CH$_3$ 和 CH$_2$CH$_3$）

3. 完成下列反应式。

(1) $\underset{\substack{\\ \text{O} }}{H_2N-C-NH_2} + \underset{\substack{\\ \text{O}}}{H_2N-C-NH_2} \xrightarrow{\triangle}$

(2) 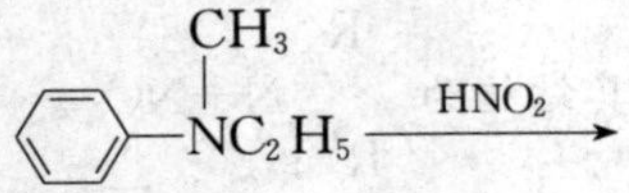 $\underset{\substack{|\\ NC_2H_5}}{\overset{CH_3}{\bigcirc}} \xrightarrow{HNO_2}$

(3) $\bigcirc-NH_2 \xrightarrow{Br_2}$

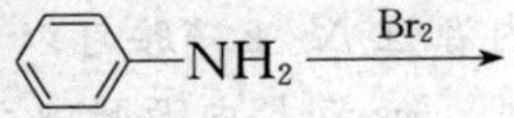

(4) 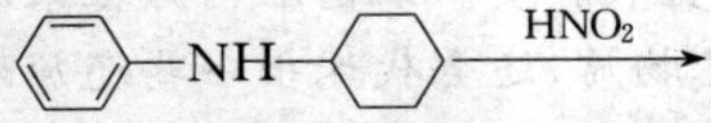 $\bigcirc-NH-\bigcirc \xrightarrow{HNO_2}$

4. 将下列化合物按碱性由强到弱顺序排列。

乙酰胺、苯胺、氨、三甲胺、氢氧化四甲铵

5. 用简单的化学方法鉴别下列各组化合物。

(1) 丙胺、乙甲胺、三甲胺

(2) 邻甲苯胺、N-甲基苯胺、苯甲酸和水杨酸

(3) 尿素和乙酰胺

6. 化合物 A、B 和 C,分子式均为 C_3H_9N。A 和 B 与 HNO_2 反应均能放出氮气,C 和 HNO_2 反应则生成黄色油状物。试写出化合物 A,B 和 C 的结构式及名称。

(张振琴)

第二十章

杂环化合物和生物碱

学习要求

掌握:常见杂环化合物的结构和命名,吡咯和吡啶的碱性。

熟悉:五元单杂环化合物的亲电取代反应,吡啶的亲电取代反应。

了解:杂环化合物及其重要衍生物,生物碱。

第一节 杂环化合物

由碳原子和非碳原子构成的环状物质称为杂环化合物。非碳原子称为杂原子,常见的杂原子有氮、氧、硫等。杂环化合物在自然界分布极为广泛,如植物中的叶绿素,动物中的血红素、辅酶 A、核酸等。杂环化合物也是合成许多药物、染料和合成树脂的重要原料。因此,杂环化合物在有机化学中占有重要地位。

环醚、内酯、交酯等化合物都含有杂原子,但它们的性质与开链化合物相似,一般不把它们列入杂环化合物。本章主要讨论环系较为稳定,具有芳香性的杂环化合物,即芳杂环化合物。

一、杂环化合物的分类和命名

杂环化合物可分为单杂环和稠杂环。常见的单杂环按环的大小分为五元杂环和六元杂环。稠杂环是由苯环与单杂环稠合而成或单杂环相互稠合而成。构成环的杂原子可以是一个或多个相同或不同的杂原子。

杂环化合物的命名主要采用音译的方法,即根据国际通用英文名称译音,选用同音汉字加"口"字旁的专用字作为杂环名称,所列名称已经规范,不得以其他谐音代替。

杂环化合物的编号原则如下:

当环上只有一个杂原子时,杂原子的编号为 1。也可以希腊字母编号,靠近杂原子的碳原子为 α 位,其次为 β 位和 γ 位。例如:

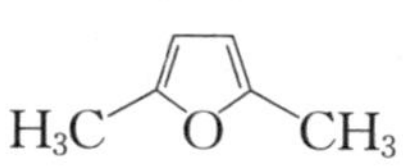

2,5-二甲基呋喃   2-甲基吡咯   3-硝基吡啶
(α,α′-二甲基呋喃)   (α-甲基吡咯)   (β-硝基吡啶)

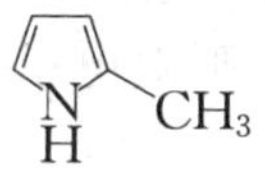

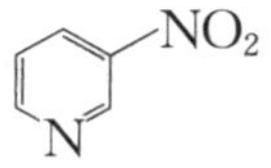

当环上含多个杂原子时,如含有两个相同的杂原子,连接取代基或氢原子的杂原子编号为 1,并使另一个杂原子的编号尽可能小。环上有不相同的杂原子时,按氧、硫、氮的

顺序编号,并使杂原子的编号尽可能小。例如:

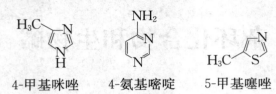

4-甲基咪唑　　　4-氨基嘧啶　　　5-甲基噻唑

对异喹啉、嘌呤等杂环化合物命名时,采用特殊编号。

常见杂环化合物的结构、名称和编号如下:

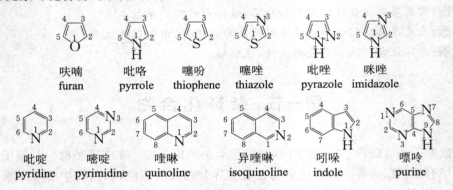

二、杂环化合物的结构

呋喃、吡咯和噻吩结构相似,都是平面五元环结构,成环的四个碳原子和一个杂原子都是 sp² 杂化,碳含有单电子的 p 轨道和杂原子含有孤对电子的 p 轨道肩并肩形成闭合的大 π 键(图 20-1)。由于五个原子分享六个 π 电子,因此碳环上的电子云密度比苯环的高,亲电取代反应比苯容易发生。吡咯环氮原子上孤对电子参与共轭体系,因此碱性比苯胺弱。氮原子上电子云密度的降低又导致 N—H 键极性增加,因此吡咯又显示弱酸性。

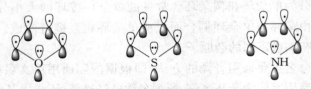

图 20-1　呋喃、噻吩、吡咯的结构

吡啶的结构与苯相似,都是平面六元环结构,成环的五个碳原子和一个氮原子都是 sp² 杂化,碳含有单电子的 p 轨道和氮含有单电子的 p 轨道肩并肩形成闭合的大 π 键(图 20-2)。由于氮原子的电负性较大,吡啶环上碳原子周围电子云密度降低,因此吡啶亲电取代反应活性比苯低。吡啶环氮原子上孤对电子不参与环的共轭体系,能接受质子,故具有弱碱性。

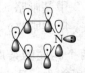

图 20-2　吡啶的结构

三、杂环化合物的性质

（一）酸碱性

吡咯碱性比苯胺弱，氮上的氢原子显示弱酸性，可与强碱如金属钾及固体氢氧化钾共热生成盐。

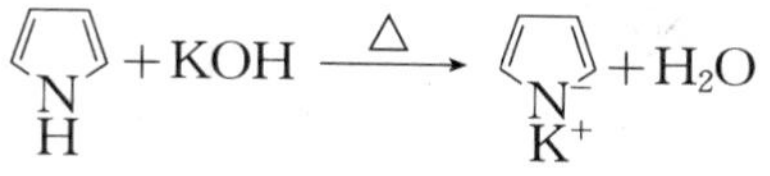

吡啶与水互溶，并呈现碱性。吡啶（$pK_b=8.8$）的碱性比氨（$pK_b=4.75$）弱，比苯胺（$pK_b=9.3$）强。

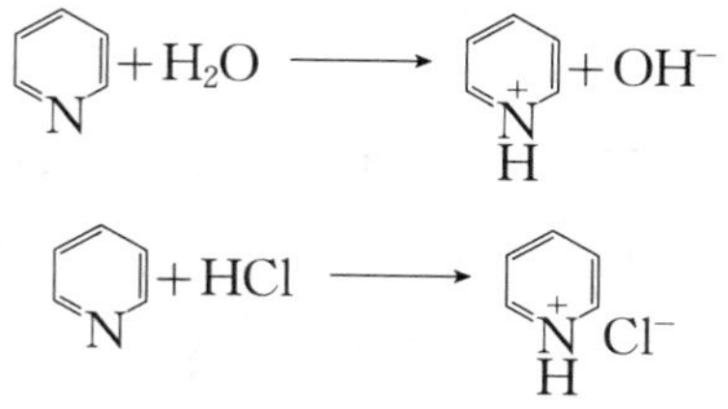

（二）亲电取代反应

五元单杂环化合物呋喃、吡咯、噻吩的杂原子上的孤对电子参与环的共轭体系，碳环上的 π 电子云密度高于苯，亲电取代反应容易发生，反应优先发生在 α 位上。

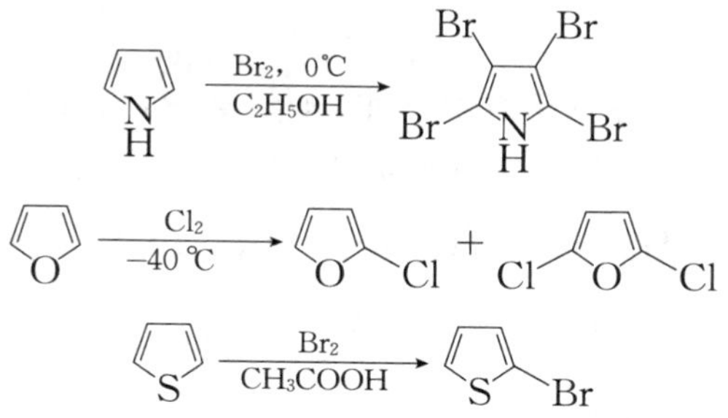

六元吡啶环中氮原子的电负性大于碳原子，碳环上的 π 电子云向氮原子偏移，亲电取代反应比苯困难，只有在较强烈条件下才能发生，反应优先发生在 β 位上。

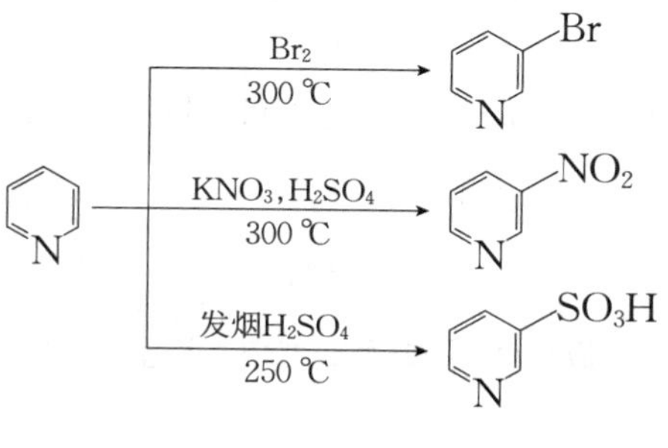

（三）加成反应

呋喃、噻吩和吡咯都可进行催化加氢反应，生成相应的四氢化物。

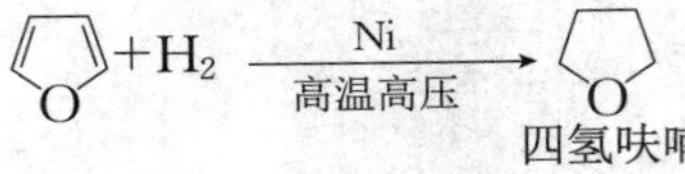

$$\text{呋喃} + H_2 \xrightarrow[\text{高温高压}]{Ni} \text{四氢呋喃}$$

吡啶的还原加氢比苯容易,加氢后生成六氢吡啶。

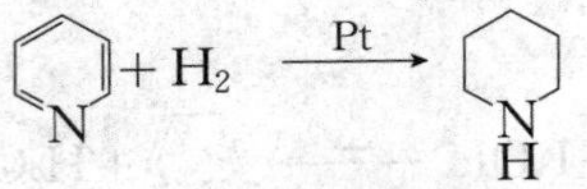

$$\text{吡啶} + H_2 \xrightarrow{Pt} \text{六氢吡啶(哌啶)}$$

重要的杂环化合物及其衍生物

呋喃是无色液体,硝基呋喃类药物有抑菌作用,如呋喃西林用于外用消毒,呋喃腙用于治疗阴道感染。

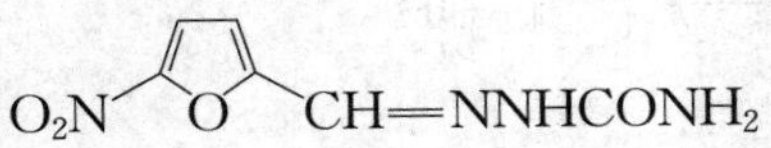

O_2N—呋喃—CH=$NNHCONH_2$ O_2N—呋喃—CH=NOH

呋喃西林 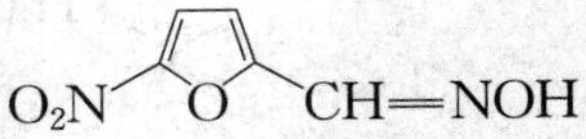   呋喃腙

噻唑衍生物主要有维生素 B_1 和抗生素青霉素类。

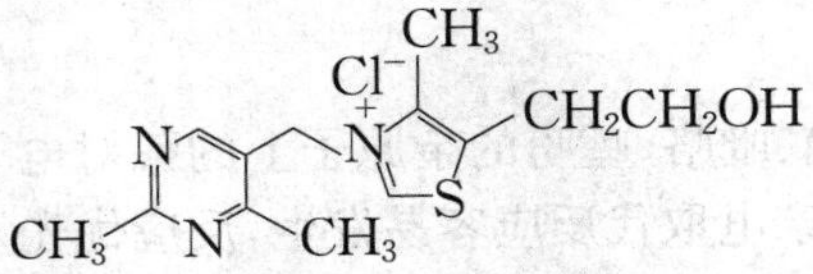

维生素 B_1

含咪唑环的物质也广泛存在于自然界中,如组氨酸,它是蛋白质的组成成分之一。组氨酸可以脱羧生成组胺。组胺有收缩血管的作用,组胺过多,往往发生过敏反应。

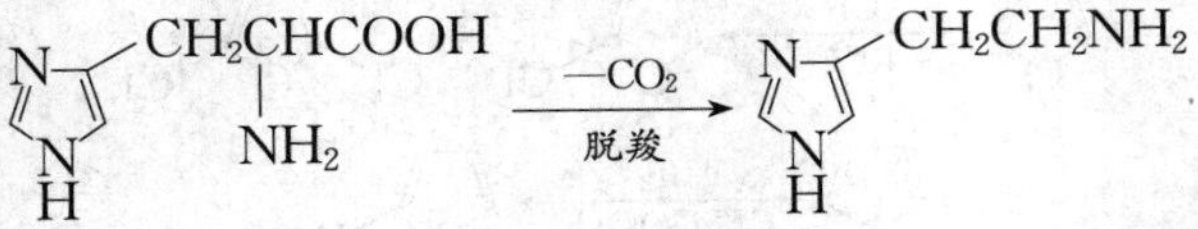

$CH_2CHCOOH$ （组氨酸上 NH_2） $\xrightarrow[\text{脱羧}]{-CO_2}$ $CH_2CH_2NH_2$

组氨酸   组胺

吡啶是无色具有特殊臭味的液体,其衍生物广泛存在于自然界中,如维生素 B_6。维生素 B_6 存在于肉类、谷物、豆类、酵母中,它包括下列三个组分:

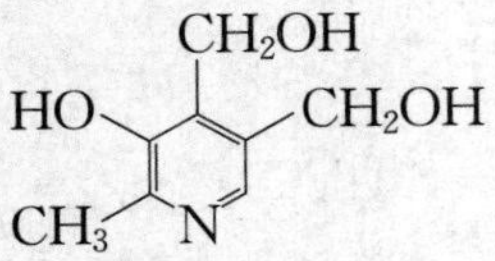

吡哆醇 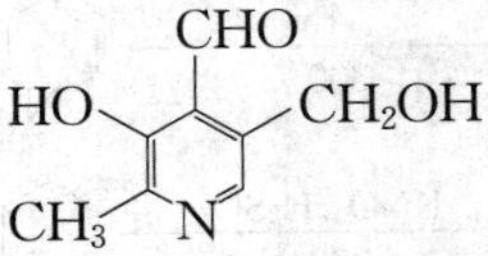   吡哆醛 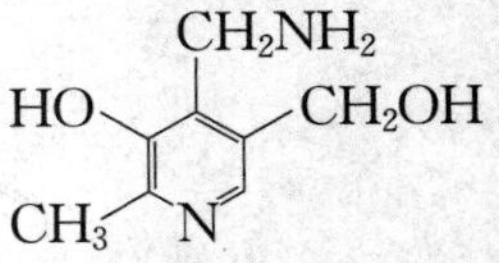   吡哆胺

嘧啶是无色晶体,其衍生物广泛存在于自然界,其重要的衍生物胞嘧啶、尿嘧啶和胸腺嘧啶是核酸的组成部分。

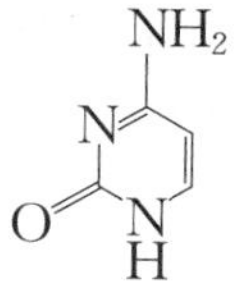

胞嘧啶(C) 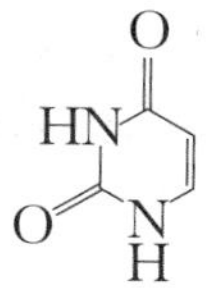　　　尿嘧啶(U) 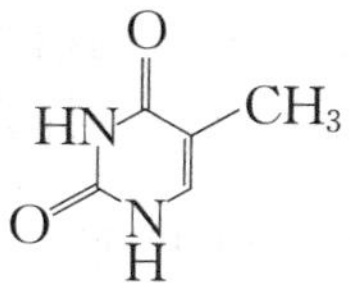　　　胸腺嘧啶(T)

这些嘧啶衍生物可以产生酮式和烯醇式互变异构现象,如尿嘧啶的互变异构。

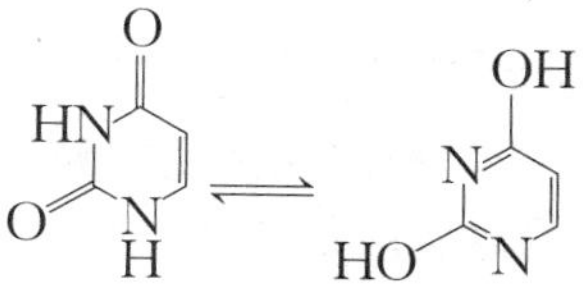

酮式　　　　　烯醇式

嘌呤是由咪唑和嘧啶两个杂环稠合而成,它是两种互变异构体形成的平衡体系,平衡偏向于9H形式。

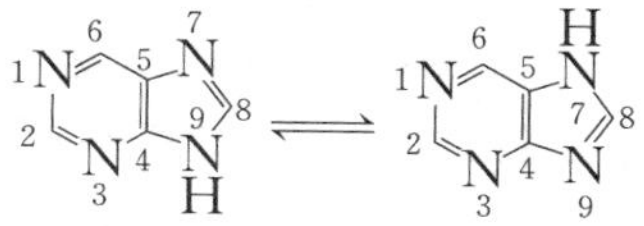

9H-嘌呤　　　7H-嘌呤

嘌呤本身不存在于自然界中,但它的衍生物却分布很广。嘌呤的衍生物腺嘌呤、鸟嘌呤为核酸的组成部分。

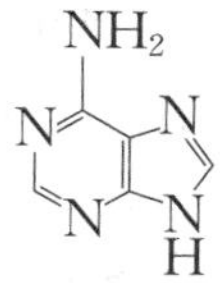

腺嘌呤(A) 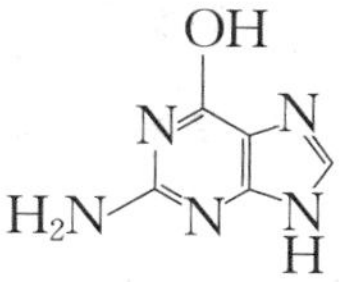　　　鸟嘌呤(G)

第二节　生　物　碱

一、生物碱的概念

生物碱是一类天然的具有显著生理活性的含氮碱性化合物,多数属于仲胺、叔胺或季铵类,常含有含氮杂环。生物碱主要来源于植物,又称植物碱。

二、生物碱的分类和命名

生物碱的分类方法有多种。较常用的一种分类方法是根据生物碱的化学构造进行分类,如麻黄碱属于有机胺类,一叶萩碱、苦参碱属于吡啶衍生物类,茶碱属于嘌呤衍生物类,小檗碱、吗啡碱属于异喹啉衍生物类等。

生物碱多根据它所来源的植物命名,如烟碱是由烟草中提取得到而得名。生物碱的名称还可采用国际通用名称的译音,如烟碱又称尼古丁(nicotine)。

三、生物碱的理化性质

绝大多数生物碱由 C、H、O、N 元素组成,少数分子含有 Cl、S 等元素。多数生物碱呈固态,少数呈液态,并有挥发性。大多数生物碱具有旋光性,生物碱的生理活性与其旋光性密切相关。

生物碱都具有碱性,大多数生物碱极性较小。生物碱溶于氯仿、乙醚、乙醇、丙酮等有机溶剂,能溶于稀酸溶液并生成盐。季铵碱类生物碱易溶于水。

沉淀反应是利用大多数生物碱在酸性条件下,遇到一些沉淀剂能生成弱酸性不溶性复盐或络合物沉淀。常用的沉淀试剂有碘化汞钾(K_2HgI_4)、碘化铋钾($BiI_3 \cdot KI$)、鞣酸等。对大多数生物碱来说,最常用的显色剂是改良的碘化铋钾试剂。

常见的生物碱

麻黄是我国特产,4 000 年前即已入药。它含有多种生物碱,其中主要存在的是两种麻黄碱,其含量达 1.5%,即 D-(一)-麻黄碱(占 80% 左右)和 L-(十)-伪麻黄碱(占 20% 左右)。它们的结构如下(麻黄碱有 2 个不同的 *C,有 4 个旋光异构体):

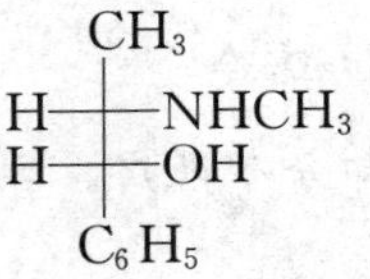

D-(一)-麻黄碱 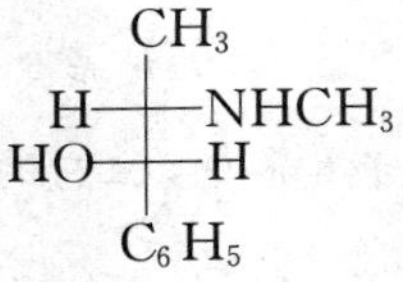   L-(十)-伪麻黄碱

它们是非对映异构体,在生理效应上,D-(一)-麻黄碱是 L-(十)-伪麻黄碱的 5 倍,一般常用 D-(一)-麻黄碱。

将麻黄碱脱氧制得的脱氧麻黄碱,是一种无味透明晶体,形状像冰糖又似冰,故又称冰毒。一般吸食 1~2 周即成瘾,它对心、肺、肝、肾及神经系统有毒害作用。近年其衍生物如 3,4-亚甲基二氧甲基苯丙胺(MDMA)以"摇头丸"商品名出现,造成极大的危害。

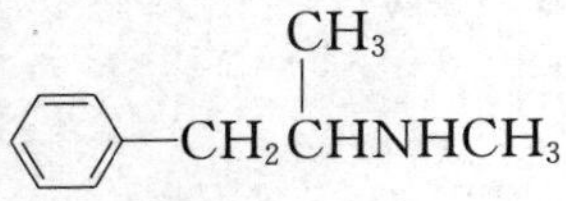

N-甲基苯异丙胺(脱氧麻黄碱) 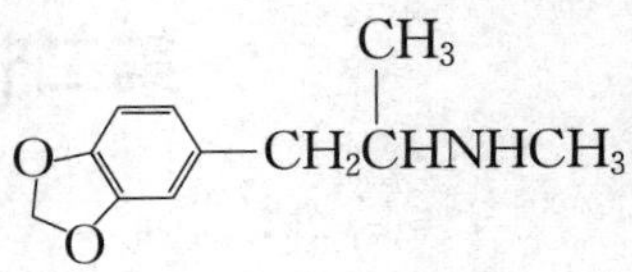   MDMA

烟草中含有十多种生物碱,其中最重要的(2%~8%)是烟碱和新烟碱,结构如下:

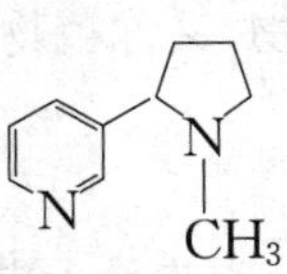

烟碱 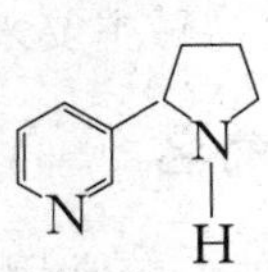   新烟碱

它们均是微黄色的液体,少量有兴奋中枢神经、增高血压的作用,大量能抑制中枢神

经系统,使心脏麻痹致死。几毫克的烟碱就能引起头痛、呕吐、意识模糊等中毒症状,吸烟过多的人逐渐会出现慢性中毒。

阿片是由婴粟未成熟的浆汁制作而成的,其中至少含有 25 种生物碱,吗啡(morphine)是阿片中的主要生物碱,含量一般为 7%～14%,其结构中含有一个被还原的异喹啉环。它的盐酸盐是强烈的镇痛药物,能持续 6 小时,也可镇咳,但容易成瘾,只能作为解除晚期癌症患者的痛苦而使用。

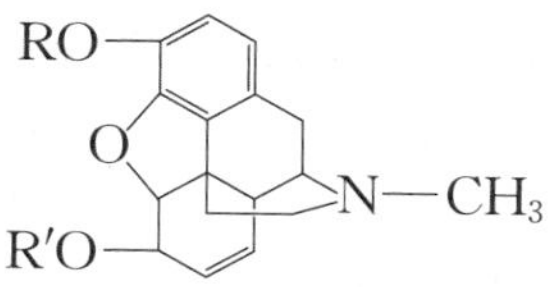

吗啡　R＝R′＝H

当吗啡中的 R 为—CH₃,得到能供药用的衍生物可待因,它的镇痛作用小,仅为吗啡的 1/6～1/2,但镇咳效用好,成瘾性也小。

将吗啡二个羟基均乙酰化,生成海洛因(heroin),镇痛和麻醉作用均较吗啡强,但毒性也比吗啡大 5～10 倍,成瘾性更为严重,被列为禁用的麻醉药。海洛因纯品为白色结晶或粉末,是对人类危害最大的毒品之一。

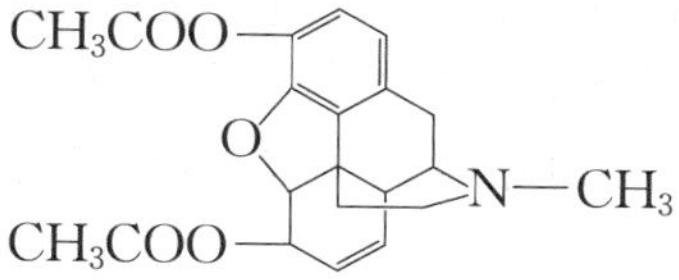

海洛因 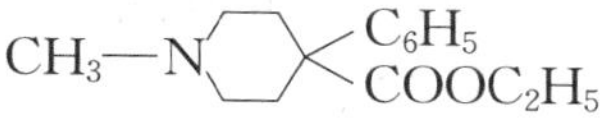　　　　　　　　哌替啶

哌替啶又名度冷丁,是人工合成的吗啡代用品,其盐酸盐为白色结晶状粉末,无味,能溶于水和乙醇,一般制成针剂。对人体的作用机制与吗啡相似,但镇痛作用较吗啡小,具有一定成瘾性,被列入国家麻醉药品予以管制。

古柯碱又称可卡因(cocaine),是南美洲产的古柯叶中的主要成分。可卡因俗名可可精,属中枢神经兴奋剂,其盐类呈白色晶体状,无气味,味略苦而麻,易溶于水和乙醇,兴奋作用强,也是一种强效局部麻醉剂。可卡因毒性大,易成瘾,过量使用可引起整个神经系统抑制,使用者会因呼吸衰竭而死亡,可卡因也是对人类危害最大的毒品之一。

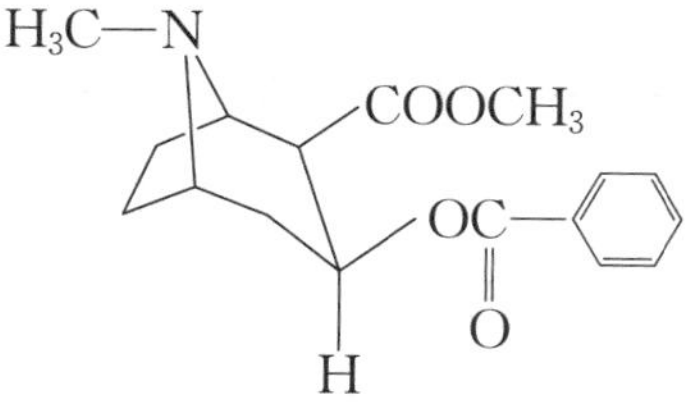

古柯碱

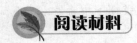

高尿酸血症和痛风

高尿酸血症是指机体嘌呤代谢紊乱，尿酸分泌过多或肾排泄功能障碍，使尿酸在血液中积聚的状态。血尿酸超过其在血液或组织液中的饱和度，可在关节局部形成单钠尿酸盐(MSU)结晶并沉积，诱发局部炎性反应和组织破坏，即痛风。

痛风是最常见的炎症性关节炎，在大多数发达国家发病率都在上升[1]。一项纳入 44 项研究的荟萃分析表明，中国内地的高尿酸血症发病率为 13.3%（男性为 19.4%，女性为 7.9%），痛风的合并发病率为 1.1%（男性 1.5%，女性 0.9%）[2]。许多证据表明高尿酸血症和痛风与肥胖、代谢综合征、脂肪肝、慢性肾病、高血压、心脑血管疾病及糖尿病等疾病的发生发展密切相关[3]，是过早死亡的独立预测因子。

治疗痛风可以通过饮食和药物干预尽早降低血中尿酸值，预防组织中尿酸进一步沉积，防止尿酸结石形成，减少由此导致的严重关节损伤、肾功能损害。

调整生活方式有助于痛风的预防和治疗。摄入低嘌呤食物减少尿酸合成，限制饮酒。对于肥胖的痛风患者，在关注血尿酸的同时，注意引导患者规律运动，监测血压、血糖、血脂、血清氨基转移酶等指标，给予综合治疗。痛风急性发作期推荐及早（一般应在 24 小时内）进行抗炎止痛治疗，非甾体消炎药、秋水仙碱和糖皮质激素可有效抗炎镇痛，提高患者生活质量。痛风患者在进行降尿酸治疗时，用药应参考高尿酸血症的发生机制，采用个性化用药方案，如抑制尿酸生成推荐使用别嘌醇或非布司他，促进尿酸排泄推荐使用苯溴马隆、丙磺舒。

参考文献

[1] KUO C F, GRAINGE M J, ZHANG W, et al. Global epidemiology of gout：prevalence, incidence and risk factors [J]. Nat Rev Rheumatol, 2015, 11(11)：649-662.

[2] 倪青. 高尿酸血症和痛风病证结合诊疗指南[J]. 世界中医药, 2021, 16(2)：183-189.

[3] JOOSTEN L A B, CRIŞAN T O, BJORNSTAD P, et al. Asymptomatic hyperuricaemia：a silent activator of the innate immune system [J]. Nat Rev Rheumatol, 2020, 16(2)：75-86.

————————————————— 习 题 —————————————————

1. 命名下列化合物。

(1)

(2)

(3)

(4)

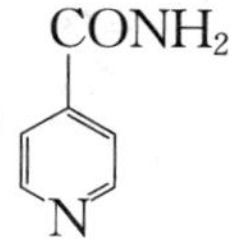

(5)

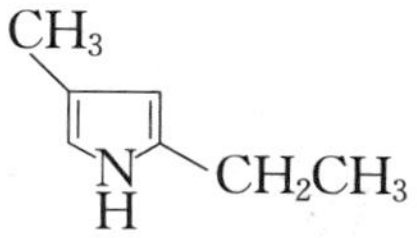

(6)

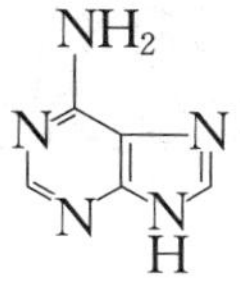

2. 完成下列反应式。

(1) 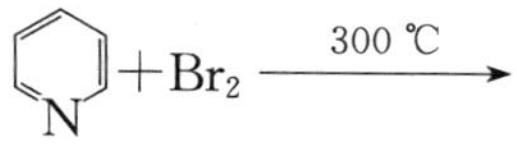 +Br$_2$ $\xrightarrow{300\ ℃}$

(2) $\xrightarrow{稀\ HCl}$

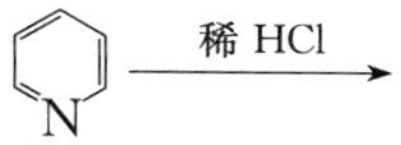

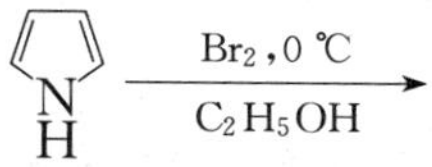

(3) $\xrightarrow[C_2H_5OH]{Br_2,0\ ℃}$

(4) +H$_2$ $\xrightarrow{Pt}$

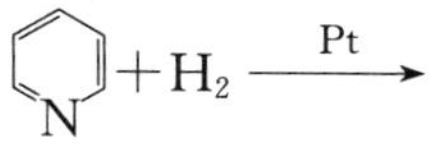

3. 组胺的结构中有 3 个 N 原子,试比较它们碱性的大小。

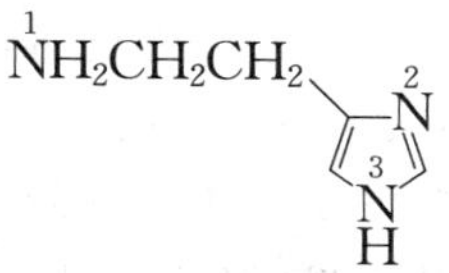

（何广武）

第二十一章

糖 类

学习要求

掌握：糖的概念和分类，重要的单糖（葡萄糖、果糖）的开链式、哈沃斯式，单糖的主要化学性质（差向异构化、氧化反应、成苷反应）。

熟悉：二糖的分类，还原性二糖、非还原性二糖的结构特点，麦芽糖、乳糖、蔗糖的结构。

了解：多糖（淀粉、糖原、纤维素）的结构特点。

糖类（saccharide）是自然界分布最广的一类有机化合物，它是生物体维持生命活动不可缺少的物质之一。糖类又称碳水化合物，最初研究糖类物质时，人们认为这类物质的分子组成只含有碳、氢、氧三种元素，分子式可以用通式 $C_m(H_2O)_n$ 表示。随着对糖类认识的不断深入，人们发现有些糖如几丁聚糖（甲壳素）还含有氮、硫元素；另有一些糖类的分子式并不符合通式 $C_m(H_2O)_n$，如脱氧核糖的分子式为 $C_5H_{10}O_4$；有些物质虽然符合糖的通式，但并不是糖，如乳酸（$C_3H_6O_3$）。因此，把糖类称为碳水化合物并不严谨，只因习惯原因，目前仍常沿用这个名称。

糖类在人体的生命活动中有着重要意义。糖类是人体最重要的能源物质，人体所需能量的 70% 以上来源于糖的氧化；糖类是人体细胞的构成成分，如细胞膜；糖类是生物体内许多物质的前体，如氨基酸、核苷酸、脂肪、辅酶等都是通过糖代谢的中间产物转变而来；糖类是细胞之间互相识别的信息分子的组成成分，如糖蛋白的糖链等，细胞识别涉及生长、发育、受精、免疫、形态发生、癌变、衰老等过程；糖类还与遗传信息的传递密切相关，如 DNA、RNA 分子都含有糖。

糖类在临床实践中有着重要意义。除了葡萄糖，肝素是最常用的抗凝剂；右旋糖酐可作为血浆的代用品；还有许多新型微生物多糖，如黄原胶（又名黄单胞菌多糖）是世界上生产规模最大、用途最广的微生物多糖；香菇多糖、茯苓多糖等植物多糖能增加人体免疫力，抑制肿瘤细胞繁殖；某些抗生素、毒素、凝集素等也都属于含糖复合物。

从化学结构而言，糖类是多羟基醛、多羟基酮及它们的缩合物。糖类根据能否水解及水解后生成分子数的多少，可分为三类：

单糖是最简单的糖，是不能再水解成更小分子的糖类，如葡萄糖、果糖等。

低聚糖或寡糖是能水解成几个（一般指 2～10 个）单糖分子的糖类，本章主要讨论能水解成两分子单糖的二糖，如麦芽糖、蔗糖和乳糖等。

多糖是能水解成超过 10 个单糖分子的糖类，如淀粉、纤维素和糖原等。

第一节　单　糖

单糖(monosaccharide)根据所含羰基种类不同可分为醛糖和酮糖两类,并按分子中所含碳原子数目称为某醛糖或某酮糖。从糖类的定义看,最简单的单糖是甘油醛和甘油酮。

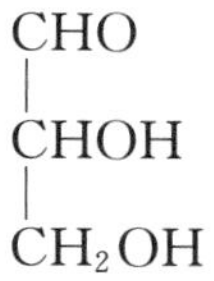

$$
\begin{array}{c}
CHO \\
| \\
CHOH \\
| \\
CH_2OH
\end{array}
\qquad\qquad
\begin{array}{c}
CH_2OH \\
| \\
C{=}O \\
| \\
CH_2OH
\end{array}
$$

甘油醛(丙醛糖) 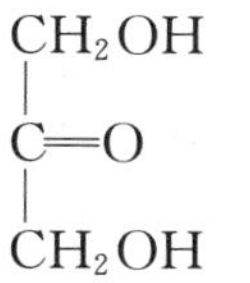　　　甘油酮(丙酮糖)

医学上较为重要的葡萄糖为己醛糖,果糖为己酮糖,核糖和脱氧核糖为戊醛糖。本章主要以葡萄糖和果糖为例,讨论单糖的结构和性质。

一、单糖的结构

最简单的单糖甘油醛分子中只有一个手性碳原子,有一对对映异构体。随着单糖分子中手性碳原子数目的增加,对映异构体数目也增加。例如,葡萄糖分子中有 4 个不相同的手性碳原子,则应有 $2^4 = 16$ 个对映异构体。

(一)葡萄糖的结构

1. 葡萄糖的开链结构和构型　单糖的结构常用费歇尔投影式来表示,一般将主链竖向排列,1 号碳原子写在上端,碳链编号自上而下。例如,葡萄糖(glucose, G)的结构可用下列几种构造式表示:

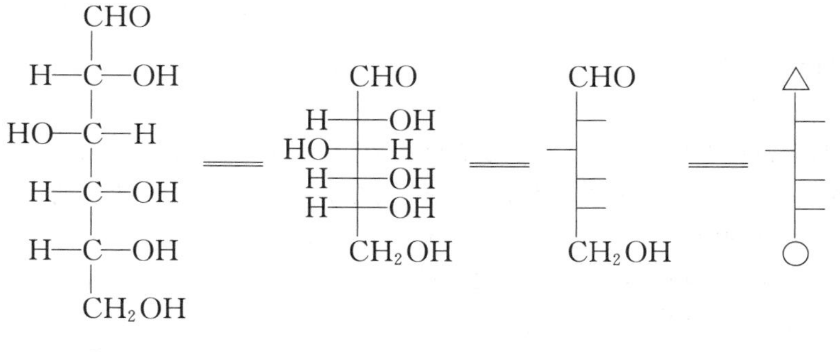

Ⅰ　　　　　　Ⅱ　　　　　　Ⅲ　　　　　　Ⅳ

为书写方便,可省去手性碳原子上的 H,用一短横表示羟基(—OH),如Ⅲ式;对于醛糖,还可以用"△"表示醛基,用"○"表示末位羟甲基(—CH₂OH),如Ⅳ式。

糖类物质的构型常用 D/L 构型标记法来标记。以甘油醛作为比较标准,如果分子中距羰基最远的手性碳原子的构型与 D-甘油醛相同,即羟基在费歇尔投影式中位于右侧,则该糖为D-型糖,反之则为 L-型糖。葡萄糖分子中距离羰基最远的手性碳原子上的羟基在右侧,是 D 构型。自然界存在的单糖主要是 D-型糖,例如,D-果糖、D-核糖、D-半乳糖等。

糖的构型也可用 R/S 构型标记法来标记,如 D-(+)-葡萄糖 4 个手性碳原子的构型分别为 $2R,3S,4R,5R$。

2. 葡萄糖的环状结构 葡萄糖的开链结构难以解释它的某些性质,如葡萄糖含有醛基,应该可与两分子醇发生反应生成缩醛,但它只与一分子醇反应就可生成缩醛;葡萄糖的变旋光现象也无法用开链结构来解释。

将葡萄糖从乙醇或吡啶溶液中结晶,可得到两种葡萄糖结晶。实验测得,乙醇中得到的葡萄糖的比旋光度为 +112°,熔点为 146 ℃;吡啶中得到的葡萄糖的比旋光度为 +18.7°,熔点为 150 ℃。若将前者溶解于水,则其比旋光度由原来的 +112° 逐渐下降至 +52°;若将后者溶解于水,则其比旋光度由原来的 +18.7° 逐渐上升至 +52°。两者在达到 +52° 后,均不再改变。像这种糖的比旋光度在溶液中向平衡值自行改变的现象称为变旋光现象。显然,葡萄糖的开链结构无法解释这一现象。

现已证实,结晶葡萄糖是一种环状化合物,该环由醛基和 C5 上羟基发生加成反应形成六元环状结构。

D-葡萄糖由开链醛式结构转变成半缩醛结构时,C1 成为手性碳原子,可形成两种不同的构型,C1 上新形成的羟基称为半缩醛羟基,半缩醛羟基与决定糖相对构型的羟基(原 C5 上羟基)在同侧者称为 α-型,在异侧者称为 β-型。相应的葡萄糖就有 α-D-葡萄糖和 β-D-葡萄糖两种。这两种结晶性质稳定,熔点分别为 146 ℃ 和 150 ℃,比旋光度分别为 +112° 和 +18.7°,在水溶液中都能开环,并与开链式相互转化,形成互变平衡体系。三者在平衡时 α-型约为 36%,β-型约为 64%,而开链式仅微量。无论初始是 α-型或 β-型,在溶液中达平衡时,三者的含量保持恒定,平衡体系的比旋光度恒定在 +52°。

具有环状结构的单糖都具有变旋光现象。

α-D-葡萄糖(约36%)   D-葡萄糖开链结构(微量)   β-D-葡萄糖(约64%)

用费歇尔投影式表示糖的开链结构比较清楚,但在表示环状结构时,氧桥键拉得过长,不能清楚地反映出原子和基团在空间的相互关系。诺贝尔奖获得者哈沃斯(W. N. Haworth)提出了改进写法,用平面六元环透视式表示葡萄糖的环状结构,称为哈沃斯式。

下面以 α-D-葡萄糖为例,介绍从葡萄糖环状结构的直立氧环式改写成哈沃斯式的方法。

开链式   开链式   直立氧环式   哈沃斯式

上式中步骤 1 将手性碳原子 C5 上所连接的—H、—OH 和—CH$_2$OH 进行偶次交换,使得—OH 位于 C5 的下方;步骤 2 是把开链式改写成直立氧环式;步骤 3 是将碳环的碳原子按编号顺时针方向排列于平面,即氧原子位于右上方,然后将直立氧环式中原位于碳链左侧的原子或基团写在环的上方,而将原位于碳链右侧的原子或基团写在环的下方,即左→上,右→下。通过上述三个步骤,就完成了从开链式到哈沃斯式的转换。

哈沃斯式中粗实线表示伸向纸平面前方,细实线表示伸向纸平面后方,整个环垂直于纸平面。哈沃斯式是实体的透视式,因此将其任意翻转,其构型均保持不变。

葡萄糖六元环哈沃斯式与杂环化合物吡喃结构相像,称为吡喃糖,α-D-葡萄糖的六元环状结构称为 α-D-吡喃葡萄糖。

葡萄糖哈沃斯式用 C5 上的羟甲基—CH$_2$OH 的位置来判定糖的构型。考虑到偶次交换和左→上,右→下的转变过程,若碳环的碳原子按编号顺时针方向排列,则 C5 上的—CH$_2$OH 在环平面上方者为 D-型,在下方者为 L-型;若碳环的碳原子按编号逆时针方向排列,则 C5 上的—CH$_2$OH 在环平面下方者为 D-型,在上方者为 L-型。

在吡喃葡萄糖的哈沃斯式中,无论碳环顺时针方向排列或逆时针方向排列,半缩醛羟基与 C5 上的—CH$_2$OH 在环平面同侧为 β-型,在环平面异侧为 α-型。

哈沃斯式比直立氧环式更合理地表示葡萄糖的环状结构,但哈沃斯式只简单地把环当作平面,不符合环的实际情况。事实上,吡喃葡萄糖与环己烷相似,也以稳定的椅式构象存在。

α-D-吡喃葡萄糖   β-D-吡喃葡萄糖

椅式构象式中各原子或基团在环平面上方或下方的排布与在哈沃斯式中一致。在 β-D-葡萄糖中,羟甲基和各羟基均位于 e 键,而在 α-D-葡萄糖中,C1 羟基位于 a 键,所以 β-D-葡萄糖更稳定,是优势构象。这与在水溶液中 β-D-葡萄糖占 64%,而 α-D-葡萄糖只占 36% 一致。

单糖的直立氧环式、哈沃斯式和构象式,有时不必指明 α-型和 β-型,以 D-葡萄糖为例可分别表示成以下形式:

直立氧环式   哈沃斯式   构象式

（二）果糖的结构

果糖(fructose)是一种己酮糖,是单糖中最甜的糖。果糖分子中距离羰基最远的碳原子上的羟基在右边,因此果糖属于 D-型糖,通常称为 D-(一)-果糖。果糖在蔗糖中以结合态存在,在蜂蜜和水果中以游离态存在。

果糖的结晶是吡喃糖,但自然界以结合态(如在蔗糖中)存在的果糖则主要是五元环结构,因五元环哈沃斯式与杂环化合物呋喃的结构相似,故称为呋喃糖。吡喃果糖和呋喃果糖各有 α-和 β-两种异构体,如 D-果糖在水溶液中有如下互变平衡体系:

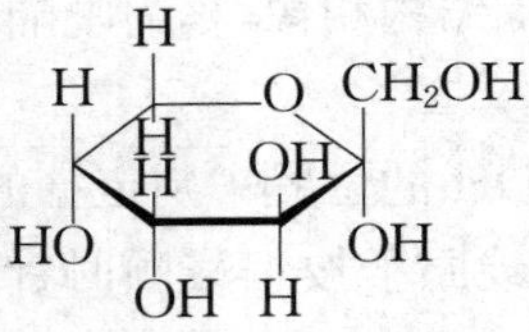

α-D-吡喃果糖 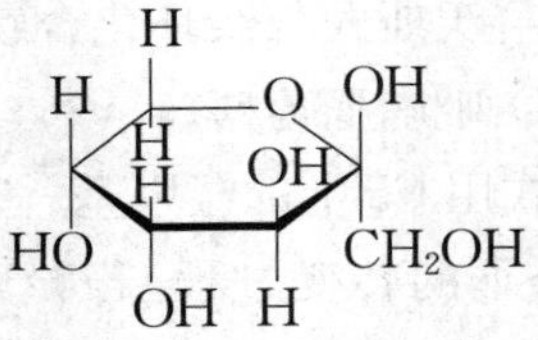　　　　β-D-吡喃果糖

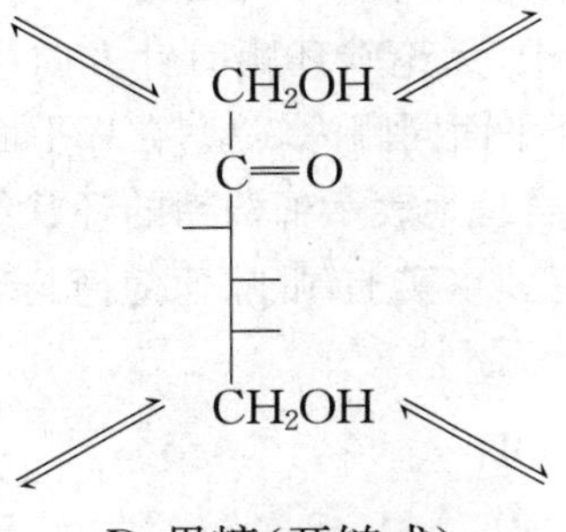

CH₂OH
C=O
CH₂OH

D-果糖(开链式)

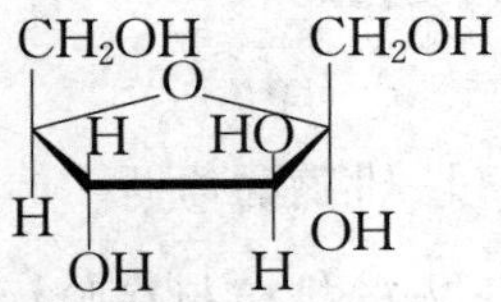

α-D-呋喃果糖 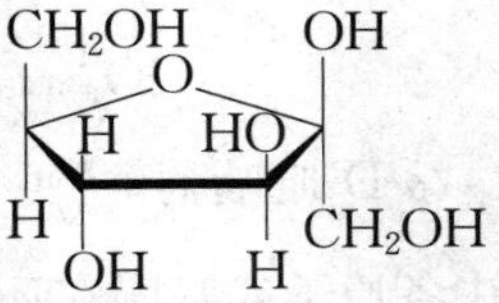　　　　β-D-呋喃果糖

二、单糖的性质

单糖是具有吸湿性的结晶,含多个羟基,极易溶于水,不溶于乙醚、丙酮等溶剂,难溶于乙醇。单糖易形成分子间氢键,故其熔点、沸点高。单糖(除丙酮糖外)含有手性碳原子,有旋光性。

（一）差向异构化

单糖结构中含有羰基和 α-氢原子,能形成酮式-烯醇式互变异构。用稀碱处理酮糖或醛糖,容易产生互变异构现象,生成几种糖的混合物。例如,用稀碱处理 D-葡萄糖、D-果糖或 D-甘露糖中的任何一种,都将得到这三种糖的混合物。

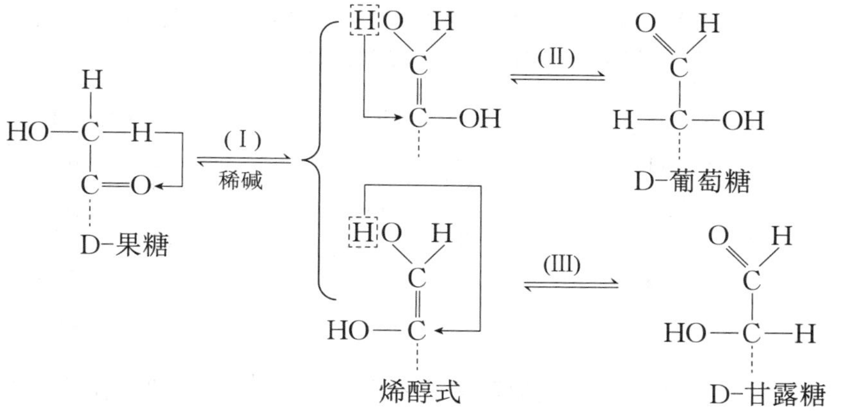

上述三种糖仅 C1 及 C2 结构不同，C3 以下的结构完全相同。其中 D-葡萄糖和 D-甘露糖仅 C2 位上的构型不同，像这样含多个手性碳原子的旋光异构体，如果只有一个手性碳原子的构型不同，它们就互称为差向异构体。D-葡萄糖和 D-甘露糖仅在 C2 位上构型不同，称为 C2 差向异构体，它们之间的转化称为差向异构化。如果仅 C1 位上构型不同，称为 C1 差向异构体，又称端基异构体或异头物。

D-葡萄糖和 D-果糖之间的转化是在酮糖和醛糖之间的转化，在生物体内，6-磷酸葡萄糖在异构酶的作用下也可以转化为 6-磷酸果糖。

（二）脱水反应（糖类的显色反应）

在稀酸作用下，糖类可脱水生成糠醛及其衍生物，例如：

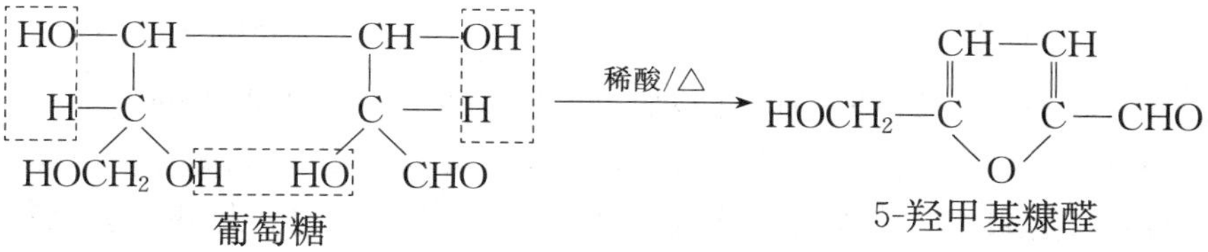

生成的糠醛及其衍生物可与酚或芳胺类物质反应生成有色产物。

若用浓 H_2SO_4 作脱水剂，然后与 α-萘酚反应，可得紫色产物。此反应称为莫里许（Molisch）反应。所有糖的莫里许反应均呈阳性，莫里许反应是检验糖类的通用实验。

若在盐酸作用下，加热脱水，然后与间苯二酚反应，可得红色产物。此反应称为谢里瓦诺夫（Seliwanoff）反应。此反应对酮糖比对醛糖显色快，故常用作醛糖和酮糖的区别反应。

（三）氧化反应

单糖很容易被氧化，不同的氧化剂得到不同的氧化产物。

醛糖和酮糖都能被弱氧化剂托伦试剂、斐林试剂和班氏试剂氧化。单糖的这种性质称为还原性。酮糖能被氧化是因为上述弱氧化剂都是碱性试剂，在碱性条件下，酮糖首先发生差向异构化，转变成醛糖，从而被氧化。故一切单糖都是还原糖。

糖尿病患者由于血液中葡萄糖含量很大，以致出现于尿中。临床上可用班氏试剂来检验糖尿病患者的尿糖。

温和的酸性氧化剂溴水可氧化醛糖而不能氧化酮糖,可用于区别醛糖和酮糖。若用较强的氧化剂稀硝酸,不仅醛基被氧化,伯醇羟基也被氧化,生成糖二酸。例如:

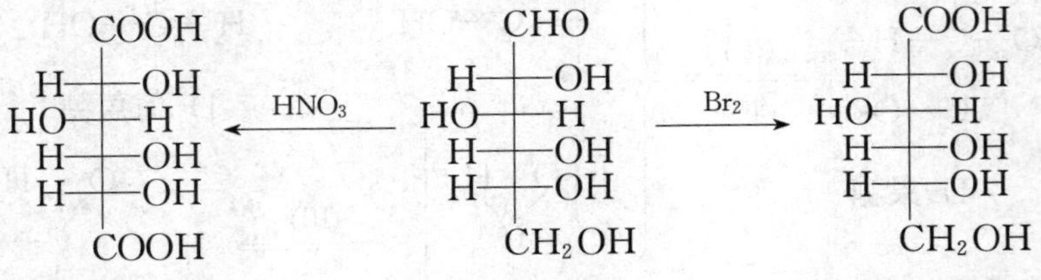

D-葡萄糖二酸　　　　　　　D-葡萄糖　　　　　　　D-葡萄糖酸

在人体内某些酶的作用下,醛糖还可被氧化成糖醛酸,如葡萄糖在酶的作用下被氧化生成的葡萄糖醛酸,在肝中能与一些有毒物质结合生成无毒物质,从尿中排出,具有解毒保肝作用。

(四) 成苷反应

单糖的半缩醛羟基比较活泼,可与其他含羟基(或氨基、巯基等)的化合物脱水,生成糖苷(又称糖甙)。例如,葡萄糖与无水甲醇在干燥氯化氢催化下,可脱水生成甲基葡萄糖苷。

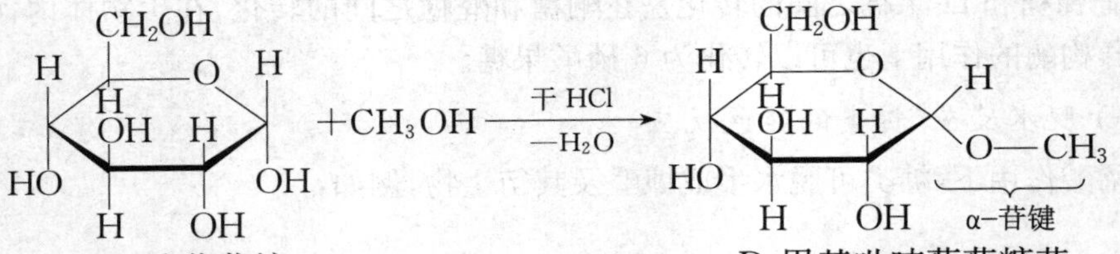

α-D-吡喃葡萄糖　　　　　　　α-D-甲基吡喃葡萄糖苷

糖苷一般由糖和非糖(苷元)两部分通过苷键结合而成。上例中糖的部分来自吡喃葡萄糖,甲基属于非糖部分(又称苷元),两部分通过氧原子结合成糖苷。由氧原子把糖和非糖部分连接起来的结构称为氧苷键,一般苷键即指氧苷键。此外还有氮苷键、硫苷键等,如生物体内能量传递和贮存的主要物质三磷酸腺苷(ATP)就是一种氮苷,其结构如图 21-1 所示。根据苷羟基的类型苷键可分为 α-苷键和 β-苷键。

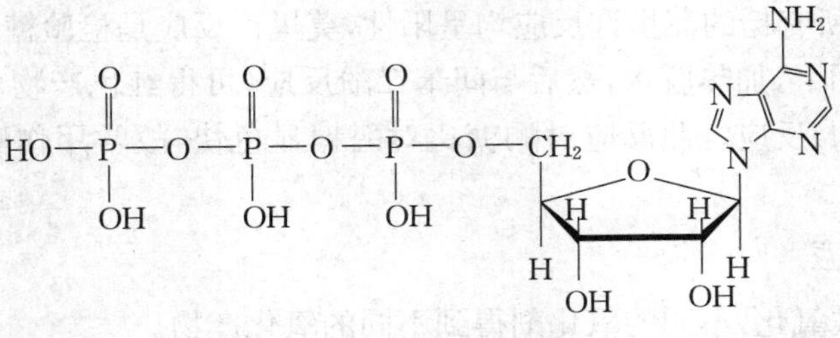

图 21-1　三磷酸腺苷(ATP)的结构

糖苷分子中没有半缩醛羟基,在中性或碱性溶液中,糖苷不能产生开链结构,因此没有变旋光现象,没有还原性。糖苷在中性或碱性条件下比较稳定,但在酸或酶的作用下,可发生水解反应,得到相应的糖和苷元。例如,苦杏仁苷在消化道中可水解成由两分子β-葡萄糖组成的龙胆二糖和苷元苦杏仁腈(羟基苯乙腈),后者进一步分解成苯甲醛和氢氰酸。

核糖与嘌呤、嘧啶形成的糖苷称为核苷,在生物学上具有重大意义。糖苷是一类重要物质,某些糖苷可作为糖的一种贮存形式,参与生物膜的组成。一些糖苷具有特殊的生理活性,如苦杏仁苷具有祛痰止咳作用,强心苷能加强心肌收缩力,人参皂苷能强心补气、补肾益精等。

重要的单糖

D-核糖和D-2-脱氧核糖是生物体内最重要的戊醛糖,常与一些杂环化合物结合成核苷,核苷再与磷酸结合成核酸,核酸是核蛋白的辅基,核蛋白存在于一切生物的细胞中。

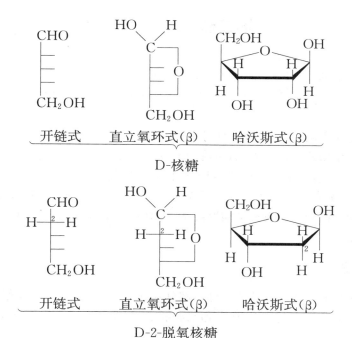

D-半乳糖是己醛糖,为D-葡萄糖的C4差向异构体,是许多低聚糖和多糖的组分。存在于乳汁中的乳糖水解可得半乳糖,在人体中经酶的催化,半乳糖可发生C4差向异构化而转变成葡萄糖。半乳糖为无色结晶,熔点165~166 ℃,能溶于水和乙醇,其水溶液的比旋光度为+83.3°。

α-D-半乳糖　　　　D-半乳糖　　　　β-D-半乳糖

氨基糖常以结合态存在于糖蛋白和黏蛋白中,天然氨基糖是己醛糖分子中C2的羟基被氨基取代的衍生物。重要的氨基糖有氨基葡萄糖和氨基半乳糖。氨基葡萄糖可用于治疗和预防骨关节炎,氨基半乳糖常用于生化研究。两者结构如下:

β-D-氨基葡萄糖 β-D-氨基半乳糖

第二节 二   糖

最常见的低聚糖是二糖。重要的二糖有蔗糖、麦芽糖、乳糖和纤维二糖等,它们的分子式均为 $C_{12}H_{22}O_{11}$,可看作两分子单糖脱水形成的糖苷,二糖水解以后生成两分子单糖。

根据脱水方式不同,二糖分为还原性二糖和非还原性二糖。由一分子单糖的半缩醛羟基与另一分子单糖的醇羟基脱水,生成的糖苷为还原性二糖。其分子结构中还保留一个半缩醛羟基,在水溶液中存在环状结构与开链结构的互变平衡,因此这类糖具有一般单糖的性质,有变旋光现象和还原性。两个单糖都以半缩醛(酮)羟基脱水,生成的二糖为非还原性二糖。该分子中没有半缩醛羟基,没有互变平衡,故此类二糖没有还原性,也没有变旋光现象。

一、麦芽糖

淀粉在淀粉酶的催化下或稀酸条件下部分水解,得到麦芽糖。麦芽糖是由一分子 α-D-葡萄糖的半缩醛羟基与另一分子 D-葡萄糖的 C4 羟基脱水以 α-1,4-苷键结合而成的还原性二糖。其结构如下:

麦芽糖的结构

二、蔗糖

蔗糖存在于所有光合植物中,以甜菜和甘蔗中含量最高。它是由一分子 α-D-葡萄糖 C1 上的半缩醛羟基与一分子 β-D-果糖 C2 上的半缩酮羟基通过脱水以氧苷键形成的非还原性二糖,既是 α-D-葡萄糖苷,又是 β-D-果糖苷。其结构如下:

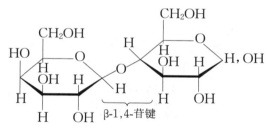

蔗糖的结构

蔗糖是右旋糖,经转化酶水解后能产生等量的葡萄糖和果糖,其混合物是左旋的,该混合物又称转化糖。转化糖用于饮料工业中,蜂蜜中也含有大量转化糖。

重要的二糖

麦芽糖是淀粉水解的中间产物。在用淀粉发酵制酒的过程中,靠存在于麦芽(发芽的大麦)的淀粉酶作催化剂进行水解而生成麦芽糖,其甜味仅次于果糖。

麦芽糖可以被α-葡萄糖苷酶水解,不被β-葡萄糖苷酶水解。降糖药中的α-葡萄糖苷酶抑制剂,如阿卡波糖、伏格列波糖,就是通过抑制麦芽糖水解为葡萄糖,防止患者餐后血糖升高。

乳糖因存在于人等哺乳动物的乳汁中而得名,人乳含乳糖5%~8%,牛乳含乳糖4%~5%。乳糖为白色结晶,含一分子结晶水,比旋光度为+53.5°。乳糖是由一分子β-D-半乳糖的半缩醛羟基与另一分子葡萄糖的C4羟基脱水而成的还原性二糖,其中苷键为β-1,4-苷键。

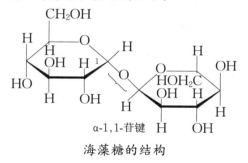

β-D-(＋)-吡喃半乳糖 　　D-(＋)-吡喃葡萄糖

乳糖不易溶于水,味不甚甜,有还原性。乳糖的水解需要乳糖酶,婴儿一般都可消化乳糖,成人则不然。某些成人缺乏乳糖酶,不能利用乳糖,食用乳糖后会在小肠积累,产生渗透作用,使体液外流,引起恶心、腹痛、腹泻,这是一种常染色体隐性遗传疾病。

海藻糖又称漏芦糖、蕈糖,是一种安全、可靠的天然糖类。海藻糖是由两分子葡萄糖以α-1,1-苷键构成的非还原性糖,对多种生物活性物质具有非特异性保护作用。海藻糖在自然界中许多可食用动植物及微生物体内都广泛存在,如蘑菇类、海藻类、豆类、虾、面包、啤酒中都含有含量较高的海藻糖。其结构如下:

海藻糖的结构

第三节 多 糖

多糖是由成百上千个单糖分子通过苷键结合而成的天然高分子化合物,是一种聚合程度不同的长链分子混合物。多糖都能发生水解,最终生成单糖。水解后只生成一种单糖的称为均多糖,如淀粉、糖原和纤维素都是由 D-葡萄糖构成。水解后得到两种或两种以上单糖或单糖衍生物的称为杂多糖,如黏多糖、肝素等。

多糖没有还原性,也没有变旋光现象。大多数多糖为无定形粉末,没有固定的熔点,不溶于水,没有甜味。

一、淀粉

淀粉(starch)是无色粉末,主要存在于植物的种子和块根中,大米含淀粉 62%～82%,小麦含淀粉 57%～75%。淀粉由直链淀粉(又称糖淀粉)与支链淀粉(又称胶淀粉)两部分组成。

直链淀粉约占淀粉的 20%,它是由 α-D-葡萄糖通过 α-1,4-苷键连接而成的长链高分子化合物,没有或极少有支链,每个长链分子中含几百甚至上千个葡萄糖单位。

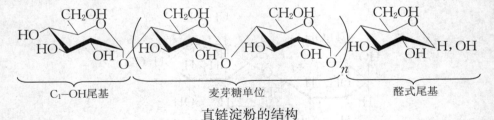

直链淀粉的结构

由于分子内氢键的作用,直链淀粉卷曲成螺旋状(图 21-2),每圈约有 6 个葡萄糖单位。碘分子可以钻入螺旋中的空隙,形成蓝紫色的复合物,可鉴定淀粉或碘的存在。蓝色只在冷时出现,加热消失。

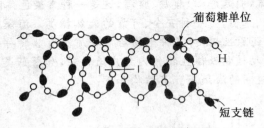

图 21-2 直链淀粉的螺旋状结构

支链淀粉约占淀粉的 80%,其分子高度分支化,由几百条短链组成,每条短链由20～25 个 α-D-葡萄糖单位以 α-1,4-苷键连接而成。在分支处,短链与短链之间以 α-1,6-苷键相连接。整个支链淀粉分子中葡萄糖单位可多达百万个(图 21-3)。

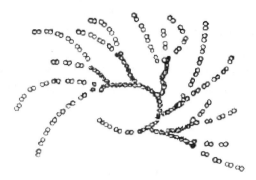

图 21-3　支链淀粉的分支链状结构

淀粉在彻底水解成葡萄糖之前,生成一系列水解中间产物,在不同阶段,与碘反应所成颜色也不同。

二、糖原

糖原(glycogen)是动物体内储存的多糖,又称动物淀粉,主要存在于肝和肌肉中,分别称为肝糖原和肌糖原。当葡萄糖在血液中含量较高时,葡萄糖就可能合成糖原储存于肝和肌肉中;当血液中葡萄糖含量较低时,糖原就会分解成葡萄糖,供给机体能量。糖原也是由 α-D-葡萄糖组成的,结构与支链淀粉相似,只是分支程度更高,每隔 3～4 个葡萄糖单位就有一个分支,每条支链也更短,含 12～18 个葡萄糖单位。

糖原是无色粉末,较难溶于冷水而易溶于热水,遇碘显紫红色。

三、纤维素

纤维素(cellulose)是自然界中分布最广的多糖。木材含纤维素 50％～70％,棉花含纤维素 92％～98％。此外,动物体内亦发现有动物纤维素。纤维素是 D-葡萄糖通过 β-1,4-苷键结合而成的没有支链的链状高分子聚合物。淀粉酶只能水解 α-1,4-苷键,所以纤维素不能作为营养物质被人体吸收,但是纤维素能促进肠蠕动,防止便秘,预防大肠癌的发生。

重要的多糖

软骨素相对分子质量一般为 2 万～5 万,白色粉末,易溶于水,不溶于乙醇、丙酮、乙醚等有机溶剂。软骨素由 D-葡萄糖醛酸和乙酰氨基己糖通过 β-1,3-苷键相连,是一种酸性黏多糖。软骨素用于治疗神经性头痛、关节痛、偏头痛、动脉硬化症及高脂血症等,对慢性肾炎、慢性肝炎、角膜炎及角膜溃疡有辅助治疗作用。

香菇多糖是从优质香菇子实体中提取的优质活性成分,其主成分是具有分支的 β-1,3-D-葡聚糖,主链由 β-1,3-苷键连接的葡萄糖基组成,沿着主链随机分布着由 β-1,6-苷键连接的葡萄糖基,呈梳状结构。香菇多糖能提高患者免疫功能,纠正微量元素失调,常用于胃癌、肝癌、膀胱癌患者,能缓解症状,提高患者生存质量。

透明质酸是由 D-葡萄糖醛酸和 2-乙酰基-D-葡萄糖通过 β-1,3-苷键结合成二糖单位,再由许多这样的二糖单位通过 β-1,4-苷键结合成的杂多糖。透明质酸存在于眼球玻璃体、角膜、关节液和脐带中,有润滑、保护细胞的作用。恶性肿瘤中含有透明质酸酶,能使透明质酸分解,黏度减小,病原体或病毒得以侵入和扩散。精子内也含有透明质酸酶,从而使精子易于穿过黏液并进入卵子。

肝素因在肝内含量最多而得名,在心、肺、脾、肌肉、血管壁、肠黏膜及胸腺中也有。肝素是凝血酶的对抗物,是动物体内的一种天然抗凝血物质。肝素是由 D-葡萄糖醛酸-2-硫酸酯和 2-磺酰氨基-D-葡萄糖-6-硫酸酯组成的杂多糖。

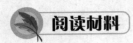 阅读材料

代　糖

随着全世界范围内肥胖人群的不断增加,减糖和控糖已成为人们迫切的健康需求。代糖因能量低、甜度高等特点,已被当作糖的替代品,广泛应用于食品加工。代糖分为糖醇类、天然甜味剂和人工甜味剂。

甜菊糖主要含甜菊糖苷,最早是从拉丁美洲一种菊科多年生植物的叶子中提取加工而成的,甜度为蔗糖的 200～300 倍。甜菊糖不会被人体消化吸收,溶于水会形成黏性胶状物质,属于水溶性纤维的一种,常被用来增加食品中的膳食纤维,还能稳定血糖、改善便秘,适合糖尿病、冠心病、肥胖和高血压患者服用[1]。

木糖醇是一种常用甜味剂,可作为糖尿病患者专用食品的糖代品,但不宜多用,一天不能超过 50 g,否则会引起腹泻。

药食两用的罗汉果可清肺止咳、润肠通便,主要成分为罗汉果苷,其甜度为蔗糖的300 倍,是糖尿病患者的优良天然糖代品。

阿斯巴甜是一种非碳水化合物类人工甜味剂。研究发现,它对糖尿病患者血糖控制并无不良影响[1],已在西方国家广泛应用。

元贞糖是由蛋白糖、甜菊糖、罗汉果糖及甘草甜素等制成的蔗糖代用品,是近年来糖尿病、高血压病、冠心病和高脂血症等患者的常用甜味剂,无热量,甜度较高,作为牛奶、豆浆、咖啡等饮品的优良白糖代用品。

现有证据表明,总体上长期大量摄入代糖会增加高血压、糖尿病、癌症的风险。糖醇类和天然甜味剂对人体肠道微生物多样性可能产生有益的影响,而人工甜味剂会导致肠道微生物群失衡[2]。因此,2023 年 5 月,世界卫生组织发布《非糖甜味剂使用指南》,建议消费者不要使用非糖甜味剂(即代糖),如安赛蜜、阿斯巴甜、糖精来控制体重或降低非传染性疾病的感染风险,该建议适用于除糖尿病患者以外的所有人。

参考文献

[1] DAOUS L. Artificial sweeteners and type 2 diabetes [J]. Nat Food, 2023, 4(9):739.

[2] 韩荃,蒋宛彤,邱钟慧,等. 是什么阻止了我们喝牛奶——乳糖不耐受的本质[J]. 大学化学,2023,38(7):217-222.

—— 习　题 ——

1. 名词解释。

(1) 还原糖　　　　　　　　　　(2) 苷键

(3) 变旋光现象　　　　　　　　(4) 差向异构体

2. 写出 α-D-葡萄糖与下列试剂作用的反应式。

(1) 乙醇(无水 HCl)　　　(2) 溴水　　　(3) 稀硝酸

3. 下列四个单糖的结构式：

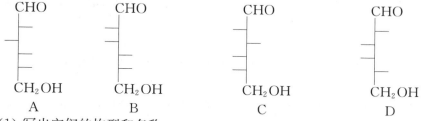

A　　　　　　B　　　　　　　C　　　　　　　D

(1) 写出它们的构型和名称。

(2) 哪些互为对映异构体?

(3) 哪些互为非对映异构体?

(4) 哪些互为差向异构体?

4. 用简单的化学方法鉴别下列各组化合物。

(1) 葡萄糖和果糖　　　　　　　(2) 葡萄糖和蔗糖

(3) 麦芽糖和淀粉　　　　　　　(4) 蔗糖和淀粉

5. 1 mol (＋)-海藻糖($C_{12}H_{22}O_{11}$)，在酸性条件下水解成 2 mol α-D-(＋)葡萄糖，海藻糖不能还原斐林试剂，无变旋光现象。试推导(＋)-海藻糖的可能结构式。

(居一春)

第二十二章

脂 类

学习要求

掌握:油脂的组成,油脂的主要化学性质(水解反应、加成反应、酸败),甾族化合物的基本骨架。

熟悉:卵磷脂、脑磷脂的组成。

了解:胆固醇、维生素 D、胆汁酸、甾族激素等的结构、生理活性及作用。

脂类(lipids)是广泛存在于动植物体内的一类天然有机化合物,主要包括油脂和类脂两大类,是构成生物体的重要成分。其共同特征:难溶于水而易溶于有机溶剂,如丙酮、乙醚、氯仿等;具有酯的结构或成酯的可能。油脂是由高级脂肪酸和甘油形成的高级脂肪酸的甘油酯,习惯上用"脂"而不是"酯"来表示油脂;类脂则是一类结构或某些特性和油脂类似的物质,主要有磷脂、甾族化合物等。

第一节 油 脂

一、油脂的组成和命名

油脂是油和脂肪的总称,习惯上把室温下为液态的称为油,如花生油、豆油等,固态或半固态的称为脂肪,如牛油、猪油等,通常油脂是多种物质的混合物。油脂是由一分子甘油与三分子高级脂肪酸发生酯化反应生成的三酰甘油,医学上称其为甘油三酯,俗称油脂。若三酰甘油中的三个脂肪酸相同,称为单三酰甘油;若三个脂肪酸不同,则称为混三酰甘油。它们的结构通式如下:

$$
\begin{array}{ll}
CH_2-O-\overset{\overset{\displaystyle O}{\|}}{C}-R & CH_2-O-\overset{\overset{\displaystyle O}{\|}}{C}-R \\
CH-O-\overset{\overset{\displaystyle O}{\|}}{C}-R & CH-O-\overset{\overset{\displaystyle O}{\|}}{C}-R' \\
CH_2-O-\overset{\overset{\displaystyle O}{\|}}{C}-R & CH_2-O-\overset{\overset{\displaystyle O}{\|}}{C}-R'' \\
\quad\text{单三酰甘油} & \quad\text{混三酰甘油}
\end{array}
$$

组成三酰甘油的脂肪酸绝大多数是含偶数碳原子的直链脂肪酸,在高等动植物体内主要存在十二碳及以上的高级脂肪酸,十二碳以下的低级脂肪酸多存在于哺乳动物的乳汁中。例如,人体脂肪中的脂肪酸主要为 $C_{14} \sim C_{22}$ 的偶数直链脂肪酸,其中饱和脂肪酸以软脂酸(十六酸)和硬脂酸(十八酸)居多,而不饱和脂肪酸以油酸、亚油酸和亚麻酸最常见。

多数脂肪酸在人体内能合成,只有亚油酸、亚麻酸、花生四烯酸等是人体内不能合成或合成量很少、必须由食物供给的脂肪酸,称为营养必需脂肪酸。

单三酰甘油命名为"三某脂酰甘油"或"甘油三某脂酸酯",混三酰甘油用 α、β 和 α' 标明脂肪酸的位次。

三硬脂酰甘油
(甘油三硬脂酸酯)

α-硬脂酰-β-软脂酰-α'-油酰甘油
(甘油-α-硬脂酸-β-软脂酸-α'-油酸酯)

二、油脂的性质

(一)物理性质

纯净的油脂是无色、无味、无臭的物质,常因含有色素和维生素等而显不同的颜色和气味。油脂的相对密度比水小,难溶于水,易溶于乙醚、氯仿、丙酮、苯及热乙醇等有机溶剂。油脂的熔点和沸点与组成甘油酯的脂肪酸的结构有关,脂肪酸的碳链越长、越饱和,油脂的熔点越高;脂肪酸的碳链越短、越不饱和,油脂的熔点则越低。天然油脂是混三酰甘油的混合物,没有恒定的沸点和熔点。

(二)化学性质

1. 水解反应　油脂是酯类化合物,在酸、碱或酶的催化下可发生水解反应,生成甘油和相应的高级脂肪酸。在碱性条件下,如氢氧化钠或氢氧化钾中水解,得到脂肪酸的钠盐(或钾盐)和甘油。油脂在碱性溶液中的水解反应称为皂化。

1 g 油脂完全皂化所需要的氢氧化钾的毫克数称为皂化值,常见天然油脂的皂化值见表 22-1。根据皂化值的大小,可判断油脂中所含脂肪酸的平均相对分子质量的大小。皂化值越大,脂肪酸的平均相对分子质量越小。皂化值是衡量油脂质量的指标之一。

2. 加成反应　含不饱和脂肪酸的油脂中的碳碳双键可与氢、碘等进行加成反应。

(1)加氢:含不饱和脂肪酸较多的油脂可以通过碳碳双键催化加氢,转化为饱和脂肪酸,从而使油脂的不饱和程度降低,液态的油转化为半固态或固态的脂肪,因此加氢反应又称油脂的硬化。

当油脂含不饱和脂肪酸较多时,容易氧化变质,经氢化后的油脂不易被氧化,有利于贮存和运输。目前我国油脂硬化的原料以棉籽油、菜油为主。氢化程度较低的油脂主要用于生产人造奶油或作猪油的代用品。

（2）加碘:不饱和脂肪酸甘油酯中的碳碳双键也可与碘发生加成反应。根据一定量油脂所能吸收碘的量,可以判断油脂中脂肪酸的不饱和程度。一般把100 g油脂所吸收碘的克数称为碘值。碘值大,表示油脂的不饱和程度大。碘值是油脂分析的重要指标之一,常见天然油脂的碘值见表22-1。

表 22-1　常见天然油脂的皂化值和碘值

油脂名称	皂化值	碘值
乳油	210～230	26～28
猪油	195～203	46～70
牛油	190～200	30～48
橄榄油	187～196	79～90
豆油	189～195	127～138
棉籽油	190～198	105～114
红花油	188～194	140～156
亚麻油	187～195	170～185

某些油脂在医药上可作为软膏和搽剂的基质,有些可作为注射剂的溶剂,还有些则可直接作为药物使用。例如,蓖麻油常用作缓泻剂,鱼肝油可预防夜盲症、干眼症等。药典对于药用油脂的皂化值和碘值都有一定的要求。

3. 酸败　油脂贮存过久,会产生难闻的气味,这种现象称为油脂的酸败。引起油脂酸败的原因主要有两个:一是空气中的氧使油脂氧化生成过氧化物,再分解成低级醛、酮、酸等;二是空气中的水或微生物的作用,使油脂水解为甘油和游离的脂肪酸,再经微生物进一步氧化和分解,生成一些有特殊气味的小分子化合物。在有水、光、热及微生物的条件下,油脂很容易发生这些反应。因此,贮存油脂时,应保持在干燥、不见光的密闭容器内,放在阴凉的地方;也可以加入少量的抗氧化剂,如维生素E等。

第二节　类　　脂

生物体内除油脂外,还含有许多类脂,如磷脂、糖脂、甾醇等。这些类脂往往具有不同的生理功能,是构成人体组织、器官的重要成分。本章主要讨论磷脂和甾族化合物。

一、磷脂

磷脂是一类含有磷酸基团的类脂。磷脂存在于绝大多数细胞膜中,是细胞膜特有的主要组分,尤其在脑和神经组织,以及植物的种子和果实中有广泛分布,将其彻底水解可以得到多元醇、脂肪酸、磷酸和含氮有机碱。

根据与磷酸酯化的醇不同,磷脂分为多种,主要为两种:甘油磷脂和鞘磷脂。甘油磷脂是最常见的磷脂,可看成磷脂酸的衍生物。最常见的磷脂酸衍生物有两种:卵磷脂和脑磷脂。卵磷脂是磷脂酸中磷酸和胆碱所形成的酯,脑磷脂是磷脂酸中磷酸和乙醇胺(胆胺)所形成的酯。

（一）卵磷脂

卵磷脂又称磷脂酰胆碱。甘油中两个羟基分别与高级脂肪酸结合,另一个羟基通过酯键与磷酸结合,磷酸又与胆碱通过酯键相连。卵磷脂结构中胆碱具有碱性,磷酸具有酸性,结果在卵磷脂分子内形成带正电荷和负电荷的两性离子,其基本结构如下:

$$
\begin{array}{c}
& & O \\
& & \| \\
& CH_2-O-C-R \quad \text{非极性部分}\\
O & & \\
\| & & \\
R'-C-O-C-H & & \\
& \quad O \quad\quad\quad\quad CH_3 \\
& \quad\| \quad\quad\quad\quad | \\
CH_2-O-P-OCH_2CH_2-N^+-CH_3 \\
& \quad | \quad\quad\quad\quad\quad | \\
& \quad O^- \quad\quad\quad\quad CH_3 \\
& \quad\quad\quad\quad \text{极性部分}
\end{array}
$$

卵磷脂

卵磷脂为无色蜡状固体,极易吸水,不溶于丙酮,易溶于乙醚、乙醇和氯仿。在空气中放置易氧化形成棕色或黄色过氧化物。

自然界存在的卵磷脂是几种异构体的混合物,主要是组成成分中的脂肪酸不同,常见的有软脂酸、硬脂酸、油酸和亚油酸等。胆碱属于强碱性季铵碱,它与人体脂肪代谢有密切关系,能促进油脂迅速生成卵磷脂,因此可以防止脂肪在肝内大量存积,是常用的预防和治疗脂肪肝的药物。

（二）脑磷脂

脑磷脂又称磷脂酰乙醇胺,它与卵磷脂共存于动植物各组织器官中,以动物的脑中含量最高。其结构和理化性质与卵磷脂相似,不同的是与磷酸结合的是胆胺,其基本结构如下:

$$
\begin{array}{c}
& & O \\
& & \| \\
& CH_2-O-C-R \quad \text{非极性部分}\\
O & & \\
\| & & \\
R'-C-O-C-H & & \\
& \quad O \\
& \quad\| \\
CH_2-O-P-OCH_2CH_2N^+H_3 \\
& \quad | \\
& \quad O^- \\
& \quad\quad\quad \text{极性部分}
\end{array}
$$

脑磷脂

组成脑磷脂的脂肪酸有软脂酸、硬脂酸、油酸及少量花生四烯酸。脑磷脂与卵磷脂类似,也不稳定,易吸水,在空气中易被氧化成黑褐色,能溶于乙醚,不溶于丙酮,难溶于乙醇。根据在乙醇中溶解性的不同,可分离脑磷脂和卵磷脂。

脑磷脂与血液的凝固有关,存在于血小板内。能促使血液凝固的凝血激酶由脑磷脂与蛋白质所组成。

二、甾族化合物

甾族化合物又称类固醇化合物,是一类广泛存在于动植物组织中的重要天然产物。这类化合物分子都具有一个环戊烷多氢菲的骨架,绝大多数甾族化合物除具有这种骨架外,还含有 3 个侧链。4 个环自左至右分别用 A、B、C、D 字母表示,环上的碳原子有固定的编号顺序,其基本结构可表示如下:

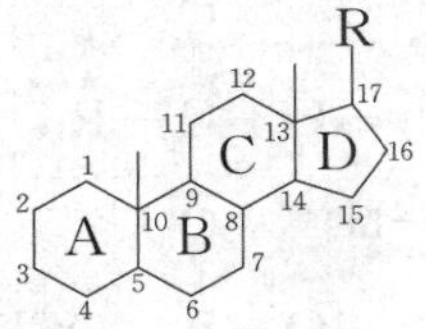

"甾"字中的"田"表示 4 个环,"巛"表示 C10、C13 及 C17 上的 3 个侧链取代基。基本骨架中,有的环是完全饱和的,有的环则在不同位置含有不同数目的双键。C10 和 C13 上连有的甲基称为角甲基,C17 上连有各种不同的烃基、氧原子或其他基团,C3 上一般连有羟基。

甾族化合物是 4 个环并联,每两个环间都可能存在顺反两种构型,但实际上天然存在的甾族化合物只有 A、B 两环间存在顺反两种构型,而 B、C 和 C、D 环之间,几乎都是反式并联。据此,甾族化合物分为两系:一种是正系(normal)或 5β 系,以粪甾烷为代表,其 A/B 两环为顺式并联,即 C5 上的氢原子和 C10 上的角甲基处于环平面同侧,C_5—H 用实线表示;另一种为别系(allo)或 5α 系,以胆甾烷为代表,其 A/B 两环是反式并联,即 C5 上的氢原子和 C10 上的角甲基处于环平面异侧,C_5—H 用虚线表示。同样,甾环上的取代基在空间也有不同取向,其构型规定如下:与角甲基在环平面同侧的取代基称为 β-构型,用实线表示;与角甲基在环平面异侧的取代基称为 α-构型,用虚线表示。

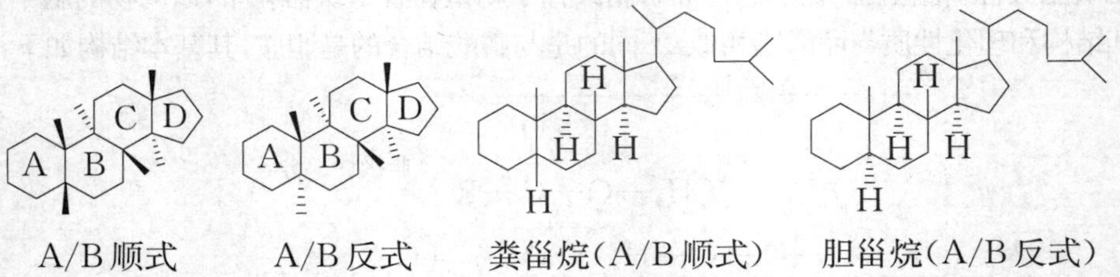

A/B 顺式　　　　A/B 反式　　　粪甾烷(A/B 顺式)　　胆甾烷(A/B 反式)

正系(5β-系)　　　　　别系(5α-系)

重要的甾族化合物

维生素 D 是一类抗佝偻病维生素的总称,其中活性最高的是维生素 D_2 和维生素 D_3。维生素 D 广泛存在于动物体中,维生素 D 含量最多的是脂肪丰富的鱼类肝脏,也存在于牛奶、蛋黄中。若维生素 D 缺乏,儿童会发生佝偻病,成人则发生软骨病。

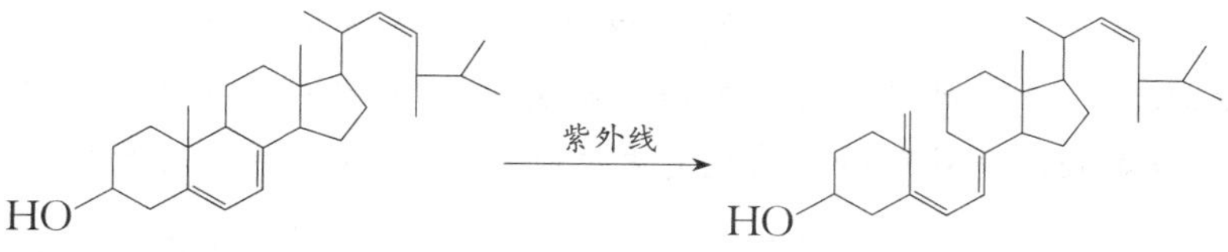

麦角固醇　　　　紫外线　　　　维生素 D_2

胆甾酸存在于动物胆汁中，它们在机体中是由胆固醇形成的，较重要的胆甾酸有胆酸、脱氧胆酸等。胆甾酸在胆汁中大多和甘氨酸或牛磺酸（$H_2NCH_2CH_2SO_3H$）结合成酰胺存在，各种结合胆甾酸以不同比例共存于各种动物的胆汁中，总称胆汁酸。

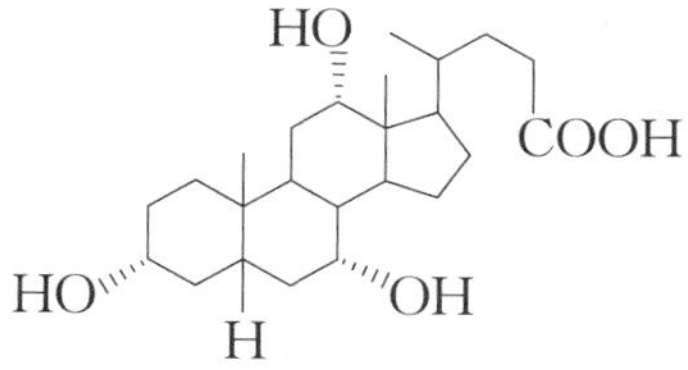

胆酸 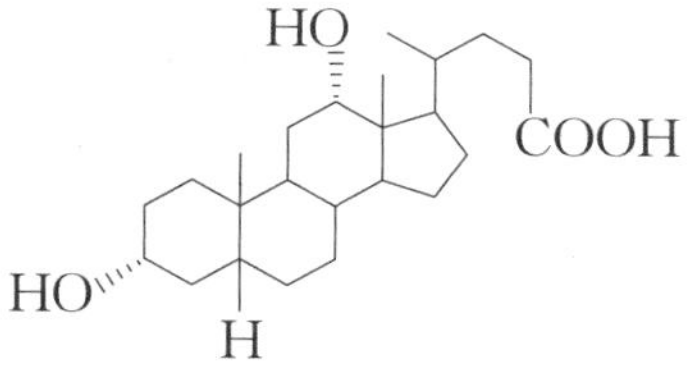　　　　　　　　脱氧胆酸

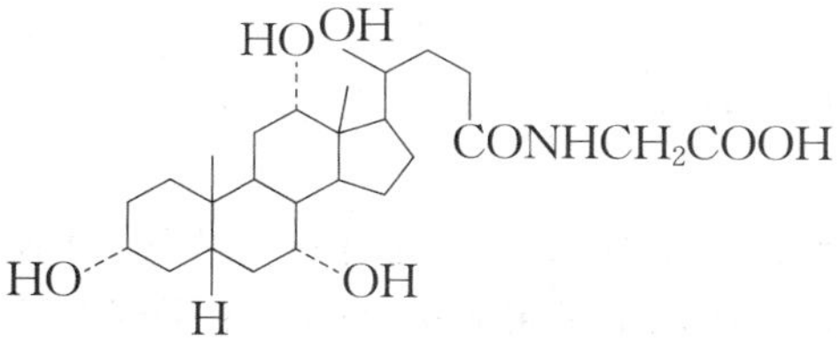

甘氨胆酸 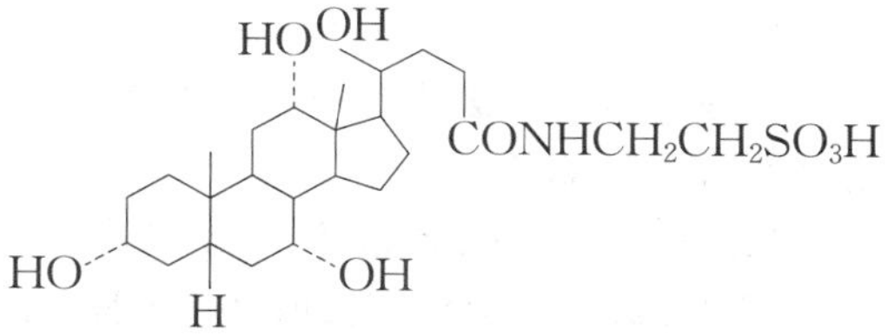　　　　　　牛磺胆酸

在动物小肠碱性条件下，胆汁酸以其盐的形式存在，称为胆汁酸盐，简称胆盐。胆汁酸盐是一种乳化剂，它能降低水与脂肪的界面张力，使脂肪呈微粒状态，以增加油脂与消化液中脂肪酶的接触面积，使油脂易于消化吸收。临床上还发现，胆汁酸和它们的衍生物对治疗老年慢性支气管炎有一定疗效。

肾上腺皮质激素是由肾上腺皮质分泌的一类激素，从肾上腺皮质中能提取出许多物质，其中有 7 种活性较强的激素，如皮质酮、可的松和醛固酮等。

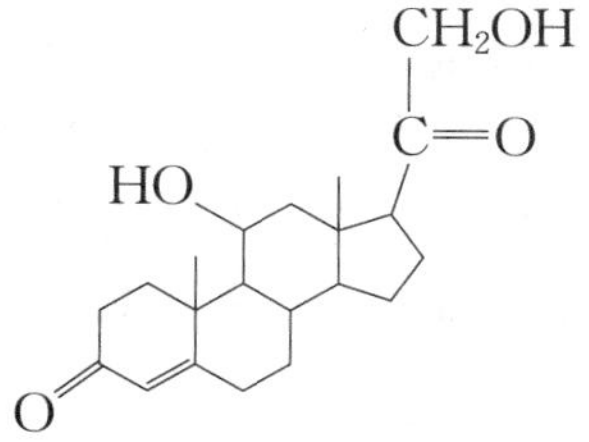

皮质酮 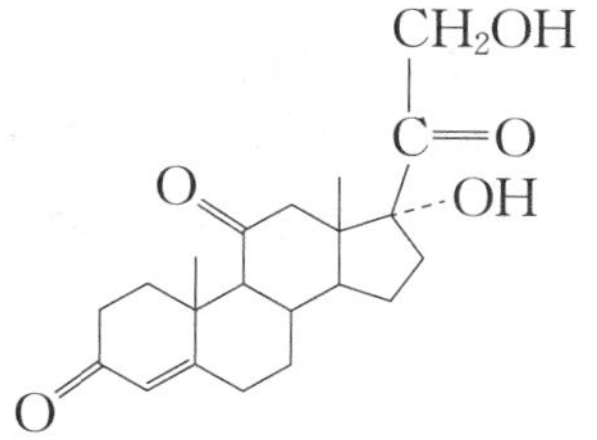　　　17-羟基-11-脱氢皮质酮（可的松） 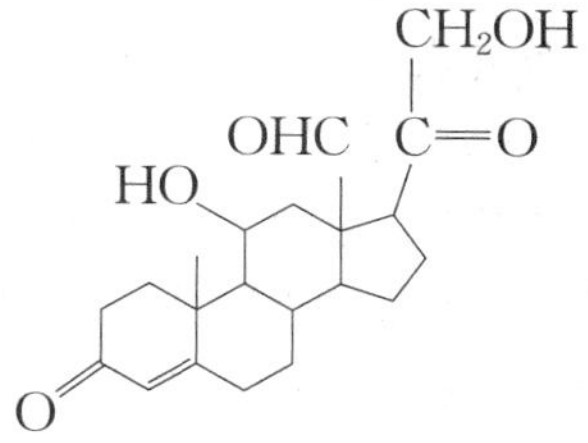　　　醛固酮

肾上腺皮质激素有调节糖和无机盐代谢等功能，其中可的松是治疗风湿性关节炎、气喘及皮肤病的药物。

临床应用中科学家曾对氢化可的松的结构进行了改造，以提高肾上腺皮质激素的疗效，获得了多种新型药物。例如，地塞米松对类风湿关节炎的疗效迅速而显著，其抗炎作用比氢化可的松强约 20 倍,而对电解质无明显影响。去炎松的抗炎作用为氢化可的松的 20～40 倍,临床主要供外用以治疗各种皮肤病,并可制成针剂用于关节痛、急性扭伤、腱鞘炎等。又如氟轻松是外用最强的抗炎皮质激素之一,主要用于治疗各种皮肤病。

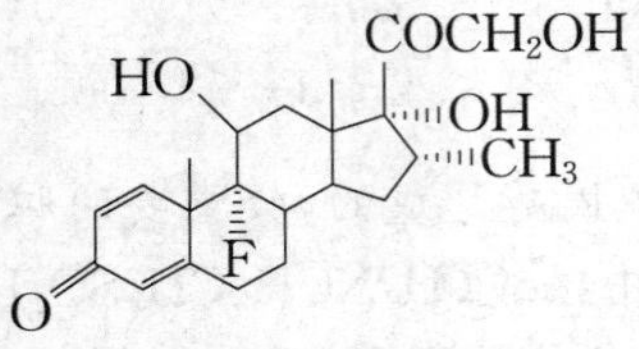

地塞米松 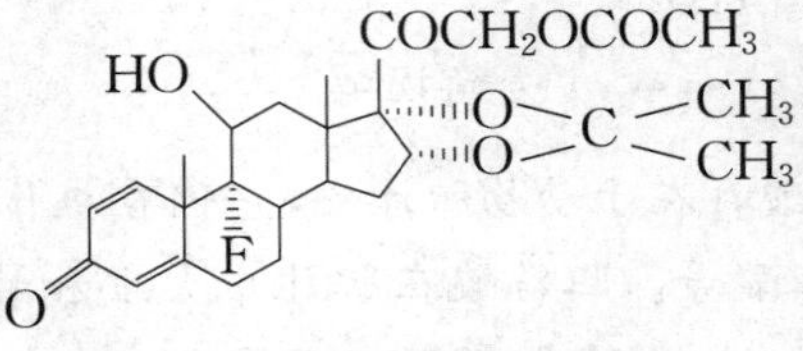　　　　　　　　　醋酸去炎松

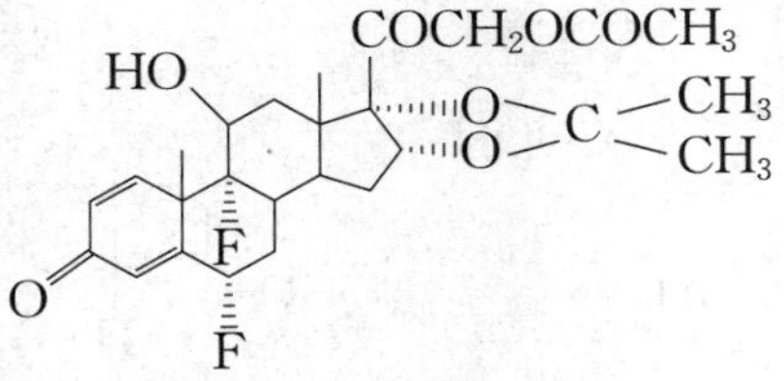

醋酸氟轻松

　　性激素是性腺(睾丸、卵巢)分泌的甾族激素,它们具有促进动物生长、发育及维持性特征的生理功能。性激素分为雄性激素和雌性激素两类。它们的生理作用很强,很少量就能产生极大的影响。

　　雄性激素都是 C19 类甾醇,其中活性最强的是睾酮,它在消化道内易被破坏,口服无效,虽制成油溶液供肌内注射,但作用不持久。因此,临床上多用其衍生物如甲睾酮和丙酸睾酮等。前者性质稳定,可供口服;后者的油溶液供肌内注射,可延长作用时间。

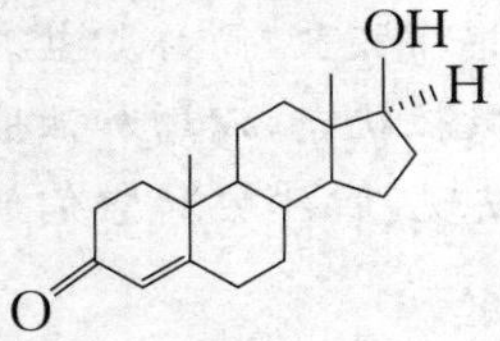

睾酮 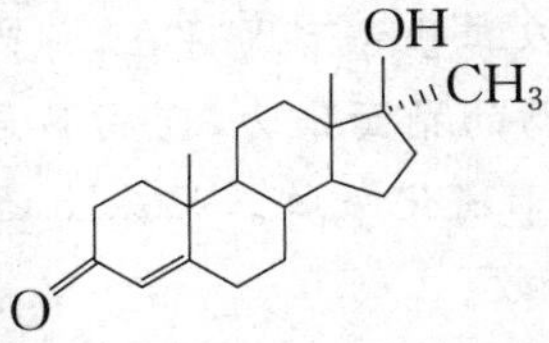　　　　　　甲睾酮 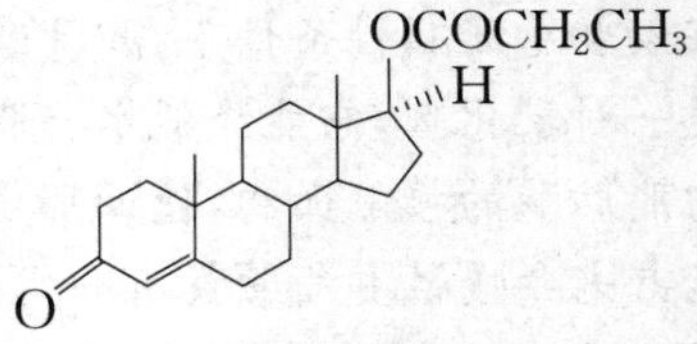　　　　　　丙酸睾酮

　　雌性激素由卵巢分泌,它又分为雌激素和孕激素两类。雌激素是 C18 类甾醇,和雄性激素相比,它在 C10 位上少一个甲基,重要的雌激素有雌二醇、雌酮等。雌激素能促进雌性动物第二性征的发育和性器官的最后形成。孕激素是 C21 类甾醇,主要有孕酮,又称黄体酮,它的生理作用是促进子宫和乳腺的发育,抑制排卵,并使受精卵在子宫中发育,临床上用于防止流产等。孕酮在肝和胃肠道内易失效,口服效果不好,只能肌内注射。炔诺酮和 18-甲基炔诺酮活性大,可口服。

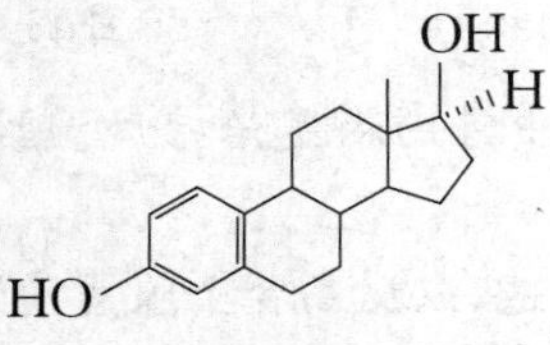

雌二醇 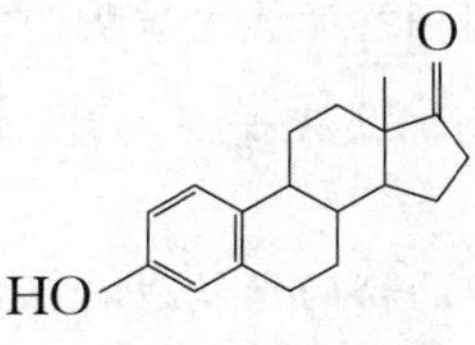　　　　　　雌酮 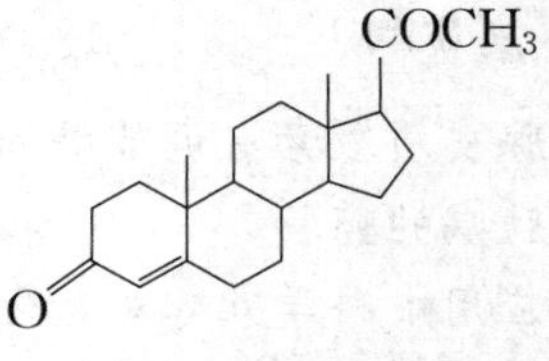　　　　　　孕酮(黄体酮)

炔诺酮

18-甲基炔诺酮

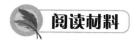

胆固醇的结构及体内转化

胆固醇是一种动物甾醇,广泛存在于动物的各种组织中,脑和脊髓中含量较高,作为重要成分参与细胞膜和细胞器膜等生物膜双层结构的构成,实现如细胞膜上的小泡运输(内吞和外排)、维持生物膜的流动性、细胞信号的跨膜传导等一系列细胞功能。胆固醇的正常合成和代谢是细胞脂质精准更新的重要基础,一旦胆固醇合成和代谢的稳态被打破,会对细胞和组织产生不利影响,甚至对机体造成一定危害。当人体胆固醇代谢发生障碍时,血液中胆固醇含量升高,沉积于血管壁上,这是引起动脉粥样硬化的病因之一[1]。

HO

胆固醇

人体几乎所有的细胞都能合成胆固醇,其中50%发生在肝。胆固醇在体内可转化为胆汁酸、脂蛋白及甾族激素等。此外,胆固醇还是一些其他物质的载体,如脂肪酸、维生素等,这些物质可被分解代谢[2]。日常生活中应保持健康的饮食习惯,减少摄入富含胆固醇的食物,适当摄入新鲜的水果蔬菜。

参考文献

[1] STELLAARD F. From dietary cholesterol to blood cholesterol, physiological lipid fluxes, and cholesterol homeostasis [J]. Nutrients, 2022, 14(8): 1643.
[2] 张毅,郭今心. 胆固醇进"城"记[J]. 大学化学,2022,37(9):144-149.

---- 习 题 ----

1. 命名下列化合物。

(1) $C_6H_5COOCOC_6H_5$

(2) $C_6H_5COOC_2H_5$

(3)
$$CH_2OCOCH_3$$
$$|$$
$$CH_2OCOCH_3$$

(4)
$$COOC_2H_5$$
$$|$$
$$COOCH_3$$

$$
\begin{array}{l}
\quad \text{CH}_2\text{OCO(CH}_2)_{14}\text{CH}_3 \\
\quad | \\
(5)\ \text{CHOCO(CH}_2)_{16}\text{CH}_3 \\
\quad | \\
\quad \text{CH}_2\text{OCO(CH}_2)_7\text{CH}=\!=\!\text{CH(CH}_2)_7\text{CH}_3
\end{array}
$$

2. 名词解释。

(1) 皂化值　　　　　(2) 碘值　　　　　(3) 酸败　　　　　(4) 硬化

3. 写出甾族化合物的基本结构并编号。

4. 写出油脂的通式。

5. 天然油脂中所含的脂肪酸有什么特点?

6. 写出胆酸结构式,并说明其 A/B 环属于顺式还是反式,环上羟基是 α-构型还是 β-构型。

(居一春)

第二十三章

氨基酸、多肽、蛋白质

学习要求

掌握：氨基酸的结构和命名，氨基酸的两性解离及等电点。

熟悉：氨基酸的分类，氨基酸的化学性质（放氮反应、脱羧反应、脱水成肽）。

了解：多肽及蛋白质的结构。

蛋白质（protein）是一类结构复杂、功能特异的天然高分子化合物，存在于所有生物体中，是生命的物质基础。蛋白质参与生物体生命活动的每一进程，没有蛋白质就没有生命。蛋白质行使的各种生理功能是由其复杂的三维结构决定的。蛋白质经酸、碱或蛋白酶催化水解，逐渐降解成相对分子质量越来越小的肽段，直到最终成为 α-氨基酸（amino acid）的混合物。α-氨基酸是组成多肽（peptide）和蛋白质的基本结构单元。蛋白质多肽链中 α-氨基酸的种类、数目和排列顺序决定了每一种蛋白质的空间结构，从而决定了其生理功能。除蛋白质部分水解可产生长短不一的各种肽段外，生物体内还存在一类生物活性肽（bioactive peptide），它们往往含量低，却具有显著的生理活性。

第一节　氨　基　酸

一、氨基酸的结构、分类和命名

氨基酸为羧酸分子中烃基上的氢原子被氨基取代的一类化合物，根据氨基与羧基相对位置的不同，氨基酸可分为 α-氨基酸、β-氨基酸、γ-氨基酸……ω-氨基酸。

自然界中已发现的氨基酸有数百种，但由天然蛋白质完全水解并与核酸中的遗传密码相对应的用于在核糖体上进行多肽合成的氨基酸主要有 20 种，这 20 种氨基酸称为编码氨基酸（coding amino acid），属于 α-氨基酸（脯氨酸除外，其为 α-亚氨基酸）。由于氨基酸分子中同时含有酸性的羧基和碱性的氨基，在生理条件下，羧基几乎完全以—COO^- 形式存在，大多数氨基主要以—NH_3^+ 形式存在，所以氨基酸分子一般以内盐（偶极离子或两性离子，zwitterion）形式存在，可用通式表示为

$$R{-}\overset{\displaystyle |}{\underset{\displaystyle +NH_3}{CH}}{-}COO^-$$

式中 R 代表侧链基团，不同的氨基酸只是侧链 R 基团不同。20 种编码氨基酸中除甘氨酸外，其他氨基酸分子中的 α-碳原子均为手性碳原子，都具有旋光性。氨基酸的构

型通常采用 D/L 构型标记法,构成蛋白质的编码氨基酸均为 L-型;若用 R/S 构型标记法,则除半胱氨酸为 R-构型外,其余均为 S-构型。

L-氨基酸   D-氨基酸

编码氨基酸可采用不同方法进行分类。根据分子中所含氨基和羧基的相对数目,氨基酸分为酸性氨基酸、中性氨基酸和碱性氨基酸;根据 R 基团的化学结构,氨基酸可分为脂肪族氨基酸、芳香族氨基酸和杂环氨基酸。临床上常根据生理 pH 环境下侧链 R 基团的极性及所带电荷,氨基酸分为非极性 R 基氨基酸、不带电荷的极性 R 基氨基酸、带正电荷的 R 基氨基酸和带负电荷的 R 基氨基酸。

氨基酸可采用系统命名法命名,但天然氨基酸更常采用的是俗名,即根据其来源和特性命名,如从蚕丝中可得到丝氨酸,甘氨酸具有甜味,天冬氨酸最初是在天门冬的幼苗中发现的。国际纯粹与应用化学联合会-机构生物安全委员会(IUPAC-IBC)规定了常见的 20 种编码氨基酸的名称及三字母、单字母的通用缩写符号(表 23-1),这些符号在表达蛋白质及多肽结构时被广泛采用。

表 23-1　20 种编码氨基酸的名称和结构

名称	中文缩写	英文缩写		结构式	pI
甘氨酸(α-氨基乙酸) glycine	甘	Gly	G	CH_2COO^- $\overset{|}{+}NH_3$	5.97
丙氨酸(α-氨基丙酸) alanine	丙	Ala	A	$CH_3-CHCOO^-$ $+NH_3$	6.01
亮氨酸(α-氨基-γ-甲基戊酸) leucine*	亮	Leu	L	$CH_3CHCH_2-CHCOO^-$ $CH_3 \quad +NH_3$	5.98
异亮氨酸(α-氨基-β-甲基戊酸) isoleucine*	异亮	Ile	I	$CH_3CH_2CH-CHCOO^-$ $CH_3 \ +NH_3$	6.02
缬氨酸(α-氨基-β-甲基丁酸) valine*	缬	Val	V	$CH_3CH-CHCOO^-$ $CH_3 \ +NH_3$	5.96
脯氨酸(α-吡咯烷甲酸) proline	脯	Pro	P	$-COO^-$ 环 N^+H_2	6.30
苯丙氨酸(α-氨基-β-苯基丙酸) phenylalanine*	苯丙	Phe	F	$-CH_2-CHCOO^-$ $+NH_3$	5.48

名称	中文缩写	英文缩写	结构式	pI
蛋(甲硫)氨酸(α-氨基-γ-甲硫基戊酸) methionine*	蛋	Met	M	$\underset{\overset{\mid}{\overset{+}{N}H_3}}{CH_3SCH_2CH_2—CHCOO^-}$	5.74
色氨酸[α-氨基-β-(3-吲哚基)丙酸] tryptophan*	色	Trp	W	$\underset{\overset{\mid}{\overset{+}{N}H_3}}{CH_2CHCOO^-}$	5.89
丝氨酸(α-氨基-β-羟基丙酸) serine	丝	Ser	S	$\underset{\overset{\mid}{\overset{+}{N}H_3}}{HOCH_2—CHCOO^-}$	5.68
谷氨酰胺(α-氨基戊酰胺酸) glutamine	谷胺	Gln	Q	$\underset{\overset{\mid}{\overset{+}{N}H_3}}{H_2NCOCH_2CH_2CHCOO^-}$	5.65
苏氨酸(α-氨基-β-羟基丁酸) threonine*	苏	Thr	T	$\underset{\overset{\mid}{OH}\ \overset{\mid}{\overset{+}{N}H_3}}{CH_3CH—CHCOO^-}$	5.60
半胱氨酸(α-氨基-β-巯基丙酸) cysteine	半胱	Cys	C	$\underset{\overset{\mid}{\overset{+}{N}H_3}}{HSCH_2—CHCOO^-}$	5.07
天冬酰胺(α-氨基丁酰胺酸) asparagine	天胺	Asn	N	$\underset{\overset{\mid}{\overset{+}{N}H_3}}{H_2NCOCH_2CHCOO^-}$	5.41
酪氨酸(α-氨基-β-对羟苯基丙酸) tyrosine	酪	Tyr	Y	$\underset{\overset{\mid}{\overset{+}{N}H_3}}{HO—CH_2—CHCOO^-}$	5.66
天冬氨酸(α-氨基丁二酸) aspartic acid	天	Asp	D	$\underset{\overset{\mid}{\overset{+}{N}H_3}}{HOOCCH_2CHCOO^-}$	2.77
谷氨酸(α-氨基戊二酸) glutamic acid	谷	Glu	E	$\underset{\overset{\mid}{\overset{+}{N}H_3}}{HOOCCH_2CH_2CHCOO^-}$	3.22
赖氨酸(α,ω-二氨基己酸) lysine*	赖	Lys	K	$\underset{\overset{\mid}{NH_2}}{\overset{+}{H_3}NCH_2CH_2CH_2CH_2CHCOO^-}$	9.74
精氨酸(α-氨基-δ-胍基戊酸) arginine	精	Arg	R	$\underset{\overset{\mid}{NH_2}}{H_2N—\overset{\overset{+}{N}H_2}{\overset{\|}{C}}—NHCH_2CH_2CH_2CHCOO^-}$	10.76
组氨酸[α-氨基-β-(4-咪唑基)丙酸] histidine	组	His	H	$\underset{\overset{\mid}{\overset{+}{N}H_3}}{CH_2—CHCOO^-}$	7.59

注：* 为必需氨基酸，即人体内不能合成或合成的数量不能满足人体需要，必须由食物供给的氨基酸。

二、氨基酸的性质

α-氨基酸为无色结晶,熔点较高,一般为 $200\sim300$ ℃,多数在熔化前受热分解放出 CO_2。氨基酸一般都溶于水、强酸、强碱,难溶于乙醚、丙酮、氯仿等有机溶剂。

氨基酸的化学性质取决于分子中的羧基、氨基、侧链 R 基,以及这些基团之间的相互影响。氨基酸的羧基具有酸性,与碱作用成盐,与醇作用成酯,加热或在酶的催化作用下脱羧;氨基具有碱性,与酸作用成盐,与 HNO_2 作用定量放出氮气,氧化脱氨基生成酮酸,酰化生成酰胺;侧链 R 基的性质因基团的不同而异,如半胱氨酸可被氧化成胱氨酸,酪氨酸具有酚羟基的性质等。

(一)两性解离和等电点

氨基酸分子中同时含有酸性的羧基和碱性的氨基,因此氨基酸是两性化合物,能分别与酸作用生成铵盐或与碱作用生成羧酸盐。一般情况下将氨基酸溶于水时,氨基酸不是以游离态的羧基和氨基存在的,而是以内盐的形式存在,此时它的酸性基团为$-NH_3^+$,碱性基团为$-COO^-$。若将此溶液酸化,则两性离子与 H^+ 结合成为阳离子;若向此水溶液中加碱,则两性离子与 OH^- 结合成为阴离子。

$$R-CH-COOH$$
$$\underset{NH_2}{|}$$

$$\underset{\underset{NH_2}{|}}{R-CH-COO^-} \underset{OH^-}{\overset{H^+}{\rightleftharpoons}} \underset{\underset{NH_3^+}{|}}{R-CH-COO^-} \underset{OH^-}{\overset{H^+}{\rightleftharpoons}} \underset{\underset{NH_3^+}{|}}{R-CH-COOH}$$

阴离子   两性离子   阳离子

pH＞pI   pH＝pI   pH＜pI

上述平衡移动过程中氨基酸的荷电状态取决于溶液的 pH,调节溶液的 pH,使溶液中氨基酸的酸性解离与碱性解离相等(即所带正、负电荷数相等,氨基酸处于等电状态),此时溶液的 pH 称为该氨基酸的等电点(isoelectric point),以 pI 表示。在等电点时,氨基酸溶液的 pH＝pI,氨基酸主要以电中性的两性离子存在,在电场中不向任何电极移动;当溶液的 pH＜pI 时,氨基酸带正电荷,在电场中向负极移动;当溶液的 pH＞pI 时,氨基酸带负电荷,在电场中向正极移动。

各种氨基酸由于组成和结构不同,具有不同的等电点。等电点是氨基酸的一个特征常数,常见氨基酸的等电点见表 23-1。在等电点时氨基酸的溶解度最小,因此可以利用调节溶液 pH 的方法分离、提纯不同的氨基酸。

(二)与亚硝酸反应

除亚氨基酸(脯氨酸等)外,α-氨基酸分子中的氨基具有伯胺的性质,能与亚硝酸反应定量放出氮气,利用该反应可测定蛋白质分子中游离氨基或氨基酸分子中氨基的含量。

$$\underset{\underset{NH_2}{|}}{R-CH-COOH} + HNO_2 \longrightarrow \underset{\underset{OH}{|}}{R-CH-COOH} + N_2\uparrow$$

（三）脱羧反应

α-氨基酸与氢氧化钡共热或在高沸点溶剂中回流,可脱羧生成相应的胺。

$$\text{RCHCOOH} \xrightarrow[\triangle]{\text{Ba(OH)}_2} \text{RCH}_2\text{NH}_2 + \text{CO}_2\uparrow$$
$$|$$
$$\text{NH}_2$$

　　生物体内脱羧反应可在酶的催化作用下发生,如蛋白质腐败时,精氨酸与鸟氨酸可发生脱羧反应生成腐胺;赖氨酸脱羧可生成尸胺;肌球蛋白中的组氨酸在脱羧酶的作用下,可转变为组胺,过量的组胺在肌体内易引起过敏反应。

（四）脱水成肽

　　在适当条件下,两分子氨基酸分子间氨基与羧基相互脱水缩合生成二肽。

$$\text{H}_2\text{NCHCOOH} + \text{H}_2\text{NCHCOOH} \xrightarrow{-\text{H}_2\text{O}} \text{H}_2\text{NCHCO}-\text{NHCHCOOH}$$
$$\quad | \qquad\qquad\quad | \qquad\qquad\qquad\qquad\qquad | \qquad\qquad | $$
$$\quad \text{R}_1 \qquad\qquad\quad \text{R}_2 \qquad\qquad\qquad\qquad\qquad \text{R}_1 \qquad\qquad \text{R}_2$$

　　肽分子中的酰胺键(—CO—NH—)常称为肽键(peptide bond)。二肽分子中仍含有自由的羧基和氨基,因此可以继续与氨基酸缩合成为三肽、四肽……多肽、蛋白质等。

（五）与茚三酮的显色反应

　　α-氨基酸与水合茚三酮溶液共热,能生成蓝紫色的罗曼紫(Ruhemann's purple),其溶液在 570 nm 有强吸收峰,可作为 α-氨基酸定量分析的依据,该显色反应也常用于氨基酸和蛋白质的定性鉴定及标记。

罗曼紫

重要的氨基酸

　　氨基酸对维持机体蛋白质的动态平衡有着极其重要的意义。生命活动中,人及动物通过消化道吸收氨基酸并通过体内转化而维持其动态平衡,若其动态平衡失调,则机体代谢紊乱,甚至引起病变。许多氨基酸还参与代谢作用,对免疫器官、单核吞噬系统功能及抗感染能力都有一定作用,不少已用来治疗疾病。例如,甘氨酸是体内合成磷酸肌酸、血红素等的成分,并能对芳香族物质起解毒作用;丝氨酸在合成嘌呤、胸腺嘧啶和胆碱中供给碳链;酪氨酸为合成甲状腺素和肾上腺素的前体;精氨酸参与鸟氨酸循环,具有促使血氨转变为尿素的作用,是专用于血氨升高引起肝昏迷的药物;谷氨酸和谷氨酰胺可用于改善脑出血后遗症的记忆障碍;谷氨酰胺和组氨酸用于治疗消化道溃疡;甘氨酸和谷氨酸可调节胃液酸度;亮氨酸能加速皮肤和骨创伤的愈合,亦用作降血糖及头晕治疗药。谷氨酸、色氨酸等能作用于神经系统,天冬氨酸、半胱氨酸、精氨酸、苯丙氨酸、组氨酸、赖氨酸等能提高免疫功能,半胱氨酸、精氨酸、谷氨酸等具有解毒功能。医药上氨基酸可用于配制复方氨基酸注射液,该注射液由必需氨基酸等混合配成,作为高营养剂供患者注射用。氨基酸混合粉可作为运动员、高空工作者的补品。

非编码氨基酸 γ-氨基丁酸和 L-多巴是重要的神经传导递质。其中，γ-氨基丁酸存在于脑组织中，具有抑制中枢神经兴奋作用，由谷氨酸在谷氨酸脱羧酶作用下形成。γ-氨基丁酸含量降低可影响脑细胞代谢，从而影响机能活动。L-瓜氨酸与 L-乌氨酸是氨基酸代谢（乌氨酸循环）的中间体。L-甲状腺素存在于甲状腺球蛋白中，为甲状腺的主要激素，控制氧消耗和总代谢率。

$$H_2NCH_2CH_2CH_2COOH$$

γ-氨基丁酸

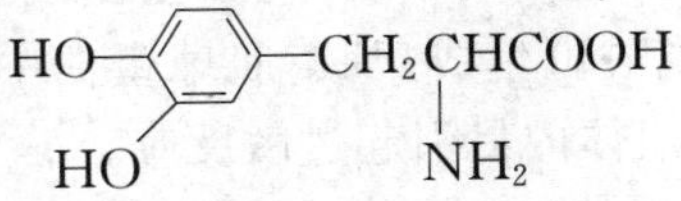

L-多巴

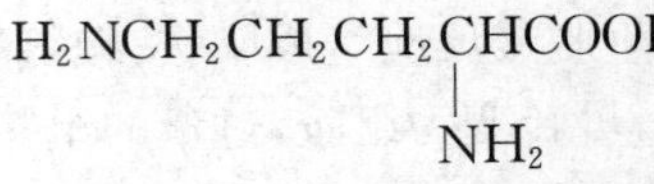

L-乌氨酸

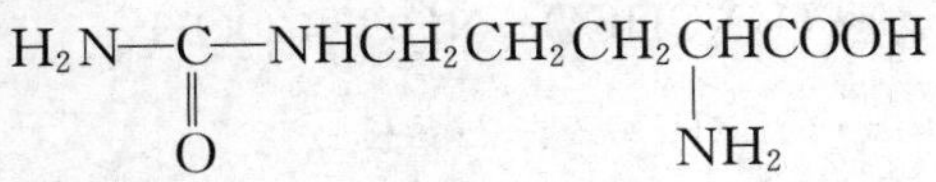

L-瓜氨酸

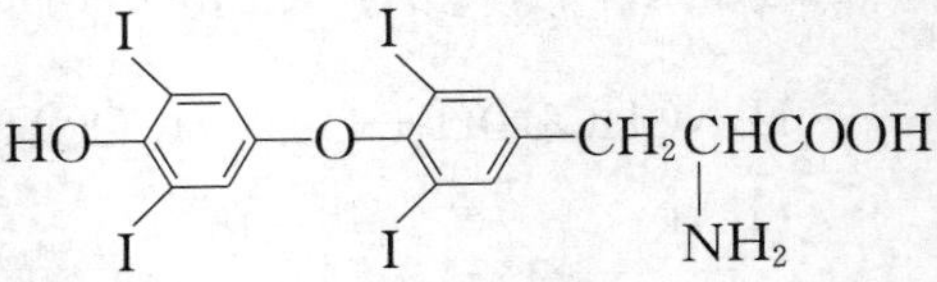

L-甲状腺素

第二节　多　　肽

一、肽的结构和命名

肽是氨基酸分子间通过肽键连接的一类化合物。虽然存在环肽，但绝大多数多肽为链状分子，以两性离子的形式存在：

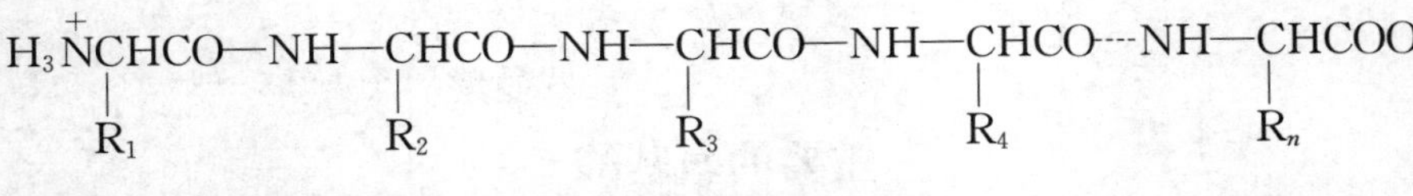

多肽链中的每个氨基酸单元称为氨基酸残基（amino acid residue）。

在多肽链的一端保留着游离的—NH_3^+，称为氨基酸的 N-端，通常写在左边；在多肽链的另一端保留着游离的—COO^-，称为氨基酸的 C-端，通常写在右边。

肽的命名方法是以含 C-端的氨基酸为母体，把肽链中其他氨基酸残基从 N-端开始依次称为某氨酰，写在母体名称前。

肽的结构不仅取决于组成肽链的氨基酸种类和数目，而且也与肽链中各氨基酸残基的排列顺序有关。氨基酸残基按不同的排列顺序可形成大量的异构体，它们构成了自然界中种类繁多的多肽和蛋白质。

二、肽键的结构

肽键是构成多肽和蛋白质的基本化学键，肽键与相邻的两个 α-碳原子所组成的基团（—C_α—CO—NH—C_α—）称为肽单位（peptide unit）。多肽链就是由许多重复的肽单位连接而成,它们构成多肽链的主链骨架。各种多肽链的主链骨架都是相同的,仅侧链 R 的结构和顺序不同。

对一些简单的多肽和蛋白质中的肽键进行精细结构测定分析,得到常见的反式构型肽键的键长和键角等参数(图 23-1)。

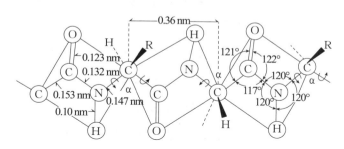

图 23-1　肽键平面及各键长、键角数据

肽键具有以下特征:

(1)肽键中的 C—N 键长为 0.132 nm,比相邻的 C_α—N 单键的键长(0.147 nm)短,但比一般的 C=N 双键的键长(0.127 nm)长,表明肽键中的 C—N 键具有部分双键性质,因此肽键中的 C—N 之间的旋转受到一定的阻碍。

(2)肽键的 C 及 N 周围的 3 个键角之和均为 360°,说明与 C—N 相连的 6 个原子处于同一平面上,这个平面称为肽键平面。

(3)由于肽键不能自由旋转,肽键平面上各原子可出现顺反异构现象,顺式肽键因大基团间的相互作用处于高能态,故多肽和蛋白质中的肽键主要以反式肽键存在,即与 C—N 键相连的 O 与 H 或两个 C_α 原子之间呈较稳定的反式分布。

肽键平面中除 C—N 键不能旋转外,两侧的 C_α—N 和 C—C_α 键均为 σ 键,相邻的肽键平面可围绕 C_α 旋转。因此,可把多肽链的主链看成由一系列通过 C_α 原子衔接的刚性肽键平面所组成。肽键平面旋转产生的立体结构可呈多种状态,从而导致蛋白质和多肽呈现不同的构象。

三、生物活性肽

生物体内有许多以游离态存在的肽,往往具有特殊的生物学功能,称为内源性生物活性肽,如谷胱甘肽、神经肽、催产素、升压素、心房肽等。此外,人们从微生物、动植物蛋白中也可分离出具有潜在生物活性的肽,这些特殊的肽在消化酶的作用下释放出来,以肽的形式被吸收后,参与摄食、消化、代谢及内分泌的调节,这种非机体自身产生的却具有生物活性的肽类物质称为外源性生物活性肽。饲料和食物是外源性生物活性肽的重要来源,目前研究的主要外源性生物活性肽有外啡肽、免疫调节肽、抗微生物肽、抗凝血肽、抗应激肽、抗氧化肽等。

无论从结构还是从功能来说,生物活性肽是自然界中种类、功能较为复杂的一类化合物。生物活性肽在生物的生长、发育、细胞分化、大脑活动、肿瘤病变、免疫防御、生殖调控及抗衰老等方面起着重要的作用,具有免疫调节、抗血栓、抗高血压、抗高胆固醇、抗细菌病毒感染、抗癌、抗氧化、清除自由基等多重功效。它们在体内一般含量较低,但生物功能极其微妙,结构相同或极为相似的活性肽由于产生于不同器官,行使的功能也有所不同。

重 要 的 肽

谷胱甘肽(glutathione)化学名 γ-谷氨酰半胱氨酰甘氨酸,其结构中的 γ-肽键是由谷氨酸的 γ-羧基与半胱氨酸的 α-氨基之间脱水形成的:

$$\overset{+}{H_3}N\overset{\alpha}{C}HCH_2\overset{\beta}{C}H_2\overset{\gamma}{C}ONHCHCONHCH_2COO^-$$

$$|\quad\quad\quad\quad\quad\quad\quad\quad\quad|$$
$$COO^-\quad\quad\quad\quad\quad CH_2SH$$

还原型谷胱甘肽

谷胱甘肽分子中含有巯基,故称为还原型谷胱甘肽,通过巯基的氧化可使两肽链间形成二硫键,即成为氧化型谷胱甘肽。谷胱甘肽在生物体内以两种形式存在,但以还原型为主(占 99%以上),两者可以相互转化。

谷胱甘肽广泛存在于生物细胞中,参与细胞的氧化还原,具有抗氧化性,是维持机体内环境稳定不可缺少的物质。它是机体代谢中许多酶的辅酶,并可通过其还原性巯基参与体内重要的氧化还原反应,如巯基与体内自由基结合转化成容易代谢的酸类物质,从而加速自由基排泄,减轻自由基对细胞膜、DNA 的损伤;也可保护细胞内含巯基酶的活性(如 ATP 酶),防止巯基氧化导致蛋白质变性。谷胱甘肽的另一重要功能是解毒,目前临床上已将谷胱甘肽用于肝炎的辅助治疗、有机物及重金属的解毒、癌症辐射和化疗的保护等。

催产素(oxytocin)和升压素(vasopressin)是最早从脑下垂体分离、鉴定的垂体后叶激素。美国科学家文森特·迪维尼奥(Vincent du Vigneaud)于 1954 年完成了这两个激素的分离、纯化、结构测定及化学合成,并于 1955 年获得诺贝尔化学奖。这两种激素在结构上较为相似,都是由 9 个氨基酸残基组成的,肽链中的两个半胱氨酸通过二硫键形成部分环肽,其 C-端不是游离的羧基而是酰胺。两者只是氨基酸残基 3 和氨基酸残基 8 不同,其余氨基酸顺序一样:

$$H_2N—\overset{1}{Cy}—\overset{2}{Tyr}—\overset{3}{Ile}$$
$$|$$
$$S$$
$$|$$
$$S$$
$$|$$
$$\overset{6}{Cy}—\overset{5}{Asn}—\overset{4}{Glu}$$
$$|$$
$$\overset{7}{Pro}—\overset{8}{Leu}—\overset{9}{Glu}—CONH_2$$

人催产素

$$H_2N—\overset{1}{Cy}—\overset{2}{Tyr}—\overset{3}{Phe}$$
$$|$$
$$S$$
$$|$$
$$S$$
$$|$$
$$\overset{6}{Cy}—\overset{5}{Asn}—\overset{4}{Glu}$$
$$|$$
$$\overset{7}{Pro}—\overset{8}{Arg}—\overset{9}{Gly}—CONH_2$$

升压素

催产素能促使子宫平滑肌收缩,具有催产及排乳作用。升压素能使小动脉收缩,从而升高血压,并有减少排尿作用,又称抗利尿激素,对于保持细胞外液容积和渗透压有重要的作用,是调节水代谢的重要激素。近年来有资料表明升压素还参与记忆过程,分子中的环状部分参与学习记忆的巩固过程,分子中的直线部分则参与记忆的恢复过程。催产素正好与升压素相反,是促进遗忘的。

δ促睡眠肽(delta sleep-inducing peptide, DSIP)是 1977 年 M. 莫尼耶(M. Monnier)等从被剥夺睡眠的兔脑脊液中分离纯化得到的具有促睡眠活性的肽类化合物,其主要的生理活性是促进兔的慢波睡眠,并能特异性地增强兔脑电图中的 δ 波。它是氨基 N-端为色氨酸的九肽,结构为

$$Trp—Ala—Gly—Gly—Asp—Ala—Ser—Gly—Glu$$

该九肽在兔体内含量极微,但活性很强。作为第一个化学结构被阐明的睡眠物质,DSIP 引起了化学工作者的浓厚兴趣,已有 DSIP 及其类似物的合成报道。目前 DSIP 在临床上已用于调节睡眠障碍,也可用于预防卒中,还有可能作为良好的抗癫痫药及抗心律不齐药。

神经肽(neuropeptide)为中枢神经系统中的一组小分子肽,它们有非常特殊的生物化学功能,对人的情绪、痛觉、记忆和行为等生理现象产生较大的作用。神经肽既能起递质或调质的作用,又能起激素的作用,使神经和内分泌两大系统的功能有机结合,共同调节机体各器官的活动。

内源性阿片肽包括脑啡肽(五肽)、β-内啡肽(三十一肽)、强啡肽 A(十七肽)、强啡肽 B(十三肽)、孤啡肽(十七肽)和内吗啡肽(四肽)等。它们具有不同的氨基酸序列,在人体内有广泛的分布和多种生物学效应,参与痛觉信息调制和免疫功能调节,还参与应激反应,并与学习记忆、精神情绪的调节有关。

第三节　蛋　白　质

元素分析表明,蛋白质主要是由 C、H、O、N 四种元素组成。此外,蛋白质大多数含有 S,少数含有 P、Fe、Cu、Mn、Zn,个别蛋白质还含有 I 或其他元素。蛋白质的种类繁多、结构复杂、功能各异,一般根据蛋白质的分子形状、化学组成和功能等对蛋白质进行分类。

一、蛋白质的结构

各种蛋白质的特殊功能和生理活性不仅取决于氨基酸的种类、数量和排列顺序,还与其特定的空间构象密切相关。为了表示蛋白质不同层次的结构,通常将蛋白质结构分为一级结构、二级结构、三级结构和四级结构。其中,一级结构又称初级结构或基本结构,二级及以上结构属于构象范畴,称为高级结构。

(一)一级结构

蛋白质分子的一级结构(primary structure)是指多肽链中氨基酸残基的连接方式和排列顺序,以及二硫键的数目和位置。有些蛋白质分子中只有一条多肽链,而有些则有两条或多条多肽链。在一级结构中肽键是其主要的化学键,另外在两条肽链之间或一条肽链的不同位置之间也存在其他类型化学键,如二硫键、酯键等。任何特定的蛋白质都有其特定的氨基酸残基顺序,如牛胰岛素分子的一级结构(图 23-2)。

蛋白质分子的一级结构是其生物活性和特异空间结构的基础,它包含着结构的全部

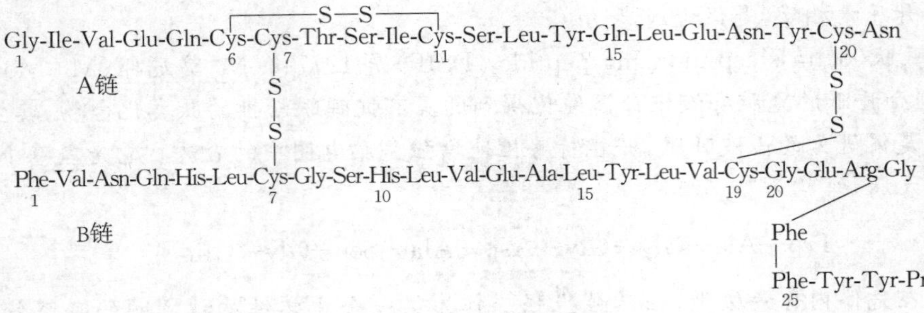

```
                          ┌──S──S──┐
Gly-Ile-Val-Glu-Gln-Cys-Cys-Thr-Ser-Ile-Cys-Ser-Leu-Tyr-Gln-Leu-Glu-Asn-Tyr-Cys-Asn
 1              6   7          11            15                        20
          A链                  S                                        S
                              │                                        │
                              S                                        S
Phe-Val-Asn-Gln-His-Leu-Cys-Gly-Ser-His-Leu-Val-Glu-Ala-Leu-Tyr-Leu-Val-Cys-Gly-Glu-Arg-Gly
 1                      7          10              15                19  20
          B链                                                           Phe
                                                                        │
                                                        Phe-Tyr-Tyr-Pro-Lys-Ala
                                                         25                  30
```

图 23-2　牛胰岛素的一级结构

信息,并决定了蛋白质分子构象的所有层次,以及其生物学功能多样性和种属特异性。蛋白质的一级结构是由基因上遗传密码的排列顺序决定的,体内某些蛋白质分子由于遗传基因突变而发生一级结构改变,使蛋白质的功能丧失,从而引起病变,这就是分子病(molecular disease)。镰状细胞贫血是一种典型的遗传性分子病,它是由于正常血红蛋白多肽链中 N-端第 6 位谷氨酸被缬氨酸替代,使血红蛋白分子不能正常聚合,溶解度降低,导致红细胞变形,呈镰刀状并易于破裂,这种变形的红细胞寿命缩短,严重影响其运载 O_2 的功能,从而出现溶血性贫血。

蛋白质的一级结构是其空间构象的基础,因此测定蛋白质的氨基酸顺序有重要意义,目前主要使用氨基酸自动分析仪和肽链氨基酸顺序自动测定仪来进行测定。

(二)蛋白质的空间结构

一条任意形状的多肽链是不具有生物活性的。蛋白质分子有特定的三维结构,在主链之间、侧链之间和主链与侧链之间存在复杂的相互作用,使蛋白质分子在三维水平上形成一个有机整体。蛋白质的构象又称空间结构、高级结构、立体结构、三维结构等,指的是蛋白质分子中所有原子在三维空间的排布,主要包括蛋白质的二级结构、超二级结构、结构域、三级结构和四级结构。肽键为蛋白质分子的主键,除肽键外,还有各种副键维持着蛋白质的高级结构。这些副键包括氢键、二硫键、盐键、疏水作用力、酯键、范德瓦耳斯力、配位键(图 23-3)。以上这些副键中氢键、疏水作用力、范德瓦耳斯力是维持蛋白质空间结构的主要作用力,虽然它们的键能较小,稳定性不高,但数量多,故在维持蛋白质分子空间构象中起着重要的作用。盐键、二硫键或配位键虽然作用力强,但数量少,也共同参与维持蛋白质空间结构。

蛋白质分子的多肽链并不是走向随机的松散结构,而是盘曲和折叠成特有的空间构象。蛋白质的二级结构(secondary structure)是指蛋白质分子多肽链本身的盘旋卷曲或折叠所形成的空间结构。二级结构主要包括 α-螺旋、β-折叠、β-转角和无规卷曲等基本类型。二级结构是依靠肽链间的亚氨基与羧基之间所形成的氢键而得以稳定的,是蛋白质的基本构象。

蛋白质的三级结构(tertiary structure)是指一条多肽链在二级结构的基础上进一步卷曲、折叠所形成的一种不规则的、特定的、更复杂的三维空间结构。

许多有生物活性的蛋白质是由两条或多条肽链构成的,每条肽链都有各自的一级结构、二级结构、三级结构,相互以非共价键连接,这些肽链称为蛋白质亚单位(subunit)。由亚单位构成的蛋白质称为寡聚蛋白质。蛋白质的四级结构(quaternary structure)就是

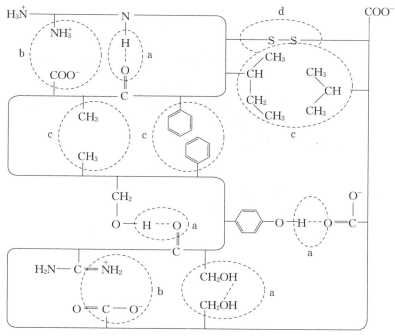

a. 氢键　b. 盐键　c. 疏水作用力　d. 二硫键

图 23-3　蛋白质分子中维持构象的副键

各个亚单位在寡聚蛋白质天然构象中的排列方式,四级结构依靠氢键、盐键、疏水作用力、范德瓦耳斯力等维持。

二、蛋白质的性质

蛋白质往往既具有某些与氨基酸相似的性质,又具有一些高分子化合物的性质。

（一）胶体性质

蛋白质分子是高分子化合物,相对分子质量很大,其分子直径一般为 $1 \sim 100\ nm$,在水中形成胶体溶液,具有布朗运动、丁铎尔效应、电泳现象、不能透过半透膜等特点。

蛋白质的水溶液是一种比较稳定的亲水溶胶,蛋白质分子表面的极性基团可吸引水分子在它的表面定向排列形成一层水化膜。在适当的 pH 条件下,蛋白质分子表面的可解离基团都带有相同的净电荷,与周围的反离子构成稳定的双电层结构。蛋白质溶液由于具有水化膜与双电层两方面的稳定因素,蛋白质分子颗粒能在水溶液中相互隔开而不致下沉。

（二）两性解离和等电点

蛋白质分子末端和侧链 R 基团中仍存在未结合的氨基和羧基,另外还有巯基、咪唑基等极性基团。因此,蛋白质和氨基酸一样,也具有两性解离和等电点的性质。在等电点时,蛋白质不带电荷,不存在电荷的相互排斥作用,蛋白质易沉淀析出,此时蛋白质的溶解度、黏度、渗透压和膨胀性等最小。

（三）变性

某些物理或化学因素可以破坏蛋白质分子中的副键,从而使蛋白质分子的构象发生改变,引起蛋白质生物活性和理化性质的改变,这种现象称为蛋白质的变性(denaturation)。物理因素包括加热、高压、紫外线、X线、超声波、剧烈搅拌等,化学因素包括强酸、强碱、胍、尿素、重金属盐、生物碱试剂和有机溶剂等。

蛋白质变性后,分子从原来有规则的空间结构变为松散紊乱的结构,形状发生改变,原来藏在分子内部的疏水基团暴露在分子表面,分子表面的亲水基团减少,使蛋白质水化作用减弱。变性蛋白质与天然蛋白质最明显的区别是生物活性丧失,此外还表现出各种理化性质的改变,如溶解度降低、黏度增加、易被蛋白酶水解等。蛋白质变性时,蛋白质中的肽键未被破坏,仍保持原有的一级结构。

（四）沉淀

不同类型的蛋白质在水溶液中的溶解度有很大差异,如果用物理或化学方法破坏蛋白质胶体溶液的稳定因素,则蛋白质分子将发生凝聚而沉淀。使蛋白质沉淀的方法主要有盐析法、有机溶剂沉淀法、重金属盐沉淀法及某些酸类沉淀法等。

（五）蛋白质的显色反应

蛋白质分子中的肽键及某些氨基酸残基侧链上的特殊基团能与一些试剂反应显色,这些反应可以用于氨基酸、多肽和蛋白质的定性及定量分析(表23-2)。

表23-2 一些特殊结构氨基酸(多肽及蛋白质)的显色反应

反应名称	试剂	颜色	阳性反应物
缩二脲反应	$CuSO_4$ 的碱性溶液	紫红色至蓝紫色	所有蛋白质
茚三酮反应	茚三酮	蓝紫色	α-氨基酸、多肽、蛋白质
米伦反应	汞和硝酸	红色	酪氨酸
蛋白黄反应	浓硝酸	黄色至橙黄色	苯丙氨酸、酪氨酸、色氨酸
乙醛酸反应	乙醛酸和浓硫酸	紫红色	色氨酸
坂口反应	α-萘酚和次氯酸钠	红色	精氨酸

蛋白质的变性作用在实际生活中应用很多。例如,豆腐就是大豆蛋白质的浓溶液加热加盐而成的变性蛋白凝固体。临床分析检验血清中非蛋白质成分,常用三氯醋酸或钨酸使血液中蛋白质变性沉淀而去掉。为鉴定尿中是否有蛋白质,常用加热法来检验。在重金属盐中毒(如氯化汞)急救时,可给患者吃大量乳品或蛋清,其目的是使乳品或蛋清中的蛋白质在消化道中与重金属离子结合成不溶解的变性蛋白质,从而阻止重金属离子吸收进入体内,最后设法将沉淀从肠胃中洗出。临床工作中经常用高温、紫外线或乙醇进行消毒,使细菌或病毒的蛋白质变性而失去其致病性及繁殖能力。又如制备具有生物活性的蛋白质制品(疫苗、酶制剂)时,既要避免变性因素(高温、重金属离子和剧烈搅拌等)在操作过程中引起变性作用,也可利用变性作用来专一地除去不需要的杂蛋白,通常用加热、加变性剂等使杂蛋白变性沉淀。生物体中的许多现象与蛋白质的变性有关,如人体衰老、皮肤粗糙干燥,是因为蛋白质逐渐变性,亲水性相应减弱;紫外线长期照射引起眼睛白内障,主要是由于眼球晶体蛋白变性凝固。

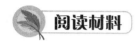

蛋白质构象病

　　蛋白质分子有着非常特定的复杂空间结构。只有处于特定的三维空间结构下,蛋白质分子才能获得特定的生物活性。三维空间结构稍有破坏,就可能导致蛋白质生物活性降低甚至丧失。1997 年,英国剑桥大学的罗宾·卡雷尔(Robin Carrell)和戴维·洛马斯(David Lomas)提出了蛋白质构象病的概念[1],这是人类在疾病认识上的一次飞跃。他们指出蛋白质空间构象改变产生的异常疾病是一种慢性、致死性、退化性疾病,他们的发现实现了在分子水平上理解许多疾病的发病机制。多年来研究发现[2],常见的蛋白质构象病有 2 型糖尿病、阿尔茨海默病、亨廷顿病、帕金森病、克-雅脑病、肌萎缩侧索硬化等。这些疾病主要是因为蛋白质的错误折叠引起的,错误折叠的蛋白质容易聚集成低聚物和淀粉样纤维,造成细胞受损,生物功能紊乱,产生认知和运动功能的严重衰退甚至死亡。因此,如果能够抑制或逆转此过程,不让病理性蛋白质构象生成,或许能够防治和缓解某些疾病。目前人们正尝试利用 β-折叠形成阻断肽、分子伴侣等方法来抑制或逆转功能蛋白质病理构象的形成以防治蛋白质构象病。

参考文献

[1] CARRELL R W, LOMAS D A. Conformational disease [J]. Lancet,1997,350 (9071):134-138.

[2] NEEDHAM P G, GUERRIERO C J, BRODSKY J L. Chaperoning endoplasmic reticulum-associated degradation (ERAD) and protein conformational diseases [J]. Cold Spring Harb Perspect Biol,2019,11(8):a033928.

习　　题

　　1. 组成天然蛋白质的氨基酸有多少种? 它们在结构上有何共同点?

　　2. 何谓氨基酸的等电点?

　　3. 写出丙氨酸与下列试剂反应的产物。

　　(1) HCl　　　(2) NaOH　　　(3) $NaNO_2$＋HCl　　　(4) CH_3CH_2OH/H^+

　　(5) CH_3COCl

　　4. 写出在下列 pH 溶液中各氨基酸的主要荷电形式。

　　(1) 谷氨酸(pI＝3.22)在 pH＝3.22 的溶液中

　　(2) 甘氨酸(pI＝5.97)在 pH＝2.00 的溶液中

　　(3) 丝氨酸(pI＝5.68)在 pH＝7.00 的溶液中

　　(4) 赖氨酸(pI＝9.74)在 pH＝12.00 的溶液中

　　5. 什么是肽单位? 它有哪些基本特征?

　　6. 什么是蛋白质结构中的主键和副键?

　　7. 人血清白蛋白的等电点 pI＝4.64,其水溶液呈酸性还是碱性? 为什么? 怎样调节该溶液的 pH 才能使白蛋白处于等电点状态? 在生理条件下其电泳方向是什么?

(姜慧君)

核　酸

掌握：核酸的分类，核酸的化学组成。
熟悉：DNA 的结构。
了解：核酸的性质和功能。

1869 年，核酸(nucleic acid)由瑞士生物学家弗雷德里希·米歇尔(Friedrich Miescher)首先发现。核酸是一类具有重要生物功能和生理活性的生物大分子，存在于所有生物体中，包括细菌、病毒等。核酸是遗传的物质基础，又称遗传大分子。核酸以核蛋白形式存在，是细胞和病毒的重要组分，它在生物体的生长、繁殖、遗传、变异等生命现象中，起着决定性的作用。

第一节　核酸的分类

核酸依据分子中含有戊糖种类的不同，可分为核糖核酸(ribonucleic acid，RNA)和脱氧核糖核酸(deoxyribonucleic acid，DNA)，DNA 比 RNA 分子大且结构复杂。

DNA 是生物遗传的主要物质基础，承担体内遗传信息的传递作用，主要存在于细胞核的染色体内，线粒体和叶绿体中也有少量存在。

大约 90％ RNA 位于细胞质中，微粒体内含量最多，线粒体内含量较少。RNA 分为三类：第一类是核蛋白体 RNA(ribosomal RNA，rRNA)，又称核糖体 RNA；第二类是信使 RNA(messenger RNA，mRNA)；第三类是转运 RNA(transfer RNA，tRNA)。上述三类中以 rRNA 居多，可占 RNA 的 80％以上。

第二节　核酸的水解和组成

一、核酸的水解

核酸经部分水解，生成(单)核苷酸。核苷酸再经水解后，可得到核苷和磷酸。核苷本身是一种糖苷，经水解得到的糖是核糖或脱氧核糖，非糖部分则是碱基，即嘌呤碱和嘧啶碱。

核酸的水解过程可表示如下：

核酸(多核苷酸) $\xrightarrow{\text{水解}}$ 核苷酸 $\xrightarrow{\text{水解}}$ { 核苷 { 碱基(嘌呤碱、嘧啶碱) 戊糖(核糖、脱氧核糖) } 磷酸 }

RNA 和 DNA 除了戊糖种类不同,它们所含的嘧啶碱种类也有区别。在 RNA 中有尿嘧啶,但在 DNA 中则是胸腺嘧啶(表 24-1)。

表 24-1　核酸水解的最终产物

水解产物类别	RNA	DNA
酸	磷酸	磷酸
戊糖	核糖	脱氧核糖
嘌呤碱	腺嘌呤(A),鸟嘌呤(G)	腺嘌呤,鸟嘌呤
嘧啶碱	胞嘧啶(C),尿嘧啶(U)	胞嘧啶,胸腺嘧啶(T)

二、核酸的化学组成

(一) 核苷

核苷(nucleoside)是由核糖或脱氧核糖以 C1 上的半缩醛羟基与嘌呤碱 9 位或嘧啶碱 1 位氮原子上的氢原子脱水缩合生成的糖苷。不论核糖还是脱氧核糖都是以 β-半缩醛羟基形成苷键,所以称为 β-氮苷键。在 RNA 中常见的四种核糖核苷的结构式如下:

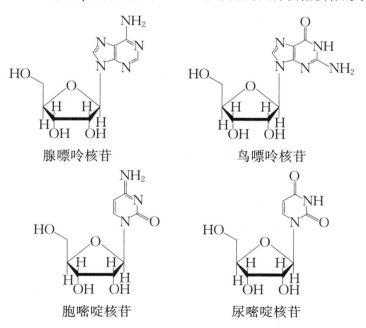

腺嘌呤核苷　　　　　　　鸟嘌呤核苷

胞嘧啶核苷　　　　　　　尿嘧啶核苷

(二) 核苷酸

核苷酸(nucleotide)是核苷的磷酸酯。核苷中的核糖或脱氧核糖上的一个或几个羟基,可与磷酸酯化生成核苷酸。核苷酸是核酸的基本组成单位,又称单核苷酸。组成

RNA 的核苷酸有腺苷酸、鸟苷酸、胞苷酸和尿苷酸。组成 DNA 的核苷酸有脱氧腺苷酸、脱氧鸟苷酸、脱氧胞苷酸和脱氧胸苷酸。以腺苷酸和脱氧胸苷酸为例,其结构式如下:

腺苷酸   脱氧胸苷酸

核苷酸的命名要把糖基、碱基的名称包括在内,此外还要指明磷酸化的位置。例如,腺苷酸又称 5′-腺嘌呤核苷酸或腺嘌呤核苷-5′-磷酸或腺苷磷酸(adenosine monophosphate,AMP)。

(三)戊糖

组成 DNA 的戊糖是 D-脱氧核糖,而 RNA 中的戊糖是 D-核糖。在核酸中,核糖以 β-D-呋喃环状结构存在。

β-D-呋喃脱氧核糖   β-D-呋喃核糖

(四)碱基

组成核酸的碱基为含氮杂环化合物,包括嘧啶和嘌呤的五种衍生物,分别为胞嘧啶、尿嘧啶、胸腺嘧啶、腺嘌呤和鸟嘌呤。

第三节 核酸的结构

核酸与蛋白质类似,其结构分为一级结构和空间结构,空间结构是核苷酸通过链内或链间氢键折叠、卷曲而成的空间构象。

一、核酸的一级结构

核酸的一级结构是指组成核酸的各核苷酸之间按照一定的种类、数量和排列顺序彼此相连而形成的长链分子。两个核苷酸之间是通过 3′,5′-磷酸二酯键连接的。无论 DNA 还是 RNA 其基本结构都是如此,且无支链结构。

二、核酸的空间结构

核酸和蛋白质一样,它的结构不仅涉及核苷酸的碱基种类、数目和排列顺序,还存在分子的空间结构,包括二级结构和三级结构。

（一）DNA 的二级结构

1953 年,沃森(Watson)和克里克(Crick)在《自然》(*Nature*)上发表论文,提出了 DNA 双螺旋(double helix)结构模型学说。双螺旋结构学说的提出,阐明了 DNA 分子的结构特征,同时指出了 DNA 作为执行生物遗传功能的分子,在从亲代到子代的 DNA 复制(replication)过程中,遗传信息的传递方式和高度保真性。DNA 双螺旋结构模型的确立,为遗传学进入分子水平奠定了基础,是现代分子生物学的里程碑。为此,沃森和克里克获得了 1962 年诺贝尔生理学或医学奖。双螺旋结构的示意图如图 24-1 所示。

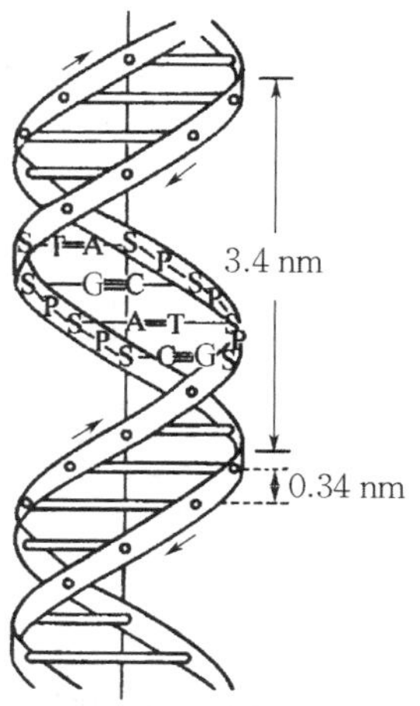

图 24-1 DNA 双螺旋结构示意图

1. 主链(backbone) 由脱氧核糖和磷酸基通过 3′,5′-磷酸二酯键交替连接而成。主链有两条,它们围绕一个共同轴心以右手方向盘旋,方向平行且走向相反(习惯上是以 3′-5′ 为正方向),形成双螺旋构型,主链处于螺旋的外侧。

2. 碱基对(base pair) 位于螺旋的内侧,垂直于螺旋轴,通过糖苷键与主链糖基相连。同一平面的碱基在两条主链之间形成碱基对,配对碱基总是腺嘌呤(A)与胸腺嘧啶(T)、鸟嘌呤(G)与胞嘧啶(C)相结合。碱基对靠氢键维系(图 24-1),A 与 T 间形成两个氢键,G 与 C 之间形成三个氢键。这些碱基间互相匹配的现象称为碱基互补规律(complementary base pairing)或碱基配对规律。

由碱基互补规律可知,当一条多核苷酸链的碱基序列确定以后,即可推知另一条互补多核苷酸链的碱基序列。这就决定了 DNA 在控制遗传信息,从母代传到子代的高度保真性。生物界中,各种遗传信息都包含在组成 DNA 的 A、G、C、T 这四种核苷酸的排列顺序中。

3. 双螺旋结构的稳定因素 横向稳定性是靠碱基对形成的氢键,而纵向稳定性则主要依靠碱基堆积力(stacking force)。

4. 结构参数 双螺旋直径为 2.0 nm,螺旋周期为 10 个核苷酸(即 10 组碱基对),螺距 3.4 nm,相邻碱基对平面间的距离为 0.34 nm。

DNA 的二级结构除上述右手螺旋(主要形式)的 B-DNA 外,还存在左手螺旋的 Z-DNA 等。多年来,DNA 结构的研究手段主要靠 X 线衍射技术,此法的缺点在于它只能获得多个 DNA 分子有关结构参数的平均值,与被测 DNA 分子的天然状态相差甚远。1989 年,科学家应用扫描隧道显微镜研究 DNA 结构,不仅能将被测物放大 500 万倍,使人们能直接观测到近似自然环境中的单个 DNA 分子的结构细节,而且通过计算机处理分析数据图像,在原子水平上精确度量出 DNA 分子的构型、旋转周期等,为 DNA 分子的双螺旋结构模型的真实性提供了最直接而可靠的证明。

（二）RNA 的二级结构

RNA 和 DNA 的一级结构形式基本相同,但二级结构差别较大。RNA 的二级结构不像 DNA 有比较规律的双螺旋结构。除一些病毒外,RNA 分子大多是一条单链,链的许多区域可以发生自身回折,回折区内的多核苷酸链呈螺旋结构。在螺旋区内,A 与 U、G 与 C 成对,配对的碱基之间可以形成氢键,不能配对的碱基则形成颈环(loop)(图 24-2)。

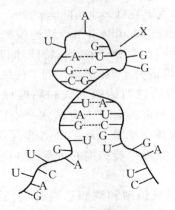

图 24-2 　RNA 的二级结构

　　tRNA 二级结构形状如三叶草,因此称为三叶草形结构(图 24-3)。tRNA 的二级结构一般分五个部分,除与氨基酸相连接的氨基酸臂外,tRNA 还包含 I、II、III、IV 四个颈环,其中 II 环是带有反密码子的环,环上用实心方块表示反密码子的位置。图 24-4 是酵母丙氨酸 tRNA 的结构示意图。

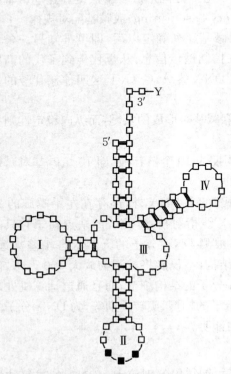

图 24-3　酪氨酸 tRNA 的三叶
草形二级结构示意图

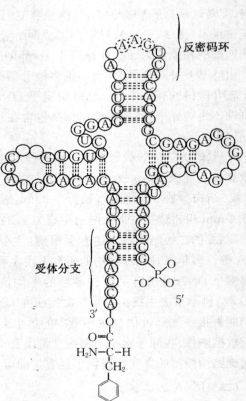

图 24-4　酵母丙氨酸 tRNA
二级结构示意图

在 tRNA 中,碱基配对的关系不像在 DNA 中那样严格,有时 G 与 U 可以配位,但其结合力不如 G 与 C 那样牢固。此外,在 tRNA 中还有稀有碱基存在。

第四节　核酸的一般性质和功能

一、核酸的一般性质

DNA 为白色纤维状固体,RNA 为白色粉末。它们都微溶于水,但易溶于稀碱,其钠盐在水中溶解度较大。两者均不溶于乙醇、乙醚、氯仿和三氯乙酸等一般有机溶剂。

DNA 和 RNA 的相对分子质量都很大,RNA 的相对分子质量为几万到几百万,DNA 的相对分子质量为 $1.6\times10^6\sim2\times10^9$。

核酸溶液的黏度比较大,特别是 DNA,这是由 DNA 分子的不对称性引起的。核酸是两性化合物,但酸性强于碱性。核酸能与一些染料结合,可用来观察细胞内各种细微结构中的核酸成分。

二、核酸的变性与复性

变性和复性是双链核酸分子的重要性质,在核酸的生物学研究中有着广泛的应用。

（一）DNA 的变性

DNA 的变性是指 DNA 分子由稳定的双螺旋结构松解为无规则线性结构的现象。在变性过程中,维持双螺旋稳定性的氢键和碱基间堆积力受到破坏而断裂,但 DNA 的变性不涉及一级结构的改变。加热、强酸、强碱、有机溶剂（甲醇和乙醇）、尿素等都能促进 DNA 变性。变性可使 DNA 的一些理化性质发生改变,如溶液的黏度下降、旋光性改变等。同时,变性也可以使 DNA 分子的生物功能发生改变或丧失。

（二）DNA 的复性

复性是指变性 DNA 在适当的条件下,两条互补链全部或部分恢复到天然双螺旋结构的现象。它是变性的一种逆转过程。热变性的 DNA 一般经缓慢冷却后,即可复性。

（三）核酸分子的杂交

核酸分子的杂交(hybridization)是核酸研究中应用最广泛的一种基本实验手段。其基本原理就是应用核酸分子的变性和复性的性质,使来源不同的 DNA（或 RNA）片段,按碱基互补关系形成杂交双链(heteroduplex)分子。杂交的本质就是使互补核酸链实现复性。天然 DNA 是以双螺旋结构存在的,进行杂交时,先要通过其变性,使双螺旋结构解开,变成单链结构,然后再与其他互补片段杂交。核酸分子杂交的基本过程如图 24-5 所示。

探针(probe)可以识别靶细胞 DNA 中的特异性核酸序列。探针是指带有某些标记物（如放射性同位素^{32}P、荧光物质异硫氰酸荧光素等）的特异性核酸序列的片段。图 24-5 中 B 链标上^{32}P,它与靶细胞核酸序列互补后,形成的杂交双链 C 就会具有放射性,然后接收来自杂交双链的放射信号,即可鉴别靶细胞核酸序列的存在及测定分子大小。

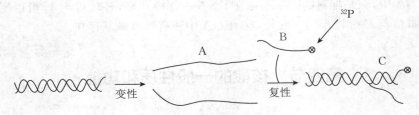

图 24-5　核酸分子杂交示意图

核酸分子的杂交作为一项基本技术,已经广泛应用在核酸结构和功能研究的各个领域。在医学上,核酸分子的杂交目前已应用于多种遗传性疾病的基因诊断(gene diagnosis)、恶性肿瘤的基因分析、传染病病原体的检测等领域,加快了现代医学的发展步伐。

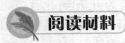 **阅读材料**

DNA 指纹图谱分析(DNA fingerprinting)

　　1984 年,英国莱斯特大学的遗传学家杰弗里斯(Jefferys)及其合作者首次将分离的人源小卫星 DNA 用作基因探针,同人体 DNA 的酶切片段杂交,获得了由多个位点上等位基因组成的长度不等的杂交带图纹,这种图纹极少有两个人完全相同,故称为 DNA 指纹[1,2]。DNA 指纹的图像在 X 线胶片中呈一系列条纹,很像商品上的条形码。DNA 指纹图谱开创了检测 DNA 多态性的新手段,如限制性片段长度多态性(RFLP)分析、串联重复序列分析、随机扩增多态性 DNA(RAPD)分析等。各种分析方法均以 DNA 的多态性为基础,产生具有高度个体特异性的 DNA 指纹图谱。DNA 指纹图谱由于具有高度的特异性和稳定的遗传性,且仍按简单的孟德尔方式遗传,成为目前最具吸引力的遗传标记。

　　DNA 指纹具有下述特点:①高度的特异性。研究表明,两个随机个体具有相同 DNA 指纹图形的概率仅 3×10^{-11},除非是同卵双生子女,否则几乎不可能有两个人的 DNA 指纹图形完全相同。②稳定的遗传性。DNA 是人的遗传物质,其特征是由父母遗传的。分析发现,DNA 指纹图谱中几乎每一条带纹都能在其双亲之一的图谱中找到,这种带纹符合经典的孟德尔遗传规律,即双方的特征平均传递 50% 给子代。③体细胞稳定性,即同一个人的不同组织如血液、肌肉、毛发、精液等产生的 DNA 指纹图形完全一致。

　　1985 年,杰弗里斯(Jefferys)博士首先将 DNA 指纹技术应用于法医鉴定。1989 年,该技术获美国国会批准作为正式法庭物证手段。我国警方利用 DNA 指纹技术已侦破了数千例疑难案件。DNA 指纹技术具有许多传统法医检查方法不具备的优点,如它可从 4 年前的精斑、血迹样品中提取出 DNA 来分析。

　　此外,DNA 指纹技术在人类医学中被用于个体鉴别、确定亲缘关系、医学诊断及寻找与疾病连锁的遗传标记;在动物进化学中可用于探明动物种群的起源及进化过程;在物种分类中可用于区分不同物种,也有区分同一物种不同品系的潜力。在作物的基因定位及育种上,DNA 指纹技术也有非常广泛的应用,如 DNA 指纹技术能够从 DNA 分子水平给每个玉米品种一个"身份证号"[3],以其准确可靠、简单快速、易于自动化的优点越来越多地应用于品种管理。

参考文献

［1］JEFFREYS A J，WILSON V，THEIN S L. Hypervariable "minisatellite" regions in human DNA［J］. Nature，1985，314(6006)：67-73.

［2］JEFFREYS A J，WILSON V，THEIN S L. Individual-specific "fingerprints" of human DNA［J］. Nature，1985，316(6023)：76-79.

［3］韩晴,沈雪芳,陆卫平,等.20 个鲜食玉米杂交种 DNA 指纹库的构建[J].上海农业学报,2014,30(1):36-39.

———————————————— 习　　题 ————————————————

1. 写出 DNA 和 RNA 完全水解后最终产物的结构式及名称,并比较两者在结构和组成上的差异。

2. 临床上常用 5-氟尿嘧啶和 6-巯基嘌呤治疗白血病等,试写出它们的结构式。

3. 简述 DNA 双螺旋结构的要点。

（吴　凡）

附 录

附录Ⅰ 一些物理和化学的基本常数和单位换算

表Ⅰ-Ⅰ 常用物理、化学常数

量的名称	符号	数值	单位	备注
电磁波在真空中的速度	c, c_0	299 792 458	m/s	准确值
真空导磁率	μ_0	$4\pi \times 10^{-7}$ $1.256\ 637 \times 10^{-6}$	H/m	准确值
真空介电常数 $\varepsilon_0 = 1/\mu_0 c_0^2$	ε_0	$10^7/(4\pi \times 299\ 792\ 458^2)$ $8.854\ 188 \times 10^{-12}$	F/m	准确值
引力常量 $F = Gm_1 m_2/r^2$	G	$(6.672\ 59 \pm 0.000\ 85) \times 10^{-11}$	N·m²/kg²	
普朗克常数	h	$(6.626\ 075\ 5 \pm 0.000\ 004\ 0) \times 10^{-34}$	J·s	
元电荷	e	$(1.602\ 177\ 33 \pm 0.000\ 000\ 49) \times 10^{-19}$	C	
电子[静]质量	m_e	$(9.109\ 389\ 7 \pm 0.000\ 005\ 4) \times 10^{-31}$	kg	
质子[静]质量	m_p	$(1.672\ 623\ 1 \pm 0.000\ 001\ 0) \times 10^{-27}$	kg	
精细结构常数 $\alpha = \dfrac{e^2}{4\pi\varepsilon_0 hc}$	α	$(7.297\ 353\ 08 \pm 0.000\ 000\ 33) \times 10^{-3}$	1	
里德伯常量 $R_\infty = \dfrac{e^2}{8\pi\varepsilon_0 a_0 hc}$	R_∞	$(1.097\ 373\ 153\ 4 \pm 0.000\ 000\ 001\ 3) \times 10^7$	m⁻¹	
阿伏加德罗常数 $L = N/n$	L, N_A	$(6.022\ 136\ 7 \pm 0.000\ 003\ 6) \times 10^{23}$	mol⁻¹	
法拉第常数 $F = Le$	F	$(9.648\ 530\ 9 \pm 0.000\ 002\ 9) \times 10^4$	C/mol	
摩尔气体常数 $pV_m = RT$	R	$(8.314\ 510 \pm 0.000\ 070)$	J/(mol·K) kPa·L/(mol·K)	
玻耳兹曼常数 $k = R/T$	k	$(1.380\ 658 \pm 0.000\ 012) \times 10^{-23}$	J/K	

量的名称	符号	数值	单位	备注
斯特藩-玻耳兹曼常数 $\sigma=\dfrac{2\pi^5 k^4}{15h^3 c^2}$	σ	$(5.670\ 51\pm0.000\ 19)\times10^{-8}$	$W/(m^2 \cdot K^4)$	
原子质量常量	m_u	$(1.660\ 540\ 2\pm0.000\ 001\ 0)\times10^{-27}$ 〔原子质量单位 $1\ u=$ $(1.660\ 540\ 2\pm0.000\ 001\ 0)\times10^{-27}\ kg$〕	kg	

表 I-II　常用单位换算

1 米(m)＝100 厘米(cm)＝10^3 毫米(mm)＝10^6 微米(μm)＝10^9 纳米(nm)＝10^{12} 皮米(pm) 〔10^{10} 埃(Å)〕

1 大气压(atm)＝$1.013\ 25\times10^5$ 帕(Pa)＝760 毫米汞柱(mmHg)(4 ℃)＝$1\ 033.26$ 厘米水柱 (cmH₂O)(4 ℃)

1 大气压·升＝101.33 焦(J)＝24.202 卡(cal)

1 卡(cal)＝4.184 0 焦(J)

1 电子伏特(eV)＝1.602×10^{-19} 焦(J)＝23.06 千卡/摩(kcal/mol)

0 ℃＝273.15 K

附录 II　弱电解质在水中的解离常数

酸化合物	温度/℃	分步	$K_a^{\ominus}$	$pK_a^{\ominus}$
砷酸	25	1	5.5×10^{-3}	2.26
	25	2	1.74×10^{-7}	6.76
	25	3	5.13×10^{-12}	11.29
亚砷酸	25	—	5.1×10^{-10}	9.29
硼酸	20		5.37×10^{-10}	9.27
碳酸	25	1	4.47×10^{-7}	6.35
	25	2	4.68×10^{-11}	10.33
铬酸	25	1	1.8×10^{-1}	0.74
	25	2	3.2×10^{-7}	6.49
氢氟酸	25	—	6.31×10^{-4}	3.20
氢氰酸	25	—	6.16×10^{-10}	9.21
氢硫酸	25	1	8.91×10^{-8}	7.05
	25	2	1.20×10^{-13}	12.92
过氧化氢	25	—	2.4×10^{-12}	11.62

酸化合物	温度/℃	分步	$K_a^{\ominus}$	$pK_a^{\ominus}$
次溴酸	25	—	2.8×10^{-9}	8.55
次氯酸	25	—	4.0×10^{-8}	7.40
次碘酸	25	—	3.2×10^{-11}	10.50
碘酸	25	—	1.7×10^{-1}	0.78
亚硝酸	25	—	5.6×10^{-4}	3.25
高碘酸	25	—	2.3×10^{-2}	1.64
磷酸	25	1	6.92×10^{-3}	2.16
	25	2	6.23×10^{-8}	7.21
	25	3	4.79×10^{-13}	12.32
正硅酸	30	1	1.3×10^{-10}	9.90
	30	2	1.6×10^{-12}	11.80
	30	3	1.0×10^{-12}	12.00
硫酸	25	2	1.0×10^{-2}	1.99
亚硫酸	25	1	1.4×10^{-2}	1.85
	25	2	6.3×10^{-8}	7.20
铵离子	25	—	5.62×10^{-10}	9.25
甲酸	25	—	1.78×10^{-4}	3.75
乙(醋)酸	25	—	1.75×10^{-5}	4.756
丙酸	25	—	1.35×10^{-5}	4.87
一氯乙酸	25	—	1.35×10^{-3}	2.87
草酸	25	1	5.9×10^{-2}	1.23
	25	2	6.5×10^{-5}	4.19
柠檬酸	25	1	7.41×10^{-4}	3.13
	25	2	1.74×10^{-5}	4.76
	25	3	3.98×10^{-7}	6.40
巴比妥酸	25	1	9.8×10^{-5}	4.01
甲胺盐酸盐	25	1	2.3×10^{-11}	10.63
二甲胺盐酸盐	25	—	1.86×10^{-11}	10.73
乳酸	25	—	1.4×10^{-4}	3.86
乙胺盐酸盐	25	—	2.24×10^{-11}	10.65
苯甲酸	25	—	6.25×10^{-5}	4.204
苯酚	25	—	1.02×10^{-10}	9.99

酸化合物	温度/℃	分步	$K_a^{\ominus}$	$pK_a^{\ominus}$
邻苯二甲酸	25	1	1.14×10^{-3}	2.943
	25	2	3.70×10^{-6}	5.432
Tris-HCl	37	—	1.4×10^{-8}	7.85
氨基乙酸盐酸盐	25	1	4.5×10^{-3}	2.35
	25	2	1.7×10^{-10}	9.78

本表数据主要引自 LIDE D R. CRC handbook of chemistry and physics [M]. 90th ed. New York：CRC Press，2010.

氢硫酸的 K_{a1}、K_{a2} 引自 SPEIGHT J G. Lange's handbook of chemistry [M]. 16th ed. New York：McGraw Hill，2005.

附录Ⅲ 一些难溶化合物的溶度积常数(298.15 K)

化合物	$K_{sp}^{\ominus}$	$pK_{sp}^{\ominus}$	化合物	$K_{sp}^{\ominus}$	$pK_{sp}^{\ominus}$
AgAc	1.94×10^{-3}	2.71	$BaCrO_4$	1.17×10^{-10}	9.93
AgBr	5.35×10^{-13}	12.27	BaF_2	1.84×10^{-7}	6.74
$AgBrO_3$	5.38×10^{-5}	4.27	$Ba(IO_3)_2$	4.01×10^{-9}	8.40
AgCN	5.97×10^{-17}	16.22	$BaSO_4$	1.08×10^{-10}	9.97
AgCl	1.77×10^{-10}	9.75	$BiAsO_4$	4.43×10^{-10}	9.35
AgI	8.52×10^{-17}	16.07	Bi_2S_3	1.0×10^{-97}	97
$AgIO_3$	3.17×10^{-8}	7.50	CaC_2O_4	2.32×10^{-9}	8.63
AgSCN	1.03×10^{-12}	11.99	$CaCO_3$	3.36×10^{-9}	8.47
Ag_2CO_3	8.46×10^{-12}	11.07	CaF_2	3.45×10^{-10}	9.46
$Ag_2C_2O_4$	5.40×10^{-12}	11.27	$Ca(IO_3)_2$	6.47×10^{-6}	5.19
Ag_2CrO_4	1.12×10^{-12}	11.95	$Ca(OH)_2$	5.02×10^{-6}	5.30
Ag_2S	6.3×10^{-50}	49.20	$CaSO_4$	4.93×10^{-5}	4.31
Ag_2SO_3	1.50×10^{-14}	13.82	$Ca_3(PO_4)_2$	2.07×10^{-33}	32.68
Ag_2SO_4	1.20×10^{-5}	4.92	$CdCO_3$	1.00×10^{-12}	12.00
Ag_3AsO_4	1.03×10^{-22}	21.99	CdF_2	6.44×10^{-3}	2.19
Ag_3PO_4	8.89×10^{-17}	16.05	$Cd(IO_3)_2$	2.50×10^{-8}	7.60
$Al(OH)_3$	1.1×10^{-33}	32.97	$Cd(OH)_2$	7.20×10^{-15}	14.14
$AlPO_4$	9.84×10^{-21}	20.01	CdS	8.0×10^{-27}	26.10
$BaCO_3$	2.58×10^{-9}	8.59	$Cd_3(PO_4)_2$	2.53×10^{-33}	32.60

医用化学

续 表

化合物	$K_{sp}^{\ominus}$	$pK_{sp}^{\ominus}$	化合物	$K_{sp}^{\ominus}$	$pK_{sp}^{\ominus}$
$Co_3(PO_4)_2$	2.05×10^{-35}	34.69	$Mg_3(PO_4)_2$	1.04×10^{-24}	23.98
CuBr	6.27×10^{-9}	8.20	$MnCO_3$	2.24×10^{-11}	10.65
CuC_2O_4	4.43×10^{-10}	9.35	$Mn(IO_3)_2$	4.37×10^{-7}	6.36
CuCl	1.72×10^{-7}	6.76	$Mn(OH)_2$	2.06×10^{-13}	12.69
CuI	1.27×10^{-12}	11.90	MnS	2.5×10^{-13}	12.60
CuS	6.3×10^{-36}	35.20	$NiCO_3$	1.42×10^{-7}	6.85
CuSCN	1.77×10^{-13}	12.75	$Ni(IO_3)_2$	4.71×10^{-5}	4.33
Cu_2S	2.26×10^{-48}	47.64	$Ni(OH)_2$	5.48×10^{-16}	15.26
$Cu_3(PO_4)_2$	1.40×10^{-37}	36.86	α-NiS	3.2×10^{-19}	18.50
$FeCO_3$	3.13×10^{-11}	10.50	$Ni_3(PO_4)_2$	4.73×10^{-32}	31.33
FeF_2	2.36×10^{-6}	5.63	$PbCO_3$	7.40×10^{-14}	13.13
$Fe(OH)_2$	4.87×10^{-17}	16.31	$PbCl_2$	1.70×10^{-5}	4.77
$Fe(OH)_3$	2.79×10^{-39}	38.55	PbF_2	3.30×10^{-8}	7.48
FeS	6.3×10^{-18}	17.20	PbI_2	9.80×10^{-9}	8.01
HgI_2	2.90×10^{-29}	28.54	$PbSO_4$	2.53×10^{-8}	7.60
$Hg(OH)_2$	3.13×10^{-26}	25.50	PbS	8.0×10^{-28}	27.10
HgS(黑)	1.6×10^{-52}	51.8	$Pb(OH)_2$	1.43×10^{-20}	19.84
Hg_2Br_2	6.40×10^{-23}	22.19	$Sn(OH)_2$	5.45×10^{-27}	26.26
Hg_2CO_3	3.60×10^{-17}	16.44	SnS	1.0×10^{-25}	25
$Hg_2C_2O_4$	1.75×10^{-13}	12.76	$SrCO_3$	5.60×10^{-10}	9.25
Hg_2Cl_2	1.43×10^{-18}	17.84	SrF_2	4.33×10^{-9}	8.36
Hg_2F_2	3.10×10^{-6}	5.51	$Sr(IO_3)_2$	1.14×10^{-7}	6.94
Hg_2I_2	5.20×10^{-29}	28.28	$SrSO_4$	3.44×10^{-7}	6.46
Hg_2SO_4	6.50×10^{-7}	6.18	$Sr_3(AsO_4)_2$	4.29×10^{-19}	18.37
$KClO_4$	1.05×10^{-2}	1.98	$ZnCO_3$	1.46×10^{-10}	9.83
$K_2[PtCl_6]$	7.48×10^{-6}	5.13	ZnF_2	3.04×10^{-2}	1.52
Li_2CO_3	8.15×10^{-4}	3.09	$Zn(OH)_2$	3.10×10^{-17}	16.51
$MgCO_3$	6.82×10^{-6}	5.17	$Zn(IO_3)_2$	4.29×10^{-6}	5.37
MgF_2	5.16×10^{-11}	10.29	α-ZnS	1.6×10^{-24}	23.8
$Mg(OH)_2$	5.61×10^{-12}	11.25			

本表数据主要引自 LIDE D R. CRC handbook of chemistry and physics [M]. 90th ed. New York: CRC Press, 2010.

硫化物的 K_s 引自 SPEIGHT J G. Lange's handbook of chemistry [M]. 16th ed. New York: McGraw Hill, 2005.

附录Ⅳ 标准电极电势表(298.15 K)

1. 在酸性溶液中

半反应	$\varphi_A^{\ominus}/V$	半反应	$\varphi_A^{\ominus}/V$
$Li^+ + e^- \Longleftrightarrow Li$	$-3.040\,1$	$Cu^{2+} + e^- \Longleftrightarrow Cu^+$	0.153
$K^+ + e^- \Longleftrightarrow K$	-2.931	$SO_4^{2-} + 4H^+ + 2e^- \Longleftrightarrow H_2SO_3 + H_2O$	0.172
$Ba^{2+} + 2e^- \Longleftrightarrow Ba$	-2.912	$AgCl + e^- \Longleftrightarrow Ag + Cl^-$	0.222 33
$Ca^{2+} + 2e^- \Longleftrightarrow Ca$	-2.868	$Hg_2Cl_2 + 2e^- \Longleftrightarrow 2Hg + 2Cl^-$	0.268 08
$Na^+ + e^- \Longleftrightarrow Na$	-2.71	$Cu^{2+} + 2e^- \Longleftrightarrow Cu$	0.341 9
$Mg^{2+} + 2e^- \Longleftrightarrow Mg$	-2.70	$I_2 + 2e^- \Longleftrightarrow 2I^-$	0.535 5
$Al^{3+} + 3e^- \Longleftrightarrow Al$	-1.662	$MnO_4^- + e^- \Longleftrightarrow MnO_4^{2-}$	0.558
$Mn^{2+} + 2e^- \Longleftrightarrow Mn$	-1.185	$AsO_4^{3-} + 2H^+ + 2e^- \Longleftrightarrow AsO_3^{3-} + H_2O$	0.559
$Zn^{2+} + 2e^- \Longleftrightarrow Zn$	$-0.761\,8$	$H_3AsO_4 + 2H^+ + 2e^- \Longleftrightarrow HAsO_2 + 2H_2O$	0.560
$Cr^{3+} + 3e^- \Longleftrightarrow Cr$	-0.744	$O_2 + 2H^+ + 2e^- \Longleftrightarrow H_2O_2$	0.695
$2CO_2 + 2H^+ + 2e^- \Longleftrightarrow H_2C_2O_4$	-0.49	$Fe^{3+} + e^- \Longleftrightarrow Fe^{2+}$	0.771
$S + 2e^- \Longleftrightarrow S^{2-}$	$-0.476\,27$	$Ag^+ + e^- \Longleftrightarrow Ag$	0.799 6
$Cr^{3+} + e^- \Longleftrightarrow Cr^{2+}$	-0.407	$Hg^{2+} + 2e^- \Longleftrightarrow Hg$	0.851
$Fe^{2+} + 2e^- \Longleftrightarrow Fe$	-0.447	$2Hg^{2+} + 2e^- \Longleftrightarrow Hg_2^{2+}$	0.920
$Cd^{2+} + 2e^- \Longleftrightarrow Cd$	$-0.403\,0$	$Br_2(l) + 2e^- \Longleftrightarrow 2Br^-$	1.066
$Tl^+ + e^- \Longleftrightarrow Tl$	-0.336	$2IO_3^- + 12H^+ + 10e^- \Longleftrightarrow I_2 + 6H_2O$	1.195
$Co^{2+} + 2e^- \Longleftrightarrow Co$	-0.28	$O_2 + 4H^+ + 4e^- \Longleftrightarrow 2H_2O$	1.229
$Ni^{2+} + 2e^- \Longleftrightarrow Ni$	-0.257	$Cr_2O_7^{2-} + 14H^+ + 6e^- \Longleftrightarrow 2Cr^{3+} + 7H_2O$	1.232
$V^{3+} + e^- \Longleftrightarrow V^{2+}$	-0.255	$Tl^{3+} + 2e^- \Longleftrightarrow Tl^+$	1.252
$AgI + e^- \Longleftrightarrow Ag + I^-$	$-0.152\,24$	$Cl_2(g) + 2e^- \Longleftrightarrow 2Cl^-$	1.358 27
$Sn^{2+} + 2e^- \Longleftrightarrow Sn$	$-0.137\,5$	$MnO_4^- + 8H^+ + 5e^- \Longleftrightarrow Mn^{2+} + 4H_2O$	1.507
$Pb^{2+} + 2e^- \Longleftrightarrow Pb$	$-0.126\,2$	$MnO_4^- + 4H^+ + 3e^- \Longleftrightarrow MnO_2 + 2H_2O$	1.679
$Fe^{3+} + 3e^- \Longleftrightarrow Fe$	-0.037	$Au^+ + e^- \Longleftrightarrow Au$	1.692
$Ag_2S + 2H^+ + 2e^- \Longleftrightarrow 2Ag + H_2S$	$-0.036\,6$	$Ce^{4+} + e^- \Longleftrightarrow Ce^{3+}$	1.72
$2H^+ + 2e^- \Longleftrightarrow H_2$	0.000 00	$H_2O_2 + 2H^+ + 2e^- \Longleftrightarrow 2H_2O$	1.776
$AgBr + e^- \Longleftrightarrow Ag + Br^-$	0.071 33	$Co^{3+} + e^- \Longleftrightarrow Co^{2+}$	1.92
$S_4O_6^{2-} + 2e^- \Longleftrightarrow 2S_2O_3^{2-}$	0.08	$S_2O_8^{2-} + 2e^- \Longleftrightarrow 2SO_4^{2-}$	2.010
$Sn^{4+} + 2e^- \Longleftrightarrow Sn^{2+}$	0.151	$F_2 + 2e^- \Longleftrightarrow 2F^-$	2.866

2. 在碱性溶液中

半反应	$\varphi_B^{\ominus}/V$	半反应	$\varphi_B^{\ominus}/V$
$Ca(OH)_2 + 2e^- \rightleftharpoons Ca + 2OH^-$	-3.02	$[Co(NH_3)_6]^{2+} + 2e^- \rightleftharpoons Co + 6NH_3$	-0.422
$Ba(OH)_2 + 2e^- \rightleftharpoons Ba + 2OH^-$	-2.99	$Cu_2O + H_2O + 2e^- \rightleftharpoons 2Cu + 2OH^-$	-0.360
$La(OH)_3 + 3e^- \rightleftharpoons La + 3OH^-$	-2.90	$Tl(OH) + e^- \rightleftharpoons Tl + OH^-$	-0.34
$Sr(OH)_2 \cdot 8H_2O + 2e^- \rightleftharpoons Sr + 2OH^- + 8H_2O$	-2.88	$[Ag(CN)_2]^- + e^- \rightleftharpoons Ag + 2CN^-$	-0.31
$Mg(OH)_2 + 2e^- \rightleftharpoons Mg + 2OH^-$	-2.690	$Cu(OH)_2 + 2e^- \rightleftharpoons Cu + 2OH^-$	-0.222
$H_2AlO_3^- + H_2O + 3e^- \rightleftharpoons Al + 4OH^-$	-2.33	$CrO_4^{2-} + 4H_2O + 3e^- \rightleftharpoons Cr(OH)_3 + 5OH^-$	-0.13
$H_2BO_3^- + H_2O + 3e^- \rightleftharpoons B + 4OH^-$	-1.79	$[Cu(NH_3)_2]^+ + e^- \rightleftharpoons Cu + 2NH_3$	-0.12
$SiO_3^{2-} + 3H_2O + 4e^- \rightleftharpoons Si + 6OH^-$	-1.697	$O_2 + H_2O + 2e^- \rightleftharpoons HO_2^- + OH^-$	-0.076
$HPO_3^{2-} + 2H_2O + 2e^- \rightleftharpoons H_2PO_2^- + 3OH^-$	-1.65	$AgCN + e^- \rightleftharpoons Ag + CN^-$	-0.017
$Mn(OH)_2 + 2e^- \rightleftharpoons Mn + 2OH^-$	-1.56	$NO_3^- + H_2O + 2e^- \rightleftharpoons NO_2^- + 2OH^-$	0.01
$Cr(OH)_3 + 3e^- \rightleftharpoons Cr + 3OH^-$	-1.48	$S_4O_6^{2-} + 2e^- \rightleftharpoons 2S_2O_3^{2-}$	0.08
$[Zn(CN)_4]^{2-} + 2e^- \rightleftharpoons Zn + 4CN^-$	-1.26	$[Co(NH_3)_6]^{3+} + e^- \rightleftharpoons [Co(NH_3)_6]^{2+}$	0.108
$Zn(OH)_2 + 2e^- \rightleftharpoons Zn + 2OH^-$	-1.249	$Pt(OH)_2 + 2e^- \rightleftharpoons Pt + 2OH^-$	0.14
$CrO_2^- + 2H_2O + 3e^- \rightleftharpoons Cr + 4OH^-$	-1.2	$Co(OH)_3 + e^- \rightleftharpoons Co(OH)_2 + OH^-$	0.17
$Te + 2e^- \rightleftharpoons Te^{2-}$	-1.143	$PbO_2 + H_2O + 2e^- \rightleftharpoons PbO + 2OH^-$	0.247
$PO_4^{3-} + 2H_2O + 2e^- \rightleftharpoons HPO_3^{2-} + 3OH^-$	-1.05	$IO_3^- + 3H_2O + 6e^- \rightleftharpoons I^- + 6OH^-$	0.26
$[Zn(NH_3)_4]^{2+} + 2e^- \rightleftharpoons Zn + 4NH_3$	-1.04	$ClO_3^- + H_2O + 2e^- \rightleftharpoons ClO_2^- + 2OH^-$	0.33
$SO_4^{2-} + H_2O + 2e^- \rightleftharpoons SO_3^{2-} + 2OH^-$	-0.93	$Ag_2O + H_2O + 2e^- \rightleftharpoons 2Ag + 2OH^-$	0.342
$Se + 2e^- \rightleftharpoons Se^{2-}$	-0.924	$[Fe(CN)_6]^{3-} + e^- \rightleftharpoons [Fe(CN)_6]^{4-}$	0.358
$2H_2O + 2e^- \rightleftharpoons H_2 + 2OH^-$	-0.8277	$ClO_4^- + H_2O + 2e^- \rightleftharpoons ClO_3^- + 2OH^-$	0.36
$Co(OH)_2 + 2e^- \rightleftharpoons Co + 2OH^-$	-0.73	$[Ag(NH_3)_2]^+ + e^- \rightleftharpoons Ag + 2NH_3$	0.373
$Ni(OH)_2 + 2e^- \rightleftharpoons Ni + 2OH^-$	-0.72	$O_2 + 2H_2O + 4e^- \rightleftharpoons 4OH^-$	0.401
$AsO_4^{3-} + 2H_2O + 2e^- \rightleftharpoons AsO_2^- + 4OH^-$	-0.71	$MnO_4^- + e^- \rightleftharpoons MnO_4^{2-}$	0.558
$Ag_2S + 2e^- \rightleftharpoons 2Ag + S^{2-}$	-0.691	$MnO_4^- + 2H_2O + 3e^- \rightleftharpoons MnO_2 + 4OH^-$	0.595
$2SO_3^{2-} + 3H_2O + 4e^- \rightleftharpoons S_2O_3^{2-} + 6OH^-$	-0.58	$2AgO + H_2O + 2e^- \rightleftharpoons Ag_2O + 2OH^-$	0.607
$Fe(OH)_3 + e^- \rightleftharpoons Fe(OH)_2 + OH^-$	-0.56	$BrO_3^- + 3H_2O + 6e^- \rightleftharpoons Br^- + 6OH^-$	0.61
$S + 2e^- \rightleftharpoons S^{2-}$	-0.47627	$ClO_3^- + 3H_2O + 6e^- \rightleftharpoons Cl^- + 6OH^-$	0.62
$Bi_2O_3 + 3H_2O + 6e^- \rightleftharpoons 2Bi + 6OH^-$	-0.46	$BrO^- + H_2O + 2e^- \rightleftharpoons Br^- + 2OH^-$	0.761
$NO_2^- + H_2O + e^- \rightleftharpoons NO + 2OH^-$	-0.46	$ClO^- + H_2O + 2e^- \rightleftharpoons Cl^- + 2OH^-$	0.841

本表数据主要引自 LIDE D R. CRC handbook of chemistry and physics [M]. 90th ed. New York: CRC Press，2010.

附录 V　金属配合物的稳定常数

配体及金属离子		$\lg K_{s1}$	$\lg K_{s2}$	$\lg K_{s3}$	$\lg K_{s4}$	$\lg K_{s5}$	$\lg K_{s6}$
氨(NH_3)	Co^{2+}	2.11	3.74	4.79	5.55	5.73	5.11
	Co^{3+}	6.7	14.0	20.1	25.7	30.8	35.2
	Cu^{2+}	4.31	7.98	11.02	13.32	12.86	
	Hg^{2+}	8.8	17.5	18.5	19.28		
	Ni^{2+}	2.80	5.04	6.77	7.96	8.71	8.74
	Ag^+	3.24	7.05				
	Zn^{2+}	2.37	4.81	7.31	9.46		
	Cd^{2+}	2.65	4.75	6.19	7.12	6.80	5.14
氯离子(Cl^-)	Sb^{3+}	2.26	3.49	4.18	4.72		
	Bi^{3+}	2.44	4.7	5.0	5.6		
	Cu^+		5.5	5.7			
	Pt^{2+}		11.5	14.5	16.0		
	Hg^{2+}	6.74	13.22	14.07	15.07		
	Au^{3+}		9.8				
	Ag^+	3.04	5.04				
氰离子(CN^-)	Au^+		38.3				
	Cd^{2+}	5.48	10.60	15.23	18.78		
	Cu^+		24.0	28.59	30.30		
	Fe^{2+}						35
	Fe^{3+}						42
	Hg^{2+}				41.4		
	Ni^{2+}				31.3		
	Ag^+		21.1	21.7	20.6		
	Zn^{2+}				16.7		
氟离子(F^-)	Al^{3+}	6.10	11.15	15.00	17.75	19.37	19.84
	Fe^{3+}	5.28	9.30	12.06			
碘离子(I^-)	Bi^{3+}	3.63			14.95	16.80	18.80
	Hg^{2+}	12.87	23.82	27.60	29.83		
	Ag^+	6.58	11.74	13.68			

续　表

配体及金属离子		lg K_{s1}	lg K_{s2}	lg K_{s3}	lg K_{s4}	lg K_{s5}	lg K_{s6}
硫氰酸根（SCN^-）	Fe^{3+}	2.95	3.36				
	Hg^{2+}		17.47		21.23		
	Au^+		23		42		
	Ag^+		7.57	9.08	10.08		
硫代硫酸根（$S_2O_3^{2-}$）	Ag^+	8.82	13.46				
	Hg^{2+}		29.44	31.90	33.24		
	Cu^+	10.27	12.22	13.84			
醋酸根（CH_3COO^-）	Fe^{3+}	3.2					
	Hg^{2+}		8.43				
	Pb^{2+}	2.52	4.0	6.4	8.5		
枸橼酸根（按 L^{3-} 配体）	Al^{3+}	20.0					
	Co^{2+}	12.5					
	Cd^{2+}	11.3					
	Cu^{2+}	14.2					
	Fe^{2+}	15.5					
	Fe^{3+}	25.0					
	Ni^{2+}	14.3					
	Zn^{2+}	11.4					
乙二胺（$H_2NCH_2CH_2NH_2$）	Co^{3+}	18.7	34.9	48.69			
	Co^{2+}	5.91	10.64	13.94			
	Cu^{2+}	10.67	20.00	21.0			
	Zn^{2+}	5.77	10.83	14.11			
	Ni^{2+}	7.52	13.84	18.33			
	Fe^{2+}			9.70			
	Cd^{2+}	5.47	10.09				
	Hg^{2+}	14.3	23.3				
乙二胺四乙酸二钠	Fe^{3+}	24.23					
	Fe^{2+}	14.33					
	Co^{3+}	36					
	Co^{2+}	16.31					
	Cu^{2+}	18.7					
	Zn^{2+}	16.4					

续　表

配体及金属离子		lg K_{s1}	lg K_{s2}	lg K_{s3}	lg K_{s4}	lg K_{s5}	lg K_{s6}
乙二胺四乙酸二钠	Ca^{2+}	11.0					
	Mg^{2+}	8.64					
	Pb^{2+}	18.3					
	Cd^{2+}	16.4					
	Hg^{2+}	21.80					
草酸根($C_2O_4^{2-}$)	Cu^{2+}	6.16	8.5				
	Fe^{2+}	2.9	4.52	5.22			
	Fe^{3+}	9.4	16.2	20.2			
	Hg^{2+}		6.98				
	Zn^{2+}	4.89	7.60	8.15			
	Ni^{2+}	5.3	7.64	~8.5			

本表数据主要引自 SPEIGHT J G. Lange's handbook of chemistry [M]. 16th ed. New York: McGraw Hill, 2005.

附录Ⅵ　常见特性基团优先顺序

化合物类别	特性基团	作前缀时名称	作后缀时名称	主体基团
羧酸 carboxylic acids	—COOH	羧基 carboxy-	羧酸 -oic acid	优先次序逐渐递减
磺酸 sulfonic acids	—SO$_3$H	磺酸基 sulfo-	磺酸 -sulfonic acid	
酸酐 acid anhydrides	—OCOCO—	酰氧羰基 acyloxycarbonyl-	酸酐 -oic anhydride	
酯 esters	—COOR	(烃)氧羰基 alkoxycarbonyl-	酸(烃)基酯 -oate	
酰卤 acid halides	—COX	卤羰基 halocarbonyl-	酰卤 -oyl halide	
酰胺 amides	—CONH$_2$	氨基羰基 aminocarbonyl-	酰胺 -amide	
腈 nitriles	—CN	氰基 cyano-	腈 -nitrile	
醛 aldehydes	—CHO	氧亚基 oxo-(=O) 或甲酰基 formyl-(—CHO)	醛 -al	
酮 ketones	=O	氧亚基 oxo-	酮 -one	
醇 alcohols	—OH	羟基 hydroxy-	醇 -ol	
酚 phenols	—OH	羟基 hydroxy-	酚 -ol	
硫醇 thiols	—SH	巯基 sulfanyl-	硫醇 -thiol	
胺 amines	—NH$_2$	氨基 amino-	胺 -amine	
醚 ethers	—OR	烃氧基 alkoxy-	醚 ether	
硫醚 sulfides	—SR	烃硫基 alkylsulfanyl-	硫醚 sulfide	

续　表

化合物类别	特性基团	作前缀时名称	作后缀时名称	主体基团
卤化物 halides	—X	卤 halo-	—	—
硝基化合物 nitro compounds	—NO₂	硝基 nitro-	—	—
亚硝基化合物 nitroso compounds	—NO	亚硝基 nitroso-	—	—

注：当—CHO、—COOH、—COOR、—COX、—CONH₂ 等特性基团连在环状母体氢化物或杂原子上，作后缀时的名称分别为甲醛（-carbaldehyde）、甲酸（-carboxylic acid）、甲酸（烃）基酯（-carboxylate）、甲酰卤（-carbonyl halide）、甲酰胺（-carboxamide）。

主要参考文献

［1］宋天佑,程鹏,徐家宁,等. 无机化学[M]. 4 版. 北京:高等教育出版社,2019.

［2］北京师范大学,华中师范大学,南京师范大学. 无机化学[M]. 5 版. 北京:高等教育出版社,2020.

［3］胡琴. 基础化学[M]. 4 版. 北京:高等教育出版社,2020.

［4］李雪华,陈朝军. 基础化学[M]. 9 版. 北京:人民卫生出版社,2023.

［5］姜慧君,周萍. 医用化学[M]. 南京:东南大学出版社,2017.

［6］傅献彩,侯文华. 物理化学[M]. 6 版. 北京:高等教育出版社,2022.

［7］崔黎丽. 物理化学[M]. 9 版. 北京:高等教育出版社,2022.

［8］罗勤慧. 配位化学[M]. 北京:科学出版社,2012.

［9］丁益,华子春. 生物化学分析技术实验教程[M]. 北京:科学出版社,2015.

［10］周健民,杨丽珠. 医用有机化学[M]. 北京:高等教育出版社,2021.

［11］邢其毅,裴伟伟,徐瑞秋,等. 基础有机化学[M]. 北京:北京大学出版社,2016.

元素周期表

图例说明（原子序号示例 17 Cl）

电负性 3.16 — 原子序数
17 — 元素符号（红色为放射性元素）
Cl — 元素名称（注▲的为人造元素）
氯
3s²3p⁵ — 价层电子构型
35.45

以 ¹²C=12 为基准的相对原子质量
（加方括号的是放射性元素最长寿命同位素的质量数）

● 必需常量元素　☘ 必需微量元素　▲ 有害元素

族 / 周期	1 IA	2 IIA	3 IIIB	4 IVB	5 VB	6 VIB	7 VIIB	8	9 VIII	10	11 IB	12 IIB	13 IIIA	14 IVA	15 VA	16 VIA	17 VIIA	18 0
1	2.18 1 H 氢 1s¹ 1.0080																	2 He 氦 1s² 4.0026
2	0.98 3 Li 锂 2s¹ 6.94	1.57 4 Be 铍 2s² 9.0122											2.04 5 B 硼 2s²2p¹ 10.81	2.55 6 C 碳 2s²2p² 12.011	3.04 7 N 氮 2s²2p³ 14.007	3.44 8 O 氧 2s²2p⁴ 15.999	3.98 9 F 氟 2s²2p⁵ 18.998	10 Ne 氖 2s²2p⁶ 20.180
3	0.93 11 Na 钠 3s¹ 22.990	1.31 12 Mg 镁 3s² 24.305											1.61 13 Al 铝 3s²3p¹ 26.982	1.90 14 Si 硅 3s²3p² 28.085	2.19 15 P 磷 3s²3p³ 30.974	2.58 16 S 硫 3s²3p⁴ 32.06	3.16 17 Cl 氯 3s²3p⁵ 35.45	18 Ar 氩 3s²3p⁶ 39.95
4	0.82 19 K 钾 4s¹ 39.098	1.00 20 Ca 钙 4s² 40.078	1.36 21 Sc 钪 3d¹4s² 44.956	1.54 22 Ti 钛 3d²4s² 47.867	1.63 23 V 钒 3d³4s² 50.942	1.66 24 Cr 铬 3d⁵4s¹ 51.996	1.55 25 Mn 锰 3d⁵4s² 54.938	1.80 26 Fe 铁 3d⁶4s² 55.845	1.88 27 Co 钴 3d⁷4s² 58.933	1.91 28 Ni 镍 3d⁸4s² 58.693	1.90 29 Cu 铜 3d¹⁰4s¹ 63.546	1.65 30 Zn 锌 3d¹⁰4s² 65.38	1.81 31 Ga 镓 4s²4p¹ 69.723	2.01 32 Ge 锗 4s²4p² 72.630	2.18 33 As 砷 4s²4p³ 74.922	2.55 34 Se 硒 4s²4p⁴ 78.971	2.96 35 Br 溴 4s²4p⁵ 79.904	36 Kr 氪 4s²4p⁶ 83.798
5	0.82 37 Rb 铷 5s¹ 85.468	0.95 38 Sr 锶 5s² 87.62	1.22 39 Y 钇 4d¹5s² 88.906	1.33 40 Zr 锆 4d²5s² 91.224	1.60 41 Nb 铌 4d⁴5s¹ 92.906	2.16 42 Mo 钼 4d⁵5s¹ 95.95	1.90 43 Tc 锝 4d⁵5s² [97]	2.28 44 Ru 钌 4d⁷5s¹ 101.07	2.20 45 Rh 铑 4d⁸5s¹ 102.91	2.20 46 Pd 钯 4d¹⁰ 106.42	1.93 47 Ag 银 4d¹⁰5s¹ 107.87	1.69 48 Cd 镉 4d¹⁰5s² 112.41	1.78 49 In 铟 5s²5p¹ 114.82	1.96 50 Sn 锡 5s²5p² 118.71	2.05 51 Sb 锑 5s²5p³ 121.76	2.10 52 Te 碲 5s²5p⁴ 127.60	2.66 53 I 碘 5s²5p⁵ 126.90	54 Xe 氙 5s²5p⁶ 131.29
6	0.79 55 Cs 铯 6s¹ 132.91	0.89 56 Ba 钡 6s² 137.33	57~71 La~Lu 镧系	1.30 72 Hf 铪 5d²6s² 178.49	1.50 73 Ta 钽 5d³6s² 180.95	2.36 74 W 钨 5d⁴6s² 183.84	1.90 75 Re 铼 5d⁵6s² 186.21	2.20 76 Os 锇 5d⁶6s² 190.23	2.20 77 Ir 铱 5d⁷6s² 192.22	2.28 78 Pt 铂 5d⁹6s¹ 195.08	2.54 79 Au 金 5d¹⁰6s¹ 196.97	2.00 80 Hg 汞 5d¹⁰6s² 200.59	2.04 81 Tl 铊 6s²6p¹ 204.38	2.33 82 Pb 铅 6s²6p² 207.2	2.02 83 Bi 铋 6s²6p³ 208.98	2.00 84 Po 钋 6s²6p⁴ [209]	2.20 85 At 砹 6s²6p⁵ [210]	86 Rn 氡 6s²6p⁶ [222]
7	0.79 87 Fr 钫 7s¹ [223]	0.89 88 Ra 镭 7s² [226]	89~103 Ac~Lr 锕系	104 Rf 鑪 6d²7s² [267]	105 Db 𬭊 6d³7s² [268]	106 Sg 𬭳 6d⁴7s² [269]	107 Bh 𬭛 6d⁵7s² [270]	108 Hs 𬭶 6d⁶7s² [269]	109 Mt 䥑 6d⁷7s² [278]	110 Ds 𫟼 6d⁸7s² [281]	111 Rg 𬬭 6d¹⁰7s¹ [282]	112 Cn 鿔 6d¹⁰7s² [285]	113 Nh 鿭 7s²7p¹ [286]	114 Fl 𫓧 7s²7p² [290]	115 Mc 镆 7s²7p³ [290]	116 Lv 𫟷 7s²7p⁴ [293]	117 Ts 鿬 7s²7p⁵ [294]	118 Og 鿫 7s²7p⁶ [294]

★ 镧系

57 La ● 镧 5d¹6s² 138.91	58 Ce ● 铈 4f¹5d¹6s² 140.12	59 Pr 镨 4f³6s² 140.91	60 Nd 钕 4f⁴6s² 144.24	61 Pm ▲ 钷 4f⁵6s² [145]	62 Sm 钐 4f⁶6s² 150.36	63 Eu 铕 4f⁷6s² 151.96	64 Gd 钆 4f⁷5d¹6s² 157.25	65 Tb 铽 4f⁹6s² 158.93	66 Dy 镝 4f¹⁰6s² 162.50	67 Ho 钬 4f¹¹6s² 164.93	68 Er 铒 4f¹²6s² 167.26	69 Tm 铥 4f¹³6s² 168.93	70 Yb 镱 4f¹⁴6s² 173.05	71 Lu ★ 镥 4f¹⁴5d¹6s² 174.97

★ 锕系

89 Ac ★ 锕 6d¹7s² [227]	90 Th 钍 6d²7s² 232.04	91 Pa 镤 5f²6d¹7s² 231.04	92 U 铀 5f³6d¹7s² 238.03	93 Np ▲ 镎 5f⁴6d¹7s² [237]	94 Pu ▲ 钚 5f⁶7s² [244]	95 Am ▲ 镅 5f⁷7s² [243]	96 Cm 锔 5f⁷6d¹7s² [247]	97 Bk 锫 5f⁹7s² [247]	98 Cf 锎 5f¹⁰7s² [251]	99 Es 锿 5f¹¹7s² [252]	100 Fm 镄 5f¹²7s² [257]	101 Md 钔 5f¹³7s² [258]	102 No 锘 5f¹⁴7s² [259]	103 Lr 铹 5f¹⁴7s²7p¹ [262]

s区　p区　d区　ds区　f区

第7周期部分元素的层电子构型为推测构型

电子层数（族电子数）

电子层	族电子数
K	2
L K	8, 2
M L K	8, 8, 2
N M L K	18, 8, 8, 2
O N M L K	18, 18, 8, 8, 2
P O N M L K	32, 18, 18, 8, 8, 2
Q P O N M L K	32, 32, 18, 18, 8, 8, 2